U0377151

HOLISTIC INTEGRATIVE MEDICINE
THEORY & PRACTICE

整合医学
——理论与实践⑥

主编　樊代明

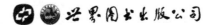

世界图书出版公司

西安 北京 上海 广州

图书在版编目（CIP）数据

整合医学：理论与实践.⑥/樊代明主编. —西安：世界图书出版西安有限公司,2019.3
ISBN 978 - 7 - 5192 - 6025 - 5

I.①整… II.①樊… III.①医学—研究 IV.①R

中国版本图书馆 CIP 数据核字（2019）第 045724 号

书　　名	整合医学——理论与实践⑥	
	Zhenghe Yixue　Lilun Yu Shijian	
主　　编	樊代明	
责任编辑	马元怡	
装帧设计	新纪元文化传播	
出版发行	**世界图书出版西安有限公司**	
地　　址	西安市北大街 85 号	
邮　　编	710003	
电　　话	029 - 87233647（市场营销部）	
	029 - 87235105（总编室）	
传　　真	029 - 87279675	
经　　销	全国各地新华书店	
印　　刷	西安雁展印务有限公司	
开　　本	787mm×1092mm　　1/16	
印　　张	37.75	
字　　数	660 千字	
版　　次	2019 年 3 月第 1 版	
印　　次	2019 年 3 月第 1 次印刷	
国际书号	ISBN 978 - 7 - 5192 - 6025 - 5	
定　　价	175.00 元	

医学投稿　xastyx@163.com ‖ 029 - 87279745　029 - 87284035

☆如有印装错误,请寄回本公司更换☆

编委名单

主　编　樊代明

院士编委（按姓氏笔画排序）

丁　健　于金明　王　锐　王广基　王威琪　付小兵　乔　杰

刘昌孝　阮长耿　李兆申　吴以岭　沈祖尧　张　运　张心湜

陈义汉　陈君石　陈凯先　陈香美　夏照帆　顾东风　顾晓松

黄荷凤　黄璐琦　樊代明

编　委（按姓氏笔画排序）

于　君　万学红　马　飞　马显杰　王　凡　王　珏　王　剑

王　健　王　新　王一波　王小年　王卫庆　王化宁　王丹茹

王如伟　王省良　王顺清　王振常　王海滨　王喜军　王锡山

亓发芝　方敏华　邓　伟　邓世雄　石汉平　石海宁　石耀辉

卢光明　付军科　曲　巍　吕　军　吕　毅　吕农华　朱汉祎

朱宝利　朱蜀秦　邬小玫　刘宝瑞　刘勇刚　刘梅颜　江　倩

孙　钢　孙义民　孙晓敏　严福华　杜　青　杜　杰　李　乐

李　宁　李　梢　李　强　李　巍　李亚军　李勇强　李振涛

李校堃　李晓康　李斌飞　杨同华　杨志平　杨建纯　连　斌

肖　健　肖小河　肖颖冰　吴　浩　吴　斌　吴开春　吴健锋

辛　宝　汪道文　沈洪兵　宋　雷　宋保强　张　坚　张　明

张巧俊　张兰军　张永学　张发明　张金明　张临友　陈　洁

陈协群　陈作兵　陈寄梅　陈策实　苟　波　茅益民　林　戈

林　健　易成刚　易定华　季　刚　季加孚　金　洁　周总光

周道斌　赵　军　赵　钢　赵文华　赵文汝　赵青川　荆志诚

i

目录 HOLISTIC INTEGRATIVE MEDICINE
Contents

整合血液病学

整合养生学

整合药学

整合医疗大数据

V

HOLISTIC
INTEGRATIVE
MEDICINE

理 论 篇

医学和药学

◎ 陈凯先

本文主要讲讲医学和药学中的问题和关系。

一、东、西方医学的特点

当今社会已进入文明高度发展、科技日新月异的新时代。世界医学主要有两个不同的体系：一个是发源于西方，近 200 年来得到快速发展的现代医学体系；另一个是发源于东方，具有几千年历史的传统的中医学体系。两种医学体系，具有不同的思维方式，不同的理论体系和医疗模式。中医药学在秦汉时期，是奠定基础的阶段；到唐代初具规模，其理论体系和实践发展有了明显的架构；明清时期是发展高峰，是鼎盛阶段。每一个时期都有它的代表性医学著作、代表性的医学家和代表性的医学成就。

西方医学在中世纪前，是奠定基础的阶段，出现了希波克拉底、盖仑等古代医学家；到文艺复兴后快速的崛起，出现了维萨里、哈维、莫干尼等对当代医学具有奠基性作用的医学家；到 21 世纪发展非常迅速，取得了惊人的成就。

在很多世界医学史的记载中罗列了一些重要成就，好像中国是缺席的。其实中国在医学发展中创造了很多对世界有重要影响的成就，但往往被忽略了。比如东汉末年华佗用"麻沸散"进行麻醉手术，这是世界上应用全身麻醉进行手术治疗的最早的例子；晋代葛洪在《肘后备急方》中记录青蒿可治疟疾，屠呦呦研究的青蒿素就是受此启发。用海藻治瘿，用狂犬脑组织外敷伤口治疗狂犬咬伤，开创了用免疫法治疗狂犬病的先例，唐代的孙思邈用葱管治疗尿潴留。金元时期危亦林《世医得效方》对伤科发展有重大贡献，提出对脊柱骨折采用悬吊复位法。此外，我国古代人痘接种术的发明，后来传到西方，18 世纪末英国人詹纳发明了牛痘。

中西医学各有特点，中医学产生于经验医学时代，注重整体，但分析方法不足；现代医学产生于实验医学时代，分析方法和应用是其优点，但对整体或综合考虑重视不够。

如果再细致一点比较中西医学的特点，中医是整体论，它有朴素的系统论，源于"天人合一"的思想，具有复合医学模式，属于非线性哲学的多元思想，体现生命的精神层面、整体层面、动态层面，更多采用经验的积累，类比推理。西医强调还原论，偏向于机械的还原论，是物理、化学反应的纯生物医学模式。

中医强调整体，强调多因素的相互联系，重辨证。中医医生看病，他眼睛里不是局部的病，而是整体，是生了病的人。重要的方剂往往有很多成分，多系统、多途径、多靶点的调节，重视整体的效果，机理解释富于这种思维。西医倾向于形态和局部医治，重直接因果，重看病，治人的病，重视直接的效果，靶点比较清晰。

二、现代医学模式面临的挑战

现在我们面临的主要健康挑战和历史上有很大的不同。历史上，对于人类健康危害最大的是烈性传染病。今天已发生重大的变化，随着现代医学的发展，抗生素的发现和应用，传染病对人类的威胁已经大大降低。我们所面临的最主要的健康挑战，是非传染性慢性病，包含心脑血管疾病、神经退行性疾病、肿瘤、免疫性疾病等。这些疾病的特点是病原不清晰，而对于非传染性慢性病，比如糖尿病，讲不清楚它的病原体是什么，它不是单因素导致，是多因素导致的复杂疾病。对于这些新的疾病的特点，在药学的发展上要有新的思路。过去传统针对单一靶点的方法难以深入，我们的分析应向综合发展，从还原到整体，从单一靶点向网络调控发展；过去找到一个药物，针对一个靶点，治疗一个疾病，这种简单化的思维遇到了严峻的挑战。

当代医疗模式面临的困境，表现在两个方面。一是以征服心脑血管病、癌症等非传染性慢性病为目标的第二次卫生革命受阻。对死亡率居前10位的疾病的致病因素，美国做过大规模流行病学调查，发现对非传染性慢性病而言，人的生活方式和行为作用远远大于生物学因素。比如生活方式和行为导致的心脏病占了总体的54%，癌症占了37%，脑血管疾病占了50%。世界卫生组织的调查表明，对于人的健康和寿命，生活方式和行为的影响占了60%，说明要想对非传染性慢性病有效控制，现行的医学模式要有根本变化，从单纯的生物医学模式要向生物、心理、社会、环境这样的综合模式转变。整合医学就是顺应历史潮流，迎接第二次卫生革命挑战而提出的新的概念，因此得到了大家的赞同、拥护和实践。

另一个挑战是医疗费用恶性膨胀引发全球医疗危机，引发业内对于医学的目的、医学的核心价值进行深刻反思。1992年世界卫生组织组织了一个研究小组，经过4年的研究得出一个报告，报告指出，目前在全世界已经制造出了供不起的，也就是不公正的医学，很多国家已经走到了边缘。1950—1976 年美国人均医疗费用上涨了 302.6%，1980—1990 年，医疗费用从 GDP 的 1.2% 上升到 11.5%；1992—2002 年美国医疗费用翻了一番，当时预计到 2002—2012 年将再翻一番，实际结果也正是如此。导致这场危机的根源是医学的目的，而不是手段出了问题，错误的医学目的必然导致医学知识和技术的误用，考虑到医疗服务可以获得巨大利润时，尤其为此。要解决这场全球性的医疗危机，必须对医学的目的做根本性调整，把医学发展的战略优先从以治愈疾病为目的的高技术追求，转向预防疾病和损伤，维持和促进健康，只有以预防疾病、促进健康为首要目的的医学才是供得起，因而可持续的医学，才有可能是公平和公正的医学，这也是我们讲整合医学，使医学效益最大化的重要原因。

三、东、西方医学的整合

针对现代医学在技术、理念、模式及核心价值上遇到的严峻挑战，西方医学显示出对传统中医药学的空前热情。事实上，东方医学和西方医学有很多的整合点和调整点。

东方医学和西方医学可以共同整合起来，共同探讨物质世界的科学规律。两个重大的科学成就——相对论和量子力学——奠定了现代科学的基础，现在科学已经进入新阶段，探索生命和人类自身奥秘的生命科学发现已经成为今天最激动人心的成就。中医药学可以成为现代科技发展的一个桥梁，把中医的症候和系统论联系起来。还有化学生物学，用化学的方法研究生命科学问题，例如，现在发现黄连素（小檗碱）可以调节血脂、血糖，其作用机制和他汀类药物不同，通过黄连素的研究发现人体内存在新的调节血脂的通路。此外有研究发现，温肾阳的药物可促进干细胞增殖，中医讲"肾藏精"，确实发现有很多中药可导致干细胞的增殖和迁移。

应对当代非传染性慢性病的挑战，我们必须调整医学研究的思路。随着生活水平的提高，慢性病没有下降，而有飙升的形势，数据令人触目惊心：我国的高血压病人有 2.66 亿，糖尿病病人有 1.14 亿；过去 40 年美国糖尿病人数增加了 1 倍，中国的糖尿病人数大约增加了 4 倍，情况非常严峻。慢性病的治疗非常困难，往往需终身服药，造成沉重的负担，成为今天最主要的死亡原因。以治病为目的的医学模式，不足以遏制慢性病蔓延的趋势；以还原论为指导，针对单一靶点的治疗思路，不足以攻克多因素的复杂疾病。在此，中医药有价值的思想可以对当代医学做出贡献。

"扶正化瘀片"已完成美国 2 期临床试验。晚期非小细胞肺癌中西医结合综合治疗的示范研究，是非常有价值的贡献。此外，中药天然药的研究，中国也可以做出很多贡献。推动当代医学模式的转变，变"治已病"为"治未病"，变对抗医学为协同医学，把局部医学发展为整合医学，推动医学模式发生重大的转变。"治未病"是中医药的思想,协同医学是调节、调理,使人体功能达到平衡。整合医学从分析到整合,从还原到整体。20世纪末,法国有70多位诺贝尔奖得主汇聚巴黎,发表过一个"巴黎宣言":做好的医生应该是使人不生病,而不是把病治好;医学不仅是关于疾病的学问,更应该是关于健康的学问。

"治未病"可以引领上述理念,引领健康医学的发展,通过对健康状态的辨识、评价和早期干预,使人体始终维持健康的状态,不发展成亚健康甚至到疾病,这加强服务、关口前移、转变医疗模式。

四、迈向新时代的医学

医学形成和发展有3个阶段,即经验医学、实验医学和整合医学。我们要做到整体和局部并重,综合和分析并重,经验和试验并重。毛主席曾说过:把中医中药的知识和西医西药的知识结合起来,创造中国统一的新医学、新药学。我们今天就处在这样一个历史阶段,中西医的整合,不但是提高医疗水平,为健康中国服务,而且必然也会成为当代医学发展的强大推动力。未来的社会应该是多元文化交融和发展的社会。

中医与西医

◎吴以岭

　　19 世纪，西医学借助文艺复兴的技术进步得到了快速发展，成为世界的主流医学。进入 21 世纪，世界把眼光转向中医。钱学森教授曾指出中医的现代化可能引起医学革命，而医学革命可能引起整个科学的革命。钱学森教授作为大科学家站在世界未来科学发展的高度，用整体系统思维方法对未来科学发展的引领作用，把中医的整体系统思维和西医学的实验分析方法整合起来，也就是樊代明院士倡导的未来医学发展方向——整合医学。传统中医学的这种优势，从中华传统文化当中寻找到了它的思维和模式，《易经》云："形而上者谓之道"，大道无形，"道"的研究是在哲学层面上对生命和疾病的把握；"形而下者谓之器"，"器"的研究属于自然科学，格物致知的医疗实践；"化而裁之谓之变"，整合医学倡导的就是向"道"的整体层面回归，中医学置身于中华文化土壤当中，它形成了"形而上"和"形而下"的有机整合优势。"形而上"是气论哲学，解决了三个问题，气—元论的本原论，气的永恒运动，以及天人合一的整体论，这三论恰恰是辩证唯物主义，所以中医是辩证的、整体的、反迷信的。

　　气论哲学形成了天人相应的整体观，强调把人放在天地宇宙、自然社会环境当中加以整体考虑，强调不仅形体要健康，更要有精神和心理的健康，这对今天整合医学的发展具有非常重要的意义。中医学引入了古代哲学的一个核心概念——"气"，确定了它的哲学属性，整体观念和天人相应又赋予它医学的内涵，这就是"气"的双重属性。

　　"形而下者谓之器"，"器"的研究属于自然科学。《黄帝内经》等古代文献都有关于外科手术的记载，当时已经开始了脑部和足部的手术；对于脏器的记载，心肝肺和现代解剖学的概念基本相当；也已经有麻醉方法来辅助疾病的治疗，麻沸散就是最早的麻醉药。

中医是把这种"形而上"和"形而下"有机整合，运用望闻问切方法收集资料，又用八纲辨证进行辨证论治。

我们先后主持承担两项国家"973"计划项目，该项目中西医结合，集国内外多学科交叉的整合团队，其中包括了8位院士。通过系统的文献研究提出，中医的经脉理论包括经络和脉络，脉络学说恰恰是指导血液循环的系统理论。脉络学说指导研究的疾病包括中风（脑血管病）、冠心病心绞痛（真心痛）、心悸（心律失常）、心积（心力衰竭、心室重构、心脏扩大）、心痹（风湿性心脏病）、支饮（肺心病）、脱疽（周围血管闭塞症），以及肾消、消渴目病、麻木等。汉代以前的文献中有很多丰富的理论及治疗方药的记载，然而脉络学说缺乏整体系统的研究，中医认为血液在脉络中运行受到气的调控和推动作用。我们从"营在脉中，卫在脉外""营卫不通，血凝不流""血脉相传，壅塞不通"，最后"损其心者，调其营卫"，从气－阴阳－五行中概括出"承、制、调、平"这四个字，在"形而上"道的层面上概括出生命观、疾病观、治疗观和预后观，血管病变作为一个复杂性疾病，在治疗转归不同阶段的内在规律。

为什么中医不叫"治"而叫"调"？中医治疗用儒家"和为贵"的思维，用调理国家社会的思维来调理人体，《吕氏春秋》曰："夫治身与治国，一理之术也"。由"调"到"平"的过程实际上是一种自调节、自修复、自适应的过程。应用脉络学说营卫理论分析《伤寒杂病论》治疗心脑血管病用药的规律，我们研制出3种新药，做了7项循证研究，循证评价完全按照国际标准做好质量控制。

由山东大学齐鲁医院张运院士牵头完成的"1212例通心络胶囊干预颈动脉研究"，证实通心络胶囊稳定易损斑块，缩小斑块面积，减少血管事件发生率。由北京阜外医院杨跃进教授牵头完成的"通心络胶囊治疗急性心肌梗死无再流219例临床循证研究"，证实通心络胶囊可有效治疗急性心肌梗死无再流，显示在这一国际医学界难题治疗中的应用价值。此外，我们还完成了"参松养心胶囊治疗心律失常1476例临床循证研究"，以及"治疗心功能不全伴期前收缩465例临床循证研究"，证实该药可以明显提高病人的心功能，对于临床难题的解决提供了新的药物选择。由南京医科大学一附院牵头完成的"参松养心胶囊治疗窦性心动过缓伴室性期前收缩333例循证研究"，证实该药可有效治疗室性期前收缩同时提高缓慢心率，填补了快慢兼治、整合调节药物治疗的空白。"芪苈强心胶囊治疗慢性心力衰竭循证研究"引发国际医学界高度关注，美国 JACC 编辑部评论："这项富有前景的研究已经打开了一扇如何利用最新科技研究传统中药活性成分在心力衰竭治疗中协同作用的大门，这是一个挑战，对此我们应该热烈拥抱"，在国际医学领域非常受到欢迎，通络方药循证研究受到国际权威杂志肯定。

"形而上"＋"形而下"整合医学研究，为中华民族的繁荣昌盛做出贡献，把"形而上"的系统思维和"形而下"的技术方法相结合，从而促进中西医结合发展。西医所长在于解剖和实验，中医所长在于气化，两者整合恰恰是未来医学的发展之路。在各位共同努力下，我们形成了系统理论，建立了新学科，成立了国家重点实验室，建立了遍布全国各地（包括中国台湾）的络病学会，在加拿大、欧洲多国也建立了络病学会。可见，只要能提高疗效，提高科研水平，学术是没有国界的。借助两千年来中医药发展的思维优势，借助整合医学大会的东风，把整合医学的思维用到络病当中，将有助于络病的研究和治疗走出国门，造福全世界。

医疗与事故

◎张心湜

　　本文主要讲讲我对临床医学的反思。近几十年来，台湾的医患关系恶化，有增无减，闹得乌烟瘴气，情况非常严重。很奇怪的是，我在台湾医疗纠纷处理委员会处理医疗纠纷，被告都是西医，没有中医，我们需要反思。难道都是病人不对，我们医生就没有问题吗？我一直在整合研究，我可以拿出很多证据。很多问题的发生，原因其实在医院和医生，不在病人。病人表面看不讲理，他为什么不讲理？十几年前，很多医界人士对我很反感，因为我说他们不好，说他们不对。这几年大家慢慢开始同意我的一些观点，开始检讨是不是自己的问题。

　　我从梁启超先生开始讲起。梁启超 1929 年因左肾结核，需要做左肾切除，结果医生把右肾切除了，发生了非常严重的事故。当年还没有透析，把好肾切掉了，病人就得死亡。当时院长道歉，医生道歉，但舆论不能饶恕这家医院，严重到什么程度？要把西医赶出中国去，因为是西医手术发生的事。后来梁启超本人召开记者招待会，他说这是一个偶然事件，和西医没什么关系，我原谅这家医院，原谅这名医师，因为他们对我照顾非常好。这个事情就这样解决了。

　　我用这个例子是想说怎样解决医疗纠纷，医生要照顾好病人，如果病人很满意，即便做错了病人也会原谅你。医生是高风险行业，因为会存在误诊和医疗过失。发生在台湾要两罚，民事要赔偿，刑事要判刑。误诊发生事故医生要判刑，而且要赔偿，过失也是，误诊也在其中。应注意而未注意叫过失，医生不但赔偿还要受刑法处理。

　　美国有两篇报道，他们的误诊率大于40%，在美国医学这么发达的地方有这么高的误诊率。急性阑尾炎是常见病，在中国台湾地区的误诊率大于30%，由此发生了问题，被病人告了，这个医生不但要赔偿还要坐牢。

　　在美国，最近 10 年因为医疗过失致死的每年约有 10 万人，这个数字超过了交通事故的死亡人数。而中国台湾地区仅 2300 万，每年就有 9000 人因为过失致死，如果病人都告，可能监狱里全是医生。在中国台湾地区，每年被起诉的医生超过 350 人，平均每 3 个月有一位医生被判刑，平均刑期 6.6 个月。美国一百年来只有一位医生判刑，因为他谋杀了病人；日本有 10 位医生被判刑。在台湾，有人说医生行业是"最大的犯罪集团"，真是很令人难过。

希波克拉底被称之为"西方医学之父"，我们学西医的人都是他的徒子徒孙。他信奉自然痊愈的力量，他说很多疾病我们医生都没有办法治好，要让病人自然痊愈。现在医学证实，一些病是可以自然好的，怎么自然痊愈呢？增加抵抗力等。他说我们医生最大的功能是安慰病人，安慰病人让病人走到自然痊愈；很多医生听起来觉得莫名其妙，但这已被现代医学证实了，医疗工作者安慰病人，效果非常好。文学、艺术都可以安慰病人，让病人免疫力增加。医生讲话的态度好一点、委婉一点，对病人是大有好处的，这是帮助病人走向自然痊愈的路。所以，医生应以友善而平易近人的态度对待所有的病人。

助人的最高原则是帮助人家，更多用的是低调。有的医生看病非常高调，损伤了病人的尊严，后面病人还会说，我宁死不去看那个医生。所以，让受助者有尊严，不只是有形的协助，还要有无形的尊重，希望别人尊重自己，首先要尊重别人。导致诊治错误的原因包括数据不全、知识不足、主观性太强，因此，要有扎实的功底，和病人沟通讲话不要过于肯定，这样可以避免出错。

医生的职责看起来很简单，但里面很有学问。照顾病人，是教导或指导，不能教训或指责病人，我们没有资格教训病人。有时抽血，护士说："你动作快一点好不好？"他也不知道什么叫快或慢。你应该和他说，请你把袖子卷上去，就是五秒的话，这是训练的问题，要特别注意。传授知识及技术是西医的特征，一代代传下去，我们对老师没有什么回馈的，但是我们要传下去。

医务人员对病人的义务看起来很简单，但不简单。比如保守诊疗秘密，几年前台湾出了一个法律，规定病人资料不能告诉别人，如果病人告医生，医生会受刑事处罚，要坐牢。经验告诉我们，很多医院的医疗纠纷是谎言引起来的。一两个家属，他让你给所有家属说谎话，其他家属找你，说你误诊，原因就是你讲了谎言。怎么办？要婉转。经验告诉我们，病人得了癌症，我直接和病人讲，不想让家属转达，我给病人不讲"癌症"二字。我告诉病人，检查报告出来了，你器官里面有恶性细胞，其实已是癌症，但我不讲癌症，病人听到细胞觉得冲击小很多，如果讲癌症，他会一片空白，觉得要死了，所以要很婉转。对病人要说真话的理由是病人有权知道自己的病情，这有益于将来的治疗。我说恶性细胞，病人说那不就是癌症吗？我会点头，但是还是不讲癌症，因为癌症会给病人很大的冲击。

倾斜的医患关系有时来自知识不对等。我们掌握的知识，病人可能一无所知，但我们与病人在人格上是平等的，不是你高高在上，自持傲慢，这是引起医疗纠纷的关键问题。行医是志业，不是职业，志业是我高兴去做，要很喜欢自己的工作。扁鹊与齐桓公的故事大家都很熟悉。有一次，扁鹊说齐桓公生病了，齐桓公不高兴，说我没有病。扁鹊说你有病，齐桓公说医生常常把没病说有病，小病说成大病，无非是想骗银子。扁鹊是东方医学之父，他很生气，说我不是拿银子。病人不要把医生都看成是为了赚钱，大部分医生很好。所以医生千万要注意自己的医德。

如何避免医疗纠纷呢？无理的病人多来自不友善的医院，医院要把环境营造得更友善，病人生病心情不好，跑到医院又受气，怎么能没有医患纠纷呢？医患冲突多肇因于医生失言，医德是医生的"护身符"。病人找我看病，我还得给病人道歉，这是为你失职的道歉，道歉了病人会对你有好感。医生不是神，要勇于承认不足之处。要鼓励病人勇于发问，医患互重保安康。

"人生须知负责任的苦处，才能知道尽责任的乐趣"，这是梁启超先生讲的。我改一个字与大家共勉：医生须知负责任的苦处，才能知道尽责任的乐趣。

未来医学，谁是领跑者？

◎吴斌 等

　　主持人（吴斌）：医学发展日新月异，医学概念层出不穷，新医学模式竞相绽放。在2018中国整合医学大会上，来自6个院士团队的12位专家代表6种医学模式，社会各界都在发问：未来医学，谁是领跑者？在2万名专家面前请发出你们的声音。

　　中医药学（张伯礼院士团队：郭义，胡镜清）

　　今天，我们的辩题是"未来医学，谁是领跑者?"领跑最关键的是什么？一是方向，二是力量。方向不对，力量越大，跑得越偏。中医学有几千年历史，为中华民族的繁衍昌盛做出了重大贡献；中医学古老，但理念并不落后，是从古至今被证实了的正确方向。它有许多特点：①中医学是整体医学，它视人体为不可分割的有机体，不能头痛医头、脚痛医脚，人和自然是有机的统一体。季羡林先生说，天人合一是中华民族对世界的最大贡献。②中医学是平衡医学，它强调人体本身的平衡，人体内外环境的平衡与协调，这就是中医所说的阴平阳抑，精神乃至。③中医学重视养生保健、"治未病"，重视发挥人的主观能动性，这是积极的预防医学思想。④中医学重视综合治疗，辨证论治、动态求衡、复方治疗，个体化治疗与多靶点相适应。

　　综上，中医学是健康医学，把健康的理念融入日常生活中，是未来医学的发展方向，中医教你怎么吃饭、怎么睡觉、怎么喝酒，是能使人不得病、少得病、晚得病的医学。《"健康中国2030"规划纲要》指出，中医学在养生保健治未病中发挥主导作用，在重大疾病防治中发挥协同作用，在疾病的康复中发挥核心作用。综上，我方认为，中医药学是未来医学发展的方向，是未来医学的领跑者。

　　循证医学（顾东风院士团队：陶凌，荆志诚）

　　1992年我就读于第四军医大学，这一年循证医学在*JAMA*上发表了第一篇文章。1995年我到西京医院实习，这一年英国开设了第一个循证医学研究中心。我的从医之路伴随循证医学的发展。在西京医院学习期间，教员带我，他说导师教我什么，我会毫无保留地教给你，其实我现在也不知他教得对不对。我的参考书、教科书10年没有更新。所以只好自己努力，但勤奋的方向错了会越走越远。来了心力衰竭的病人，给他开强心药，自鸣得意，但现在看来，这像是给疲惫的老马狠抽一鞭，死得更快。浩如烟海的临床数据、日积月累的临床数据，哪些对、哪些错，只有循证医学才能告诉我们，所以我认为循证医学一定是未来的发展方向，循证医学才是未来医学的领跑者。

转化医学（程京院士团队：郭永，孙义民）

我方认为，转化医学才是未来医学的领跑者。什么是转化医学？转化医学是基础研究和临床医学间沟通的桥梁，这个过程中需要科学和工程两个手段，由此产生新理论、新技术、新药物和新器械。很多人发问，你们搞基础研究的花了那么多钱，发表了那么多论文，关键是怎么才能促进健康？转化医学是回答这一世纪之问的最好路径。转化医学不仅适用于西医，也适用于中医。尤其是中医，需要通过科学和技术加以研究，从而焕发新春。全科医学和专科医学可以通过转化医学更好为健康服务。精准医学、循证医学也为转化医学提供了新目标和新方法。转化医学以人为中心，所以它与医学人文息息相关。综上，我们认为转化医学是未来医学的领跑者。

精准医学（詹启敏院士团队：马飞，宋雷）

我们呼吁"精准医学才是未来医学的领跑者"。心血管疾病和癌症是影响人类健康的两大杀手，据不完全统计，全国大概有3亿心血管病病人，心血管病导致的死亡占整体死亡的1/3；而每分钟就有7人被诊断癌症，4人因癌症而死亡。因此心血管疾病和癌症是影响未来医学的两大重要问题，而精准医学是解决这两大难题最好的方法。什么是精准医学？前美国总统奥巴马说，如果把基因匹配的癌症治疗变得像血型匹配那样标准，如果把寻找最恰当的药物剂量变得像测量体温那样简单化，给病人在适当的时机以适当的治疗，这就是精准医学（医疗）。

公元前510年，古希腊有记载，有人食用蚕豆后导致死亡，2000年后我们才知道这是因为体内缺乏某种代谢酶。1000年前我们知道每个人有自己的血型，把血型分析用于临床，极大提高了输血治疗的效果。随着人类基因组计划的实施，我们逐步形成了日趋成熟的精准医学模式，基于多组学的信息，给病人量身定制最佳治疗方法，使治疗效果最大化、副作用最小化。2015年1月时任美国总统奥巴马在发表国情咨文时宣布启动最大的精准医学科学计划，2016年美国再次启动基于癌症的精准医学项目，这项计划希望在全美推广后彻底消灭癌症。2015年中国启动组建了中国的国家精准医学专家委员会，同时宣布到2030年中国将投入600亿人民币推动精准医疗。是什么给美国总统未来治愈癌症的信心，是什么给美国耗巨资研究癌症的勇气？精准医学打破传统医学的壁垒，必将成为引领未来医学发展的领跑者。

全科医学（王辰院士团队：姚弥，吴浩）

我方认为全科医学是未来医学的领跑者。当前国内外临床医疗发生变化：一是老年化；二是疾病谱变化；三是专科化；四是疾病攀升；五是过度医疗，在美国过度医疗的金额达 2000 亿—8000 亿美元；六是发展不平衡，穷人享受医疗少，医患间缺乏信任，关系紧张。全科医学是解决这些问题的关键。全科医学提高病人的自主权，提供长期纵向的服务。全科医学围绕整个周期，避免片面化医疗。全科医学以人为中心，关注综合性的医疗服务，并协调不同专科的服务功能。全科医学不只关注某一类疾病，全科医生解决任何人、任何年龄段的任何问题，从来不会对病人说：对不起，你不在我的治疗范围内。

全科医学是综合性、人性化、协调性的医学，它将解决未来医学的诸多问题，因此是未来医学的领跑者。

医学人文（郎景和院士团队：凌斌，彭澎）

医学蕴含科学和人文两大要素。简而言之，科学是药物，医学科学尽其所能呵护我们的肉体；人文是语言，医学人文带给我们的总是安慰。显然，医学人文始终在安抚着我们的灵魂。人类拥有情感和灵魂，医学就是人类情感的一种特殊的表达方式。毫无疑问，病人的痛苦就是医学研究的方向，医学的本原就是温暖的人文关怀。因此，医学研究的问题导向，一定是来源于人类的情感诉求，从远古时代的唯心主义，到现在辩证唯物主义的整合医学模式，哲学始终驾驭着医学，哲学可以弥补科学的不足，哲学可以纠正科学的偏伪。无论过去、现在，还是将来，哲学永远和医学在一起，医学离不开哲学。医学是什么？医学从哪里来？医学到哪里去？樊代明院士给我们出了这三道哲学题，只有给出正确答案，医学研究才有正确方向。医学科学永远是落后的，医学科学永远也无法消除人类对死亡的恐惧。

我们应该知道，也必须知道，在科学之上有哲学，在哲学之上有宗教，历经了千秋万代，医学人文荟萃了灿烂文化，远远高于科学，因而是引领医学航船在黑暗中前行的灯塔。

中医药学（张伯礼院士团队：胡镜清，郭义）

刚才大家的表述，各家都强调自己的重要性，我们中医受到的攻击最多。其实你们的问题更多，比如循证医学，循证医学重在证据，好像完全是真理，只有循证了我们才决策。但是，循证医学基于 20 世纪基础上的 meta 分析，在证据产生和利用过程中有相当多的不足。我们千万不能忽视，循证医学是基于最佳证据判断的，最佳证据实际上是价值判断，价值判断从来都有地域性、历史性和个体性，在远古时我们经常揣摩神的旨意来诊治疾病，那时，人们认为神是最佳证据。精准是亘古不变的追求，问题是如何精准？什么才算精准？医学需要从微小的分子到活体的、生物的、社会的人，理想的精准，只能停留在口头上，我们还要走很长的路。转化医学不是科学本身的问题，它是近年来美国对在"二战"之后基础与临床出现严重分离割裂的鸿沟进行修补。我敬畏人文学，它是人类文明的明珠，我理解的人文更像一个啄木鸟，始终紧盯的目光，让我们不要偏离人类真善美追求的最终的核心价值，所以它只是批判的武器。

最后回到我们中医学，中医学有几千年深邃探索的基础，也有完善丰富的实践技术体系，对未来医学发展可以发挥更大的作用，它可以为人文医学提供更多的仁爱、宽松的中国文化，可以为转化医学提供临床到基础的反向转化模式，可以为精准医学提供宏观表型的路向牌，也可以为全科医学提供中国的解决方案，中医学和西医学不一样，我们这个体系从来没有分离过。

循证医学（顾东风院士团队：荆志诚，陶凌）

我来自阜外医院，放弃了继续学习中医，我特别敬畏中医中药的理论，《黄帝内经》我从小就读，但全世界开设中医中药的学校只有咱们中国有，整个欧洲一个中医中药的学校都没有。欧洲人民也有着漫长历史，没有中医中药的欧洲人还是在很幸福地生活。中国开设中医药课程，设置中医药大学，对中医药的投入有多大？诸位的孩子考大学，有几个第一志愿是考中医药大学的？显然，中医药学成为未来的领跑者还有很多的挑战。

医学人文特别重要，但显然不能成为汽车发动机。医学最重要的还是要看好病、治好病。医学人文是汽车里的装饰，我们虽然强调医学人文，但是它永远不能成为医学这部汽车里的发动机，这是非常重要的观念。

转化医学，想把基础研究的发现转化到应用上，但它不是医学理论体系的核心。今天我要批判精准医学，诸位我们渴望每个人穿的衣服，都量身定做，但不知你是开会时穿还是吃饭时穿，是跑步时穿还是起床时穿，能做到吗？太难了。世界上没有任何一个企业和机构能给各位量身定做。转化医学是一个概念，刚被美国总统提出来就被美国人否定了，这个概念很难落地成为未来医学的领跑者。归根到底，还是我的队友提出的，循证医学踏踏实实，给大家提供治病的证据。在座每一个人治疗自己，吃药时都要看说明书，所以，未来医学的领跑者无疑还是循证医学。

转化医学（程京院士团队：孙义民，郭永）

今天谈的不是哪个医学重要不重要，都很重要。我们谈谁是领跑者，谁有可能成为我们的"带头大哥"。这个"带头大哥"应该有几个气质：①他能照顾局部，又能照顾整体；②他必须将试验医学和经验医学有力地结合；③他既能治病又能预防。看一下在座的几个学科，谁更像，谁更可能、更合适做这个领跑者？医学人文很重要，但它只能让病人含笑九泉，很开心，但治不好病，或者解决不了根本性问题。全科医学是国家战略，把复杂疑难疾病治疗之外的事情基本都管了，但解决不了疑难的疾病。中医药学是中国的国粹，本人非常推崇中医药，但现在的中医药还缺乏比较好的科学理论的支撑，还缺乏一些局部的精准打击。精准医学和循证医学，讲的都是基于科学发现，基于大规模临床研究的一种医学模式，讲个性化治疗、个体化分析，但往往忽略整体的作用。循证医学很重要，很多用药需要 RCT（随机对照试验）研究，但同一个药，一个团队 RCT 有效，另一个团队 RCT 无效。我们用药，会有困惑，循证医学有时要用经验医学解决。中医是经验医学，很多缺乏科学根据。谁能发挥更大作用？还要靠我们转化医学。它不偏向，不是中医，也不是西医，是把很好的研究结果，转化到医学的实践中去，更好地服务于病人。所以，我还是认为，转化医学是未来医学的领跑者。

精准医学（詹启敏院士团队：宋雷，马飞）

全科医学关注专科诊治的前和后，忽视了专科的深度，对于某一个个体诊疗的深度，要求二者的结合，可以想象，一个医生要掌握全科的广度和深度是何其困难，鱼和熊掌可能兼得吗？

中医药学不管你如何博大精深，但你必须接受现代人，必须与现代医学接轨。接轨带来了三大缺憾：中医特色的淡化，中医思维的弱化，中医评价的西化，这是一个悲剧，这个问题的解决决定生死，中医，请不要让无奈离你太近。

循证医学，证据是循证的生命，标准是循证给临床最大的贡献，正因为对证据和标准的追求，反而容易让它远离证据和标准的普遍性，加大与临床个体间的差距，容易形成教条化的结果。一句话，循证医学，水能载舟，亦可覆舟。

转化医学，老是在起点和终点间不停跳跃，永远要面对三大核心的拷问：转化什么？如何转化，你有钱吗？转化后有效吗？能回答这三个问题的都是英雄。转化医学，想说爱你不容易。

医学人文强调医学技术和人文相结合，理想很浪漫，但现实非常难干。它对我而言，似乎只有两个收获：一是让我知道如何解决医患纠纷，二是让我知道如何通过伦理答辩。医学人文学科本身不能直接对疾病诊疗产生重要价值，它必须依靠其他技术学科的发展和支撑，离开这个支撑就如无源之水。用一句话概括，这个学科最浪漫的是早日享受医学人文的阳光，并且和它慢慢变老。

人类也许了解了宇宙，但根本不了解自己，因为自己比宇宙更加遥远。正因如此，抱着渴望与勇气，需要不断在科学探索道路上奋力前行，这就是精准医学。

全科医学（王辰院士团队：吴浩，姚弥）

我们这个学科受到攻击的次数最少，证据也最好，别的学科对他们的攻击是对的，所以，我们已经赢了。中医我已经不忍心再批评了，因为今天批评得很多。转化医学有学科建设吗？你投入多产出少。精准医学更要批评，循证医学搞这么多，最后都是指南，忽视了个体，人都要个体化，樊代明院士已经批评现在"只看疾病不看整体"的情况了。

精准医学考虑基因，现在的疾病是非传染性疾病，生活方式占了绝大部分的权重，能用精准医学解决吗？不能！

医学人文始终是依附于医学各个专科的其中之一，不能成为一个独立的学科，也不可能成为引领者。你们看我们全科医学是不是可拿第一？

医学人文（郎景和院士团队：彭澎，凌斌）

以上各组都说能代表医学的发展方向，我看都不对。今天在此讨论，我们身后的背景板写着"适道·仁心医学与人文沙龙"，我们没说医学与精准沙龙嘛！题目告诉我们肯定是人文医学。我是最后一个发言，大家说得挺多了，我没有什么可说。不对，你们说得越多，破绽就越多，狐狸尾巴都在我的手上呢。

先从中医药说起，中医药为什么不能引领未来医学的发展？中医药的证据都是几百年上千年的古书，你们现在还在那里面找医学证据，没有革命性的创新和突破，你们能引领医学的发展吗？

关于全科医学，说到引领，不管什么医院，不管什么学科，从技术上应以规范为引领，观念上应以人文为引领。每一个医院，不管是专科，还是全科，这都不变，全科医学在金字塔里面，你是夯实基础，是打基础的，不是往前冲的那个。

关于转化医学，毛主席说，从实践中来到实践中去，理论联系实际，这是最基本的认识论和实践论。我们不必为了转化而忽略概念，转化医学的本质是把基础医学和临床实践相结合，你们把宝押在技术上面，技术发展难以代表医学的发展。

循证医学，凡是要调查研究，调查就是解决问题，这是多么好的循证理论。调查研究中要靠我们人文的精神在里面，你说到你采用最准确的方法和最先进的统计学理论。做过循证医学研究的都知道，你得到的结果与真实世界结果有非常大的差距，现在有一个研究叫真实世界研究。

再看精准医学，精准并不是新概念，我们对工作要精益求精，对同志要极端负责，请问精益求精不是人文是什么，极端负责不是人文是什么？今天大会共有2万多名代表，樊代明院士告诉我，全国在线观看者已达180多万，有哪个能抛弃我刚才讲的话，如果没有人文，医学还是不是医学？

主持人（吴斌）

上面的辩论十分精彩，这个辩论赛更多的是阐述自己的观点，让我们对每一种医学模式有一个基础的认识和了解。之所以要攻辩对方，是想通过别人的眼睛看到我们的局限和不足。看到自己的优势源于信心，看到自己的不足源于胸怀。每一种医学模式都有自己的长处，最终我们基于信心和胸怀，把各种模式整合起来，形成整合医学。其实整合医学才是未来医学的领跑者！

HOLISTIC
INTEGRATIVE
MEDICINE

实 践 篇

整合生殖医学

人工生殖与人工智能

◎乔 杰

2020——2030年有一个"健康2030"的计划，跟妇幼与生殖关系密切些。最近在讨论2035—2050年的计划，会请医学和相关领域的专家讨论中国怎么跟世界看齐，甚至成为世界引领。用得比较多的一个词是"颠覆性技术"。颠覆性技术是很难定义的。我曾经看到一篇文章是这样写："在这个创新的年代，你唯一能百分之百确信的是什么？"大会上午辩题是"未来谁引领医学"，循证讲循证引领，中医讲中医引领，人文讲人文引领……都讲自己引领，空军军医大学（原第四军医大学）心血管科的陶凌说，"刚做医生时，告诉心衰的病人该做什么"就是当时老师教她的。老师说要把他所学的知识全教给她，但陶凌不知道老师教给她的是不是都有循证医学证据。在听陶凌医生讲述时，我就在想，过去没有循证医学证据时，大家更多靠经验。

在创新的年代，其实很多东西都不能百分之百的确认，但有一点可以确认，明天跟今天大不相同。到底什么是颠覆性技术，什么是颠覆性的现代化技术。巫师说她能看透人体，但没有人相信。有X光后，我们知道确实能看，而且很容易看。2017年十大颠覆性技术，有神经技术，有再生医学。2017年，神经技术领域的创新是预防癫痫的技术。NeuroPace公司提供一个可植入的设备叫作RNS系统，这个设备能把正常脑电波学清楚，一发现异常就能释放一种电波，这种电波就能把异常电波阻止掉，从而阻止癫痫的发生，这是颠覆性技术。BlueRock公司利用诱导多能干细胞（iPCS）来治疗疾病。颠覆性技术的评定大部分都由投资公司发起，他们想知道未来哪些最有希望。在评技术同时还评企业。Blue Rock 公司用 iPCS 产生很多健康的细胞，能够治愈一系列疾病。这是基于十几年前日本科学家 Yamanaka 在《细胞》上发的文章，他们还得了 2012 年的诺贝尔生理学或医学奖。现在有公司利用他们的技术产生很多细胞，至少对帕金森症、充血性心力衰竭有一些好的探索。

2018 年的十大颠覆性技术中比较容易看懂的是计算机视觉。计算机视觉有一个千里眼，很远就能看到某些人在干什么，在博鳌亚洲论坛，物联网技术成了主要题目，在运营管理中被反复讨论。物联网可以渗透到各个地方，比如医生查几次房，进没进到病房都会被记录下来。医生走到哪，只要灯一亮就被记录进去了。这类设备的快速发展确实改变我们很多，开了多少次培养箱，间隔多长时间，自己记录没那么清楚，有了物联网后，很多事情可以查得特别清楚。包括你所有用过的物品溯源等。物联网技术在各个领域，包括在生殖医学细节管理中都会起到很重要的作用。

交互式的视频技术通过虚拟现实，让使用者产生各种身临其境的感觉。虚拟现实系统（VR）在工业领域用得特别多，用 VR 做现场维护。医院可以用穿戴设备把所有现实东西跟远程专家连接，实现远程查房。教授们不用身临其境，只用现代化的穿戴系统就可以了解现场病人所有情况，实施会诊。

谈到医学的颠覆性技术，大家会想到基因编辑，还有人工配子的产生，这两个在未来八年、十年之内会是颠覆性技术，但在生殖上的应用可能会产生更多的伦理问题，这样的后果会让人类更谨慎地面对颠覆性技术。

高通量单细胞测序技术近几年被认为是颠覆性技术，但临床应用比较少。测序技术应该是这些年来医学领域最典型的颠覆性技术，涉及精准医学，今天上午的另一个辩题是"精准医学会不会引领未来医学"。测序是精准医学最重要的基础，可以知道变化有多大。2003 年要花 30 亿美元才能把人类基因组测完，到 2017 年只要 1000 美元。当时要花 13 年才能完成测序，到 2017 年几个小时就把一个人的基因组测完了。

继人类基因组计划后，蛋白图谱 HPA 计划也非常重要，但不像人类基因组计划那样成效显著，有突出性进展，能得到相对比较确定的结果，这是因为蛋白质更复杂一些。通过人类蛋白图谱整体研究，对于在组织水平，在细胞水平认识整个病理还是有非常大的进步。这也是癌症诊断和治疗有突破性进展的重要因素。

癌症基因图谱（TCGA）用 11000 多名病人的组织，完成了 33 种癌症全面多维研究了关键基因的变化，这样一个数据库又参与蛋白图谱整体网络研究，把基因测序和蛋白鉴定整合在一起，希望有一个突破性进展。在这些研究基础上，在单细胞水平有一系列的进展。比如哈佛大学做的单个精子确定，该研究把亚洲男人 99 个精子完成了全基因组测序，发现其中 5% 的精子是非整倍体，非整倍体染色体交叉互换次数明显降低，实际上也是非整倍体产生的原因，构建了一个男性个人遗传图谱。我们合作构建了女性个人遗传图谱，用第一基体、第二基体、卵原核和精原核把整个母原的遗传信息库建立起来，可以进行相应比对，同时可以追踪清本来源。关于植入前胚胎转入的数据库和整个图谱，有几个团队在做，引用率也非常高。在胚胎发育过程中，从 2 个细胞到 4 个细胞，再到 8 个细胞，到囊胚期的细胞内部研究了共同点和不同点，里面有特别多值得挖掘的东西。

胚胎植入过程中，滋养层的特点也不一样。我们关注比较多的是基因变化，但实际上基因调控，基因能不能起作用，表观遗传起的作用比较大，表观遗传比较重要的部分是甲基化，用甲基化做相应的研究可以画出一个图谱，这个图谱展示的是父母亲细胞的甲基化过程，即如何被擦除又重建，这个过程提示精子、卵子着床时，到二细胞阶段就只剩 40% 左右自己的东西还存在，之后被继续擦除，最后大概就剩 20% 左右，剩下的都是重建的，提示母体的环境非常重要，母体环境调节了 DNA（脱氧核糖核酸）的甲基化，这样导致 DNA 的功能不一样，所以母体环境特别重要，要跟胎教整合起来看问题。

这些情况是未来产生新的颠覆性技术的重要基础，所以我们了解它。美国政府高度关注美国国立卫生研究院（NIH）胎盘项目组的变化。目前 NIH 还没有特别重要的成果展示出来，但它在 2015 年度获得的支持额度比较大，而且是仅仅研究胎盘这一个器官。2017 年中科院先导项目组用"生命孕育 100 天"作为研究计划，我们期待有相对突破。

最近引起比较多振动的是 2018 年的人类细胞图谱计划，Sanger 测序做 DNA 的人都了解。Sanger 研究所在官网上公布，他们分离了 25 万多个人的单个细胞，在做一个发育图谱。对每个器官有各种细胞不同分类，能够比较精确地知道它们的功能，做相互作用的分析，特别重要。所以引起了很大振动。

我们做了关于大脑前叶细胞多样性和不同类型之间的发育图谱。我们比较关心辅助生殖时做的动物实验，当时在四细胞的老鼠上做移植前基因诊断（PGD）后发现神经系统发育要差一些，也发现了蛋白的退行性变，我们希望通过了解胎儿发育的过程来了解有没有异常，这个想法很难实现，因为人的大脑是最不好研究的，太难取标本了。我们先把第一步做起来，至少先了解大脑前叶发育各种细胞不同。如果实施细胞图谱计划，就需要巨大的人力和物力，如此巨大的花费让学者们对研究的价值争论不休。我认为如果生理机制不清楚，做大样本的研究意义不是太大。

小鼠器官表达已有一系列研究，我们每天做临床，每天重复同样的东西，还非常担心质量。但怎样能有创新，才能有整合。实际上整合有很多理念，包括基础临床的整合，包括不同学科的整合。浙江大学的郭国骥团队有一个自主研发的，用 rowell - seq 做高通量单细胞测序，可以在比较短的时间内做大量细胞，这个技术很好，但只能用于动物实验。

今天在台上做辩论的程京团队的郭永教授，他们也在用仪器做一些电泳的单细胞研究，将来会有比较大的突破。北京大学汤富酬在不断提高技术，用不同的方法研究胚胎发育的机制。

现在有一些方法能帮助我们做研究，方法的准确性和方法所能覆盖的方面不一样，能够诠释的真理也是有限的。另外，人的生殖比较复杂，要借鉴其他学科的研究方法，不能光看自己的，要用多组学测序和功能试验相结合。2018年刚发表的一个研究用多组学测序，包括全基因组和转录组结合，研究一个酶在抑制临床急性淋巴细胞白血病耐药机制上的作用时发现了新的致病融合基因。这个基因可能会影响到药物治疗，这对进一步了解靶向药物，什么病人可用，什么病人不能用非常重要。这就是精准医学中非常重要的部分。我们在生殖医学，要举一反三，要了解人类生殖或哺乳动物生殖过程中目前的进展，要加强对生殖细胞，对胚胎的研究。希望能比较快地把胎盘研究加进来，把胎儿研究加进来。以前我们有很多标本不一定能做一个合格研究，合格研究要求方法准确。现在把国际上发的相关文章都能放到一个数据库里面，大家到里面查询挺方便，可以做进一步研究。

2018年各种各样的细胞图谱计划已经涉及整个细胞，有可能在不久将来给出更多信息。但研究者们也确实有些担忧，项目范围和信息深度，应不应该用这么多人力、物力做这件事，国际上一些大专家认为人类细胞图谱比基因图谱会产生更重要的影响，好的技术会从颠覆性研究中得到更多启示。

在2018年新的颠覆性技术中最多的是人工智能（AI）。韩国最优秀的围棋选手，在一系列竞赛中，都被机器人赢了，因此人工智能对各个领域产生的影响讨论比较多。

因为AI最终成本更低廉，算法更优，数据更大，且有一系列虚拟的物理物件，在生殖领域中已有一些应用。我原来把工智能内容当成了颠覆性技术之一。在座年轻人更多关心AI，用我们的想法也是颠覆性技术，有些小的创新技术很重要，现在特别强调技术转化，我们医院把70%专利转化费给个人，15%给所在团队，团队给了很多帮助，只有15%留在医院里面，医院组织一个队伍帮着你做专利转化。最近大家都关心中兴的事，大家想一想，如果什么东西都不让进口了，我们怎么办？这是很现实的问题。如果大家联合，可能就有更多转化的机会，包括生产各种所需产品的机会。达·芬奇机器人各地都在应用，泌尿外科、肝胆外科、妇产科用得比较多。现在用于远程护理的机器人也多起来，在生殖方面机器人将来可能会帮着看胚胎。有一种虚拟组件是深度学习法，在未来的应用一定非常广泛，每次讲应用时会都有很多内容，比如建立数据库、研发药物。药物研发是特别重要的应用领域。AI对影像组学影响特别大，它对肺部结节的诊断相当被认可，看肺部结节的片子不用医生，大部分就可以诊断出来。如果迅速推广，可能会有一部分放射科医生下岗。现在对皮肤癌、头颈癌的诊断，已经有比较好的结果。经过深度学习，AI的诊断能跟资深皮肤病理学家媲美，机器相当一个副主任医师的水平，这对病人而言肯定是好事，节省人力；但放射科和病理科要考虑，未来学科怎么发展。

健康大数据能识别高危个体，目标预防特别好，可以通过电子病例来完成。我国存在比较大的问题是原始数据输入不好。我院的生殖中心现在正在做基于组学的大数据，用了几个大系统，其中某个系统用得比较多，想把数据看一看，但发现数据分析很困难，数据的第一手资料在输入时有来源问题。特别典型的例子，就是产科搜集到的大数据，我们现在是产科国家疾病中心，全国数据来了，先帮着分析，然后报给国家。发现有个地方新生儿死亡数比出生婴儿还多，肯定是数据填错了。这么明显的错误是能够查出来的，但有一些错可能不容易查出来，这跟系统的完善性也有关。我们一直没有辅助生殖技术整体实施情况的大数据。现在国家疾病预防控制中心会进一步做，目前精子库总算做出来了，期望一两年内把辅助生殖做出来，还是只有拿到大数据的分析结果，对我们的指导作用才会更好。

电子病例是医疗大数据，另外一个大数据是组学的，包括基因组学、蛋白组学、代谢组学。对于生殖来说，单细胞水平的几个组学更重要，有不少专家进行过胚胎或无创组学的研究，这都挺重要。我作为院长，对医院管理和质量控制非常关心，生殖中心主任用好这些数据对质控也很重要，包括决策平台，要提高平台质量，还有功能网络的整合。这些创新能够减少主观错误，便于早期发现疾病、早期诊断，同时对多个医院的协同管理与分级诊疗等都特别重要，这是我们学习AI的体会。

未来投资者特别感兴趣的一项技术是：用0.8毫米的球透镜放在智能手机上，男性就可以自己看精子到底怎么样。在座医生可能不同意这样的智能设备。让病人自己查，鼓励病人买这样一块手表，天天自己看精液怎么样？但投资者特别看好，说我们生殖中心特别不人性，还拿着喇叭喊谁到取精室取精液，男性一点尊严都没有。且不说这个设计的准确性或自己解读的问题，肯定有利有弊，投资者认为人工智能是非常好的方向，不以医生的意志为转移，它会慢慢被广泛应用，这对我们是挑战。

总之，通过沟通和交流，希望大家给我们一些建议和意见。现在国家在不断搜集这些情况，我也特别希望咱们这个领域能让更多的人去理解，因为健康中国肯定要从胚胎开始，在所有健康领域中，生殖健康肯定是最重要的。今天上午在辩论谁会引领医学的未来，我觉得生殖医学引领医学未来，不是首当其冲，也是其中一个。

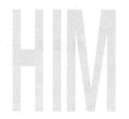

用整合医学思维看反复移植
失败病人的精准诊疗

◎林　戈

　　精准医疗通过搜集各种信息，包括基因组、蛋白质组各种组学信息，还有病人的临床信息，对一个疾病不同状态和过程进行精准分类。我记得以前听有位院士讲，精准医学就是一个分类医学，就是对每一种疾病利用不同方法不断分类。如能做到极致，每个人都是不同，分类到了个体，就成了个体化医疗。

　　精准医疗和传统医疗模式不同。传统医疗更关注群体研究，用群体研究数据指导临床。精准医疗研究需要更好对疾病人群进行分类。

　　传统的医学模式有一个困惑，我院平时讨论文献时也经常看到。比如针对一种疾病发现的新指标在治疗组和对照组中肯定有差别。但有问题的病人是异质性的，与正常组相比，大部分病人指标值是相似的，只有一些是离散的，从处理结果可以看出来，妊娠率跟处理效果的提高并不那么显著，并不能达到百分之百。这说明个体化处理方法只能对某一类人群进行有效的干预。

　　经常讨论的反复移植失败（RIF）病人可能是因很多不同病理状态导致 RIF 发生。如果你针对所有病人进行同样干预，就有大部分病人不需要干预，这种干预没效。在这种情况下，我们希望能找到更多指标，建立更多方法，用不同技术来对病人进行分类。理想情况是对这一群病人通过不同方法，把每一个细分类群挑选出来，我们仅针对细分类群进行精准治疗，会获得很好效果，对目标人群进行针对性治疗，疗效非常好。

　　RIF 的定义没有统一共识。不同研究和不同组织提出了不同定义，总的来讲需要很多次植入。植入中包括很多质量好的胚胎，但对质量好的胚胎怎么定义并不清楚。有的进行了详细规定，定义需要 10 个，但也有不同意见。

　　这个结果并不能判断 RIF 是由于胚胎因素不好所致，还是由于移植后子宫问题引起。试管婴儿技术是一个非常复杂的过程，如果只讨论植入失败，有两个关键因素，一是胚胎，一是子宫内膜。胚胎质量和子宫内膜容受性在分析 RIF 病人精准医疗是很重要的内容。

RIF 病人是否存在胚胎因素，RIF 定义本身是不确定的，其中有很多争议，比如植入胚胎质量，移植胚胎数等。RIF 病人如果出现反复种植失败，为了在病人中更快识别 RIF 是否为胚胎质量不好引起，我们制定了一个自己的临床路径。

第一次的移植周期，如果有 7 细胞和 8 细胞一级的胚胎，我们定义为优质胚胎，如果没有怀孕，建议下一次冷冻胚胎周期一定要做囊胚培养，只有通过囊胚培养才能确定胚胎的发育潜能；第二次移植囊胚还没有怀孕，再考虑第二次促排，我们建议病人一定要进行囊胚培养。通过这样的流程基本可确定病人在不同方案情况下，胚胎继续发育潜能怎样，如果能够发育成囊胚移植不孕两次以上，这类病人归为 RIF 病人，很有可能是子宫内膜的因素，要对子宫内膜进行研究。

对临床碰到可能诊断为 RIF 的病人，尽快通过这个路径确定她是胚胎因素还是子宫因素。要提醒大家，随着最近全外显子测序工作，复旦大学王雷教授课题组发现了很多早期胚胎阻滞的病人有基因突变。如果仔细观察病人的情况，你会发现有些病人第三天有一些质量尚可的胚胎可以进行移植，但最后没有怀孕。这要提醒我们，要尽早采用囊胚培养来识别 RIF 当中到底存不存在胚胎因素，如果是胚胎因素，比方家族中有近亲结婚史，要考虑遗传因素的影响。这时不需要考虑子宫内膜的因素。

对 RIF 病人需不需要做胚胎植入前遗传学筛查（PGS），在指南中列出了 3 个要做 PGS 的情况：高龄、RIF、反复流产。我院两年前统计的数据，RIF 病人做囊胚期的 PGS 检测，我们发现在低龄组正常胚胎发生率非常高，达到了 70%，跟普通病人一样。大家知道年龄越大非整倍体发生率越高，如果抛开年龄因素，单纯 RIF 病人胚胎也存在非整倍体现象，发生率明显增高。从这个角度而言，RIF 病人做 PGS 不是治疗手段，我院对所有 RIF 都建议做 PGS。当怀疑内膜因素有影响，就进行干预。如果不排除胚胎的问题，比如说移了一个囊胚，正好是非整倍体，万一病人没有怀孕，你都不清楚到底是干预无效还是胚胎不好。如果排除胚胎因素，再来看 RIF 有哪一些子宫因素影响。我们希望尽量找到方法，对可能导致 RIF 的子宫因素进行分类。大家非常清楚，子宫结构和功能完整是实现胚胎着床的关键因素，功能完整尤其重要，这一点王海滨教授解释得非常详细。

需要强调的是，我觉得影像学对识别 RIF 非常重要，现在医院会对所有病人进行三维影像诊断，通过这个诊断在不做宫腔镜情况下，可以发现不全纵隔、弓形子宫或 T 形子宫，这在常规 B 超看不到。我也碰到过，有在外院做过几次胚胎质量好，移植后没有成功，来院后只做三维超声，能够发现有些影响植入的是子宫有畸形。干预后也能怀孕，三维超声是常规检查方法，可以排除子宫结构上的问题。影像学对 RIF 到底有多大效果，我没有具体数据。

内膜着床窗受雌激素，尤其是孕激素的调控，它有固定的窗口。三四年前西班牙团队利用子宫内膜芯片识别在 RIF 和反复流产病人中存在着床窗的异常，其实在着床窗会出现各种不同的情况，可能会有推迟，也可能会有提前，也可能着床窗缩短，这些都有可能导致着床失败，在常规处理病人中要考虑这些问题。ERA 的芯片在国内用非常困难，我们采用病理组织学分析确定。20 世纪 60 年代有诺爱思标准，通过病理学判断着床窗，如果在排卵后第 7 天做内膜活检，分析内膜着床窗的窗口，在 RIF 病人中存在很大偏移。在 RIF 组，病理组织学异相的，病理学评判差别有 2 天以上占了 31.6%，如果对这样的人群进行干预，RIF 病人平均年龄 33 岁，既往失败周期数为 3 ~ 4 个周期，发现 31.6% 具有异相，目前我们对 47 例病人进行相应移植窗的调整，临床妊娠率非常好，可达 60%。病理组织可以判断 RIF 着床窗，把 RIF 病人可以分出一群人来，进行个体化移植。

浙江邵逸夫医院和长沙湘雅医院通过电镜观察饱饮突进行评分指导，原理类似，观察着床窗有没有变化。可以发现，有 30% 是由异相所致的 RIF，剩下 70% 可能是什么原因？接下来看一下大家非常关注的免疫。免疫争论很多，文献比较公认自然杀伤（NK）细胞对着床有影响。我们做了正常人群、能够怀孕的人群在排卵后不同天数 NK 的变化，发现随着排卵后的不同时间段，NK 细胞比例有变化。NK 细胞和 RIF 到底是不是一个因素，需不需要干预，我们要同时考虑子宫内膜的着床窗。如果这个病人是由着床窗引起的 RIF，在合适的时间做 NK 细胞技术，你会发现 NK 细胞增高，此时对 NK 相应处理对这样的 RIF 病人没有效果。针对着床窗正常病人，分析 NK 细胞，发现 RIF 中有一小群 NK 细胞会有常增高，随后按前面思路，和正常组相比，对 NK 细胞明显增高的病人进行干预，主要给宫腔内灌注地塞米松两个周期，再来复评，如果复评 NK 细胞有效降下来就进行个体化移植。在样本群中，有 76 个 RIF 病人着床窗正常，NK 细胞增高比例只占 10%，对 6 个病人进行移植，目前一次移植的临床成功率为 50%，因为数据还不够大，没法得出明显结论。

由此可以认为 10% 的病人可能是 NK 细胞问题，给予地塞米松预处理可能有帮助。还有 60% 可能是什么原因？最近发现的一个情况就是慢性子宫内膜炎，常规检查是通过病史，通过宫腔镜，严重的通过 B 超可以看到有光斑，一般通过宫腔镜发现有明显的改变。活检标本中，病理医生通过观察是否有浆细胞来反应有没有子宫内膜炎。我们发现宫腔镜和子宫内膜病检不是完全可靠，有时会漏诊，这与经验有关，CD138 是诊断浆细胞的特殊标志物。对于部分 RIF 病人，如果病理学正常，我们找不到问题，宫腔镜下也没有发现什么问题，就把病理切片拿出来重新染色，发现有少量病人会出现 CD138 标记明显增高。

我们曾对移植过 5 个周期没有怀孕病人行子宫内膜活检和染色。治疗前 CD138 细胞数很多。给予经期和非经期抗生素治疗，两个疗程后复查，复查发现 CD138 基数明显下降，其后给这个病人移植成功了。

临床上 RIF 中有一些隐匿性内膜炎，通过特异性染色可识别出来，进行特征性的干预可能会有效。2016 年发表的文章中，研究者采用宏基因组对 RIF 病人进行子宫内膜菌群检测，发现 RIF 病人的菌群种类与正常人群不一样。在正常怀孕人群以乳酸杆菌为主，致病菌的存在会影响妊娠。

我们现在也在采用转录组和蛋白质组以及功能学方法，对剩下的 RIF 的病因进行分类。希望通过这些方法帮助我们更加精准地对 RIF 病人进行管理和治疗。

医学创新理念之我见

◎黄荷凤

最近，大家都在关注中美贸易战。中美贸易战实际上是创新的较量。新中国成立后不久，国家把那27个科学家请回来，非常明确告诉他们，国家安全受到威胁，我们要造原子弹，他们回来就是做原子弹的。但现在有些科学家不知道要做什么对国家最有利。所以天天都在开会，天天都在讲课。我们该为国家做些什么事情？这些问题值得大家认真考虑。

医疗行业有三句话大家都了解，第一句是"以病人为核心"；第二句是"合作起来做一件医疗的事情"；第三句是"病人来看病，一步就搞定"。如果一个有心脏病的孕妇，气都喘不过来，应该所有医生都到一个地方来为她服务。现在是产科看完到内科，内科看完到心血管去。医生自己生病到医院，都不知该到哪里，都不知道怎么挂号。如果不改变理念，我们学东西就没学到本质上。国家给了很多钱投入科研，我们应该时刻问问自己，钱花到哪里去了？每一位拿到国家基金的学者都应该问为自己，是在闹着玩还是在为国家做事，不同的出发点，效果就会大打折扣。

梅奥诊所的几乎所有的病人都是转诊来的，其中70%是国外来的，他们现在最大的来源是中国有钱的企业家。中国人在中国赚了很多钱，最后生病了把钱还给了美国。为什么这么多人没留在我们自己的医院？

美国医生特鲁多的墓志铭上有这么一句话"有时去治愈、常常去帮助、总是去安慰"。这就是医院，治愈率大概20%，缓解率40%，剩下的都是心理治疗。"临终关怀"我们还做得很不够。有的医院要求：医院不可以死人。这个理念正确吗？

因为疾病只有20%的治愈率，所以医学创新非常重要。没有创新提高不了治愈率，也不能提高缓解率。医学领域中，还有很多方面我们没有研究清楚，故而更需要创新。樊院士说："医学不只是科学。"很久以前，医生看病时不知肠子长怎么样，胃在哪里？最后做尸体解剖，这是最早的医学研究。当时因为伦理和宗教因素尸体解剖都不能做，研究者们经常把船开到海上去做研究。

医学是不是科学？肯定有科学，但不完全是科学，通常靠习惯，同时靠本能，最后凭经验，有时还有运气，医学的奥秘无穷尽，医学不创新根本不行。

医生有很多的权利，有些权利天天可做，但有一个权利不是人人都在做，这个权利就是探索权。有些医生放弃了探索权，遇到疑难病例你是放弃还是做得更好，这是我今天提出的问题。

医生有四个法宝，西医是"视、触、叩、听"，可惜的是现在都不用它了，做一个检验，做一个 B 超就解决了，这不是创新。中医有"望、闻、问、切"。现在中医也开化验单，开得比我们还多。医学实际上从经验医学到生物医学，再到现代医学。有人跟乔杰院士提问题了，人工智能会不会让医生下岗，我不这么认为。医生还远远不够，不是小医生不够，是高精尖医生不够。

人工智能能闻出烂苹果味道，但如何与糖尿病联系在一起？是不是可以通过气味判断，一吹气计算机就有数字，告诉病人今天要不要用胰岛素，这是创新。我拍院士照的时候，也挂了一个听诊器，表示我是医生。我们上学时，心瓣膜有狭窄，老师教我听。能不能把声音搜集起来，用人工智能方法来判断，这也是创新。

科大讯飞和清华大学联合研发了叫"智医助理"的机器人。100 万份影像资料，53 本专业教材，200 万份的真实病例，40 万份的医疗文献全部输入机器人大脑，机器人大脑里有一个芯片。让它去参加国家执业医生考试，结果得了 456 分。它是千里挑一。

阿尔法狗有很强的自学能力，3 天就到达一个顶端，21 天基本上到达一个平衡的学习曲线，到 43 天基本上完成了学习。二代机器人有学习能力，可以迁移性学习，能够举一反三。这才是真正的机器人。机器人具有两面性：可做好事，也可做坏事。

人工智能医学正在向我们发起挑战，我们准备好了没有。如果大家一点不讲人工智能，就像一个过时的医生，因此稍微知道一点也是好的。但要不要担心我们没工作了。Watson 是认知计算系统的杰出代表，也是一个技术平台。认知计算代表一种全新的计算模式，它包含信息分析，自然语言处理和机器学习领域的大量技术创新，能够助力决策者从大量非结构化数据中揭示非凡的洞察，但人的创造力是 Waston 是没有的，特别是人的原始创造力。Waston 要输那么多东西进去，是人输进去的。反过来，千万不能说假话，你弄一篇假的文章，输进去了，明天就出错，论文是不可以造假的，不可以不严谨。

阿普加评分（Apgar 评分）的创始人弗吉尼亚·阿普加不是妇产科医生，她是一个麻醉医生。1952 年她在第 27 次世界麻醉年会指出："麻醉是无痛。"阿普加负责产妇的麻醉，但是她发现有的小孩生出来很小，呼吸很弱，会被丢掉。她看着很着急，但麻醉医生干涉不了，于是她开始创新。阿普加的座右铭是："不能有人在我面前停止呼吸。"她设计了 5 项指标，每个指标分值 0~2 分。新生儿只要总分有 1 分就不能丢掉，这是医学史上重大的革命性。有了 Apgar 评分才有新生儿重症监护中心（NICU），阿普加是循证医学的鼻祖。

同一个病人，一个妇产科医生说能生，另一个说不能生，完全是主观的，这时候就需要量化。把各种数据整合起来考虑能生还是不能生才是科学。把医学实践量化是临床研究的创新基础，学会量化是实现大数据的要素，没有量化时大数据怎么做？

美国杰克逊实验室是一个以庞大的小鼠遗传资源闻名的实验室。有两只胖老鼠有不同基因突变，一只叫 DB 老鼠，另一只叫 OB 鼠。科学家想一个办法，把一只正常老鼠与 DB 鼠缝到一起，让血管交通，缝起来后，正常老鼠天天都不吃东西，死掉了。OB 鼠是另一个基因突变，再把它与正常鼠缝起来。结果这个 OB 老鼠真瘦下来了。研究者这下兴奋了，他们发现在两只胖老鼠里有不同的东西，接下去科学家想知道这个东西是什么，就把这两只胖老鼠缝到一起，结果 OB 老鼠瘦下去了，DB 老鼠一点都没有变。经过分析，科学家认为：有一种未知激素会经血液带进大脑，提示老鼠已饱，不再进食。OB 老鼠痴肥的原因，是因为体内缺乏这种未知激素，因此未能控制自己的食欲。在"联体实验"中，由于 DB 老鼠的血液有太多这种未知激素，经血管传给 OB 老鼠后，OB 老鼠瘦了。经过反复的实验，科学家再次做出推论，DB 老鼠尽管有大量抑制食欲的因子，但因 DB 老鼠的体内细胞受体未能识别那些因子，故对 DB 老鼠没有作用，DB 老鼠因而变得越来越肥。他们正好各自是两个基因突变。我们知道第一个突变是瘦素突变。三个实验做完后来了一个科学家，把它从 DB 扩增出来，发现有一个突变，把它的晶体结构和三维结构研究出来，最后发现有一个胖人身上也有这种突变，实际上是瘦素突变。瘦素不起作用，就很胖很胖，外源注射瘦素，这个人就瘦下来，这是先天性单基因病，遗传性瘦素基因的突变，胖子其实也有单基因病。

DB 老鼠尽管有大量抑制食欲的因子，但受体缺乏，所以变成瘦素抵抗。把正常老鼠与 DB 老鼠缝到一起，很多瘦素跑到正常老鼠那边，把想吃饭的神经核抑制掉，正常老鼠天天不想吃，最后就饿死了。

南非外科医师克里斯蒂安·巴纳德完成世界上第一例心脏移植手术。绝对创新，原始创新，别人都没做过，他第一个做。这个人很厉害，手术做得非常漂亮。他不是法国人，也不是英国人和美国人，他是南非人，南非是第三世界国家，跟我们一样。他在医院做了世界心脏移植第一例，南非以此作为国家骄傲的标志性成果。

克里斯蒂安·巴纳德在开普敦大学读书，到美国学习器官移植。开始只能在动物身上做，先做狗，狗做完后开始做人的肾脏，肾脏做完做心脏。每当他的生日，英国 BBC 电台不停地播出他的事迹，这是南非人的骄傲。

17 世纪，生小孩时如果老是生不出来，经常大人死了，小孩也死了，所以生孩子被称为一只脚踩在棺材里面。英国人彼得·钱伯伦发明了产钳。他这个家族很有意思，不告诉别人这个技术，一代一代自己家里传下去，最后有一个人实在熬不住了，把这东西传出去了。这就是原始创新。

人工智能的发展让大家担心将来要没有医生，两张片子都是脑中风，第一张看不出来，第二张看出来。一般拍片子要几天拿报告？今天拍了，明天拿报告。为什么明天拿报告？看报告的在医院是主任、副主任，一个医院能够把这个做下来有几个？不会找出 5 个。所以说医生怎么可能下岗，高级医生都没有，而高级医生也是一步一步成长起来的。

《欧洲心脏杂志》的影响因子大概是十五点几。心脏病专家波尔德曼斯在这个杂志上曾经发表过两篇文章，是两个随机临床试验（RCT），这两个 RCT 做出一个什么结论呢？在做非心脏手术时用 β 受体阻断剂可以增加手术效果。因此，2009 年这个结论就收录在《欧洲心脏病学会指南》当中。欧洲人就按照这个指南用了。2014 年的时候，有两名心脏病专家又在这个杂志上发文说，波尔德曼斯存在学术造假，波尔德曼斯的这个结论不仅没有挽救更多的生命，反而危害了更多的生命。这个指南用后，每年会造成 16 万人不必要的死亡。因为这个指南用了 5 年，一共有 80 万欧洲人因错误指南而丧生。更讽刺的是，有一些医生没有照指南执行，还救了很多人。最后要告诉大家，学术不严谨和造假的危害性很大，好好做，做小一点，脚踏实地。

从整合医学角度看院士报告

◎听 众

梅亚波：孟安明院士做的斑马鱼，以前我们了解了一下，转化率不是很高。孟院士提到了大概90个基因是上调的。这90个基因很多在金属基质蛋白酶修复上，死的斑马表达基因多，是不是因为这种细胞本身能力比较差，容易死掉。今天我和康跃凡主任讨论人的卵子有什么可操作的，我们看了一下文献无外乎几个东西，一个是核，最早是多利羊锤体这一块的核移植外，把第一极体拿来移植了，也有一些小动物出生。后来发展到原核移植，形成原核时，把第一极体、第二极体也拿来移植。原核移植好像可以做了，最初也是拿来做线粒体，2003年我和张继博士在深圳做过这个东西，前段时间有一个中心在用骨髓细胞里面培育后，把骨髓细胞的线粒体拿来打到卵母细胞去。中山医院做的基因编辑跨度有点大，可能现在会遇到一些问题。我认为卵子操作从技术层面难度不是太大，有效性检测方面会不会有一些问题。其实在人类，包括原核移植和核移植，有效性比斑马鱼高得多，可以做到百分之九十几。但真正要做到功能检测，我感觉有效性还很难。

王剑：我对孟安明院士讲的课比较感兴趣，他提供了一个信息。基因编辑一定要在未成熟期、未成熟期时可以快速地同时进行多个基因的编辑，使效率提高。虽说最高只有70%，其他仅十几。他还提供一个信息，基因编辑有一点要注意，精子如果有问题，经过受精卵后，卵母细胞的基因编辑纠正了，同时使有病的精子得到纠正。本来想问孟院士，怎么用到人体。大家可能都在做DNA碎片的测定，DNA碎片容易流产，从现有文献来说，DNA碎片高，如果是一条链的断裂，通过受精，卵子可以修复它。现有知识表明，如果两条链断裂要修复有一定困难，容易流产。孟院士刚才提到一点，能够以卵母细胞为模板，我想了解如果双链会不会还有这个问题？

林弋：从临床上看，妈妈和爸爸有单基因病突变，生下来的患病概率是一样的。如果真的是父源来的缺陷，母源可以修复的话，他应该是父亲的单基因突变，传下去的概率多一点，临床上好像没有观察到这个现象。

姚滨：线粒体从母源来的，母源的训导对父源的准精子训导，可不可以增强这方面的功能，它的能力可以去训导，如果以后能做到这一块，男性遗传性疾病就会越来越少。

我对孟安明院士讲的内容很感兴趣，我知道卵细胞的变化比较慢，在发育过程中到第一次结束分裂后就停在第二次分裂的中期，这时只有精子能激活它。我们在临床上碰到一个什么现象？在做胚胎时，停止在2个细胞就不往前走了。我们尝试过不同方案，希望得到比较好的卵子，有时不同方案改变后，胚胎还是停止在2细胞，这种病人叫他供卵等等。孟院士今天的课，让我灵光一现，因为我觉得在胚胎早期发育过程中有母源基因的失活到胚胎基因组的激活。这个过程肯定有一些关键基因参与了胚胎往前发育。在母源基因激活中，很多母源基因是失活的，蛋白越来越少，注定让胚胎不断的分裂发育。在停止过程中肯定有一个基因，这个基因有可能来自于母方，可能是精子。这个基因的失活，让胚胎发育停止了。这种研究方法，可以用临床上的模型找到关键基因。找到关键基因后，用孟院士的模型，可以研究为什么停在那个阶段，研究意义很大。

康跃凡：我是会场里为数不多的儿科医生。今天来听课，只能算是一个学生。听了这些课深有感触。我是新生儿重症监护病区（NICU）的医生，从NICU角度，无论辅助生殖，还是胚胎研究，大多是基础方面的东西。可以把国外很先进的技术直接引进来，从NICU的治疗看，国内技术是追赶阶段，跟国外差别很明显。在追赶阶段的医学研究，怎样进行创新，我们临床技术跟人家比差一二十年，我们处于追赶阶段，怎么进行创新？辅助生殖是一个非自然的技术，人类技术非常大的突破。突破这个技术最终的目的是生出非常健康的宝宝，给不能生育的家庭解决问题。从临床上，从NICU来说，还是有一部分问题解决不了，生出来孩子还是有问题。昨天跟做生殖技术的老师交流过这些问题，他们也在问自己，究竟是技术问题还是父母自身的原因，这很难回答。这次开会之前，我们病房接纳过这样的孩子，什么检测都做过，就是搞不清楚，生下来的孩子为什么出现问题。

曾勇：我也来自儿童医院，主要做遗传性疾病的基因诊断。虽然是儿童医院，跟生殖还是有非常密切的联系。在儿童医院做博士后时做过卵巢早衰基因研究，做检测分裂基因鉴定。回国后还做机制研究，在儿童医院做基因诊断，跟生殖医学的老师联系非常密切。在我院诊断过很多儿童遗传性疾病，家庭要生二胎，二胎风险比较高，我会介绍到生殖科做胚胎种植前遗传学检测（PGD）。我们是同一战壕内的同事，交流会非常多。听了黄荷凤院士的讲座，我感觉创新是历史赋予我们每个人的使命，每个人都有一个责任，不管是临床一线还是实验室搞基础的，都要做创新。怎样创新？很多创新从临床实践中来，从实践中提炼出问题，勤思考，实践加思考，再多学习，多提问。现在越来越要整体多学科协同创新研究，也就是整合医学。比如线粒体移植技术，肯定要多个人一起做，临床遗传学的专家，一定要把遗传病诊断明确，诊断基因是靠谱的，突变是靠谱的，做基础临床的老师，孟院士从斑马鱼或者动物实验，证实实验是可靠的，再通过生殖专家应用到临床，所以整合、协同、创新是非常重要的。黄院士特别留出时间提醒我们一定要脚踏实地做好创新，现在社会有些浮躁，很多东西夸大事实，医学来不得半点虚假，我们还是要脚踏实地一步一步干。

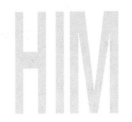

胚胎着床和发育潜能的
基因组学检测

◎ 姚元庆

到目前为止，我国体外受精（IVF）的活产率非常低，而美英的活产率是30%。一个对全年龄组的 15000 多个囊胚进行染色体检测的大样本研究提示：非整倍体发生率达到 40%；随年龄增长，比例越来越高，到 40 岁以上，非整倍体达50% 以上，这样的变化在所有染色体上都会发生。

从文献可以看到，从 20 世纪 90 年代到最近，高龄病人 IVF 胚胎染色体异常发生率一直非常高，达到了 50% 以上。因此，移植胚胎术以往都是 2 个、3 个，甚至更多。由此导致的多胎又是一个大问题。我们的期望是，在做 IVF 时，能够选择一个具有发育潜能的胚胎。这样的方法很多，可用代谢组学，也可用最经典的形态学。有各种各样的方法，但目前来看，形态学仍是我们的基础。

基因组检测，即 DNA 检测或染色体检测在临床上目前还是用得最多的技术。实际上就是用基因组学技术挑选二倍体的胚胎，将染色体正常的胚胎移植，这是一个策略。这样的策略以前叫植入前胚胎的遗传学筛查，也称为诊断，还有人叫胚胎植入前遗传学检测（PGT）。2008 年美国生殖医学会（ASRM）给了一个很好的定义：胚胎植入前遗传学检测技术。10 年过去了，目前大家熟悉的还是这个定义。如果父母染色体正常，我们只用来筛查胚胎非整倍体叫胚胎种植前遗传学筛查（PGS），这个名词用了很多，如果父母染色体有问题或基因突变等，就叫胚胎种植前遗传学诊断（PGD），总体定义为 PGT。

2017 年，除 ASRM 外，还有很多学会又给 PGT 一些新的定义，如检测胚胎染色体是否存在非整倍体的技术（PGTA），PGTA 现在用得很多。2018 年 3 月，ASRM 对 PGTA 又有一个专家共识，如果检测单基因病就是 PGTM，如果有结构异常叫 PGTSR。由于现在还是比较熟悉 PGS，如下我仍然用老定义，就是 PGS。

PGS 在临床上到底有没有效果，我们通过循证医学来回答这个问题。十几年前 PGS 技术主要用 FISH 技术，有人定义为叫 1.0。2007 年有很好的多中心双盲 RCT，在高龄病人做了 FISH，检测染色体数量是 8 个，入组 408 个病人，206 个在 PGS 组，202 个在对照组。结果出乎意料，PGS 组临床妊娠率、活产率等都要低于对照组。相关 RCT 研究一共有 9 个研究进行分析，也得到了相同结果。原来认为挑一个二倍体胚胎进行移植，能够提高 IVF 临床结局。实际上没有，为什么？一个 FISH 值最多做 12 对染色体，另一个 FISH 技术有一定困难，胚胎活检技术会不会影响胚胎。活检有一个很大问题是嵌合问题，有可能把一个好胚胎，因为嵌合问题，正常被当成了异常的，有可能造成误判。很多研究认为活检本身可能造成胚胎发育障碍。

到了 2009 年，很多学会认为 FISH 技术不再用于临床，但很快新技术又来了，这些技术能检测所有的 24 条染色体，所以命名为 CCS。有人认为 CCS 是 2.0 技术，也有人把二代测序技术看作 3.0 技术。我们在 2012、2013 年用二代测序技术建了一个平台，通过不同浓度 DNA 量，单细胞、单胚胎细胞的 CNV - seq，二代测序应用到 PGS 技术里面。同时和 CGH 技术进行了比较，做了一个验证。这两项工作已经发表。我院第一例 CNV - Seq - PGS 在 2014 年出生，到现在为止做得不多，PGS100 多个周期，可以看到在 100 多个周期里反复流产有 30 多个周期，高龄有 16 个周期，比较高的病人，染色体平衡异位，临床妊娠率在平衡异位病人达到 50% 多，种植率超过 50%。

所以，这样的 PGS 技术存在很多问题。第一，目前缺少临床大样本 RCT 作为循证医学证据；第二，很多专家认为做囊胚培养浪费很多胚胎；第三，准确性有问题，特别是胚胎嵌合影响了准确性。还有一个最大的问题：对胚胎做活检，有可能影响胚胎的发育。

我们在"十二五"国家高技术研究发展计划（863 计划）支持下，正在开展大样本 RCT，注册后叫 BEACE。这个工作非常困难，目前看来希望完成 600 个周期。入组完成将近 300 多个周期，移植完成的 PGS 组 100 多个周期，对照组是 84 个周期，揭盲后初步结果可以看到用二代测序技术 PGS 临床妊娠率达到 61%，对照组是 47.6%。PGS 组种植率是 58.3%，比对照组高出将近十几个百分点。对照组流产率是 25%。很有意思的是，所有病人只要愿意参加，在排除染色体问题后，我们都将其入组。这样的病人高危因素很多，反复失败、流产、有病史的都没有排除。不管怎么说 PGS 组流产率下降了。

刚才提到一个问题，胚胎第 3 天还正常，养到第 5 天，胚胎停止发育了，这时对病人打击很大，医生觉得也是问题，把胚胎浪费了。我们做了相应的研究工作，对第 3 天的做一个评估，第 5 天到第 6 天停止发育或碎片化的，没有发育到囊胚的一共 200 个胚胎，做了二代测序，发现这样的情况，如果评分在一级二级胚胎时，胚胎非整倍体率是 70%～80%，说明没有发育到囊胚期的胚胎染色体是有问题的。

一个很有意思的现象，形态学三级、四级的胚胎，我们要放弃的胚胎非整倍体率以及异常发生率低于优质胚胎。另外还有一个很有意思的现象，男性胚胎如果没有发育到囊胚期的，95% 以上全是非整倍体或基因拷贝数变异（CNV）。

这样的研究提供了一个证据，对囊胚的培养也是胚胎的选择过程，没有发育到囊胚期的胚胎可能是染色体有异常，这为医生跟病人沟通提供了证据。另外一个非常感兴趣的证据是胚胎嵌合，形成机制是分裂异常。

胚胎嵌合可能跟父源中心粒、母源线粒体和 MRNA 相关，外在卵巢刺激用药、胚胎培养等都可能形成嵌合，可以分为非整倍体的嵌合和整倍体嵌合，发生率在卵内期报告差异非常大，不同临床报告中的比例为 15% ~ 90%。囊胚期小一点，从百分之几到百分之三十。但孩子出生后存在嵌合的只有 2%，嵌合诊断根据现在的定义，如果非整倍体率小于 20% 还是诊断为整倍体，大于 80% 是非整倍体，这是现在的定义。非整倍体嵌合的影响因素非常多，和嵌合类型有关，你可以看到这样的嵌合，活检在某个地方可能得到一个结论是非整倍体的，这是完全正常的，如果内细胞团和制氧细胞有可能是非常困难的。如果是很大的嵌合很容易诊断，如果是小比例困难了。

对嵌合胚胎能不能移植，2015 年有篇文章报道，一共移植 18 个嵌合胚胎，嵌合比例是 30% ~50%，这样移植后发现有 6 个完全是正常的。这也引起了很多争论。在 2016 年 PGDRNS 做了一个专家共识，对嵌合胚胎移植形成了一些共识。

活检会不会影响胚胎？我们希望做一个工作，不做活检，在 4、5 年前囊胚腔液做了游离 DNA 的研究，发现有机会做这样的工作。从 2016 年开始有很多专家做胚胎培养液游离 DNA 的检测，好像能做染色体的检测，无创 PGS 也许能做，这些发展给我们带来了希望。

雌、孕激素与子宫容受性的调控

◎王海滨

生殖医学我们可以这样理解：首先需要一粒好种子，同时需要适宜土壤，最终才能种植成功，才会有良好的妊娠结局。我的老师非常强调生命孕育是连续动态的发育过程，要注重整体性、在体性、动态性。通过这个理念来看生命的过程，从而更关注整个生理学的变化。

种植需要好种子，好土壤，在少数模式动物，看植入位点的横切面，中间是胚胎，胚胎里面有内细胞团，外面是滋养细胞或滋养层细胞。胚胎与子宫上皮细胞发生黏附。种植涉及胚胎、子宫内膜，是细胞跟细胞相互作用的过程。这个作用会受到了整个下丘脑垂体，主要是卵巢轴激素调控。只有胚胎跟子宫都准备好的前提下，植入才能发生，这个理念不是凭空而来的。

植入涉及胚胎和子宫协同发育是华裔科学家提出来的。另一个对生殖医学有贡献的是安妮·麦克拉伦（Anne Mclaren），她早把胚胎放在体外发育，再移植给小鼠，得到后代。这个理念是 20 世纪 50 年代提出的。植入要求胚胎与子宫都要准备好、协同好，说明植入不是在任何情况下都能发生的，它只能发生在一定的区间内，一定的时间段内，这是生殖医学朋友非常熟悉的，植入是有窗口期的。具体讲，子宫容受性存在一定天数，存在窗口。Wilcox 做了一个试验来追踪胚胎不同天数植入后妊娠有什么变化。比如 7 ~ 9 天是人子宫容受性窗口期。此后，虽然子宫进入了不孕期，但还是有一定比例会发生植入，但妊娠早期的失败率很高，这也进一步验证无论是动物还是人，植入有窗口期。

这个容受性和窗口期受上一级卵巢雌、孕激素调控。在动物模型，最早只从卵巢静脉中接触血来测雌、孕激素含量。孕激素伴排卵后剩下功能性黄体逐渐形成，分泌水平逐渐升高，所以孕激素作用于子宫内膜，让基质细胞增生。实际上还有一个植入前雌激素分泌，这时子宫相当于暴露在一个小分泌高峰。比如小鼠妊娠第 4 天晚上植入发生，妊娠第 4 天早上开始到中午有一个雌激素的小分泌高峰。这时子宫内膜是在卵巢雌、孕激素，即 P4 和 E2 共同作用协同下，逐渐把子宫内膜从容受性的前期诱导进入容受性，作用一定时间后进入了不孕期。

雌、孕激素对子宫内膜不同细胞有时具有协同作用，相互促进。有时表现又不同。这是非常重要的理念。基因敲除小鼠，即雌激素受体敲除小鼠，孕激素受体敲除小鼠等。做了一个重组试验，子宫的腺上皮与子宫内膜床之间可以进行重组试验，可以把野生型的腺上皮跟 KO 小鼠组合在一起，这时给不同激素刺激来观察这些细胞的增殖是否依赖于雌性激素，是如何调控的。

雌激素作用于子宫内膜，它会诱导腺上皮增殖，这时子宫腺上皮异样不是必需的，它是通过作用于基质细胞的异样，这些基质细胞旁分泌出很多促上皮细胞增殖的生长因子，比如成张纤维细胞生长因子（FGF）、胰岛素生长因子（IFG）。所以卵巢雌、孕激素是让上皮与基质发生对话的总司令，它们发挥总调控者的作用。上皮和基质对好话后，才能让上皮细胞从增殖期进入分化期。子宫容受期有好有差，简单讲，一个好的容受期意味着上皮细胞必须去分化好，如果上皮也是增殖的，子宫不可能处于一个良好的容受态。雌激素对上皮有增殖作用，这时孕激素起什么作用，孕激素可以拮抗雌激素诱导上皮细胞增殖，在这点上两个是相互拮抗的。对重要细胞来说，它们对基质细胞增殖又是相互促进的。

雌性激素在上游位置调控容受性，不论临床或科研都能调控。生殖医学采用最经典的神经内分泌来调控子宫容受性和子宫内膜的容受性。调控需转入因子，现在还有新的表观转入调控等。

近期有两个工作，一是影响雌激素受体的活化，另一个是影响孕激素受体的活化。我们做了 Shp2 临床的酶，这种酶承接生长因子、HPGF、EGF、AGF 等，这些生长因子通过赖氨酸耦合受体起作用，Shp2 是很重要的开关，它可以影响 AKT 等不同下游信号通路，像一个开关蛋白。我们做研究时把 Shp2 敲掉，植入也不会发生了。方法很简单，将染料注射进去，植入发生的地方血管通透性增加，有植入发生就有狼斑反应，如果没有植入发生狼斑反应是没有的。用培养液可以得到形态正常的胚胎。寻找原因就很简单：先采用分子标记的试验看完全容受性标记分子有否变化。激素变化在周期中很难控制，可采用卵巢去除模型。把卵巢切除掉，1~2 周之后所有激素水平都降为零了，这个时候再给雌激素或者孕激素，子宫所做出的应答就是受到激素所刺激的。这种模型最后验证出来是什么？这个分子看似介导生长因子的作用，其实与雌激素受体相互结合，从而调控临床化。特殊位点上的临床化是来确保雌激素受体活化很重要的形式，没有它雌激素作用就没了，P4 和 E2 的功能取消后，植入不能很好发生。

Bml－1 这个分子大家有些陌生，国内做了 Bml－1 的很多工作，也观察过分子对于人的或模式动物的子宫容受性。在别的系统证实 Bml－1 跟 HOX 家族是相互作用、相互调控的分子。既然 HOX 有作用，调控它的东西也应该有作用。它有动态表达，敲掉之后又不能发生，最后利用卵巢切除等，结合不同策略，发现不依赖于经典的 PRC1、PRC2，不依赖于调控了孕激素受体的放射性修饰。

我们搜集了复发流产的样本，这些样本中有 20% ~ 30% 孕激素水平没有变化，重要的是孕酮受体表达也正常，这很出乎我们的意料。我们看到的分子表达是显著降低的。观察子宫功能的经典方法是看雌、孕激素受体，而实际上受体转入调控与很多因素有关，不仅是受体水平正常才是正常。

雌、孕激素很重要，通过雌性激素的配比调控对子宫容受性能否延长或缩短的可操作性有多大呢？我的美国导师用的是延迟植入模型，妊娠第 4 天把卵巢拿掉，就没有雌、孕激素，然后把孕激素打进去，这时子宫就进入中性状态，孕酮可给很长时间，每天 2mg。再给雌激素子宫重新诱导进入。利用这个方法做了一个胚胎移植试验。看激素多大剂量时能诱导子宫容受性，精标准，把一个好的胚胎放进去，不能植入了容受性就好，我们放一个正常胚胎，雌激素有不同剂量：3ng、10ng、25ng。可以看到 3ng 是最低剂量，可以诱导子宫进入窗口期，有了这个最低剂量后再来看暴露不同剂量的雌激素，什么时候可以让窗口关掉。第一针选 3ng、10ng、25ng 都可以，当第一针用高剂量雌激素，再过 24 小时做移植，相当于跨过了容受性。那么高剂量暴露，过 24 小时再来移植是不是植入就不发生了。这有一个概念，高剂量雌激素暴露可以诱导子宫进入，但会迅速关掉窗口期。低剂量可让胚胎植入发生。容受性本来是 24 小时，能延长到多长时间是一个很老的工作，可以看到延长 5 天时间。前面 3ng 的雌激素打了后，过 5 天再打 3ng，胚胎植入还能发生。剂量特别低时不能诱导子宫进入窗口期；高的可以诱导，但太迅速会进入不孕期，较低生理剂量可以延长时间。很高剂量的雌激素暴露对子宫容受性调控迅速，副作用是影响子宫容受性。

不论多高的雌激素暴露，重要的是上皮要好。最终体现的是子宫腺上皮，用不同雌激素剂量，低剂量可维持腺上皮基因正常表达，但高剂量就将其迅速抑制。用相同的理念研究孕激素，在容受性前期给孕激素，可让容受性延长 24 小时，最终是通过维持腺上皮基因正常表达，让容受性的窗口期得到延长。卵巢雌性激素变化，可通过糖分泌因子起作用。孕激素作用于腺上皮，容受性的调控首先卵巢雌性激素受影响，但卵巢雌性激素影响下有很多东西组成了网络调控，来介导腺上皮跟基质细胞，牵上皮表现进入分化状态，让它进入很好的容受性。

整合微生态学

从整合医学看人体微生态与疾病的基础

◎朱宝利

我最早从基因组角度做肠道微生态研究。基础医学与临床实践确实还有一定差距。基础研究更注重数据，注重一个方向的深度。临床注重整个人群，或者说一个大群体。基础看的是个体，临床看的是整体。今天有机会跟大家共享基础研究的一些数据。提到人体肠道微生态，大家首先想的是人体肠道微生物组，接下来的问题是，人体微生物组研究的源头从哪来？怎么突然想起要做人体微生物组的研究？从显微镜发明后很多人就去研究微生物了，研究人体微生物与人体的关系，还有微生物与疾病的关系。人类微生物组计划紧随人类基因组计划进行。

人类基因组计划最早是为了研究人体的基因病。DNA 变化引起的疾病叫人体基因病，跟人体健康绝对有关系。另一个研究就是人体微生物组计划。对人体微生物组主要指向性或引领性作用的高通量测序技术。这个技术使测序成本越来越低，可用于人体肠道微生物研究，人身上的微生物以肠道微生物为主，数量非常大，一代测序技术是完不成的。

1900 年左右，生物学提出来一个问题，人的表型为什么长得像，什么东西在控制？继后发现是遗传物质决定的，遗传物质是什么？孟德尔发现是基因。到1953 年，研究者发现人的基因是由 4 个核苷酸组成，从而形成了分子生物学学科，这个学科主要研究，基因与疾病的关系，最后在 20 世纪七八十年代形成了分子遗传学。分子遗传学在 1972 年形成了遗传工程，也叫重组脱氧核糖核酸。

分子遗传学形成后，一个一个去研究人的疾病很难解决全部问题，要把人的基因全部做出来，于是有了人类基因组计划。从 1990 年到 2003 年，人类基因组计划做了 13 年，其中 2011 年完成了草图。2001 年，美国微生物协会会长 Julian Davies 说人的基因全部做出来了，但最多只能解决人类健康或疾病一半的问题，为什么？这是因为另一半由人身上的微生物来决定。斯坦福大学的 David Relman 提出了人体微生物或人体第二基因组概念，要做人体第二基因组测序。但当时只有一代测序，成本非常高。2004 年我们做过一个大数据基因组，用了大概八千万美元。人体微生物基因比人的要多好多倍，是十倍、二十倍、三十倍甚至上百倍，所以那时很难去测序。

为什么做不了？第一，人体细胞比人体微生物细胞要小十倍。第二，人体微生物基因组要比人体基因组多百倍以上。斯坦福大学 David Relman 教授做了最基础的工作，对三个人肠道的微生物菌群测序，得到两个结论：①人肠道有 400 种左右的细菌，人体肠道 80% 的细菌没法培养；②肠道细菌跟人体肥胖相关。

2007 年，国际上就开始做人类微生物组或人类第二基因组的研究工作。当时做后位鼻腔、口腔、肠道、皮肤和生殖道这五个部位微生物组的细菌多样性及功能基因分析。我们自己也有一个五年规划，第一阶段到 2012 年完成，2013 年启动第二阶段计划。现在我们第二阶段也基本完成了。

2008 年欧洲启动了一个项目，就是人类肠道元基因组计划，叫 MetaHIT，其实主要做三种疾病或四种疾病，比如炎症性肠病或肥胖症，2010 年华大基因开了肠道微生物二代测序的先河，奠定我们做肠道微生物研究的基础。

Dusko Ehrlich 跟华大有很多合作，后来他自己做了一项工作，就是通过基因分析把肠菌分成两型或三型。第一种肠型基本是固定的，人群里边大部分是霉杆菌肠型。不幸的是，现在才知道霉杆菌肠型不是一个很健康的肠型。第二种肠型是普雷沃菌肠型，这个肠型要稍微好一些。第三种肠型比较少，主要是瘤胃球菌肠型，但也可能还有其他菌。研究者把肠型和饮食联系起来，发现霉杆菌肠型的人，饮食喜高蛋白。第二种肠型的人，喜低蛋白，是素食结构。第三种肠型比较复杂了，没有明确的饮食结构。这个研究非常重要。今后十年，营养跟肠道微生物关系的研究实际上是一个大方向，主要会集中在肠道微生物组的研究上。

我们一位同事发现，遗传背景在一定程度上决定了肠道里的菌群。双胞胎的菌群相似性比其他的相对要高，就是与人生背景有关。王军教授发现有些基因突变与肠道菌群非常相关。这个工作很重要，我们做肠道菌群移植（FMT）或肺菌移植，一个供者可给好多病人。一个人给几十个病人移植了，不会都有很好的效果，疗效还与病人的状态、供者和受者肠道的微生态有关，尤其和临床背景有关。

microbiota 的中文叫什么，是叫人体肠道微生物群落还是叫微生态，我不敢确定。micro 是微的意思，就是微小的意思。biota 是生物或生态，指的是一个状态。

我原来想 microbiota 就是微生物群。肠道的英文就是 gut，所以我建议把 microbiota 叫微生态。我跟好多医生讨论过，微生态就是指 microbiota。还有一个词叫元基因组，2005 年国际上提出元基因组学的概念，他们说元基因组学相当于宏基因组学，所以国内就把元基因组当成宏基因组来理解。现在在国内元基因组就是宏基因组，但咱们说宏基因组别忘了元基因组是最准确的。我教书一直教到 2012 年，一直叫元基因组，跟临床医生交流时突然发现好多人都说宏基因组学，但更准确还是元基因组学。

人体健康到底以什么为主？有人说几乎什么都由细菌决定，实际上不是这样。人体健康分三个部分，首先是人的基因组；第二是生活方式，吃喝住；第三是微生物组。我认为决定健康的因素还是人自身的基因。第二是环境因素，就是吃喝住，这个会影响健康。第三是微生物组。前面两个因素不好控制，基因不好办，环境也不好办，你可以说我吃我做主，这只是一部分。人的微生物组可以调整，为什么现在微生物组或人的肠道微生物研究这么热，是因为原来不知道微生物对人的影响这么大，而且早期没有手段，环境微生物有 99.99% 没法培养，在人类肠道，80% 的微生物没法培养。一直到现在还有 50% 以上的微生物培养不了，只能通过测序来分析。现在有了测序条件，人类基因组计划这项技术越来越普及，成本越来越低，测一个人的白细胞抗原（HLA），真正成本不到 100 元，除去人和机器的成本，实际成本 50 元就足够了。

新兴的做肠道微生物的新方案主要是营养基因组。实际上包含了三个，遗传对营养吸收，营养利用的环境以及所吃食物对基因表达的影响这三个概念，三者相互间还有点区别，它是将来研究的方向。

另一个方案是药物基因组学，是指好多中药服用后会受肠道微生物的影响，如何被影响是一个非常重要的研究方向。

人身上的微生物数到底有多少？人身上的细胞跟人身上微生物的细胞数量差不多相等。一个 70kg 成年人，身高 170cm，身上的细菌数是 3.9×10^{13}，人体自身的细胞是 3.0×10^{13}。但要算有核细胞，因为人体自身的细胞中包含了无核红细胞，把它除掉只剩下 0.3×10^{13}。人体内红细胞量非常大。这样一算，人体内微生物细胞比人自身细胞要多十倍。

现在地球上有 1400 种细菌，一些细菌是人的病源，但 99% 的细菌对人体无害。人身上大概有 4000 种不同的细菌，包括皮肤上的，其实皮肤的种类不一样，口腔最多。人身上细菌种类全部加起来是 400 万个，相当于人体基因的 150 倍。人身上的基因不过 2 万 ~2.3 万，不同的人体上的基因数不同，有的人有某个基因，有的没这个基因。人体肠道微生物加起来大概 1200 ~1500 种，但每个个体有 400 种左右，多一些会好一些，要是少就有问题。

人身上的微生物不全是遗传的，母亲会传给婴儿一部分，婴儿逐渐把母亲的丢掉，但有一部分永远带着。婴儿出生后，身上的微生物从哪来？人刚出生时微生物来自子宫、羊水、阴道、奶水、皮肤，很少来自环境；3个月到1岁，来自奶和食品中，还可来自其他家庭成员或营养中；6岁的儿童获得了外援细菌的能力，主要从食物或从他生活环境的朋友中获得微生物。从出生开始到6岁，人自身的免疫就失去差不多了，获得性免疫跟他自身肠道微生物的程度基本同步。

人肠道微生态跟人的哪些疾病或哪些健康状况相关呢？首先是和疾病相关。其次与免疫系统相关。如果人生下来后得到的细菌量不足，多样性不够，将来健康就会有问题。因为免疫系统没有得到充分训练，长大后免疫系统会糊涂，遇到新的细菌，就搞不清楚了。微生物可以降解或消化人自身不能消化的食物，比如肥胖症就是这样，肥胖症病人体内的微生物能摄入蔬菜的消化纤维，还能产生一些能量和对人体有用的物质，比如维生素，还有抗生素。微生物可以和宿主沟通，可以与心理疾病有关，因为肠道微生物可以产生一些类似于神经递质，影响大脑神经或思维，有些抑郁症、自闭症都跟肠道微生物有关。

人体肠道微生物在人一生中是有变化的，从出生到死亡都有变化。成年时人肠道菌群是最高的，老年后会下降。5岁时肠道微生物达到2/3以上，几乎是90%；12岁，肠道微生物的多样性基本达到最高点；到50岁后，随年龄增长反会下降，数量下降肠道微生态的功能便不好了。我们国内长寿村老人，肠道微生态的多样性是高的。肠道微生态多样性越高，说明健康状态越好。

现在做肠道微生态的研究有以下几种：第一是细菌测序，就是最早用的，也便宜，两三百元钱的样子。第二是元基因组测序，要贵上8倍左右，因为测序量比较大，要把所有肠道微生物的基因都测了。第三是宏基因组测序，这要贵得多，也难做。只有了解了肠道微生物的功能，才能做这个，而且验得特别细。第四是元蛋白组或宏蛋白组群，与第三个类似。第五是代谢组。现在最常用的是前面两个和最后一个。中间两个太贵所以用得很少，除非有特别目的性才用。

从进化角度来看，人类世界离不开微生物，尤其在出生后，没有微生物是没法正常生活的。所以有了这样一个概念，就是个体基因组差异会有个体微生物组差异，不同个体实际上有不同种类的微生物。不同种类微生物在找寻哪些适合它的人类个体。在座的各位是出生后，你身上的微生物找到了你的个体，反之，你的个体找到了各自适合自己的微生物。大部分人身体状态不在最佳状态，是因为有很多微生物不适合我们的身体，总给我们找麻烦。

从整合医学角度看人体微生态与特应性皮炎的关系

◎李　巍

什么叫特应性皮炎（AD）？特应性皮炎就是过敏性湿疹，是皮肤科发病率最高的一类瘙痒性、炎症性皮肤病。儿童发病率为 15%～20%，成人发病率 3%～5%，表现为以瘙痒为核心症状的皮损，病人非常痛苦。最近几年研究非常活跃，但发病机制仍然不完全清楚。目前研究认为，特应性皮炎的发病机制包括四个方面：第一是异常免疫应答，在急性期是 Th2 型免疫应答，慢性期是 Th22 免疫应答，也会合并 Th1 和 Th17。第二是皮肤屏障异常，一般皮肤会干燥，更容易受外界过敏原的侵入和病原体的感染。第三是天然免疫异常，容易发生感染。第四是皮肤菌群有改变。

过去三十年，全球范围特应性皮炎的发病率迅速增加，国内数据显示，在过去十年中，发病率从 2.78% 增加到 12.94%，这提示，特应性皮炎发病不仅是跟遗传有关，更多受环境因素影响，环境对 AD 发病起非常重要的作用。环境因素分为三大类，大气环境、生活环境以及微生态。大气因素的影响现在越来越明确，大气里面污染的 PM2.5，确实可以诱发和加重皮炎。家居环境越来越干净，清洁剂用得越来越多，这也在一定程度上导致了特应性皮炎的增加。微生态，包括共生菌群和代谢产物都对 AD 发病起非常重要的作用。

人体主要菌群分布的部位首当其冲在肠道，跟健康相关的菌群 95% 以上在肠道。另外口腔、皮肤也受关注，还有呼吸道和生殖道。肠道菌群数量巨大，不仅参与肠道区域免疫和系统免疫，还参与稳态维持及应答调控。它与肠道本身的疾病与代谢疾病、免疫性疾病、神经系统疾病和肿瘤都有关。

口腔菌群比较"低调"，但非常重要，其重要性还没完全被大家所关注。它的数量仅次于肠道。朱教授讲，肠道大概有菌种 1400～1500 个，口腔大概是 700 多个。口腔菌群首先与口腔本身的疾病相关，比如龋齿等。一些系统疾病，如类风湿、炎性肠病（IBD）、糖尿病、冠心病、神经系统的疾病都跟口腔菌群相关。2015年张煊教授发现口腔和肠道菌群在类风湿关节炎病人中有变化，而且跟疾病诊断、预后、疗效都相关，同时发现口腔菌群跟肠道菌群有相关性。最近有研究提示，口腔菌群跟消化系统肿瘤，比如结直肠癌、胰腺癌等关系密切。研究5年前或10年前留下的口腔标本，再观察胰腺癌的发病情况，然后分析菌群跟胰腺癌发病的相关性，发现口腔菌群的变化跟胰腺癌发病有关。去年有一篇非常重要的文章，主要讲口腔菌群可以定位在肠道，抑制某些菌群，从而影响肠道菌群的炎症反应，提示口腔菌群在肠道的定植及作用可能跟IBD发病有关。

皮肤环境比较恶劣，不像肠道那样营养丰富，是一个干燥的、高盐的、营养很缺乏的环境，皮肤菌群在这样的环境下生存下来不容易。皮肤菌群的特点是数量不多，但多样性最高。目前发现，菌群对皮肤的局部免疫和系统免疫都有影响，而且跟皮肤多种疾病有关。2009年，人类微生物组计划关于皮肤方面第一篇文章中分析了20个正常人多个部位的菌群特征，发现皮肤菌群的特点跟肠道不一样，肠道取一点大便就行了，皮肤得取多个部位，比如皮脂丰富部位的、皮脂缺乏部位的、潮湿的腋窝腹股沟，干燥的胳膊肘，从不同部位取得的菌群组成差别很大，而且这个规律与疾病的相关性还没有明确的解释。

2016年有研究分析了皮肤菌群的宏基因组，通过测序分析发现了一些规律，揭示了这些细菌的基因与功能的相关性，以及与疾病的联系。2009年有一篇非常重要的文章提到：皮肤常驻菌——表皮葡萄球菌——表面的脂壁酸可以结合到TLR3来抑制TLR2的活化效果。2012年研究发现无菌小鼠和有菌小鼠皮肤菌群有差别，无菌小鼠皮肤菌群更容易诱导耐受性反应，有菌小鼠容易产生Th1/Th17效应。这提示这些菌群的存在可使皮肤处在易激惹状态，更容易发生对外感染的应答。2015年，研究者在皮肤表面添加细菌，然后观察应答，发现也可诱导Th17效应。皮肤免疫系统对细菌的识别是通过毛囊周围的树突状细胞。2015年的另一篇文章中，作者分析T调节型细胞，发现小鼠在新生两周内皮肤表面的表面葡萄球菌可以诱导Treg的产生。这跟卫生假说完全符合：在出生早期，如果环境太干净，接触不了这些菌，就容易得过敏性疾病。只有小时候接触了这些微生物的刺激，产生导致耐受的应答，将来才不容易发生过敏等疾病。

皮肤菌群可影响皮肤创伤的愈合。皮肤菌群跟疾病相关性研究主要在特应性皮炎上，少部分是痤疮，其余是银屑病和其他病。在AD的研究中，不仅包括肠道菌群，还有皮肤菌群，以及菌群与疾病相关性。初步的结论是AD患儿与肠道菌群的关系是下降的，不同的研究报道中特征性菌不同。

2015年研究分析了AD肠道菌群的代谢，发现特定年龄组有特定细菌异常。细菌的代谢也有一些变化。AD患儿的皮肤菌群，整体看有多样性下降，在多样性下降这个背景下，金黄色葡萄球菌含量都有增加，占30%以上。其他的葡萄球菌也会增加，比如表皮葡萄球菌也会增加。但整体来看多样性是下降。这就提示金黄色葡萄球菌参与了这个疾病的发生。

有研究分析了 AD 病人在发生皮炎前的皮肤菌群，希望了解是先有炎症，还是先有菌群变化。菌群变化到底是原因还是结果？发现在发生皮炎前，菌群没有 AD 特征性金黄性葡萄球菌增加的现象，但有其他细菌的变化。基本提示皮炎是导致菌群变化的原因，并不是菌群的结果。加州大学发现，AD 病人正常共生菌所表达的抗菌肽是减少的。正是因为这种抗菌肽的减少使金黄色葡萄球菌过分增加，参与了 AD 的发生。

我们做过两方面的工作，一个是从整体，包括肠道、皮肤，还有口腔，在同一个病人，把 3 个部位的菌群整合起来分析，看 3 个部位之间有什么相关性，看来自远处调控对局部的影响。

我们选 3 个部位，皮肤、口腔、粪便，分析了菌群的变化，比较分析发现，皮肤多样性变化最显著，跟以往报告相似；口腔相对显著；肠道有一定差异，提示在跟炎症最近的皮肤菌群最有意义。3 个部位各自的群，结果基本类似，肠道菌群、皮肤菌群、口腔菌群的分群趋势跟正常人一样。病人和正常人不重叠，有各自的特征。皮肤跟口腔有相互融合的趋势。病人口腔与皮肤的菌群特征消失，互相接近。进一步分析，肠道皮肤口腔没有互相来往的可能性，口腔的菌群进到肠道比较容易。我们还分析了不同部位各自特征性的菌群，发现不同部位有其特征性细菌，皮肤菌风险更高，口腔也有一些特征群，有些菌是重复的。皮肤和肠道也有相互重叠的菌群。我们进一步分析了不同部位的菌群和不同炎症程度的相关性。发现皮肤菌群多样性和严重程度是成反比的。

不同部位具有差异性相关的功能预测，各个部位有各自的特征。皮肤有差异时，口腔和肠道相关功能和通路没有发现差异，这提示皮肤有自己的特征，但这几者之间也有一定相关性。总之，我们的结果提示 AD 病人的皮肤、口腔和肠道菌群发生了不同程度的改变，皮肤最显著，口腔次之，肠道少。

另一方面，我们还分析了代谢产物，发现 AD 病人的皮损和非皮损代谢产物是低的。我们的结论提示，AD 病人代谢水平是异常的，代谢产物可能会抑制 AD 皮肤炎症。

肠道菌群与代谢病

◎王卫庆

　　肥胖是代谢疾病的土壤，代谢疾病有机械性并发症和代谢性并发症。这些并发症危害最大的是心脑血管疾病。肥胖已成全球的流行病，三十年来，全球男性肥胖增加了2倍，女性增加了1倍。总体从1亿骤升到6.4亿人，其中大部分是中国人。中国过去三十年中成人超重和肥胖从3.7%升到39%。我们在宁光院士领导下，建立了45万人群，500万份代谢性疾病的调查，发现了很多问题。在这个特殊肥胖人群中，做了一些肠道菌群的研究。代谢性肥胖存在很多复杂因素，但在肠道菌群研究前，大部分认为是遗传因素。现在表观遗传因素研究发现，有些父母很瘦，但下一代却很胖。

　　代谢疾病的研究，主要聚焦在人群队列、多组学和功能研究。多组学和功能研究主要是发病机制的研究，最终要寻找发病原因，然后做相应的器官研究。在肥胖队列当中，我们建立了队列研究，就是年龄小于30岁和年龄大于30岁的中国青少年队列，有2500个肥胖病人，包括4万份生物样本进行肠道菌群、宏基因组和代谢组学和外显子测序等等。我们在一个队列研究中发现了一个 LGR4 基因，2013年发表时比较轰动，认为像一个开关，如果把这个激活变异的开关关掉，人就瘦了，如果把这个激活变异开关打开，就是肥胖。这个基因在肥胖人群是普通人群的2.33倍。我们在候选靶基因中还发现了 MPC，它是低频失活，有肥胖风险的差异，主要存在于男性。

　　我们主要关注青少年肥胖，这是一个特殊人群。我们发现与正常人比，这一人群菌群数目下降，细菌的多样性也下降。β的多样性升高，提示菌群的异质性也增高。说明肥胖人本身肠道内细菌跟正常人不一样。我们发现217个肠道共生菌的丰度在肥胖人群中发生显著改变，拟杆菌和阿克曼氏菌在正常人高度普及，而在肥胖人群明显减少，也就是说肥胖人群缺少这两种细菌。

高脂喂养小鼠体内这种菌很少。动物研究用阿克曼氏菌给肥胖鼠或肥胖模型的小鼠灌胃，它的代谢会发生改变，趋于正常。糖耐量也会改变，胰岛素的敏感性增加。换句话说，阿克曼菌是改变小鼠肥胖菌群的理想益生菌。阿克曼氏菌灌胃正常饮食小鼠的脂肪水平下降，说明阿克曼氏菌对血脂代谢是有利的。在肥胖小鼠或高脂喂养的小鼠，阿克曼氏菌低，用阿克曼斯菌灌胃，所有的代谢指标都会趋于正常。肠道菌群怎么影响这些指标？细菌大部分是阴性细菌，阴性菌的细胞壁以多糖为主，细菌产生或影响的代谢产物主要包括胆汁酸、短链脂肪酸和氧化三甲胺。这些代谢产物可以影响人体，我们发现有584种细菌的代谢通路在肥胖人群有改变。肥胖人群肠道菌群对碳水化合物具有更高的代谢能力。肥胖人会说他没吃东西，喝水都胖，因为他对所有的碳水化合物，只要摄入到肠道内，他都能高质量的吸收代谢，产生更高的支链族氨基酸和芳香族氨基酸。肥胖人群阿克曼斯菌缺少，敏感菌缺少，就会带来这些代谢物的改变。肥胖人群的血清谷氨酸和芳香族氨基酸比正常人显著升高。拟杆菌的丰度与血清谷氨酸、支链氨基酸、芳香族氨基酸呈显著负相关，也就是拟杆菌越多，代谢物越少。像血清谷氨酸，上海人以前吃饭都放味精，味精就是谷氨酸。味精吃多就会肥胖。我们很早就不太吃了，我们讲谷氨酸跟菌群、跟肥胖有关，大家更不吃了。添加剂里有很多成分，支链氨基酸、芳香族氨基酸其实都影响肠道菌群。血清谷氨酸在肥胖人群升高最为显著，跟肠道的共生菌有关系。

另一个是多型拟杆菌，它是拟杆菌的一种。用多型拟杆菌给小鼠灌胃，小鼠的体脂含量会降低，瘦的肌肉组织含量增加。所以，多型拟杆菌能够延缓高脂饮食诱导的体重增加，血清谷氨酸水平降低。我们现在把这两种菌提炼出来，跟企业合作，制成食品。在内分泌领域我们还希望它能够降低血糖，降低血脂，从而降低体重，另外血压也会下降。肠道菌群在肥胖人群中产生支链氨基酸的能力会增加，可以改变宿主血清谷氨酸水平，如果能从肥胖人群的肠道内提升多形拟杆菌等细菌，就可逆转代谢的改变。

肥胖状态下紊乱的肠道菌群在减肥后的峰值密集，就是益生菌的密集会不会回到正常？我们做了一个手术研究，就是给符合肥胖手术标准的人群做胃袖状袋或胃旁路术，发现代谢性手术后，他的体重指数、糖脂包括炎症因子、脂联素、白介素6都会向正常人转变。手术后病人的代谢都会恢复正常。肥胖人群手术后肠道菌群也趋向于正常人的丰度和丰级，肠道菌群的总数也趋向正常。菌群恢复后碳水化合物和氨基酸的代谢通路也趋向于正常，包括芳香族和支链氨基酸。肥胖的病人术后三个月，他的血清谷氨酸、芳香族氨基酸都趋向正常，尤其是多形拟杆菌丰度在肥胖人群中显著下降，但经代谢术后体重恢复正常，甚至恢复到跟正常人一样。所以肥胖人群只要体重能够恢复到正常人，肠道的菌群数目多样性也会恢复到正常人，并影响到氨基酸的代谢。

怎样让肠道菌群恢复到像正常人一样的丰度，我们还做了二甲双胍、拜糖平的研究，继后还做了中药的研究，发现胆汁酸会受拜糖平的影响。人体正常时，胆汁酸在饮食刺激下，由肝脏产生并储存在胆囊里。在胆囊里的胆汁酸大多数结合在胆汁中。在吃饭时从胆汁释放出来，95%变成游离的胆汁酸，游离的胆汁酸参与了血脂代谢，拜糖平除过降糖外，还影响血脂，影响体重，改变了肠道菌群。二甲双胍也可影响肠道菌群发生。有很多补品或提高免疫力的中药单体（如小檗碱单体）能影响肠道菌群。

很多膳食补充剂，比如益生元，就是一种不被消化的食物成分，能被肠道菌群发酵，所以显示出一些保健作用。益生元影响了肠道菌群的结构，增加了益生菌的生长和活性。益生元里主要是原花青素，在植物中比如很多水果，苹果、葡萄、葡萄籽、梨、蓝莓、蔓越莓、可可等都有花青素。花青素具有抗氧化和抑制全身组织的炎症，其实也影响到人体肠道菌群的改变，所以影响到整个血糖、血脂谱的改变。

肠道菌群与肠－脑轴

◎赵　钢

　　人体有那么多微生物寄居，这些微生物对人体神经系统有什么影响，这是我们神经科医生比较关心的问题。神经科医生最关心的是什么？就是微生物如果到了脑子里，是正常状态，还是疾病状态？这是最重要的事情。现在看到的是双面影响。第一个影响是直接感染，如果一个外来的或一个平时不到脑子去的一旦进到脑子里，会发生什么情况？会发生脑炎或脑膜炎，这大家非常熟悉。另一个影响是通过肠－脑轴，肠道微生物怎么影响神经系统，是直接影响还是间接影响需要认真研究。

　　关于直接影响，2016 年，我院"基于组学特征谱的脑炎、脑膜炎的病因分型研究"入选重点研发计划。这个研究也是病因分型研究，分成三个课题，第一是感染性脑炎脑膜炎的病因分型研究；第二是免疫性脑炎病因分型研究；第三是癌性脑膜炎的分型研究。这三种脑炎或脑膜炎在临床上非常像，有时临床上诊断非常困难。这三个课题是分别涉及感染、免疫性和癌症，在病原学上分别涉及病原微生物、免疫组学和人体基因组学。

　　今天汇报的是"感染性脑炎脑膜炎的病因分型研究"。脑膜炎、脑炎的感染原不仅仅是细菌，可能是病毒、真菌，还可能是寄生虫。2015 年英格兰发了一篇文章，说美国一个 14 岁男孩得了脑炎，美国用尽所有方法，连脑活检都做了，也没查到病因。最后用二代测序，发现是钩状螺旋菌，美国医生怎么也没想到，他会得这种病，因为钩状螺旋菌在美国已经消失了。这个小孩是一个南美移民，两年前回到哥斯达黎加游泳感染了，说明微生物组学的二代测序，包括下一代的测序对脑炎脑膜炎的诊断有多么重要。

　　我们现在的研究是通过微生物组、抗体组、癌基因组测序来明确脑炎脑膜炎的病因是病毒感染、真菌感染、细菌感染、寄生虫感染、抗原抗体反应，还是肿瘤癌基因引起的炎症反应。诊断明确，治疗就相对简单了。因为所有的抗生素、抗病毒、抗寄生虫、抗结核药物都是现成的。现在面临的问题是诊断上的问题。从 2016 年以来，我们已经做了 1500 多份脑脊液标本检测，诊断准确率达 50% 以上。

肠-脑轴怎么影响神经系统？影响神经系统会发生哪些病？这和免疫、神经内分泌网络调控有很大关系。一般通过三个途径，免疫途径、神经内分泌途径和迷走神经途径，通过这三个途径远距离影响大脑，引起神经系统疾病。所以有人把肠道菌群叫第二大脑，或者把肠道迷走神经叫第二大脑。这说明肠道与神经有关系。肠道菌群失调引起肠黏膜屏障功能降低，肠道免疫细胞表面 TLRs 激活一系列胞内反应，刺激促炎的细胞因子释放。这些炎性因子通过循环系统，再经血脑屏障进入大脑，引起大脑的反应。炎症因子进入大脑后，也可刺激脑内小胶质细胞释放细胞因子。另外，血脑屏障、神经血管、血管周围的吞噬细胞和上皮细胞都会产生细胞因子，通过这些综合因素，远距离或间接引起神经系统炎性病理变化，这是肠-脑轴的第一个途径。第二个途径是神经内分泌。肠道是人体最大的内分泌器官，它可以调节肠道内分泌细胞，分泌多种激素，比如脑肠肽、瘦素、促肾上腺皮质激素释放因子、促肾上腺皮质激素、肾上腺皮质酮等激素类物质，实现肠和脑间的信息交流。另外还可调节嗜铬细胞释放 5-羟色胺，5-羟色胺是脑子里非常重要的物质，能够调节大脑的情绪。肠道微生物在代谢过程中还有很多信号物质，比如 γ-氨基丁酸、多巴胺是使人愉悦的激素。褪黑素与睡眠有关。乙酰胆碱是神经系统非常重要的化学物质。这些信号物质可以激活肠神经系统，通过迷走神经上行传入中枢神经系统。肠道微生物代谢的其他产物，比如短链脂肪酸类、多胺类也可影响人体的应激反应，都是远距离通过内分泌的影响大脑。第三个是迷走神经途径。迷走传入神经分布大量的肠道调节肽和肠道代谢成分的受体，通过这些受体对神经系统产生影响。肠道通过这三个途径对神经系统的很多疾病都有重大影响，包括免疫性疾病、退行性疾病、神经心理疾病，还有慢性疲劳综合征和肝性脑病等。

多发性硬化是神经系统一个很重要的免疫性疾病，也叫中枢神经系统白质炎性脱髓鞘病变。这个病在欧美很常见。反复发作，发一次就重一次，最后对神经功能有重大影响。多发性硬化是一个自身免疫性疾病，但病因到底是什么？发病机制是什么？只知道跟免疫相关，但确切机制不清楚。用无菌大鼠做一个多发性硬化模型，症状就比较轻。如果做一个菌群移植，把有菌老鼠的粪便移植给无菌老鼠的多发性硬化模型，症状就会加重，说明肠道菌群可能跟疾病有关。多发性硬化病人血清中肠道抗原抗体的含量远远高于健康人，接受健康人粪便又能明显减轻症状。有些益生菌像双歧杆菌可以缩短老鼠多发性硬化的持续时间，可以改善预后。如果有一些大规模临床试验，肠道菌群，包括代谢产物，有可能对多发性硬化病人产生治疗作用。

视神经脊髓炎也是免疫性疾病，是由免疫介导视神经和脊髓同时或相继受累的急性或亚急性脱髓鞘病变。研究发现该病与肠道微生物群有直接关系，虽然还没拿到直接关系的证据，但发现一些蛛丝马迹，比如病人血清中肠道抗原抗体含量远远高于健康人，病人水通道蛋白4抗体同肠道气荚膜梭菌存在交叉反应。我们在诊断视神经脊髓炎时用一个重要的抗体，即水通道蛋白4这个抗体，它跟肠道菌群有交叉反应，就可能跟肠道微生物菌群有关，在病人血清中可以检测到产气荚膜梭菌蛋白，这是一些间接证据，说明肠道菌群可能在这个病的发病中起一定作用。

吉兰-巴雷综合征也是一个免疫性疾病，但跟多发性硬化和视神经脊髓炎不一样，它是周围神经脱髓鞘。为什么同样的免疫损害，它只发生在周围神经，原因还不清楚。河北医科大学第二附属医院的李春岩教授发现空肠弯曲菌是一种人畜共患的食源性病原菌，是吉兰-巴雷综合征的危险因素之一。不同肠弯曲菌联合宿主在吉兰-巴雷发病中的免疫反应有非常重要的作用，关系复杂，这个细菌跟吉兰-巴雷严重程度有很大关系。用这个菌做研究已有二十多年。最近发现寨卡病毒与吉兰-巴雷有很大关系。2012年国外发现寨卡病毒可引起小头症，能够影响神经干细胞，在6例吉兰-巴雷综合征病人体内发现寨卡病毒。

据推测，阿尔茨海默病（AD）将来可能变成人类第一大病。这是一个神经系统慢性进展性的退行病变，不知什么原因。随年龄增长，负责记忆的神经细胞就逐渐死亡，有很多文章探讨到底是什么原因，最后发现可能还跟感染相关。在几十年前，阿尔茨海默病的研究分两派，一派是感染派，还有一个是神经毒性派。最后神经毒性派占了主导地位，逐渐把感染这部分专家打压得没有声音了。最近他们的声音又出来了。而且有一些证据。AD的病人体内伯氏疏螺旋体、肺炎衣原体、幽门螺杆菌要明显多于健康人群，而且跟AD的临床症状和严重程度相关。还有真菌、细菌，包括链霉菌属、芽孢杆菌属、假单胞菌属、葡萄球菌可以分泌淀粉样蛋白，淀粉样蛋白沉积在脑内，并与真菌表面的结构结合形成类淀粉样蛋白物质。AD病人做尸检，脑子里最重要的病理改变就是淀粉样蛋白的沉积。当肠膜破损、血脑屏障通透性增高时，肠道内大量的淀粉样蛋白会进入血液循环，甚至穿过血脑屏障。有人想通过去除血液中的淀粉蛋白来减轻AD症状。结果没用，血里面只有1%，这还有争论，但确有关系。能不能通过去除血浆中的淀粉样蛋白来减轻AD症状，那是另一个问题。还有研究认为肠道杆菌分泌到细胞外的淀粉样蛋白被TLR2受体识别，进一步参与到免疫反应中，以提升肠道菌群跟AD相关的程度。还有证据说，慢性真菌感染可以增加AD患病风险。

2015年发表的文章非常有意思。给AD病人做尸检时，发现脑组织中都有真菌，而对照组一个都没有。所以认为真菌是引起阿尔茨海默病的始动力，至于脑内出现淀粉样蛋白等不正常的蛋白，仅仅是中间产物，这引发了对阿尔茨海默病的重新思考。

帕金森病也是跟痴呆一样的退行病变。帕金森病跟肠道微生物的关系有很多证据。第一，接受过完全性迷走神经切断术的病人较少发生帕金森病，这是间接证据。第二，肠道细菌的过度增殖，促炎相关的细菌增多，普雷沃菌科细菌丰度下降，丁酸盐产生菌明显减少等与 AD 的发病相关，这些都有相关性报道，主要因素还不清楚。更有人说帕金森病不光是脑–肠轴或肠–脑轴的问题，还有鼻–肠轴，到底跟哪个地方更相关有待探讨。有人发现口腔、鼻腔中的微生物有可能经过肠道然后再影响到大脑，也有可能是直接进入到大脑。人体的筛板是非常薄弱的，有些物质或微生物可以透过筛板进入大脑，这是目前研究的热点。

肌萎缩侧索硬化，以前是罕见病。后来我们募集了一些资金，救助这些病人。尤其是前一段时间霍金去世，普通民众都知道了肌萎缩侧索硬化，大家常称为渐冻人。一般病人在诊断后三五年就去世了，是第五大超级癌症，影响人类的健康。研究发现这类病人肠道菌群中一些毒性物质，β–N–甲氨基–L–丙氨酸（BMAA）与这个病相关。BMAA 就是肠道菌生成的毒性物质，在尸检大脑中有很多 BMAA 的聚集。

有关研究已发现自闭症跟肠道菌群有关。早在 1998 年研究者就发现艰难梭菌可以诱发孤独症，其实很多自闭症病人肠道微生物的代谢产物（如丙酸）会引发大鼠自闭症。自闭症肠道菌的多样性降低，主要是普氏菌属、粪球菌属和韦荣球菌科的数量显著降低。另一个临床研究表明，3 岁前过度服用抗生素，有可能患自闭症。这很容易理解，过度服用抗生素把肠道菌群压制很多就出问题。

抑郁症和焦虑症的研究也很多，比神经系统的疾病研究还多。2015 年发现这类病人肠道微生物群有明显差异，有些菌明显增高，有些菌如柔嫩梭菌明显降低。感染空肠弯曲菌或鼠类柠檬酸杆菌的小鼠在早期可表现出焦虑样行为。双歧杆菌或乳酸杆菌都有抗焦虑作用，在动物和健康人群都有这个作用。补充益生菌是治疗抑郁症和焦虑症的方法。

慢性疲劳综合征与大肠杆菌双歧杆菌数量减少、肠球菌和需氧菌数量增多有关。肝性脑病不光是有些毒害代谢产物进入大脑，也跟肠道微生物群失调有关，无论给口服乳果糖、乳梨糖等益生菌或微生态调节和益生菌补充都可通过调节肠道菌群的组成来发挥治疗作用。

总之，基础和临床研究都证实有肠道菌群–肠–脑轴的存在，而且可远距离影响神经系统而诱发疾病。目前已证实肠道菌群与多种中枢神经系统疾病密切相关。跟人体自身基因组相比，肠道菌群更容易受到外界环境影响而发生改变，我们无法改变自体的基因组，但我们可改善肠道菌群。改善肠道菌群对宿主的影响可能是潜在的一种治疗因素。

肠道微生态研究与血液病的
整合医学思维

◎ 陈协群

人体微生态主要在大肠，小肠比较少，大肠的细菌最多，正常微生态是一个厌氧的微生态，可以维持一个厌氧状态。正常情况下，大肠是一个厌氧环境，有专性厌氧菌生长，它们产生一些代谢产物，通过代谢产物发挥作用。如果微生态失衡，比如抗生素用多了，就会出现肠菌紊乱，就会出现厌氧的微生态失衡。正常微生态的细菌是一个整体，细菌和细菌之间、细菌的代谢产物之间以及细菌成分是一个相互制约、相互平衡的过程。要找到哪个细菌定哪个疾病是比较困难，因为它们是一个整体。整体改善，效果才好。用益生菌可以调节，但调节的不是一个整体。现在认为微生态是一种器官。微生物本身，肠道微生态本身也有一种免疫调节，也存在相互作用。微生物的生理作用非常大，它到了相应部位后，可能对人体代谢、人体微环境有影响。

微生态与肠道免疫之间也呈一个相互调节的关系。微生物对自身免疫疾病的影响，肠道微生物对免疫功能的影响，可能以遗传机制作为条件。

我们血液科经常做造血干细胞移植，造血干细胞移植后，机体的免疫功能肯定乱了，要进行调整。大剂量放疗和化疗，黏膜炎症和肠菌感染，大量使用抗生素，很容易引起肠道微生物群紊乱。造血干细胞移植，肯定会把肠道菌群打乱，然后又重新修复。肠道微生物损伤和肠微生态失衡的证据非常明确，已细化到具体菌群，结构演变。

异型造血干细胞移植后，会有一个免疫功能恢复、修复、重建的过程。微生态对这个过程会有影响。肠道微生态是高度多样性的，病人的生存率就好，死亡率就低；中度多样性时效果就一般；如果多样性很差，病人死亡率就很高。

肠道微生态紊乱会降低造血干细胞移植后的生存率，其机制可能有很多。微生态紊乱和肠道排异反应的免疫机制肯定是相关性的，肠道微生态紊乱跟肠道组织损伤，尤其在免疫排斥情况下，肯定是一个相互促进的作用，最后形成一个恶性循环。如果把这个循环打破，对以后的恢复和修复肯定有帮助。

肠道代谢产物与排异反应有关，目前研究发现，肠道代谢产物对免疫有调节作用，对肠道上皮的健康也有作用。异基因造血干细胞移植时做肠道微生态移植，从 2016 年开始，主要是在日本，日本主要为解决对皮质激素反应不好的排异；做了 3 例，3 例情况不一样，日本选择从鼻子到十二指肠。后来奥地利选择从结肠镜下移植。两个地方用的管子不一样，同时观察对感染的抑制作用。日本学者所做的 3 例效果非常好，效果与肠道菌群的多样性和调节细胞比例的恢复等反应相关。从肠道真菌受抑可以看出效果，每个病人做了两次后，进行真菌测序，发现真菌多样性基本没有了。移植后细菌多样性恢复，肠道菌群恢复多样性后，临床症状也缓解，肠道症状也消失了。但有一例效果不理想。所以不能说每个人都有效，但肯定会影响机体的免疫过程，影响程度有个体化现象。估计与个体的遗传素质有关。有的有效，有的无效。如果肠菌移植后，病人的免疫功能不好，就被排掉了，所以不是每个人都有效。

日本学者的研究发现临床疗效和 Treg 细胞的恢复有关。奥地利的研究者把管子从肛门送到了结肠，做了 3 例，基本都有效。日本的研究中 2 例做了两次，其余一例做了 5~6 次。做两次还是多次需要根据病人情况。不能说两次是标准，有的人要做多次。有人化疗后也做肠菌移植，但用的是病人自体微生态，这个菌群不是一个健康的微生态，有一例移植后出现严重的大肠杆菌感染，所以做肠菌移植，供者一定要健康，用病人自己的肯定不行。

山东儿童医院做过过敏性紫癜的相关研究，效果很好。过敏性紫癜的发生跟肠道微生态密切相关。细菌的多样性是不一样的。肠道微生物组的改变，是无法控制的，有的还有特殊的微生物菌群。过敏性紫癜严重的病人肠道损伤也很重，所以过敏性紫癜肯定跟微生态有关。血液病研究微生态才刚刚开始，相信再过几年，随着经验不断增加，会有一个大发展。

肠道菌群与肺癌的治疗

◎赵 军

肺癌的恐慌已成了一个社会问题。雾霾、生活压力等因素导致肺癌发病率成了肿瘤第一位。我国去年肺癌的发病人数达 80 万，接近全世界新发病人数的 40%。

肺癌和肠道菌群的关系，前面的专家已有提及，提到了肺－肠轴，中医叫肺与大肠相表里。肺癌的免疫治疗也是最近两三年才刚刚兴起，在肺癌治疗领域已成为热门话题。肺癌的免疫治疗要探索标志物，可以结合到肠道菌群一起探索免疫治疗。这是一个非常新的课题，现在关注点还是普通化疗、放疗、靶向治疗、基因治疗，这些是目前肺癌治疗非常重要的方式。最近两年有几篇文章确实发现抗生素治疗影响到了免疫治疗的效果，在免疫治疗中肠道菌群起到调节免疫的作用，甚至影响免疫治疗的效果。

免疫治疗已有非常漫长的历史，比如卡介苗。肺癌的免疫治疗主要是针对免疫逃逸检测的位点。免疫逃逸在肿瘤，特别在肺癌是一个非常常见的事情，肿瘤的免疫治疗，最成功的可能是肾癌和黑素瘤，通过大剂量干扰素，肿瘤可以被控制。但肺癌实际上并没获得很好的效果，所以免疫治疗在肺癌一直是洼地。近两三年，针对 PD1 抗体的位点以及 CTLA4 这两个免疫逃逸的位点进行阻断，在晚期的肺癌，甚至一些早期病人，确实看到了治疗效果。

2016 年到 2017 年，有 7 家跨国公司和 10 家国内的企业先后研发了近 20 个免疫治疗的抗体，可以看到免疫治疗进入了爆发期。黑素瘤走到了恶性肿瘤免疫治疗的最前沿。但在最近两年，肺癌因发病率高，各国的研发力度加大，PD1 和 CTLA4 的单抗在非小细胞甚至小细胞肺癌都进行了相关研究，学者们正在探索将免疫治疗作为一线治疗和二线治疗，包括新辅助治疗及辅助治疗的可能性。

肺癌免疫治疗正在探索的领域包括标准治疗。实际上任何一个治疗对晚期病人都从末线开始，先用安慰剂进行对照，如果比安慰剂强，这个药物才能逐步使用。二线治疗非小细胞癌敏感性非常差，化疗获得生存只是按月来计算。所以二线治疗一直是标准，维持了十多年的不败地位，在最近两年被免疫治疗打倒了，逐渐成为标准治疗。一线治疗是针对一些选择性病人，后面会介绍临床试验结果。对早期和局部晚期的病人，可以看到，在放化疗综合治疗后，通过激活自身一些抗体的暴露，后续进行免疫治疗，可以达到延长缓解时间的作用。当然，现在还有很多的弱点，有些临床试验结果告诉我们，对人群不做任何选择，直接将化疗和免疫治疗结合，仍然可以延长生存时间。当然，免疫和免疫的联合，不同位点免疫的联合也可达到更强的抑制作用。也有学者把抗血管生成治疗和免疫治疗整合到一起，从而改善微环境，促进 T 细胞活性，达到强强联合的作用。

有一个比较经典的研究甚至改写了美国国家综合癌症网络（NCCN）的指南。这项研究是对于没有接受过任何治疗的晚期非小细胞肺癌病人，要求 PD1 整体评分要超过 50% 阳性，只有这种高表达的病人在 PD1 单抗治疗中才会获得比较好的疗效。PD1 单抗治疗与标准化疗的对照从治疗第一天开始观察，化疗效果非常不好，大概半年左右大部分病人都会出现疾病进展。但通过免疫治疗，可以把治疗的疗效延长将近 4 个月。对肿瘤内科，特别是肺癌，有 4 个月延长已是一个非常大的进步；1 年生存率能达 70%，2 年生存率接近 50%，中位生存能到 30 个月，这也是一个非常大的进步。只做化疗的病人，中位生存只有 14 个月。可以看到，免疫治疗确实给病人生存带来非常大的进步。这些年最获益的是靶向治疗。部分病人（比如腺癌，就是不抽烟的人群）从靶向治疗获益较大。免疫治疗对鳞癌益处较大，这些病人往往是抽烟的，肿瘤的异质性非常强，抗原性也非常强。通过免疫治疗，有可能会获得更好的效果。免疫治疗给部分无法进行靶向治疗的病人带来生存提升。

PD1 单抗是将近二十年一直没被撼动的二线治疗金标准，在两项研究中看到，不管鳞癌和非鳞癌，病人接受免疫治疗后可以直接在生存获益，三年随访数据，提示着病人有更长的生存。

很多环节都会影响到肿瘤免疫治疗的疗效，比如抗原的释放，简单的方法是用化疗、放疗杀死肿瘤或通过手术射频消融，都能实现抗原释放。抗原提呈过程也会影响治疗，还有 T 细胞激活、T 细胞浸润以到达肿瘤组织和识别。PD1 单抗和 CTLA4 单抗在肿瘤识别过程中起非常重要作用，它使肿瘤细胞不能够逃逸免疫，从而增强了识别，达到了肿瘤治疗的作用。要想达到治疗作用，在整个闭环的每一个环节都非常重要，没有抗原提呈，没有 T 细胞激活，很难实现免疫治疗效果。整合医学非常符合传统医学的阴阳平衡，与传统医学提到的异病同治理念相似，有些疾病的起源，包括疾病的转归和变化都可能在某一层面上与微生物有关。以前关注的都是肿瘤细胞，包括 T 细胞、抗体的表达、肿瘤的突变负荷，包括一种多肽性，现在提出微生物组学，应该是在今年首次提到这个概念，已引起国际上的关注。

免疫治疗怎样才能真正发挥作用？现在大约有 3000 个公司在做免疫治疗，实际上要做的这项工作需要更多的组学。现在的基因组学做得最多的是肿瘤突变负荷，突变负荷高（比如抽烟）的病人往往是免疫治疗的获益人群。当然还要研究免疫组学，包括蛋白组学。微生物组学也可能发挥重要作用。免疫治疗的分子标志物可能涉及非常多的学科。对肺癌，以前讲多学科是从临床出发，包括临床诊断、影像学、病理学，包括内科、外科、放疗科，是多学科的整合。免疫治疗也需要更多学科整合。如果能把这些学科整合到一起，全面研究免疫治疗，有可能给病人带来更好的疗效。

肠道菌群刺激机体在肠组织中形成很多淋巴组织，以此调节肠道免疫功能。肠道菌群有很多分型。有些梭状菌对免疫治疗会起到更好作用；拟杆菌类的效果会差一些，但都和进食以及食物纤维有关。饮食习惯会改变菌群。但是这些文章都来自欧美人群。亚洲人群的饮食习惯和欧美完全不一样。还有很多素食人群，纤维的摄入更多。还有很多特殊饮食，比如油煎炸也可能改变肠道菌群。

有一篇文章观察黑色素瘤的治疗中菌群的作用。该研究用抗 PD1 的单抗治疗一百多例病人，分为有效和无效两组，分别分析他们口腔和肠道的菌群。通过测序，同时也进行免疫相关检测，比如免疫组化、流式细胞、T 细胞受体和细胞因子检测。发现肠道菌群多样性高的病人获得疾病缓解时间更长，这是一个非常有意思的结果。肿瘤异质性越强，基因的突变负荷越高，病人的免疫治疗疗效会更好。对肠道菌群的研究也看到了类似结果。该研究还进行了肠道菌群构成差异的比较，发现免疫治疗有效组和无效组的差异非常大，但不是某一个菌，而是一组细菌在其中产生了非常重要的作用。而且有些菌和拟杆菌类是互相排斥的，通过口服双歧杆菌制剂，然后检测粪便，发现可使拟杆菌活性下降。他们同时观察了这类细菌和 T 细胞的功能，发现这类梭菌类的富集和肿瘤微环境中杀伤性 T 细胞有相关性，就是梭菌富集更多的病人的杀伤 T 细胞会更好，同时疗效明显提高。通过细胞分析，看到梭菌类和拟杆菌类对免疫细胞的影响，可以看到免疫细胞活性明显提升。但是，如果是以拟杆菌类为主，整个 T 细胞功能则处在受抑状态。

更有意思的是，研究者在无菌小鼠和有菌小鼠通过 PD1 单抗的治疗过程中，把有效病人的细菌移植到小鼠体内，同样发现 PD1 单抗的疗效有所提升。但人体非常复杂，我们面对的每一个病人都有多样性，肠菌移植到了不同个体的肠道内，能否定植或存活，个体体内存在的寄生菌会发生怎样的相互作用，这都可能决定了肠菌移植是否产生重要效果。另一个研究针对 PD1 抑制剂的治疗，包括对肺癌、肾癌的治疗，200 多位病人中有 69 例因各种感染使用了抗生素。发现没有使用抗生素的病人和使用抗生素的病人缓解时间有一定差异，这个数字并不明显。但从整体生存获益来看，没有使用抗生素的病人，生存大约 20 个月；使用抗生素的只有 11 个月，将近 1 倍的差异。国际多中心和国内多中心的临床试验中遇到病人感染一般常规使用抗生素。这个观念提出后，对这类病人使用抗生素要非常谨慎。因为这会直接影响病人获益。PD1 单抗上市价格非常贵，2~3 周打 1 次，接近 5 万多元钱。如果使用了 1 支抗生素，这 5 万多块钱就打水漂了。所以未来免疫治疗中菌群对免疫治疗的影响有多大，是一个非常值得关注的问题。

这项研究采用了类似方法，对不同疗效之间的菌群进行了差异筛选，确实发现有明显差异。另外，他们也进行了菌群移植，发现肿瘤得到了有效控制。

小鼠移植的研究也有同样结果。免疫治疗有效的病人通过肠菌移植可获得更好的肿瘤抑制作用。国外在 PD1 单抗治疗过程中，特别是 PD1 治疗后出现难治的耐药这些病人通过菌群改善，可以获得更好的缓解作用。肠道微生物和肺癌的免疫治疗间有相互作用。肠道微生物可以影响黑素瘤、肺癌的免疫治疗，但并不局限在肺癌。微生物组学多样性越高，免疫治疗的效果可能越好。肠道菌群的分析发现梭菌占主导时疗效更好。梭菌改善可能对肿瘤微环境中 T 细胞的功能有非常重要作用。中国的肺癌病人的肠道菌群特征还不清楚。肺癌的病人多有吸烟史，他们口腔和肠道的菌群到底有没有相关性。我们可以放宽思维，吸烟的病人得了肺癌，和肠道菌群有没有相关性，这值得去研究。肠菌移植能否提高国人肿瘤免疫治疗的疗效？这些问题需要临床医生、微生物专家和肠菌移植专家共同合作，从而改善免疫治疗的疗效。菌群移植有可能成为肺癌免疫治疗的另一个新的预测疗效的标志物。

从整合医学角度看肠菌移植
治疗炎症性肠病

◎吴开春

以前认为炎症性肠病（IBD）是跟免疫、跟遗传相关的疾病。研究发现与IBD相关的基因大约有20个，这些基因大多数都和机体，特别是肠道感染及其防御功能相关。这提示菌群在肠道感染中有非常重要的作用。微生态的作用越来越受重视，它是IBD发生发展过程中一个重要阶段。无论是继发作用，还是原始病因，在IBD发生发展过程中，肯定有肠道微生态失衡。针对这个现象并纠正微生态失衡，有可能有治疗作用。

肠道微生态在炎症性肠病最主要的表现是多样性下降，这是最主要的特征。可能还有特征性细菌发生变化，但还不十分清楚。怎样干预或纠正微生态失衡？甲硝唑、万古霉素和其他一些抗生素，可以纠正一些特殊微生态失衡。但在不知道情况下，或不太了解情况下，可使用一些益生菌来治疗。这些益生菌多数是双歧拟杆菌，在肠道丰度比较高，在菌群失调时会减少，可以补充，现在在临床上可用微生态制剂，但由于种种因素，效果还达不到理想状态。

饮食干预也可起到同样的作用，不同的饮食可使不同菌群在体内发生变化。采用一定的饮食，特别是益生元，可以特异性或针对性使部分肠道细菌显著增加，改善微生态失衡。肠菌移植也是纠正肠道微生态失衡的一种方法，它可能成为我们研究和探索肠道微生态及在疾病中的意义的一个非常好的手段和方法。

肠菌移植对许多疾病的治疗有益，包括对免疫治疗也有一定关系。如果肠道微生态失衡，会影响到疗效；肠菌移植后会增加疗效。微生态制剂用于IBD的治疗已有很多年历史，但总体讲有效率有限，只是对一些轻度、中度的溃疡性结肠炎，尤其在维持治疗时是有效的。溃疡性结肠炎在切除后做一个储袋，当储袋发炎时，微生态制剂可能有效。但对克隆恩病，对大多数中重度溃疡性结肠炎，效果非常有限。有些报道认为无效。

肠微生态与全身其他疾病的关系有很多研究，比如代谢性、免疫性、神经和精神系统疾病，肿瘤和心血管病等。研究规模的大小不一样。最多还是肠菌移植，有关肠菌移植后获得的效果和作用的报道相对多，但机制研究还需加强。

肠菌移植治疗肠道感染，特别是难辨梭状芽孢杆菌，作为共识已指导临床了。用肠菌移植治疗 IBD 也有很多报道。我们在早几年对此感兴趣，也做了一些工作，受邀写过这样综述，在 IBD 或肠道其他疾病时，肠菌移植能起什么作用，我们也研究过。当时还是用 PCR（聚合酶链反应）、变性跑胶的方法，还没有宏基因组技术。尽管方法比较粗糙，但结果跟现在很类似。发现溃疡结肠炎和克隆恩病病人肠道微生态的多样性明显减少。之后分析过肠道粪便中的菌群，或做肠镜取黏膜分析细菌，也检测到这样的细菌，再观察他们之间的相互关系，也获得了类似结果。

用肠菌移植治疗溃疡结肠炎，南京医科大学第二医院的张发明教授做得最多，有一些重要论文发表。张教授的研究发现：溃疡性结肠炎和克罗恩病，特别对活动期的疾病，用肠菌移植治疗后病人的临床症状明显缓解。当然这些研究还需要随机对照试验（RCT）研究来支持。肠菌移植治疗 IBD 结论还不完全一致，大多数 IBD 还没有明确结果。相应配套的基础研究还需要进一步加强。

澳大利亚有一个多中心随机对照研究，观察肠菌移植的疗效，用结肠镜给药，40 次灌肠，用量比较大，8 周后观察内镜缓解和临床缓解。安慰剂组，肠菌移植观察 8 周。与安慰剂组比较，肠菌移植可以显著诱导临床缓解和内镜下的缓解，两组分别为 27% 到 8%，通过内镜治疗后黏膜恢复正常。如果看临床缓解就会更高，因为内镜要求高，如果只看临床缓解，可达百分之四五十，IBD 最高达 20%，统计学上有明显的差异。如果用生物制剂治疗 IBD，获得的临床应答率和缓解率也可达肠菌移植治疗的结果。当然，在临床上同一个病在不同病期的疗效是不一样的。

对溃疡性结肠炎，我们研究的病人大多是用氨基水杨酸、皮质激素、免疫抑制剂治疗，还有部分用了生物制剂治疗后没有效果，用肠菌移植能获得一定疗效。但肠菌移植对哪些病人最有效，现在还不特别清楚，还要进一步研究。

欧洲有关 IBD 治疗结果与我们的研究非常相似，但他们细菌移植的量小，次数要少，欧洲的研究发现用 3 次治疗也获得比较类似的结果。我们现在正在做中国多中心肠菌移植治疗溃疡性结肠炎的研究，但我们的适应证不仅是中度的，可能一部分还是重度的病人。肠菌移植治疗后，病人肠道菌群的变化，这在众多研究领域都能够得到证实。肠菌移植治疗后显效或症状得到缓解病人的肠道菌群的多样性明显增加。还有一些特殊细菌跟疾病的缓解有关。反过来有些细菌对疾病及其治疗效果没有关系。

目前得出的结果不完全相同，分析也不完全相同，还没得到比较完整的、一致的结论。随着研究越来越多，我们会了解哪些菌更多，哪些方法更有效。其他的研究及近期的研究都表明，肠菌移植后有效和无效与所提供的菌密切相关。细菌能不能在肠道里定植，这是非常重要的因素。定植后所引起的肠道菌群变化与临床效果直接有关系，所有环节都需要重视。经肠菌移植后病情有缓解的病人，肠菌究竟怎么变化，动态变化是什么？如果复发了，某些细菌就会增加，类似研究现已越来越多。

肠菌移植对肠道疾病（包括 IBD 的）治疗，应该是处于临床研究的一个阶段，全球现在大概有十几个类似研究。在临床研究过程中，可能就需要一定的规范。肠菌获取及制备、给药需要有一个相对规范的程序。欧洲现在已有关于肠菌移植临床应用的共识：比较认可肠菌移植对 IBD 和轻中度溃疡性结肠炎的疗效；但对重度溃疡性结肠炎的疗效现在还不清楚。另外与微生物相关的研究，包括供体和受体选择，肠菌移植中细菌的数量、种类、比例以及做肠菌移植的政策法规、标准伦理都需要研究。肠菌移植作为一个有生命力的，能被广大病人和医务人员都能够接受的治疗方法，还有好多事要做，一定要一个工业化生产的标准。

在对 IBD 病人、IBD 的治疗、IBD 病人肠菌特征了解的基础上，肠菌移植能够实现个体化制备，这当然需要标准化制备，针对性治疗，个体化治疗，这是比较理想的肠菌移植治疗 IBD 的模式。

从整合医学看肠菌移植与减肥治疗

◎聂勇战

肥胖是一种影响全身多个系统的代谢性疾病，而肥胖的治疗是一项系统工程，以往的研究发现单纯的饮食、运动、药物治疗往往效果欠佳，整合多种干预方式的综合治疗模式可能是解决肥胖问题的有效手段。

近年来肠菌移植在临床上的适应证越来越广泛，在艰难梭菌感染中，肠菌移植的有效率达90%以上。另外，肠菌移植在炎症性肠病、便秘、糖尿病、自闭症等疾病中的效果也在部分临床试验中得到证实。西京消化病医院从2014年建立了肠菌移植平台，建立了从供体筛选、细菌分离到肠菌移植一套规范化的流程，并在便秘、炎症性肠病和肥胖等疾病中进行了一些尝试，并观察到了一定的效果。

随着生活方式的变化，超重及肥胖问题在全球范围逐渐恶化。2014年一项世界范围内的调查显示，至2013年，全球有2.66亿男性和3.75亿女性肥胖，在中国，由于人口基数大，其肥胖人数居世界前列，中国成人肥胖率分别为3.8%（男）和5.0%（女），肥胖人口数达到6000万。

越来越多的研究发现肠道微生物可能参与肥胖的发生和发展。人体肠道微生态从分娩以后，一生都在发生变化，肠道微生物的组成受到喂养方式、药物、饮食、运动、生活压力、疾病、地理位置等因素的影响。早在2006年，有研究使用qPCR的方式，发现肥胖者拟杆菌门细菌减少，饮食控制后，其体重下降与拟杆菌门细菌丰度变化正相关。这项研究引起了广泛的关注，大家开始认识到肠道微生态的重要性。随着测序技术的发展，到2013年，更进一步的研究发现，发现肥胖病人肠道菌群多样性明显下降，同时菌群组成发生特征性的变化，这些变化最显著的细菌，其功能主要与炎症明确相关，将肥胖和肠道微生态导致的炎症联系起来。

人体的微生态可包括皮肤、呼吸道、生殖道，还有肠道的微生态。肠道微生态在肥胖的发生和发展中的作用主要通过与其他代谢相关的器官的相互作用来实现。大脑是控制食欲的中枢，肠道菌群可调节产生多种脑肠肽或代谢产物，影响其功能。肝脏是机体糖脂代谢的重要器官，肠道菌群可通过肠－肝轴的作用，调节内毒素、短链脂肪酸等影响肝脏的代谢功能。脂肪组织是脂肪储存的部位，肠道中的革兰氏阴性菌会产生脂多糖，促进脂肪的炎症，这种炎症因子还可引起胰岛素信号通路的异常，从而导致肥胖。除此之外，肠道菌群还可通过某些信号分子，影响肌肉、小肠、结肠等组织功能。

肠道菌群首先会在邻近的小肠和结肠组织中影响肠道稳态参与代谢调节。如厚壁菌门/拟杆菌门比例升高可使机体从食物中获取的能量增多；肠道菌群可影响肠上皮细胞基因表达；细菌代谢产物会刺激或抑制肠道内分泌细胞（EC）分泌高血糖素样肽（GLP－1）、调节肽（PYY）、胆囊收缩素（CKK）等；肠道菌群紊乱会引起肠黏膜通透性升高；细菌代谢产物会影局部黏膜免疫系统，如色氨酸代谢产物、短链脂肪酸（SCFA）等。

肠道菌群还可通过脂多糖（LPS）与 SCFA 调节在脂肪组织中的脂肪储存和动员。LPS 通过肠黏膜屏障进入体循环，促进脂肪组织炎症，引起胰岛素抵抗和肥胖；肠道中某些细菌可代谢膳食纤维，产生 SCFA，可激活短链脂肪酸受体（GPR43），抑制脂肪储存。有研究发现，冷应激可引起肠道菌群变化，激活褐色脂肪组织（BAT），并促使白色脂肪组织（WAT）转化为 BAT，而 BAT 可通过激活 AMPK，影响肝脏和肌肉功能，增加能量消耗。这些均证明了肠道菌群在脂肪组织中的作用。

肝脏是人体代谢的核心器官，肠道菌群可通过肝－肠轴的作用影响其功能，这种作用是通过多种信号分子的作用来实现的。例如，LPS 通过门静脉进入肝脏，引起肝脏炎症反应加重；肠道菌群可参与胆汁酸代谢，激活肝内胆汁酸受体（FXR），调节肝内能量代谢；细菌代谢产生的代谢产物 SCFA 可激活肝脏 AMPK 增加脂肪酸氧化；肠道菌群紊乱可抑制 Fiaf 分泌，激活肝脏碳水化合物反应元件结合蛋白（CHREBP）和胆固醇调节元件结合蛋白 1（SREBP－1），增加脂肪合成；某些种类细菌的功能对肝脏代谢发挥着不可忽视的作用，如变形菌门细菌可使内源性乙醇生成增加，引起肝脏代谢紊乱，丹毒丝菌可将胆碱代谢生成氧化三甲胺（TMAO），促进肝脏炎症反应。

大脑是控制食欲的中枢，肠－脑轴的研究使人们认识到了肠道菌群对大脑功能的调节作用。肠道细菌代谢物直接刺激迷走神经，影响中枢的食欲控制；肠道细菌代谢产物激活肠道内分泌细胞，产生 GLP－1、PYY、CCK 等，进入血循环，影响中枢的食欲控制；肠道细菌可调节肠源性神经递质的产生；LPS 可影响神经系统炎症反应。

对肥胖的病人，既然肠道菌群有各种改变，怎么去改善、干预或治疗呢？目前，改变肠道菌群的方式主要有益生菌、益生元、合生元和肠菌移植等方法。益生菌、益生元、合生元主要是增加肠道有益菌的数量，并提供可刺激有益菌生长的土壤，来调节肠道菌群的组成。目前已有研究发现，这些干预措施主要通过改变黏膜通透性、产生 SCFA、胆汁酸等引起食欲下降、糖耐量提高、炎症减轻、胰岛素敏感性升高和体重下降。

肠菌移植是将健康人粪便中的功能菌群，移植到病人肠道，重建新的肠道菌群，实现肠道及肠道外疾病的治疗。1958 年 *Science* 报道肠菌移植是一种治疗艰难梭菌性腹泻的方法。已有研究证实肠菌移植可在反复发作的难辨艰难梭菌感染（CDI）、胰岛素抵抗、2 型糖尿病、多发性硬化、慢性疲劳综合征、动脉粥样硬化、功能性肠病和炎症性肠病（IBD）等疾病中有治疗作用。肠菌移植的相关技术的飞速发展给临床肠菌移植治疗的方式带来了更多的选择，如肠菌胶囊、经胃镜或肠镜的肠菌移植等。

2013 年，Jeffrey I. Gordon 等将体重差别很大的同卵双胞胎粪便移植给小鼠，发现移植肥胖细菌后，小鼠体重明显增加。这一现象也说明了肠道细菌是导致肥胖发生非常重要的一个因素。2012 年，一项临床研究将身体质量指数（BMI）正常捐赠者的肠道细菌移植给代谢综合征的病人，发现接受肠菌移植的病人外周胰岛素敏感性明显提高，而且病人肠道产丁酸细菌丰度增加。

我们尝试通过肠菌移植结合药物及生活方式干预的方式对肥胖者进行了减重治疗。我们选择了体重偏轻的健康捐赠者，BMI $< 20kg/m^2$，受体为 2 度肥胖以上的病人，BMI $> 35kg/m^2$。肠菌移植的方式使用经内镜结肠植管，在体内保留 7~10d，进行 3~5 次的移植。

目前我们一共做了 4 批受试者，这些受试者的平均体重在移植前是 113kg，治疗后，平均体重降到了 103kg。从糖耐量看，血糖确实在移植后有改善。但是大鼠 8–羟基鸟嘌呤 DNA 糖基化酶（OGG）胰岛素的水平没有明显变化。在受试者中，部分因为肥胖导致的脂肪性肝炎，转氨酶明显高于正常，4 名术前谷丙转氨酶（ALT）偏高的病人，术后 12 周明显下降，2 名术前 AST 偏高的病人，在术后 12 周明显下降。另外胆红素水平也有下降的趋势。

肥胖病人常伴随着焦虑、抑郁等精神问题，我们使用了汉密尔顿焦虑量表和抑郁量表对他们的焦虑和抑郁程度进行评分，发现治疗后，评分有明显下降。另外我们发现了一个有趣的现象，肥胖病人通常鼾症明显，我们使用了睡眠监测软件发现，病人鼾症明显减轻，其中一个病人在术前每晚打鼾 87 次，术后两周监测到下降为 3 次。我们使用了 fMRI 监测受试者大脑核团的活动变化，发现肠菌移植后，脑岛（INS）和丘脑（THA）负责内感受和感觉区域的异常功能活动降低楔前叶（Precuneus）负责对自我状态关注区域的活动降低；以杏仁核和前扣带回为主的负责焦虑和情绪调节的脑区活动水平明显降低。证明了肠菌移植可改善肥胖病人部分异常脑区活动。

我们对上述病人不同阶段的粪便进行测序，发现术后 24 周得到改善的菌群特征基本保持稳定，其中多个菌属细菌出现上升或下降；能产生 SCFA 的普雷氏杆菌逐渐升高，有害菌梭状芽孢杆菌下降。

分享几个典型案例：

案例一：男，34 岁，身高 170cm，体重 110kg，进行肠菌移植治疗 2 次。体重从术前的 110kg 到术后三月下降为 42.5kg，甘油三酯从术前 4.26mmol/L 到术后 6 周 1.22mmol/L，另外，由于肥胖导致的 NASH 肝脏转氨酶的变化随着治疗也是明显的减轻。

案例二：男，40 岁，体重 122kg，肠菌移植治疗 2 次。甘油三酯由术前 2.39mmol/L 下降到术后 1.68mmol/L。而且超声显示其脂肪肝有重度转为轻度。

案例三：女，23 岁，高血压、高血脂、高血糖，因胰腺炎多次住院。肠菌移植 1 次，术后 1 周体重下降 9kg，血压、血脂、血糖均明显下降，其中血压由 130/95mmHg 下降为 105/70mmHg，空腹血糖由 7.3mmol/L 下降为 6.2mmol/L。术前轻度脂肪肝在术后 1 周时消失。

目前已经证实肠菌移植可改变受试者肠道菌群组成，对肥胖病人有一定的减重治疗效果，同时对肥胖伴脂肪肝病人肝功能有一定改善效果，但还有一些需要解决的问题：如何确定治疗有效的受试者目前尚无定论，治疗周期，移植的间隔时间、频率需要进一步确定；肠菌移植流程的规范化尚无标准。这些都需要大样本的临床研究来证实。

本研究中，肠菌移植用于肥胖的治疗是一项整合了多个学科治疗手段的措施，涉及消化、内分泌、影像、心身、营养等多个学科的共同努力。同时，肠菌移植的治疗效果是肠道菌群通过肠道、大脑、肝脏、脂肪、肌肉、胰腺等多个代谢相关器官的相互作用来实现的。这也提示了肠道微生态疗法在其他代谢性疾病中可能具有一定的推广价值。

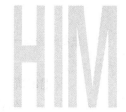

整合胃肠外科学

结肠癌手术治疗中的整合医学思维

◎王锡山

医学也是合久必分、分久必合的过程。现在我们分二级学科、三级学科，甚至到四级学科了，专科特色虽然规范，局部经验多，但局限单一。尤其在教学中，带学生去查房实习就很难了。中医就比较宏观，来自台湾的院士讲，中医没有被告的，西医总被送上法庭。为什么？中医是比较宏观的理论，其中既有人文，又有医术。什么时候相生，什么时候相克，中医掌握得比较好。

在这种情况下，樊代明院士提出整合医学，应该是顺势而行，应运而生。过去我管医疗，大家一会诊，都和自己无关，最后病人死了。尤其是癌症，会诊完了和谁都无关，事实上人是一个整体，因此整合医学的观念应该提倡。整合医学不单纯是把大家聚在一起，应该是贵在整，赢在合。怎么合？靠智慧，靠经验。整合肿瘤学希望把科学研究和防治方案进行整合，有人讲吃什么不得癌，其实说吃什么都有得癌的，吃什么都不能完全防癌。比如雾霾，没有雾霾的地方，空气非常洁净，但也有得癌的，丹麦肿瘤就高发。有的广告宣传说用一片药可解决癌的事，我对预防性化疗就不太赞同。

在诊断上，有人希望老百姓来了不怕贵，能一下子弄明白，找了很多家医院做不到。最后找到医学的最高手段，基因查癌，说是癌症的侦察兵，其实只是宣传的而已，做不到。都希望用一滴血、一颗便、一滴尿，甚至哈一口气把癌搞明白，能行吗？最近又有人找我们合作，做一项八九千，这从卫生经济学上也做不到。

要把传统方法和先进技术相整合，在医学发展过程中，机械设备辅助诊断就是一个不断整合的过程，不断发展的过程。现在总想精准诊疗，其实精准诊疗只是一个美好的愿望，能不能做到精准诊疗，不取决于你我，不取决于领导，取决于老百姓的脚往哪走。中国要解决就医文化的问题，从智能角度就是一种整合。不是请坐在一起就是整合，现在很多的多学科综合治疗（MDT）不是那么一回事。事实上很多MDT没有实现想要的结果。现在搞智能MDT，就是把所有的资料进行分析，然后得出结果。而不是医生坐在那儿，要不行就换一个。应该是去讨论。用了这个方案受益率是多少，用了那个化疗方案受益率是多少，要根据病人的身体状况，可能会产生多少副作用，这才是真正的MDT讨论。其实这是基本的，现在已经很难做到这样。

毕竟MDT坐在一起不是单枪匹马，是集团军，现在就是战区级的了。都想三个臭皮匠顶上诸葛亮，就是集体的思维和决策，应该对病人更有利一些，实际上有利吗？比如做一个很大的手术，手术对我们的考验究竟是什么？要不要技术？回答是肯定的。要不要胆识？回答是肯定的。要不要安全？回答也是肯定的。病人对我们有没有信任，当然，那种渴望生命的眼神，随时随地都有。但我们请了那么多人来做MDT，最后病人却是死了，每个医生说的都是对的，但没人整合，就成了混合，混合治病的结果当然可想而知。人类没有1%的宽容理解和支持，就没有99%的受益。我们很多医生，一旦被告或伤害一次，就不做事情了，医学创新怎么办？

什么叫担当？我说，敢担当的才是好大夫，其中反映了我们的术中之道。越是疑难的疾病，越需要医生的整合能力，要整合很多学科的知识。在我们国家结肠癌数据，构成比怎样？一期是19%，四期是16%，无论怎么防怎么治，无论怎么强调预防重于治疗，构成比都客观存在。国家层面讲预防重于治疗，解决发病率的问题。社会层面研究精准防治，怎么合理治疗，解决死亡率的问题。最重要是个人层面，病人自己不来看病，把病拖得很晚，医生就没有办法，三个层面不同努力，所以病况总是客观存在，改变不大。

医生针对不同个体，实施不同治疗，其实没有最好治疗，只有最佳方案。为什么说最佳？就目前现有知识和经验基础上，给你做个最佳选择。但是，面临的问题是晚期占了很大比例，包括局部晚期、局部转移性直肠癌以及全身转移。什么叫局部晚期结直肠癌，指肿瘤穿透了肠壁全层并转移至邻近器官，需要联合脏器切除者。病人和家属都理解这类手术，并有强烈的治疗愿望。我定的是70岁以下，有人说90岁也做了，那是极个别，是个案。适应证定的是T2T3，一定要严格控制适应证。你扩展或个案是可以的。两例70岁以上病人手术成功，治疗失败，诱发肝胰十二指肠并发症，一个术后19天、一个术后14天死亡，所以我们对70岁以上比较保守。我中心517例二三期肠癌，做完后发现一个规律，常有腹膜炎的病人中56.7%的是癌性，54.3%是炎性并侵入其他脏器。我们再细分一下，结核最多的是小肠和十二指肠，占 9.7%。直肠和膀胱更高一些，包括女性的后盆。细分出来看生存率怎样。一年基本上没有区别，三年和五年就有了。结肠癌癌性侵入和炎性侵入，性质不同结果不言而喻。炎性的可能也是一种保护性反应。淋巴结反应是不是机体的保护反应。我们摸到那么多淋巴结，转移的清扫，没有转移的也清扫，淋巴结对机体到底是朋友还是敌人，目前回答不了。直肠癌也一样，癌性何炎性三年和五年的生存率是有差别的。

2012 年我们发了一篇文章，建议按病理分组。把病理分开主要为判定预后和指导治疗。比如 T4，2014 年国外没有分的时候我们已分成 T4A、T4B 还有 T4C，癌症有没有浸润要根据病理分开。对远处转移，我们做过一个病例，转移灶切除的和没切除的，生存不一样。国际上的分期，都叫 L1，没有考虑治疗因素。比如一个孤立灶，切不了。比如切了包括联合脏器切了，两个病人的结局不一样。我们把他们放在一起，不合适。所以加个 20 和 21，加 20 是把治疗因素考虑进去了，便于指导治疗和分期。联合脏器切除手术，包括小肠和卵巢、膀胱壁和阑尾，这是大家经常做的。大手术对外科医生有成就感，但预后要差得多，不能相提并论。80 岁的老太太，胆囊就那么一小块病灶，我们联合把肝切了一块。这是个案，个案你要好好评估，看看适合不适合。有时病人 80 岁了还做腹腔镜。我们有一次正在做手术二氧化碳上来了，所以，每个因素对病人都可能有影响，我们一定要综合评估。

比如一个全胃切除，脾、胰、结肠整个拿掉了，这显示一个技术，但要判明，外科医生是不解释技术的，是立体解剖的思维。就是你一开始就要判定做不下来，不能等血管断了才说不行。所以判定很重要。我对学生说，能不能做下来不重要，但你的判定培养很重要。一个右瓣与十二指肠还有肝粘连在那里，胆囊整个切了，每一根线代表一根血管。骶骨有浸润，和骨科合作，前面先用腹腔镜做，翻过身来再把骶骨切掉。这些联合既反映我们和大家的合作，更主要是一个技巧，包括我们的思维模式。一个好的外科医生，敢于否定自己，才能真正成为大家。你会做大手术，能做多大的手术并不重要，病人的病情很重要。对晚期病例现在都强调放疗和化疗，事实上在结肠这个领域，并没有放化疗提高总生存的证据。因此对于研究型医院可以去尝试，而对非研究型医院不建议去尝试。

处理完血管先处理胃肠，为什么先处理？末端回肠血液特别丰富，节断性明显。过去我们做完吻合，吻合口发黑，就是节断性。在结肠很少发生这种事情。我们处理末端回肠血管，先处理末端回肠，直线切割时，在红润区域就不会出现血瘀障碍。吻合有多种方式，每处理一步，像下象棋一样，要走三步。比如放疗化疗对手术有没有影响，肯定有影响。有时各种方法一窝蜂上那不好，放疗技术前移，是把风险转给了外科医生。做胃肠手术经历三重考验，第一，能不能切下来；第二，消化道重建；第三，不漏是高手。我们和别的手术不一样，别的是破坏性的，切掉就了事。我们不仅要切掉，还要保证重建好，重建好还得长好不漏，所以我们是全方位。下腔静脉前转移灶的切除，过去我们做了很多。对这种转移，该不该切是理念问题，能不能切是技术问题。外科医生第一是技术上能不能做到，然后看何时用这个技术病人才受益。对右半结肠联合十二指肠切除我们做了近30例，大多数活2~3年，也有几个长一些，有一个七年，还有一个现在已十多年了，成了非常好的朋友，前两天上了北京电视台。这些病人不做恐怕不行。我们把胆管、胰管直接引出体外，直接变成外漏了，这样就降低了我们的风险。对肝胆外科他们认为不合适，但对我们来说要万无一失，联合脏器切除带来的一定是功能丧失。

全盆腔脏器切除，过去做得很多，现在逐渐不太愿意做了。第一个是效果问题，第二是并发症问题。有一次一个行全盆腔脏器切除术的病人给我打电话，存活7年又复发了。他活了7年，我以为早没了，值得我们考量。腹部化疗和联合脏器切除，我们要妥善应用，理性应用。

多脏器切除是指远隔脏器因根治需求，做两个以上脏器的切除术。无论是开放的还是腔镜下的。腹腔镜下的胃癌和肠癌都这么做。联合脏器和多脏器切除，两个结合，病人受益。所以医生要敢担当，当然要有担当的理由，要顶住社会环境，舆论环境，尤其是媒体的压力。切除一大堆，需要经验。肿瘤是无瘤原则，整块切除，能切什么也不考虑。功能外科讲十二指肠要慎重，胰腺要慎重，但大的只有切除，没有别的办法，小的可用冰冻策略。

血管根治防止复发，有两派意见。一派支持，一派反对。根治才有长期生存的可能。当然不能盲目扩大，使功能丧失，且并发症增加。根治利在哪里？很明显，弊就是手术风险，要想保险保名，可能就不做。医生要有冒险精神，病人对医生要有信任。外科不要做完了功劳都归你自己，事实上和重症监护、麻醉、呼吸、循环各科都有关系。

从整合医学角度看胃食道交界处癌的诊治

◎季加孚

今天上午整合医学大会几位院士的报告，包括最后的辩论，印象十分深刻。六个组的辩论火药味很浓。事实上都是以病人为导向，以病人为中心，从不同的角度来阐述整合医学的重要性。整合医学其实就是围绕病人来做一切工作。

我是做胃癌研究的，给大家介绍有关胃癌的现状。中国这些年对消化道肿瘤和胃食道交界处的癌做了大量工作。

胃食道交界处的癌，各国发生的比例不一样。西方国家的胃癌发病率在下降。邻国日本和韩国胃癌的比例也在降低。但大家发现，无论美国、日本还是韩国，胃食道交界处癌的比例都在增加。中国是比较特殊的一个国家，胃食道交界处癌一直是很高。从我院的数据来看，近十年来，胃食道交界处癌占的比例是 25% 左右，也就是有接近 1/4 的病人是胃食道交界处癌。胃食道交界处癌的治疗效果差，现在认为这种癌的生物学行为和临床表现与食道癌和胃癌都有不同。

肿瘤横跨胃食道交界处。在临床上最实用的是日本的定义，就是在胃食道交界处下 2cm 定为胃食道交界处癌，如果不在 2cm 之内，直接就是胃癌了。这种分期对医生选择病人的治疗方式起到至关重要的作用。我院胃肠中心从 2015 年开始收集数据，三年共有 800 例病人，27% 的病人为胃食道交界处癌，其中Ⅱ型占 70 例，Ⅲ型 79 例。关于交界处癌淋巴结切除的研究中，日本的研究发现，254 例病人中 58 例做了淋巴结清扫，其中仅 2 例有淋巴结转移。还有 254 例做了胰加脾脏切除，只有 6 例转移。基于这个结果，日本的胃癌指南中否定了淋巴结要清扫。认为这种清扫是一个过度治疗，而且给淋巴结清扫的病人带来风险。

我们中心把第十组淋巴结清扫分两类，一类是把脾脏游离到腹腔外清扫，一种是原位清扫。结果发现Ⅱ型和Ⅲ型病人第十组的淋巴结分别只有 4 例有转移，淋巴结阳性的基本都是 T4N3 的病人，也就是病期比较晚者。把脾脏游离到腹腔外面清扫，病人的预后比原位清扫要好。脾切除、胰尾切除的病人预后最差。

关于消化道重建，对消化外科最重要的不是切除，重要的是重建，有很多人有不同的看法，不同的理解。对于早期的胃食道交界癌，我们是做全胃切除。我们中心 85% 的病人是做全胃切除，因为是早期癌。对 CD 分期为 0 的病人，可做内镜黏膜下剥离术（ESD）和内镜下黏膜切除术（EMR）。对消化道重建我们基本上用腹腔镜，采取双通道的方法，主要解决食道反流，手术安全性也有很大提高，胃和食道漏的机会比较多，但手术漏的机会比较少，操作起来比较容易。

在消化道重建时，食道切缘如何确定，这在胃食道交界一直有争论。国内外都有不同说法，我们中心的原则是测量距离，不能少于 5cm，特别是对侵入性癌。此外，冰冻也是必须要做的事情，以指导切缘长短。

最近发表的一篇有关 140 例病人研究的文章认为：2cm 有助于改进生存期，就是说切缘如果保证 2cm 以上就有很好的生存期。但是他研究的 P 值等于 0.027，P 小于 0.05 有可能是统计学上的倾向性造成的。因此，统计学围绕 0.05 附近这些值都是属于比较可疑的数据。术中冰冻切片的阴性结果才是作为临床指南最可靠的证据。做冰冻切片时临床上每个医生都要内心清晰。一个医生内在的良心和道德底线一定要清晰，要守护人类最后一个道德底线，如果无视于生命，你这一生中什么坏事都可以干出来。

现在大约有 1/3 的病人接受术前治疗。术前治疗中有 2/3 接受术前化疗；选择术前放疗的病人占到 1/3。术前治疗以 T32B 病人较多，术前治疗能够降低 30% 的风险。我们中心也做了这方面研究：70 例病人术前做 2～4 周期的化疗，我们发现，采用较早的术前化疗，胃食道交界处癌病人要比远端病人受益明显。除术前化疗外，胃食道交界处癌放疗也有很多研究，特别是在化疗基础上增加放疗，病人的症状改善很明显，病理缓解率从过去术前治疗 2% 到现在的 15%，有的提升到 20%。

从整合医学看肠微生态
对便秘的治疗

◎李 宁

便秘是一个常见病,近年呈上升趋势,也和很多疾病有关。便秘会导致一些严重后果,比如继发巨结肠。便秘误诊为肠梗阻,会产生严重后果。便秘手术不大,会产生很多严重的并发症。有个病人在著名大学附属医院做的手术,手术不大,产生了严重的营养不良,转到我院时,体重只有18.6公斤。

便秘有两种,一种是慢传输型便秘,一种是出口梗阻型便秘。这两种便秘可以互为因果,形成恶性循环,最后演变成了混合型便秘。国外文献73.6%是混合型的便秘,我们收治554例,发现90.23%是混合型便秘。传统的便秘手术为何不好?主要是针对慢传输或出口梗阻而设计的术式。由于它不能同时解决结肠慢传输和出口梗阻两个问题,很多混合型便秘病人做了多次手术仍没有改善。上海最近来了很多做过手术后效果不行的病人,就是因为他没有解决慢传输和出口梗阻两大病因,所以术后病人非常痛苦。便秘是一个良性病,不但要求手术安全,对生活质量要求也很高。所以便秘病人做手术,外科医生压力很大。

记得在十几年前刚开始搞便秘时,有几个病人只要远远看见他们我们头就大。便秘病人将近一半有焦虑抑郁症。现在国内有很多医院研究便秘,过去有很多医院搞便秘的,现在都不搞了,国外也不搞了。国内外便秘的外科治疗总体上已进入低潮期。做一个便秘手术最少需要一个结肠癌手术时间。做一个结肠癌和直肠癌,病人因为恢复得好,对手术就会认可。便秘病人整个肠道动力障碍,还有抑郁症。做完手术肠功能恢复会遇到很多很多问题。因此,我们设计了一个新术式,我们叫金陵术,用它来做便秘。很多人问我为什么做便秘?20世纪80年代末我做过一段时间小儿外科,小儿外科有一个病叫先天性巨结肠,过去可做手术治疗,我对传统手术进行了改良,称之为"金陵手术"。这个术式有很多优点,2016年美国结直肠病协会在制定便秘治疗指南时，他们引用了"金陵手术"。

"金陵术"到现在为止已经做了 2500 例，这个例数老外听了头发都竖起来，说你们是不是指征放宽了。他不知道中国有多少病人。关键是"金陵术"很好，效果不错，但毕竟是一个手术，有创伤、有并发症、有风险。对于中国成千上万的病人，2500 例只是少数经过各种保守治疗无效的顽固性的混合型便秘。中国便秘病人大概 1 亿多，近年便秘的发病率越来越高，除了社会因素、饮食因素、精神工作压力外，在中国还有一个严重的现象，就是滥用泻药。很多病人说没吃泻药，吃的是减肥药，吃的是保健品。最近有很多澳大利亚、日本出品的上面写的都是纯天然、纯植物，他们讲得对不对？讲的是对的。但世界上就是一些纯天然、纯植物的东西最害人。比如大家熟悉的番泻叶、芒硝、大黄、芦荟、巴豆，这些都是泻药。

我碰到过一个女孩子，印象非常深，吃了 10 年减肥药，来看病时 30 天解一次大便。我说你真不错，一年只解 12 次大便。这样的病人很多，为什么含有刺激性泻药的保健品或药物不能随便吃呢？我们知道泻药有很多种，作为一个便秘治疗的医生，应该熟悉各种药物的适应证，很多病人去看医生，医生直接就给开刺激性泻药，比如番泻叶，大黄等，还有现在吃福松，福松是聚乙二醇，这个药本用来做肠镜，肠道准备用的，不能作为一个维持正常排便的泻药。这类泻药刺激排便，无非是两个原理，一是促进结肠平滑肌蠕动，一是促进结肠的分泌，就排便了。如果你额外用药短期吃没有问题，长期吃就会导致惰性结肠。表现在临床刚吃挺灵，越吃越不灵，越吃效果越差。原来只吃 1 片，现在要吃 3 片。名字起得好，销路真的很好，我非常佩服这些起名的大师。

2010 年我们肠功能障碍研究获得"国家科技进步一等奖"后，我就一直在思索，下一步该怎么发展？尤其年龄大了不能老站在手术台上，年轻医生说你开刀可以，但动作比我慢，所以不能老站在手术台上。后来发现，除了重视肠黏膜屏障外，还有一个叫肠动力障碍，这就是我的研究思路。

40 年前，我们从肠外漏治疗起步，开始肠功能障碍治疗的研究。包括营养支持、小肠移植、炎症性肠病等。在肠道治疗过程中，我发现很多病人肠漏的原因是顽固性便秘，外科医生对顽固性便秘手术治疗不懂，或者由失误导致。所以我研究了顽固性便秘的外科治疗，像"金陵术"。"金陵术"只适合少数顽固性便秘经各种治疗无效的病人。所以我开展了肠道微生态治疗。创建了菌群移植，研制了益生元和益生菌。在以微生态治疗顽固性便秘过程中，发现很多病人便秘好了，后边的抑郁症、糖尿病、过敏性皮炎也获得明显的好转。所以我的研究是肠功能障碍治疗研究的深入与拓展。我很欣赏这句话，"一个好的外科医生知道怎么去开刀，一个更好的外科医生知道为什么去开刀，一个最好的外科医生知道什么时候不能开刀"。我们要向着这个方向去努力。

便秘的治疗要分步实施，第一步是生活方式和膳食调整，第二是肠道微生态治疗。很多病人找到医生，一下就开番泻叶，这一下到了第四步，他就无路可走了。等待他的只能是手术治疗。这些年微生物越来越受到关注。现在发现几乎所有的慢性病与肠道微生物都有密切关系，研究是大量的，只是现在还不大清楚，二者之间的因果是慢性病引起肠菌紊乱，还是肠菌紊乱引起了慢性病，其间的关系有待研究。有人问，肠道微生态治疗适合什么病？可以说适合所有的慢性病，但前面要加一个定语，就是合并有胃肠道症状。比如合并有便秘、腹泻、腹胀、消化不良的冠心病。

抗生素、生活习惯、饮食卫生等可以引起肠道菌群紊乱，导致慢性炎症和代谢异常两大类疾病，这两大类疾病又互为因果，恶性循环。过去认为肠道菌群失衡主要与不良生活习惯有关，但现在发现，它和易感基因、个体性格，人体应激和社会压力都能导致肠道菌群失衡。中国和印度关于精神、心理、神经性三个疾病的流行病学调查，结果发现中国这三类疾病大概有2亿多人。很多名人都得了这类病。抑郁症至少有一个特点，得了抑郁症要讲出来，用老百姓的话不要闷在心里。你可以跟家属讲、跟亲人讲、跟医生讲，治疗效果就好。如果闷在心里，你不讲，不去看病，就容易导致严重后果。据调查，严重的抑郁症病人，在产生自杀念头前至少有三年的艰苦煎熬，要有一个自杀念头是不容易的。站在楼上你让我跳，你推我也不下去。有一个问题，抑郁症的病人他没有变异？事实上他已是抑郁症。不要羞怯谈自己的病，人活80岁要解八吨到九吨的大便，从小小身躯要解出一个集装箱的大便，解不出来对身体的影响是很大的。抑郁症预计是世界上第二大病，仅次于心血管疾病。抑郁症为何发病率这么高？有这么几个原因，一是脑－肠轴，还有精神、神经类药物常见的副作用，它抑制神经的异常冲动，就可抑制自主神经，抑制结肠频发性的互动，产生便秘。这些病人食物多样性减少，特别是膳食纤维摄入减少，都可导致便秘。罗马IV的标准专门列出了脑－肠轴相关疾病，排在第一位的就是便秘。为什么这么关注脑－肠轴？我们的大脑会产生很多让人愉悦的激素，比如多巴胺、血清素、催产素和脑啡肽，很多人愿意跑马拉松，跑马拉松的人上瘾，就是因为跑完马拉松后血中的脑啡肽明显升高。我自己也有非常多的体会，一旦遇到不高兴、不愉快的事我就去健身，就去游泳，洗个澡出来后就感觉到一种心态的改变，什么都忘记了。

我们全身95%的血清素和50%的多巴胺是由肠道分泌的。大家都在讲帕金森病，帕金森病一个基本的病因就是多巴胺分泌减少。肠道分泌的多巴胺占50%，所以帕金森病病人便秘发生率几乎是99%，自闭症也受肠－脑轴的影响，很多自闭症小孩找我们治疗，实际上是一个肠－脑轴的问题。肠道菌群失衡的五大信号，比较关注的是痤疮，另一个是口臭，老百姓说内火大，口臭是肠道菌群紊乱的一个标志，口臭也标志微生态治疗是否有效，口臭越明显治疗效果越好。现在关注微生态就是关注人体健康。人体基因组是爹妈给的，暂时还不能调控，环境包括医疗和食物我们可以部分调控。通过益生菌、益生元、菌群移植，我们可以逐渐实现对人体微生物组的调控，达到管理的目的。所以，2017 年十大医疗创新排在第一位的就是利用微生物组治疗和预防疾病。

国家科技部 2017 年的一号文件发布发展重大颠覆性技术，其中有微生物组和人工智能等。谷歌 2016 年认为，最值得投资的 8 项生命科学技术中，微生物组在其中。我们创建了一个微生态诊疗中心，除常规的医疗外，更注重用营养来调整微生态，给予益生菌、益生元、肠道有益菌群的优势，给予菌群移植，重建肠道微生态。我现在每天至少有 15 个病人在接受微生态治疗。什么叫微生态治疗？就是联合利用菌群移植、益生菌、益生元和营养支持技术和药物来改善病人肠道功能及微生态环境，从而对肠道内外疾病进行有效治疗的新型疗法。现在菌群移植的适应证越来越多，几乎适于所有的慢性病，但我希望是有胃肠道症状的慢性病。菌群移植被大家认识从难辨梭状芽孢杆菌感染开始，这是全球现在第二大耐药菌。美国和欧洲的指南认为，8 周内服用过抗生素或抗肿瘤药物，住院 3 天后感染性腹泻，持续 3 天以上原因不明的任何腹泻，都是高风险因素。很多 80 岁、90 岁的老人突然腹泻腹胀，比如在肿瘤治疗中，在抢救过程中发生了胃肠漏症状，最后死了，很多都是难辨菌感染。按照国外对此都要做常规检查，我们国内很多医院甚至有些大城市医院都不知道难辨梭菌的检测。

《新英格兰》2013 年发表第一篇代表性文章，就是用十二指肠肠菌移植治疗复发性难辨梭菌感染。就像微创外科是一个理念，腹腔镜手术是一个技术，微生态也是一个，微生态治疗是一个理念，你可用它治疗腹泻，我可用它治疗便秘。西京医院也在做，主要用来治疗炎症性肠病。菌群移植有三个途径，第一是结肠镜；第二是鼻肠管；第三是胶囊。结肠镜法现在用得越来越少，因为做结肠镜是创伤，也不能反复给药。现在多用鼻肠管，一般要放十几个月。

菌群移植的安全性在供者的严格筛查，供者筛查和献血几乎一样，跟献血的实验室检查标准一样，甚至比献血还严格。因为献血只要实验室检查正确就行了，至于你抽不抽烟，月经正不正常，有没有肥胖他不管。肠菌移植除实验室检查外，月经提前一天或推迟一天我们都不能做。供者两个月要做一次例行体检，说自己非常健康，也没用。

我们做了 1400 例，主要用于治疗便秘，主要的移植途径是鼻肠管。我们也做过一些研究，研究生把便秘病人的肠液打给无菌小鼠，无菌鼠结肠平滑肌的蠕动受到抑制，表现出便秘。我们的治疗效果为什么好？因为同时给病人吃益生元，外来的健康菌，到别人肠子里定期繁殖，要很好的内环境，果胶就可起这个作用。我们做的研究，无论用什么统计方法，菌群移植技术的疗效都优于常规治疗组。我们对 598 例病人的随访，在菌群移植前每周排便是 1.3 次。便秘的 6 种症状，排第一位的是频次，就是 3 天解 1 次大便，或每周少于 2 次大便就是便秘。正常时每天解几次大便？文献统计，每天排便 1.5 次。1.5 次不是解一半留一半，是解 1 次必不可少，解 2 次也属正常的，有人每天解 2 次，那也是正常的。我们做完菌群移植，每周排便可达 4.9 次，临床治愈达 40%，改善率达 61%。大家觉得这个治愈率和改善率还不很满意。我们知道，第四代胃肠动力药最经典的研究，每周排便超过 3 次就算治愈，吃药的治愈率和改善率分别是 23% 和 28%。如果每周排便 1 次就算改善，也只有 46% 和 51%。所以效果不如菌群移植。而且，胃肠动力药作用强烈，不能长期服用。

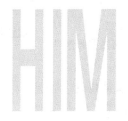

包虫病防诊治体系建设与
自体肝移植创新实践

◎温　浩

整合医学十分重要，非常有用。新疆地广人稀，医疗资源匮乏，现在学科又越分越细，基本上都到了四级学科。广大老百姓或病人的体验并不好。整合医学这个概念要落地，不仅要落在专业上，还要落在体系建设，落在医院管理上。

我们比较早地做了一个联网互动的体系建设，这与整合医学的概念相关。这个体系包括公共信息平台、云计算、互联网、物联网、人工智能、医疗体系间的会诊，创伤救助，教育培训，科研合作，医院协作，科学监管。已经涵盖了相当多的相应体系。

我们用8年的时间打造了一个上接国内外知名院校并辐射中亚，下联全疆各地州（市）、县及部分社区卫生服务中心、乡镇卫生院、村卫生室的六级远程医学网络体系，也是基于整合医学的概念去做的。这是基于一个大的整合医学背景来促进我们这个体系的发展建设。我本人研究肝胆外科，尤其是包虫病，从住院医生就管了几个包虫病的小孩，有一个病人我做了十三次手术，最后去世了。所以从1983年做住院医生一直到现在我一直在用整合医学的理念探讨这个特殊病种的防诊治体系建设。

通过一个专病的研究，执着三十多年，通过传承，已有五十多年了。我们这个团队通过这个外科技术的发展，带动了创新药物、基础研究、麻醉团队、影像、介入、护理，实际上是一个多学科的整合发展。新疆地广人稀，县与县大约二三百公里，多的达四五百公里；人力资源奇缺，所以我们率先打造医院远程医疗体系建设。做了十几年，会诊量达11万，我们确实感觉到这个体系是国家卫生健康体系建设的一个重要组成部分。

国内我们以线上为主，通过在线互动解决基层病人的需求。我们把全疆包虫病的规范治疗通过这个体系实现了，包括病患救助、医保支撑等。我们通过远程来确认诊断，确认治疗和确认结果，把包虫病的治疗做得比较规范。这个病未纳入医保，但是国家的救助项目。这个体系把新疆包虫病的防诊治一下提到了比较高的水平。

依托该远程体系，包虫病定点医院统一开展工作，包括多重性随机对照试验（RCT）、疑难病的互动讨论、在线的药效评价、中亚邻国的远程互动。2018年4月，国家卫生健康委员会国际合作司希望在上海合作组织建立一个医疗联盟，并委托我们来做，我们的会议通过远程直接开到了吉尔吉斯，开到了哈萨克斯坦，不仅远程视频会议对接，而且大家谈一个病的情况，很容易沟通和理解。当然在线手术示范指导，也是我们的优势所在，不论用腹腔镜还是其他手术示范都可通过这个体系扩大专业的影响。

我国重大疾病中实施免费救助的有结核、疟疾、艾滋、血吸虫病，现在包虫病也涵盖了。新疆医科大学第一附属医院是全世界针对包虫病的三个合作中心之一，我担任世界卫生组织（WHO）包虫病预防与管控中心的主任。

做整合医学我们有得天独厚的优势，在国外很难在一个地方能够同时把研究、医院、群体防治能形成一个团队。我们可以通过一个联盟的方式来推进这件事。我们的合作中心能跨省区开展有效工作，比如内蒙古自治区也是包虫病的高发区我们就对那里讲治疗规范，讲新技术，经过三五年的工作就把当地包虫病的防治搞好了。我们在青藏高原的工作，在甘孜州医院的工作，以及新疆地区的工作都通过WHO合作联盟的方式来推动。我们希望把新疆的故事讲到中国再讲到世界去。

我们通过医管局跟知名企业联手来做西部培训，西部省区都有国家专家组在做专业培训。诺华公司有一个健康快车，已深入到分级诊疗，深入到县乡村。我们要有效利用社会资源。医师协会对我们也有很大支持，一个专病有一个专委会很少，中国外科医师协会里也有一个包虫病专委会。这个专委会形成了一些专家共识，也形成一些未来包虫病的诊疗指南，由此防治更加规范，更加容易操作。如果某几个人写一个共识率先发表，发表完怎么办？怎么执行？可能还是要通过学会、协会这样一些组织把一些比较认同的成熟技术和规范的适应证、治疗方法和临床路径，通过专委会方式形成共识甚至指南。这样不仅形成规范，而且形成后执行力会非常强。

我是肝胆外科医生，下面讲一下肝癌的自体肝移植。肝癌自体肝移植做了十年，并没有明显改变生存率，不管哪个中心做的，一年、两年或者三年后基本都死了，国内外数据都是这样。后期已不是手术技术问题，而是没有能力解决肿瘤侵袭导致转移后的死亡。我想利用肝再生这个概念，换一个适应证的做法来探索这个问题。

手术技术当时应该是颠覆性创新，但十年后不这么认为了，因为它没有明显改善病人的生存时间。德国的中心首先做了 35 例自体肝，十年后二十多例都死了，因各种原因死亡。十年前黄杰夫副部长作为中央代表团到新疆，碰巧有一例胆管癌，请他在国内做了第一例自体肝。由此对自体肝技术有了一个初步认识，其后十年中我们跟董家鸿院士做过深度合作，我们想自体肝技术对肿瘤的效果好，但实例证明效果都不佳。所以我们再讲，如果改变适应证，肝包虫病也许是最佳适应证，对此我们做了有益探讨，前五年我们做了十五例。大家认为这个适应证比较合适，也就是对"虫癌"这个病对自体肝移植做了一个系统的临床实践和总结。重点放在肝质量和肝体量上。

对下腔静脉被侵犯，实际上就是第二肝门被侵犯的病例，以及重建需要特别长时间的病例，我们认为自体肝是一个比较好的适应证。最近华西的王文涛教授报道了 35 例，现在文献已经改变了自体肝移植的最佳适应证。我们做了 81 例，华西 35 例，再加 301、清华长庚、西南医院，估计有 150 例之多。全世界的自体肝移植可能都让中国做了。越来越倾向于做肝的泡性包虫病。从统计来看，这个适应证由中国的共同努力已经改变了。

我们希望做一个扩大的单肝血管重建，经典肝移植和自体肝移植比较，进一步通过队列研究来证实这项工作的意义。如果能够把握好适应证，那就是根治，而且是自然移植肝联合器官的共同切除，最终最有益的是不用免疫排斥药。这些好处不言而喻，一个规范的自体肝、异体肝移植，大约在 15 万。关键出院后不用免疫治疗，对贫穷病人是一大福音。所以在治疗技术、经济负担和术后随访都有很多优势。最大挑战是离体切除和血管重建，比如无血流动力学，我们都在做体外循环，如果在 30 ~ 40 分钟内用病人自己的血管进行重建，这样的无肝期没问题，实际上对病人的影响非常小。所以我们基本不再用体外循环。

总结一下，重症包虫病是离体肝切除自体肝移植最佳的适应证，如果侵犯到腔静脉、肝静脉以及残肝入血的情况属于绝对适应证。正确的管理和技术创新与优化，是自体肝质和量以及手术成功的重要保证。

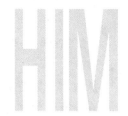

肿瘤病人的营养治疗

◎ 石汉平

胃天天与食物打交道，它既像一台粉碎机又像一台搅拌机，它不断将吃进的食物粉碎，同时对食物进行搅拌。人体所有的液体都是等渗的，唯有两个部位是低渗的，一个是唾液，唾液在刺激情况下是低渗的，但正常情况下是等渗的。胃液在刺激分泌时也是低渗的。因为吃进食物的钠浓度明显高于血中的钠，需要低渗的胃液将高渗食物中和，变为等渗透压的食糜，送入十二指肠，从而防止倾倒综合征。

胃的运动受三大神经支配，两个是抑制的，即多巴胺能神经元及非胆碱能神经元，一个是刺激的，即胆碱能神经元。我们每天吃各种各样的食物，哪个食物排空最快？哪个食物排空最慢？食物排空最快的是碳水化合物。碳水化合物中有糯米和黏米，吃糯米时排空慢。三大营养素中，脂肪排空最慢，所以吃肉的人容易饱、耐饥饿。运动可以促进排空，液体食物比固体食物排空快，比如喝牛奶和营养液，半排空只需 29min。29min 就能排空一半，剩下的就是非常缓慢地排空。固体食物完全不一样，固体食物在前 45min 没有任何排空，因为要调和，要将食物粉碎、并变成等渗。过了 45~90min 时，这个固体食物排出了一半，固体食物半排空时间是 1.5 个小时。

胃癌全球在下降，但我国在上升。全世界大约一半的胃癌在我国，2008 年我国新发胃癌病人人数占全世界的 46.8%。农村高于城市，男性高于女性，而且我国胃癌的死亡率也非常高。胃癌病人的营养不良非常明显，在所有的恶性肿瘤中，上消化道肿瘤营养不良发生率最高，中国抗癌协会肿瘤营养与支持治疗专业委员会在全国做过大样本的调查，共 35 000 例恶性肿瘤中，食管癌、胰腺癌、胃癌这三个癌的营养不良发生率最高，超过 80% 的病人存在中、重度营养不良。胃癌病人的合并症状最多，在所有恶性肿瘤中，消化道症状最重的肿瘤是胃癌。恶心、厌食都与胃有关。厌食可由化疗引起也可由手术引起。手术对胃癌病人很特殊。在所有的消化道手术中，胃手术的并发症最多、营养不良影响最重。减肥术为何都拿胃做手术？因为胃手术做完后基本都瘦了，血糖也下降了。

肿瘤营养不良是一个病，应对它进行治疗，不是支持，更不是补充，而是一个系统治疗，包括营养诊断、营养治疗和疗效评价。对肿瘤病人，要对他的营养状况要进行诊断。通过认真诊断，分为营养良好、轻度营养不良、中度营养不良及重度营养不良。对重度营养不良病人应该把放化疗停下来，先进行营养治疗。胃癌、食管癌及胰腺癌病人的能量需求高于其他所有的肿瘤，指南推荐，对这些病人应该给予 30～35kcal/（kg·d）（1kcal≈4.1868kJ），其中卧床病人30kcal/（kg·d），非卧床病人为 35kcal/（kg·d）。肿瘤病人蛋白质需要量高于正常人，推荐 1.2～2.0g/（kg·d）。术前营养治疗推荐用于：严重营养不良（体重丢失≥20%、PG－SGA≥9分）且能从手术获益的病人，中度营养不良病人（体重丢失 10%～19%、PG－SGA 4～8 分）也可能获益于营养治疗。（B 级）手术病人术后早期乃至当天，就要开始肠内营养，特别推荐经口摄入。术后营养治疗推荐用于①所有受益于术前营养治疗的病人；②所有营养不良的病人；③术后 1 周经口摄食小于 60% 能量需求的病人。消化道大手术病人无论病人有无营养不良，在手术前后推荐使用免疫营养。手术前：持续 7 天的肠内免疫营养推荐用于所有将受益于胃癌手术的病人。手术后：所有营养不良的病人即使没有并发症也推荐继续 7 天免疫营养，或者直到病人可以经口摄食至少 60% 的能量需求。

肿瘤病人的营养治疗推荐 5 阶梯模式，首先选择营养教育，然后依次向上晋级选择口服营养补充（ONS）、完全肠内营养（TEN），最后选部分肠外营养（PPN）、全肠外营养（TPN）。当下一阶梯不能满足 60% 目标能量需求 3～5 天时，应该选择上一阶梯。关于营养路径，特别强调首先选择口服，口服不够时选择管饲，肠内途径不足或不能时，选择静脉途径。

肿瘤病人的营养问题伴随病人终身，特别强调全程营养干预、终身营养治疗。家庭营养指导是十六个字，少吃多餐，细嚼慢咽，平衡膳食，终生补充。具体如下：

（1）制定一份食物计划表，将每天的食物分成 5～6 餐，以小份的形式提供营养丰富的食物，病人更容易接受小份的食物。

（2）在愉快的环境、与愉悦的对象、用充足的时间享用制作精良、丰富多样、美味可口的食物。

（3）蛋白质要保质保量，既要增加摄入量，又要讲究质量。蛋、乳、鱼、肉、豆是优质蛋白质来源，应该优先选择。总体上说，动物蛋白质优于植物蛋白质，乳清蛋白优于酪蛋白。要求荤素搭配（荤：素 = 1/3：2/3），每天 1～2 个鸡蛋，不主张全素食。

（4）增加水果蔬菜摄入量，蔬菜 + 水果一共要求摄入 5 份（2 两蔬菜 = 1 份，

1个/只水果 =1份），要求色彩缤纷，品种多样。水果蔬菜生吃更好，少吃特别甜的水果。

（5）平衡膳食要求食物种类越多越好、食物颜色越杂越好，不要偏饮偏食。肿瘤病人没有不能吃的食物，特别强调，肿瘤病人不要忌口。

（6）终生补充。补充口服肠内营养剂的补充，每天400～600kcal。

重症急性胰腺炎的整合医学治疗

◎周总光

　　重症急性胰腺炎是一个古老的疾病。17 世纪有人死了，尸检剖开腹膜，后面发现一大堆东西，不知是什么？原因不清楚。到 1842 年才定义重症急性胰腺炎是一个独立疾病，1883 年出现了自身消化学，1889 年把它分成三型，即出血、脓肿、坏疽，那时治疗的常规手段，就是引流。15 年后提出"引流"治疗的学者又自我否定了，他感觉应该开刀，不应该引流。于是又开始做手术。后来又被一些医生用证据否定了，还是静下心来做引流。在相当长的时间内，外科手术就是引流脓肿，直到有了麻药，大师就开始开刀。文献显示那时 50% 的病人术后都要死亡，但由于学术权威的历史地位，一直持续了 30 年，直到 1929 年又有人质疑：为什么要做外科手术，不开刀的活得多。

　　从 1929 年到 1992 年这漫长的 50 多年中，保守派和外科在不停地争论，谁拿出证据治愈率超过 50% 时谁就占上风，直到亚特兰大会议。这次会议阐明：坏死不手术，只有感染了才手术。1996 年，国内共识认为感染病人才能手术。2013 年，研究者认为感染与器官衰竭都不能手术治疗，器官衰竭早期手术会加速病人死亡。

　　重症急性胰腺炎过去就是轻症和重症两型，最新的国际指南分轻症、中重症和重症三种类型。按照现在的分型死亡率仍是 36%～50%，和当初没有两样。当初把 19 世纪 20 年代初的治疗方案否定掉时死亡率也是在 50% 左右。现在的外科指南中提及无创的方法、姑息疗法，还有透析方法，但没有提到手术。

　　重症急性胰腺炎的死亡率是 50%，这部分病人有没有可能治愈呢？中国做了大量工作，希望通过的理论，把当今最先进的医学领域的技术，和各临床专业最丰富的经验加以整合和临床转化。我们有专门的实验室做急性胰腺炎，而且把所获知识应用到临床去，还要根据经验对结果进行修正，要把社会因素、心理因素、环境因素都包括进去。社会因素包括老百姓的经济负担等。把这些因素整合到一块，形成最有益于病人健康，最有益疾病诊疗新的医学体系。实行整合医学最后是病人获益，死亡率下降了，手术率下降了，治愈率提高了。我们发现肠道细菌移位的发生，在急性胰腺炎提前了。还有一个是早期的干预，不管是否手术，你阻止了胰腺炎的发展。凋亡成为主体时坏死就下降了。早期阻断坏死，使凋亡占上风，坏死占下风，这为临床早期干预提供了理论依据。微创应该是一个整体观，要将社会因素，经济负担考虑进去，你不能国际上是什么你就什么，要考虑手术创伤、住院时间长短等。华西医院做了很多这种临床研究，将感染、器官分型、早发生、晚发生，多个、单个这些规律都考虑来把握手术时机。

20世纪70年代，华西就开始将中药用于急性胰腺炎治疗，用药包括益气、活血化瘀、清热解毒，不同病人、不同症候用不同中药，要辨证论治，机械地看什么病取什么方，绝对是错的。舌苔的黄厚和舌苔的薄白随症加减不一样，一个是实热，一个是虚寒。手术指征要有胰腺坏死感染，感染的证据是什么？要符合国际的惯例。手术时机的选择，不是说2～4周再去手术就死掉了，华西的研究是2～4周经过积极的器官支持还无好转时，就得早手术。加上有中医保驾护航，手术要小切口，完全看个体化差异。治疗方式的选择是因人而异。历史上一两百年为什么一会儿这个占上风，一会儿那个占上风，是因为在拿证据时，没有考虑个体化条件。

我当时做腹腔镜，是在病人发病早期，体温高热时就给予手术治疗。手术时机、手术方式、手术切口的选择要结合病人的具体情况。个体化治疗不是2～4周不能碰。有些病人到了后期，风险就很小，更应该用微创，微创不仅是腹腔镜，更多的是小切口。坏死凝固成分少的就用腹腔镜。坏死成分多，你就小切口。多数病人都是小切口，从左边右边，前面后面完全根据个体化差异。

多学科整合有内科、外科、中医、西医，还有研究室。我们的团队做了大量工作，从2003年到现在，发表了104篇文章。被18部国际指南引用，包括亚特兰大2008年的修订版也进去了，还进了胰腺大百科全书。

国际上重症胰腺炎的病死率是30%～50%，四川大学华西医院历史上是47%～48%。国内很多大型医学中心的数据都不错，问题在哪里？都是在某一个阶段的病人，数量并不大，分母和分子的数据不一样，好的结果都拿出来了。最近我做了一项工作，统计10年的大数据。这样可能更客观，我把华西医院2008—2017年收治的所有胰腺炎拿进来，按照亚特兰大的最新分类统计，容易把过去一部分重症分到中度去，实际上条件更苛刻了，结果近2万重症，病死率是18%，这是实实在在真实事件的数据。术后的病死率是10.04%，再看国际上的真实数据远比我们高。我们这个研究代表某个历史阶段，按照统计方法误差比较大。

我们正在想做一个大型的回顾性队列研究，我已告诉中西医结合科，一定要做前瞻性的设计。受另外一个数据启发，我们开始用数学模型来证明我们的效果。中国的国情还是需要整合医学的理念，发挥各个专业的强项，另外要注重本土化，符合中国的国情。不能照搬老外一套，照搬国外的精准医学获益最大的是谁？不是我们老百姓，而是美国。把全部病人看成一个病位精准定位不可能做到，要根据个体化的差异，这才是新特点。精准医疗的理念带给我们很深的思考。目前没有结局，其实已经有结果。

早期快速康复外科实施中的
整合医学思维

◎季　刚

　　早期快速康复外科（ERAS）国内做得最早是李威院长，我院开展这项工作也比较早。各地开会都提 ERAS。但更多的是别人的经验或文献参考的经验，自己好像没有太多数据。ERAS 虽然推广了很长时间，也有很多人来参观，但到底怎样还待商榷。我们提取了一些大数据，希望能让 ERAS 真正落地，也就用大数据分析ERAS 到底在我院运行情况如何，为医护提供是否安全的证据，也为管理者或其他研究者提供相关的参考数据。

　　ERAS 大数据的构成，其实非常艰难。或者是非常困难，主要包括四个部分。一是手术记录病例；二是 HIS 系统；三是护理病例；四是病人自报告表格。由这四个部分组成了西京消化病医院正在运行的数据库。近半年时间，加在一起有1248 个病例，主要的项目有十几项内容，我们对病例进行了结构化改革，这个改革也是步履维艰，因为需要和档案室和信息科反馈，我们在病历中要加一些东西，比如手术记录中没有的，要加上手术的性质、淋巴结的数量等。同时设计了病人的一个 APP 终端，在病人的手机上可以扫描，也可以在 IPAD 电脑上进行截取，让病人自己填写。截取到的数据包括很多内容，比如入院前，术前、术中、术后的情况，从 2017 年 7 月到 2018 年 3 月，8 个多月时间，一共纳入了 1125 例病人，再应用这种 ERAS 结构化病例进行分析。

　　我们在 ERAS 实施过程中比较有代表性地从中选取了 22 条评价标准，涵盖术前、术中和术后的情况，这 22 项标准比较能够代表整个 ERAS 流程里的措施。对比分析这种情况，虽说天天都在讲 ERAS，真正能够做到的也就 59%。比如，戒烟成功的仅 14%，这 14% 是要求他戒烟 3 周，还有 19% 烟戒了，但没戒够 3 周，还有 8% 并没按你的办。戒酒的大概是 9%。术前禁食和禁水大概是 3 ~ 4 小时，麻醉科要求禁够 6 小时，在与麻醉科进行反复调整后，现在基本上能达到 3 ~ 4 小时。术前是否进行肠道准备实施得并不好，理论上讲，很多病人是不应该做术前准备的，但真正做的只有 37%。术前是否服了碳水化合物，有 44% 的病人在服碳水化合物，还有 56% 没有按照要求完成。

对鼻胃管的拔除，做得还不错，有 75% 的病人能做到第 1 天拔除。导尿管在术后 1 天之内拔除达到 90%，腹腔引流管的拔除不太好，有 67% 的病人 3 天后才拔除引流管。平均每天的进食量，在术后第 1 天能达到 30mL 左右。每天糖营养量从第一天到最后一天有一个上升过程。

术后康复的真实情况，通过 8 个月的 ERAS 相关数据的分析，术后 16 个小时是病人疼痛比较明显的期间，到术后两天就基本上稳定了。首次排气和排便时间基本上是在 1.7 ~ 3.5 天。生活质量设计了 6 个问题，术后 3 个月的随访是很不错的。住院天数胃癌是 6 天左右，结肠癌也是 6 天左右，总体上基本不到 6 天。

平均住院时间（包括术前和术后）是 7 天左右，我们三年的比较，从 2015 年到 2017 年，2017 年后基本在六点几天，比前两年大概缩短 1 天。住院费用仅胃癌费用有所上升，但总体平均比前两年略有下降，基本持平。胃癌和结肠癌的费用大概是 7 万多和 5 万多。并发症的发生率是 6% 左右，ERAS 并没有增高风险。

并发症主要是消化道漏，其他的包括肺部感染。胃癌的主要并发症是肺部感染。有一个比较关心的问题，30 天的再住院率与病人的依从性有很大关系，病人的依从性越好，30 天的再住院率就越低。如果依从性是 9 分，或小于 7 分，有 7% 的人会第二次入院。如果依从性大于 12 分，基本上就不会再回来。

是不是每个医护人员都按照 ERAS 的要求去实施和落实呢？我们发现这里面还是有问题。结构化病历完成率比较低，真正能够认真填写不够，比如胃癌结构化病历的填写率大概只有 55% 左右，还有近一半的不愿意或并没有填写全。对医用管道的放置还有并发症填写全的只有 40%，有 60% 没有完成。病人自报表格的完成情况，从入院前到术后，基本上呈逐渐下降的趋势，可能跟他自身认为恢复情况好了有关，他的积极性就比较低了。刚开始比较积极，越往后积极性越低。

没有早期进食的原因有：担心消化道漏占到 59.3%；担心导致肠内营养不耐受的有 65%；也可能是很多人为因素认为会造成腹胀的发生。

总之，普及 ERAS 目前比较困难，可能跟医护人员对 ERAS 理解的程度有关，更多受传统习惯或传统手段影响，还要做进一步的数据搜集和采集，很多疑问最后都要通过数据说话，我们都会有各种各样的疑问，大家都以自己的经验为主，如果数据采集得足够合理或比较得当，最后用数据来回答，就能消除很多疑问。借助大数据这个平台，逐步实现理念的一致性，要对安全性达到一个共识，最终把 ERAS 做好。

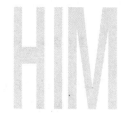

整合消化病学

贵在整合，难在整合，赢在整合

◎郭晓钟

欢迎大家参加整合消化病学论坛。整合医学是樊代明院士首次提出的。整合医学是医学创新之路、互惠之路、长久之路，也为医学发展创立了新起点。本次整合医学大会的主题是"贵在整合、难在整合、赢在整合"。

我的理解如下。

首先，贵在整合。现有医学理论与实践无法解决当前棘手的医学问题；从多角度看待及解析现有的医学问题有较大难度，因此贵在整合。举一个不太形象的例子。一个杯子，从上面看是圆形的，从一个侧面看是椭圆形的，从另一侧面看是方形的，再从另一角度看是方形加一个杯把，最后从杯底看又是一个圆形的，如何完整看这个杯子？要全方位看这个杯子，从各个角度都去了解，这就是我理解的整合医学。

其次，难在整合。整合医学作为新思维、新理论，要挑战现在固有的医学思想，需要同道逐渐接受。推广整合医学需要人力、物力、财力，甚至政府的大力支持，实施起来需要时间，需要采用各种方法，有一定的难度。整合不是简单的1加1等于2，而是1加1大于2，是多方面有机立体的整合。

最后，赢在整合。整合医学有了基础理论，我们应该在整合医学理论的基础上开展临床实践。整合医学已受到不同医学领域的院士、高水平的临床及科研队伍支持，三届整合医学大会为其搭建了良好的平台。整合医学已有了良好的团队组织，成立了整合医学战略研究院等。每届整合大会，参会人数众多，在国内外均产生了良好的影响，这为我们赢得整合医学的胜利奠定了基础。

整合消化病学专业委员会是首批成立的整合医学相关组织，在樊院士的指导下做了不少工作，比如消化病学论坛就开得不错。但我们深知仍有许多不足，我们还要在整合医学会的大家庭里做更多的工作。正如上午中国工程院党组书记李晓红院士讲的那样，整合医学要顶天立地。那消化分会就要成为顶天立地强有力的支柱，为整合医学撑起一片蓝天。

在整合医学时代来临之际，将整合医学理论精髓渗透到传统医学中去发展，牢记"贵在整合、难在整合、赢在整合"，让更多的病人受益，整合医学必将迎来胜利的曙光。

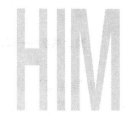

医学的反向研究推进整合医学发展

◎ 樊代明

　　整合大会反响空前，为什么呢？原因在于我们顺应了历史的潮流。不是我们过去没有做好医学临床实践与研究工作，过去做得很好，但我们未来要做得更好。这需要以整合的眼光来看待新事物。整合就是选好加数，做好加法。每一项研究都是我们的加数，没有精准研究的结果，怎么能够做到理想整合？所以这两者之间没有矛盾。人工智能（AI），我们研究了上百年，总是无法成功，最后转换思路反向进行，就突破了。不是说我们过去和现在的路没走对，我们走得很对，但不完全。要到达科学研究的目的地，最好是看着对面的参照物走。对我们而言他们是反面，而对他们而言我们是反面。做结构时要从结构联系到功能，反之，做功能时要从功能联系到结构，采用这样的方法进行研究就比较全面了。

　　我曾经讲过反向医学研究（RMR）的例子。我们研究癌症，常常取了好多标本，得到好多基因，以为这就代表了这个人，事实上研究完了病人可能也已经死亡了。反之，有人患癌，没有切除或无法切除，病人却一直存活着，因此应该研究带瘤生存的这个人。癌症一旦发生耐药，我们总是以为是癌细胞出了问题，其实换一下肠道细菌，治疗就又有效了。肝炎的研究也是这样，病人对现有药物耐药了，调换一下肠道菌群，治疗就又有效了。当我们的研究走投无路时，应该转换思路，不能一条路继续走，不然转了三圈又三圈，得到的是原点，失去的是前方。

　　有人因发现幽门螺杆菌而获得诺贝尔生理学或医学奖，但幽门螺杆菌是从哪里来的？记得我在农村时，村里诊所的赤脚医生翻着一本《医生手册》给人治病。那时药物种类也比较少，很多病人都用庆大霉素，结果有些胃溃疡居然治好了。上大学时我问老师，溃疡病中是否有细菌？庆大霉素怎么就能治愈？老师说我胡说八道。我在第四军医大学（现空军军医大学）读研究生期间，与同学们一起用电镜观察胃标本，发现好多"毛毛虫"，回来报告给辅导老师，老师说我们大惊小怪，胃纳五谷，一日三餐怎么能没有细菌污染？我问为什么只观察到"毛毛虫"呢？老师告诉我"毛毛虫"抗胃酸，别的都死了。随后，电镜照片就被放在那里，这些照片现在还在空军军医大学电镜室里。过了几年郑芝田教授发现痢特灵（呋喃唑酮）可以治疗溃疡病，还在 The Lancet 上发了文章。但他的思路错了，以为是酸的问题，他做了大鼠溃疡模型，然后到大鼠脑组织找痢特灵的抑酸受体，当然找不到。5 年后 Warren 发现同样的"毛毛虫"，Marshall 取标本培养，但不成功，扔在孵箱就去休假，休假回来"毛毛虫"长出来了，因为幽门螺杆菌培养需要两点，一是时间足够长，二是密闭空间，总打开培养箱幽门螺杆菌就长不好。Marshall 母亲发现他口臭，因为他喝下培养液得了胃炎，后来他再服用抗生素就康复了。他们开始把"毛毛虫"相关文章投到国际会议，但被拒绝了，其实有时被拒的才是真理。最后他们把文章发表在 The Lancet 上，还得了诺贝尔生理学或医学奖。他们得奖那天，我写了一篇文章——《中国人离诺贝尔奖有多远》，是不是反向思维铸就了他们的成功，而没有反向思维造成了我们的失败？

2019 年我们还要开整合医学大会，但与前三届大会相比可能稍有不同。现在，中国整合医学研究院成立了，旗下打算建 25 个联盟，目前已建成 10 个联盟，比如医药联盟、医工联盟、医体联盟、医防联盟、医养联盟、医心联盟、医护联盟等，有 6 个已完成筹备，比如医镜联盟等。每个联盟都有 200 ~ 300 个委员，基本上每个联盟都由几名院士牵头，但成员组成不同，比如医药联盟中，医学人员占 1/3，药学人员占 1/3，企业人员占 1/3。2019 年可能是这 25 个联盟的论坛，参会的人可以自愿选择参加的会场。

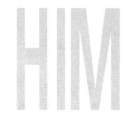

从整合医学角度看肥胖、微生态与癌症

◎沈祖尧

我觉得整合消化病学这个主题非常重要。现代医学是分开的，但病人是整体的，我们应该从整体的角度看待医学的发展，让病人得到最好的医治。

参加大会之前我在思考，什么题目可以反映消化道的整合医学理念？因此就想到现在面临的一个很重要的健康危机——肥胖，它跟我们机体的微生态环境和肿瘤有很密切的关系。我觉得这应该是一个比较重要的题目。

多年前我们就已经知道，体重或者体重指数（BMI）是预测死亡率的良好指标——体重越大，死亡率越高。当然，当某人特别瘦甚至有点营养不良时，死亡率也很高。但是，人体最佳 BMI 为 23 ~ 24kg/m^2。许多年前，英国广播公司（BBC）曾在一则头条新闻中指出：肥胖在引发人类疾病方面几乎与吸烟一样重要。所以，如果你认为连续吸烟有害健康，那么现在的肥胖症可能同样有害，甚至更糟。事实上，这一观点现在才出现是因为很多问题在过去无法理解。

从香港的死亡率数据可以看到：香港的四大健康杀手分别是肿瘤、卒中、心脏病和糖尿病，而其中三种——卒中、心脏病和糖尿病——都与肥胖有关。但基于目前的研究，我会试着分析肿瘤也与肥胖有关。

大约 10 年前，Andrew G Renehan 在 *The Lancet* 发表的文章指出：BMI 实际上是一个很好的全球肿瘤发病率指标。通过检索收集了 200 多个来自大型出版物的数据资料，进行 Meta 分析发现：在食管癌、结肠癌、肾癌和子宫内膜癌以及胆囊癌病人中，肥胖或 BMI 的增加伴随着肿瘤发病率显著升高。在男性与体重相关的各种肿瘤的森林图中可以看出：男性发病率较高的结肠癌和直肠癌确定是与超重有关的，肝癌、食管癌和胰腺癌也确实相关。研究发现与肥胖有关的肿瘤几乎都是常见的肿瘤，并且多数与消化系统密切相关，这一点值得注意。女性肥胖相关的疾病几乎与男性相同，也与子宫内膜癌以及绝经后的乳腺癌密切相关。Calle 等近期发表在 *The New England Journal of Medicine* 的系统评述也表明：肥胖或超重大大增加了肿瘤的死亡率。在与肥胖或超重相关的男性肿瘤中，排名靠前的是胃肠道肿瘤。在单个肿瘤方面，几乎所有肥胖或超重的肿瘤病人，死亡率都增加。整体而言，与不超重者相比，超重男性胃肠道肿瘤的死亡率可增加 52%。在女性中，这个数字是 62%。因此，肿瘤与超重或肥胖是密切相关的。超重或肥胖增加了未治疗的发病率，也增加了肿瘤的死亡率。国际肿瘤研究机构（IARC）近期在 *The New England Journal of Medicine* 上发表了一篇系统评述，文中指出，肥胖和肿瘤关系的研究应该纳入到 IARC 工作组的工作中。他们认为有足够证据表明肥胖与肿瘤发病密切相关。与肥胖相关的肿瘤中，排名前六的都是消化系统肿瘤。因此，我认为作为一名胃肠道医生或者肝脏医生，我们不能忽视肥胖导致的腹部肿瘤。

那么，超重或肥胖导致肿瘤的机制是什么呢？有三种主流假说试图解释这一机制：胰岛素和胰岛素样生长因子（IGF）；性类固醇，特别是雌激素和雄激素；脂肪因子的作用。在这些机制中，也有一些非常传统的观点，包括炎症的作用。此外，肠道微生物也牵涉其中。现在很多疾病都和肠道微生态有关。

肥胖男性，体内有很多脂肪堆积，属中央型肥胖者。我们知道肥胖者体内的胰岛素水平也较高，胰岛素的突然增加，会导致 IGF 结合蛋白的产生减少，从而引起大量游离的 IGF 进入循环。这些因素共同导致了肿瘤的发生。胰岛素和慢性升高的胰岛素或高胰岛素血症导致游离 IGF 升高，共同促进细胞增殖并减少细胞凋亡，从而增加了肿瘤风险。临床标本中也发现这些因素可能会发挥作用。我们都知道，超重者体内胰岛素含量高，检测发现其体内的游离 IGF – 1 水平也较高。但胰岛素 – 肿瘤假说是非常复杂的，它不仅是单纯的胰岛素导致细胞的过度增殖，同时胰岛素也增加了与肥胖相关的其他代谢物的产生和炎症的发生。事实上，可以认为肥胖是一种人体的慢性炎症。

调节体内炎症的因素有哪些？众多周知，我们的脂肪组织中有细胞可以诱导许多激素肽（或叫脂肪因子）的产生，种类超过 50 种，其中包括两个最重要的脂肪因子——瘦素和脂联素。瘦素实际上是 *ob* 基因的产物，它与体内的胰岛素有正反馈作用。瘦素是 IGF – 1 在体内的一个负调控因子，可抑制食欲。但是，肥胖者对瘦素是抵抗的。瘦素的细胞效应是什么？它是一种有丝分裂因子，通过破坏细胞使 5 类重要的脂肪细胞数目减少。脂联素是脂肪细胞产生的，具有胰岛素增敏作用，表达水平与人体的 BMI 呈负相关。脂联素通过外周血发挥作用。所以，在超重的人群中，瘦素会增加，而脂联素会消失。

这种作用的结果是什么？在结肠直肠癌的动物模型中，我们发现脂联素可抑制结肠直肠癌动物模型中息肉的发育。脂联素被敲除的动物有更多的结肠息肉形成。另一方面，异常隐窝灶形成，被认为是结肠癌的癌前病变。当脂联素被抑制时，会有更多的异常隐窝灶形成。

有一篇几年前发表的综述探讨了将肥胖与肿瘤联系起来的三种信号通路。第一种信号通路，与男性相关性不大，是雌激素 – 孕酮假说，在所有的假说中排第一位，因为它与女性乳腺癌和子宫内膜癌更相关。第二和第三种信号通路涉及IGF，也与结肠直肠癌密切相关。除了这种激素效应，调控脂肪因子的炎症机制也很重要。所以，我们需要开展大量的相关研究，以解释为什么肥胖会导致肿瘤风险增加。

亚洲有严重的肥胖问题，特别是在新加坡、马来西亚和中国香港。那些体重指数超过 $30 kg/m^2$ 的人都体型庞大，他们占当地人口的 3.5%。仅在中国香港，估计就有 20 万肥胖者。

从 15 年前开始，我们尝试进行减肥手术，减肥手术包括在胃里放一个气球或者绑条来限制食物摄取，但与胃分流术和袖状胃切除术相比，前者治疗效果较差。数据也显示胃束带在减轻体重方面比袖式胃切除和胃分流术的效果要差得多。举一个胃束带术成功的案例。一名男子体重为 150 磅（1 磅≈0.45 公斤），通过胃束带体重减轻了 50 磅，BMI 显著降低。而另一位女士的减重成绩更引人注目，她进行了袖式胃切除术，她的体重越来越小。

脂肪因子和肥胖如何共同导致患癌风险增加？可以看出：与脂肪因子和肥胖最相关的五种人的常见肿瘤，都与胃肠道有关，这些肿瘤包括食管腺癌、胃癌、胰腺癌、结肠直肠癌和肝细胞癌。但是，我想在肥胖和肿瘤的关系中引入一个新内容——人体微生态在肥胖和肿瘤的关系中扮演着重要角色。那么，超重者体内微生物群的变化是肥胖的原因还是肥胖的结果？这与肿瘤发生又有什么关系呢？

首先，肥胖和不肥胖的人之间的微生物群存在显著差异。体内脂肪组织的增加，使胰岛素抵抗效应增加，从而导致血脂异常，或者说是低度炎症。我们的研究发现：在这种情况下，肠道微生物群落的生物多样性减少，导致了病人细菌的基因数显著减少。并不是所有的细菌都是有害菌，事实上有些是我们的朋友，有些是我们的敌人。从数据可以看出：如果超重，那么厚壁菌门增加、拟杆菌减少，这一菌群变化是受肥胖影响的结果。这一变化又会增加我们的能量获取效能，所以，当摄入同样数量食物时，如果身体有更多的厚壁菌和更少的拟杆菌，你就会从食物中吸收更多的能量，导致肥胖加重，从而形成正反馈。最近的研究表明：另一种细菌 *Akkermansia muciniphila* 会产生相反的效果，它可以预防肥胖以及与肥胖相关的并发症。这种细菌的数量不多，但是如果在我们的肠道中种植 *Akkermansia*，根据最近发表的一些动物研究结果，可能有助于治疗肥胖症和糖尿病。所以，细菌和我们的体重有很大的关系。

为了探究摄入等量食物时肠道细菌的差异，或者研究变胖或变瘦后的细菌变化，我们都需要开展大量试验。一项非常有趣的研究发现，如果将孪生者肥胖一方的粪便移植给动物，并将动物分为低脂饮食组和正常饮食组，最终发现动物体重会发生改变——移植了肥胖者粪便的小鼠也会成为肥胖的小鼠。如果移植瘦者的粪便，在等量食物和同种食物的饲养条件下，小鼠会保持瘦的状态。如果把瘦者的粪便移植入小鼠体内，并继续给予低脂肪、高纤维的饮食，小鼠也会保持"苗条"。因此，我认为将来可以考虑用一些瘦人的粪便来治疗肥胖。现在也证实粪便移植是有一定价值的。更有趣的是，粪便移植不仅可以改变体重，也可以影响胰岛素敏感性和机体代谢。在人体研究中，如果将瘦人或正常人的粪便移植给肥胖者，能产生丁酸的细菌不断增加，胰岛素敏感性提高，从而可达到预防糖尿病的效果。所以，粪便移植时下非常流行。

我们对结肠直肠癌病人的粪便进行了研究。在动物模型中，通过移植结肠直肠癌病人粪便来诱导结肠直肠癌的发生，试验也阐明了微生物组在肥胖症相关肿瘤发生中的重要性。并且，我们也尝试将结肠直肠癌病人的粪便种植给小鼠，并给予结肠癌诱导剂 AOM，以进一步观察肠道菌群和结肠直肠癌发生的关系。试验持续几周后，可以观察到：移植了结肠直肠癌病人粪便的小鼠更易发生重度不典型增生；从组织学切片上也可以看出：移植了结肠直肠癌病人粪便的小鼠重度不典型增生更严重，组织学评分也显示出更严重的变化。这可能是由于结肠直肠癌病人粪便的细菌或细菌产物造成了细胞的过度增殖。细胞增殖的指标——Ki-67，其组织化学染色结果也表明：无论粪便移植治疗后间隔的时间长或者短，细胞增殖都比非结肠直肠癌病人粪便移植小鼠增加显著，这可能与炎症有关。我们的研究发现，至少炎症细胞因子和其他基因的 33 个转录本是随着结肠直肠癌病人粪便移植治疗而发生了变化，并且引发或刺激了肠道炎症；另一方面，有 37 个致癌基因的转录本发生了改变，试验也进一步证实这种改变是由于从结肠直肠癌病人中进行微生态移植所引起的。深入探索发现：通过给予小鼠厌氧性链球菌，可诱导重度不典型增生发生。给予小鼠厌氧性链球越多菌，重度不典型增生就越严重。这可能是通过增加细胞内胆固醇生物合成而介导产生的。所以，我们还有很多工作要做，以理解细菌是如何表现出像受体信号通路一样的效应？如何增加活性氧种类？或者是否还通过其他机制促进细胞内代谢，增强细胞增殖，导致肿瘤形成？

至此，我们可以得出一个结论：微生物菌群在肥胖和肿瘤的关系中有着重要作用，并且可能不同的种群或细菌作用不同。初始可能会有导致免疫系统改变的驱动细菌，但作为微生物组的一部分，它可能会被另一种类型的细菌或其他因素干扰，微生物改变导致代谢改变，进一步破坏 DNA，导致慢性炎症发生。

此外，给大家分享一下微生态领域的肝癌研究。我们知道，在西方，无论是美国还是英国，肥胖症已经成为非酒精性脂肪肝（NAFLD）进展为肝癌的一个重要原因。为什么肥胖的人也会患上肝癌呢？虽然我们相信，一些微小的变化，如改变身体的新陈代谢可能有潜在的影响，但是，炎症和能量的来源也会产生影响。同时，我们也知道，微生物群可能会产生一些代谢产物，如脱氧胆酸（DCA）。

DCA 可刺激肝星状细胞，增强炎症反应。很多细菌产物直接通过星状细胞或间接通过增宽的黏膜表面细胞间隙空间，都可作用于肝脏的炎性细胞来发挥作用。所以，我们现在把肝脏看作是免疫系统的一部分，因为肝脏有正常的 Treg 细胞，有浸润的细胞，尤其是 T 细胞和 MDSC。它们在肝细胞癌的发展中发挥了重要作用。令人惊讶的是，肥胖者或者超重者，不仅脂肪组织增多，MDSC 的数量也增加。因此，T 细胞对早期肿瘤可能有促进作用并刺激肿瘤的发展。

最后，我认为表观遗传也在肥胖导致肿瘤发生的过程中发挥了重要作用。试验发现，在青少年时期就已经肥胖的年轻人的肿瘤（包括肝细胞癌）发病率增加。我们也相信，微环境因素，也可能是导致各种肿瘤发生的重要表观遗传因素。

我们讨论的不仅仅是消化道，而是一个整体的人。所以，我想用一个整体观的概念来结束我的汇报。体重增加可能会引起肠道微生态改变，导致免疫反应，使得激素紊乱、炎症信号激活，最终导致肿瘤的发生发展。因此，我们现在可以考虑进行多方面的课题研究来预防肿瘤的发生发展，甚至治疗肿瘤。比如肿瘤免疫学可以帮助我们理解为什么有些病人对免疫疗法有反应，而有些则没反应。

总之，肥胖者肠道微生物群发生了改变，尤其是在消化道肿瘤病人中，微生物群是肥胖和肿瘤之间的一个桥梁。有些细菌是我们的朋友，比如 *Akkermansia* 和 *Fusobacterium*，而另一些细菌则使我们的身体状况变得更糟。但是，还需要更多的数据来帮助我们更好地理解如何调节微生物群来预防肿瘤的发生。

医工整合研究消化道胶囊内镜

◎李兆申

过去我讲内镜方面的内容太多，这几年在做消化道的胶囊机器人，我想谈谈这几年的发展和以后的设想。

整合医学研究的内容越来越新、越来越多，尤其是肥胖微生态和肿瘤，确实是一个很大的问题。

有人告诉我，中国的消化道疾病病人数量已经超过 2 亿，疾病有轻有重，每年死于消化道疾病——包括良性和恶性疾病——的人超过 200 万。2015 年中国医学科学院肿瘤医院的一个报告，所有恶性肿瘤病人，估计有近 430 万，大多数都发生在消化道，包括食管、胃肠和肝胆胰的肿瘤，有统计显示每天新增肿瘤病人 1.2 万。也有统计显示每天因肿瘤去世的中国人大概是 7500 人，其中女性胃癌占 36%。消化内镜这几年发展非常快。中国的消化内镜已发展到很高的水平。但消化内镜仍然存在很多问题，比如癌症，胃癌的早期诊断率很低，经过几十年的努力没有大的改变，早期诊断的病人不足 10%，90% 的病人诊断时都处于晚期。我院的外科教授，自己给自己做肠镜，在助手的帮助下自己操作镜子，向全国直播，目的是什么？他希望大家不要畏惧做胃镜、肠镜。怎么使内镜从有痛转为无痛，这是我们应该追求的。我们可以在麻醉下做内镜，但怎么配医生，中国一年要做 9000 万例，按日本目前的筛查标准，我们的医院根本无法完成如此庞大数量的筛查，因此我们也一直在努力想办法。

整合医学需要医工交叉，我认为小肠胶囊镜是世界上最典型的医工整合的典范。一名以色列导弹专家和一名消化内科医生合作，制作了第一代胶囊内镜。中国现在也有胶囊内镜，病人吞下胶囊医生就可以看出小肠的问题，小肠的问题基本不用做多维成像，小肠胶囊镜也成为胰腺小肠疾病的诊断方法。中国的胶囊内镜被欧洲、英国推荐，我认为是不错的。但第一代小肠胶囊只能用于小肠疾病的诊断，不能遥控。上海某公司做了一个可以遥控的小肠胶囊，病人吃下胶囊后，通过医生的体外操作，这个小胶囊可以在胃肠道内从不同维度、不同角度、不同部位进行满意的检查，不仅看得清，而且看得全，黏膜清晰度达 90%，各部位显示度高达 96%，诊断胃部疾病的灵敏度为 76%。在此基础上开展了一项多中心研究，2016 年发表了文章，与常规胃镜比，病变诊断准确性高达 93%，病人的接受度非常高，得到了日本内镜期刊的推荐。我认为小肠胶囊镜对恶性及良性病变都有一个很好的显示，而且可用于大规模筛查，无痛苦，病人接受度较高。全国 99 家体检中心，纳入 3171 例无症状体检对象，胃癌检出率为 2.2%，病人年龄均超过 50 岁。英国也在开展初步研究。可采用云端的智能化系统分析胶囊得到的图片，无论病人在哪儿，吞下胶囊后在千里之外都可以通过远程图片做出诊断。甚至有人建议把胶囊放在超市，如果病人准备好了，在买东西时把胶囊吃下去，继续买东西，图片就可以读出来，甚至拿着手机，医生就可以看到胶囊在什么部位，有没有病变。

除胃部疾病意外，食管疾病也可以这样检查，尤其对不能做胃镜的食管疾病病人，这是一种很好的方法。胶囊有带线的，吃下去后还可以拉出来，但喉咙还是不适。难点是胶囊通过食管速度过快，难以进行全面检查。解决办法是采用双头摄像头快速拍摄，体外设备控制胶囊运动。现在，结肠胶囊也已经开始应用，而且效果不错。中国的结肠癌发病率在未来可能会有大幅上升，在上海，结肠癌已为第二大癌症。结肠胶囊将来需求量肯定很大。

二代胶囊也许可以实现完整的结肠检查。胶囊有没有别的功能？如果胶囊带振动，难治性便秘病人吃下胶囊，手机打开按钮一按，胶囊就在肚子里发生振动。动物实验已完成，正在做临床试验，结肠胶囊对治疗便秘可能还是有效的。

最近药学专家希望胶囊能够带药，哪个部位需要药，就到哪个部位定向释放。最近已经有研究人员在开展这方面的研究。

胶囊内镜最大的问题是不能取活检，活检既能发现病变，又能做病理组织学检查，只有做活检才能解决根本问题。怎么用机器操作，把组织取出来，这是关键的技术。我曾跟有的专家商量过，他说这比研究航天航空容易得多，只是没有精力去做。现在肠道微生态取样，很难取到想要部位的细菌。发明一个胶囊机器人胶囊内镜，6m 长的小肠在哪一段取样都可以实现。现在有一种胶囊可以带气囊，通过充气放气可以控制人的饥饿感。想做内镜黏膜下剥离术（ESD），把两个胶囊连在里面，相当于两个外科医生一样到肠子里做 ESD。两个胶囊一起吃下去，两个胶囊的功能不一样，医生在外面遥控，看到一个病变，两个胶囊配合，一个注射，一个牵拉，一个把它切掉，做得精准彻底，还能把标本取出来。我相信不久的将来这种功能的胶囊就会研发出来。中国的消化道癌症太多了，每年将近 200 万例，有 100 多万病人因消化道癌症而死亡，中国消化道肿瘤的早期诊断率太低，每年用于胃肠道癌症的费用约 1400 亿人民币。如果我们做研发、做诊断，每年至少节约 1000 亿人民币，还可延长病人的生命。希望我们早日研发出无痛的内镜检查设备。

寄生虫感染与肠道黏膜免疫

◎石海宁

人类肠道黏膜每时每刻都暴露在抗原之中（包括食物、微生物及代谢产物）。作为机体最大的免疫器官，肠道黏膜免疫系统扮演着非常重要的角色。肠道黏膜免疫系统可识别无害抗原（如食物和正常肠道菌群）和有害病原，并诱导宿主产生适当的免疫反应。肠道菌群与肠道黏膜免疫系统的相相互作用用在免疫系统的发育中起着重要作用。肠道菌群与宿主肠道免疫系统协同进化，人出生后肠道细菌的定植可刺激免疫系统的分化，功能的健全和成熟。研究证明不同的细菌可以诱导不同类型的 T 细胞反应。当细菌性病原入侵时，可诱导宿主增强 1 型炎性 T 辅助细胞（TH1）或 TH17 细胞介导的免疫应答反应。过敏原或蠕虫感染可诱导 TH2 免疫反应。近些年来，有关肠道菌群和疾病相关性的研究，已成为科研界的热门话题。肠道菌群可受多种因素影响和制约，如饮食、基因、年龄、卫生条件等。我想用寄生虫感染的模型给大家解释一下肠道感染，菌群与肠道免疫系统的相互作用关系。全世界约 20% ~ 25% 的人群受到蠕虫感染。蠕虫具有很强的免疫激活作用，可诱导机体产生特定的免疫反应。近些年研究发现，寄生虫可以诱导 2 型 T 辅助细胞（TH2）和调节性 T 细胞产生和分化。此类免疫反应可以抑制 TH1/TH17 介导的炎性疾病，故具有作为免疫方法治疗自身免疫性疾病的潜力。

我们实验室早期研究工作的一个方向是建立寄生虫感染模型，并利用这类模型开展了蠕虫感染对细菌性肠道炎症疾病的免疫调节机制研究工作。我们发现，小鼠感染蠕虫 *Heligmosomoides polygyrus* 会加重细菌性结肠炎。该作用机制可能与蠕虫感染诱导免疫应答倾向于 TH2 型，破坏抗菌肽消除易位细菌能力，减弱巨噬细胞的杀灭病原菌能力等有关。在细菌性肠炎模型（TH/TH7）中，寄生虫感染不具保护作用，反而加重了细菌感染及肠道炎症病变。进一步研究寄生线虫对肠道屏障的影响，发现蠕虫感染可以改变肠上皮细胞紧密连接蛋白的结构和功能。我们还利用单细胞测序技术深入研究寄生虫感染后对每一个肠道上皮细胞的影响，发现寄生虫感染可以诱导多种肠黏膜细胞分泌各种特定蛋白。在后续研究工作中，我们应用基因测序方法检测了蠕虫感染对肠道菌群组成和功能的影响，发现 *Heligmosomoides polygyrus* 感染显著改变了小鼠肠道菌群结构。那么，肠道菌群的改变，对调节宿主免疫功能是否有一定的作用呢？带着这个疑问，我们又开展了肠菌移植实验。我们发现，抗生素预处理的无菌小鼠预先移植入 *Heligmosomoides polygyrus* 感染小鼠的粪便，加重了细菌性结肠炎的症状，说明肠道菌群的改变可能是蠕虫感染恶化细菌性结肠炎的一个重要诱因。许多人类疾病都与微生物组失衡有关。除了菌群结构的改变，还要看菌群功能的变化。肥胖细菌可以诱导肥胖。把自闭症孩子肠道细菌移植给小鼠，可诱导小鼠出现自闭症症状，证实肠道菌群失衡可能是小鼠出现病症的原因之一。现在很多研究报道有些疾病的发生与菌群结构改变息息相关。是疾病的发生造成菌群改变，还是菌群改变引起疾病？因果关系如何仍需进一步研究。

在过去几十年里，随着生活质量和卫生条件的不断改善，很多传染性疾病（其中包括肠道的各种感染，如寄生虫感染）消失，但随之出现了很多自身免疫性疾病和代谢性疾病（卫生假说）。蠕虫的感染率与肥胖和代谢综合征的发病率呈负相关的确切机制尚不完全清楚。基于此现象，我们实验室最近开始研究蠕虫感染及其诱导的菌群改变对代谢性疾病的影响。我们发现，寄生虫感染可以改变小鼠的代谢、遗传和免疫功能。在高脂饮食诱导肥胖小鼠模型中，肠道寄生线虫 *Heligmosomoides polygyrus* 感染有助于降低肥胖发生率。另外，提取寄生虫感染小鼠的免疫细胞（巨噬细胞），并移植到未感染的高脂饮食喂养小鼠体内后，发现被移植寄生虫感染小鼠免疫细胞的那些小鼠体重增加趋势明显放缓。我们的实验结果提示寄生虫或其他可诱导免疫反应的物质有可能作为治疗免疫失衡及代谢性疾病的一种手段。

我们实验室在菌群、病原以及黏膜免疫系统的相互关系方面做了很多工作，但具体机制目前仍未完全探明，需更多地深入研究。开展此类研究，不能仅分析单一因素，要整合分析，即采用整合医学的理念和实践来最终解析这其中的奥秘。

肝硬化与肠道菌群易位和感染

◎郭晓钟

关于肝硬化与肠道菌群之间关系的研究已有很多。人体肠道内多样化的微生物有助于消化，可以进行维生素代谢以及抵抗相应的疾病。肠道微生态的动态失衡会导致疾病的发生。肝硬化时会出现肠道蠕动减少、胃酸减少、肠内压力升高等现象，这些因素会导致肠道正常微生态的破坏。肠道菌群在肝硬化这一疾病中发挥多种作用，主要包括细菌感染及易位、高动力循环以及肝性脑病。

肝硬化病人在不同状态下出现不同细菌感染，比如尿路感染发病率可达32 % ~ 34%。肝硬化常见感染有尿路感染、腹膜炎、肺炎等。研究发现，患肝硬化的住院病人，尿样中每个高倍镜视野除了病人的白细胞外还有细菌。我们共分析1526例肝硬化病例，高倍镜视野里白细胞的数量和细菌的数量与死亡率有关（$P < 0.01$）。尿白细胞数量与死亡率之间的关系：尿白细胞正常的肝硬化病人死亡率为2.3%，而尿白细胞数量异常者可达4.3%，升高了近1倍。细菌数量与死亡率之间的关系也是一样的，细菌数正常的肝硬化病人死亡率为2.5%，细菌数升高的肝硬化病人死亡率可达11.3%，增加了3倍。所以，肝硬化合并尿路感染，尿中白细胞数可以预测死亡风险，细菌数与此也呈平行关系；细菌数多，死亡率也增加。肝硬化时，不要小看尿路感染，它会导致病人死亡率增加，少则1倍，多则3倍。

细菌易位，即细菌从肠腔迁移至肠系膜淋巴结和其他肠外器官或部位。细菌易位可发生在健康个体，对免疫系统发育很重要。肝病情况下出现感染，病人的死亡率与各个脏器功能相关，感染除了损伤脏器外还可能会导致脏器衰竭，脏器衰竭会促使死亡。肝硬化有很多因素可以促进细菌易位，包括免疫力损害、肠道细菌过速生长以及肠渗透性增加。关于免疫力受损，肝硬化病人体内吞噬细胞的吞噬能力下降，免疫受到封闭，可能和肝脏功能损伤有关，同时机体主要的防御系统——网状内皮细胞吞噬系统也受损害，吞噬能力下降，导致细菌易位。关于细菌过度生长，动物肝硬化模型中，大鼠的肠道细菌过度生长发生率很高，若无肠道细菌过度生长，则很少发生细菌易位。但肠道细菌过度生长的大鼠并不一定都发生细菌易位。我们检测过二氧化碳、甲烷、氢呼气的病人。1 例 43 岁女性病人，发现二氧化碳、甲烷、氢呼气 3 项均异常。如果呼气氢为 20，就提示有小肠细菌易位，如果大于 12 小于 15，提示小肠道细菌群过度生长，也可能会导致肠道菌群易位。关于肠渗透性增加，肝硬化病人肠黏膜的结构和功能发生改变，出现肠壁水肿，肠黏膜脱落。即使没有导致肠黏膜的明显损害，但肠壁的免疫连接是节段组成，这个节段并没有达到完全融合，所以局部免疫连接发生破坏，同样可使得肠道渗透性增加。

从肝病分期与病理性细菌易位发现，正常情况下肠壁不是一点细菌都没有，只是很少，它们在通过肠壁的过程中被肠道屏障中的免疫细胞所吞噬。代偿期肝硬化时，细胞旁转移细菌产物增加会刺激促炎细胞因子的应答，从而使肠道相关淋巴组织内活性氧和一氧化氮释放增加，起到杀灭细菌的作用。失代偿期肝硬化时，肝硬化腹水合并肠道细菌过度生长，使肠道免疫细胞受到抑制，这种情况下非常容易发生肠道菌群易位，从而形成局部免疫失调、免疫封闭，最后出现败血症。这些因素会过度增加肝脏的负担，使肝脏损坏明显增加。

肠道菌群失调除易位外，还与高动力循环有关。肝硬化门静脉高压致肠道血流动力学改变，而高动力循环状态是肝硬化典型的血流动力学改变，如果血管不扩张，血管阻力就不会下降。但外周和内脏动脉血管的舒张会导致动脉未充盈，引起相对低血容量和低动脉压，刺激动脉压力感受器激活神经体液系统。高动力循环状态的原因为血管扩张剂（如环前列腺素、肾上腺髓质素、一氧化碳）导致的肝硬化血流动力学异常。细菌内毒素产生的炎性细胞因子增加，引起血管壁中诱导型一氧化氮合酶（INOS）表达，导致血管壁持续产生一氧化碳，进而引起血管舒张和高动力循环状态。

血管舒张和高动力的循环状态还可导致肝硬化并发症的恶化，感染又可导致不可逆性并发症的发生。门静脉压力梯度升高导致胃食管静脉曲张的形成，高动力内脏循环状态导致胃食管静脉曲张破裂出血。肝肾综合征由严重的外周血管舒张引起肾血管收缩造成。肝肺综合征由于严重的肺动脉血管扩张导致血液分流和低氧血症。

肠道菌群与肝性脑病，肝性脑病是一种可逆的代谢性脑病，肝硬化病人中有 30% ~ 45% 发生肝性脑病。肝功能不全、肠源性含氮化合物毒素的吸收会增加肝性脑病的发生，细菌感染也会增加肝性脑病的发生。氨与肝性脑病发病密切相关，其主要来源为肠道的吸收。肝性脑病的治疗主要通过降低肠道细菌产氨和减少肠道氨的吸收，可以使用不可吸收的双糖（如乳果糖）及不可吸收的抗生素。便秘会进一步加重肠道细菌易位。乳果糖与安慰剂相比，能有效预防重度肝性脑病的发生。此外，益生菌可以调解肠道菌群、酸化肠道，减少氨吸收，连续用30d可逆转肝性脑病。因此，益生菌在降低肝性脑病发病率及治疗方面可能有重要作用。

NBI – ME 载波内镜成像和放大内镜对早癌的筛查

◎王　新

发现胃肠道早癌，首先，要有对早癌的意识。我感受过最初不用麻醉做的内镜；继之感受到麻醉后食管胃肠黏膜发生的变化。其次，了解早癌的发生规律及镜下表现。结肠息肉要长到足够大才发生癌变，潜伏期 8～10 年，此期间没有任何症状，我们消化内科内镜医生有足够的时间去发现早癌，我经常到处宣讲胃肠镜筛查的必要性及益处。第三，有规范精准的操作技术，做内镜操作技术非常重要，大多数病变没看见，不是不存在，是漏掉了。第四，不断更新检测方法和精密设备，设备好，将来可以通过遥控内镜做活检、做诊断，目前还得靠我们的双手。最后，需要有效的早癌筛查策略。

内镜窄带成像术（NBI）能把血管衬托得非常清楚，能放大观察血管的变化和病变的变化。这张图显示的是，正常微血管，从粗到细很均匀，肿瘤血管形态不规则，通过血管形态的改变可以判断黏膜下或黏膜本身的病变，肿瘤发生时大多会先出现血管增生，血管变化的多少往往预示有非常早期的上皮病变。

通常，在 NBI 可看到食管黏膜下层比较大的血管，上皮内小的血管叫小血管环，黏膜粗糙，用 NBI 看血管更加明显，再放大就能看到小血管环，这是一个非常早期的食管癌病变，这种情况被发现，病人是肯定能治愈的。在临床上，我们不能满足于发现大溃疡，或长到 1～2cm 的非常明显的新生物，而是要找小病变、早病变。用 NBI 观察食管病变，有很多类型，可以把它简单化，根据血管的数量、形态。如果数量增多，形态发生改变，大多是肿瘤，看到血管形态的变化就要考虑可能是一个肿瘤性病变。白光下很多小病变我们看不见，你要发现很小的病变，就放大，可以发现 3mm 的病变，通常情况下大多数医生都不会仔细观察，导致遗漏。形态的变化不仅有助于识别，还可以判断深度。食管癌一旦损伤至黏膜下层，

10%～30%会发生淋巴结转移，食管做手术，黏膜下层的我们一般都不考虑做微创切除了。白光下看到异常，NBI放大异常，这是目前发现食管早癌最基本的方法，确实非常有效，还可以通过血管直接判断肿瘤的侵犯深度。

胃癌有一个非常不利的情况，胃的慢性炎症背景会导致我们丢失很多早期病变。在中国有一个早期胃癌筛查共识，最精华的部分有一个早期胃癌筛查的流程，就是幽门螺杆菌检测，主要是筛查胃黏膜有炎症改变的人群，加上家族史、高发区背景等，先有一个主观判断，病人有否可能有胃癌发生，然后再用胃镜评估。共识把胃癌分成高低危险性，每天病人这么多，看到非常典型的黏膜病变，确实很少。中国为什么早癌发现率低，不是病人来得少，而是我们没看见，或看见不认识。可用三步法，病人来了先登记，通过背景信息判断是不是高危人群，然后通过风险评估，最终最好的办法还是胃镜的精查，白光先看，目前最好的方法是NBI＋放大，细看表面是否规则，在胃癌的筛查中能找出早期病变。白光下看到的血管，经常会当做炎症糜烂，其实是炎症的早期癌。胃炎容易诊断，但有糜烂就要小心了，局灶性萎缩跟早癌要好好区别。息肉改变都不能漏，靠近一点观察一下息肉和癌不一样，要把组织学类型分清楚，然后下手切。放大后每个部位都能分清形态，取活检要小心。有取不准，原本是个癌，部位取得不对，也会漏诊。血管、微血管和微表面的变化是胃镜下发现早癌最主要的办法。目前日本用胃镜发现早癌的主要办法，先放大，用超声内镜判断病变深度。结肠癌发生癌变的时间比较长。大肠息肉一定要了解组织学类型，是肿瘤性还是非肿瘤性，不同类型的息肉结局不一样。处理早期癌变时，不要把它当成了息肉。对大多数的息肉，我们要了解组织学类型，因为组织学类型不同处理的方法不同。做肠镜如果发现息肉，就要靠近，开口异常大多是肿瘤性的，NBI对其放大分型非常多，日本的内镜专家团队把它简化了，看表面是不是规整，如果血管多基本上是腺瘤或早癌，方法越简单越实用。

在临床上如何发现早期胃肠道癌，常规使用染色放大内镜NBI技术，把影像组织学细胞学相结合，探索新方法，这就是正确的筛查策略。

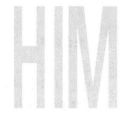

鼠李糖乳杆菌对人体健康的可能作用

◎林　健

鼠李糖乳杆菌 LGG（*L. rhamnosus*，ATCC53103）从属于乳杆菌属，是人体正常菌群之一，肠道黏着率高，定植能力强，也是目前全球研究最多的益生菌之一。该菌能够耐受动物消化道环境，起到调节肠道菌群、预防和治疗腹泻、排除毒素、提高机体免疫力和预防龋齿及抗癌等重要的功能。乳酸杆菌主要通过产生抗菌物质如乳酸、过氧化氢、细菌素，或者通过竞争营养或肠道黏附位点来抑制致病菌；通过诱导黏附素的分泌或阻止细胞凋亡而增强肠道的屏障功能，从而保护肠道。鼠李糖乳杆菌的生物学特性和功能特性，决定了其应用价值及其在食品科学中的地位。现对鼠李糖乳杆菌的功能特性进行综述，内容如下。

一、调节肠道菌群，增强胃肠道黏膜屏障

人体肠道内的微生物菌群在正常情况下特性是相当稳定的，包括正常菌群所处的位置、种属和数量都是相对固定的，并且菌群和宿主的种属具有特异性。LGG在人类肠道环境中定植和繁殖后，仅仅是依附于宿主的肠上皮细胞。能够成为肠道黏膜的一层生物屏障，从而达到提升宿主肠道黏膜屏障的功能。Alander 等通过对连续服用 LGG 乳清饮料的受试者肠道内容物和粪便中菌落进行检测发现，LGG能够在活体肠道内定植并存活。Kirjavainen 等通过对益生菌与人体肠黏膜结合力的测定发现，LGG 无论对于婴儿或是成年人均有较高的黏着率。Lam 等发现 LGG 不仅可以附着在患胃溃疡的小鼠胃黏膜上，而且可以在溃疡部位的边缘定植，服用一定剂量 LGG 后溃疡面积明显减少。

在治疗轮状病毒引起的 5～28 个月的婴儿腹泻时，Kaila 等通过对 29 名分别服用 LGG 制剂和普通牛乳的患儿的粪便检测发现，服用 LGG 制剂的婴儿粪便中含有 LGG 菌株，证实在宿主患急性肠胃炎期间 LGG 仍能促进肠道菌群平衡。而 Chen 等

报道 LGG 黏液的分泌增加可以减少轮状病毒对肠细胞的入侵，也证实了这个观点。LGG 对感染 HRV 的乳鼠空肠黏膜上皮细胞有一定的保护作用，感染前灌服 LGG 的保护效果好于感染后灌服，且灌服 LGG 的剂量与保护效果呈正相关。

二、调节机体免疫能力

人体免疫系统可以分为先天和适应性免疫系统，先天免疫系统主要是由巨噬细胞、白细胞等组成。如果先天免疫系统出现功能障碍，则适应性免疫系统发挥功能。二者共同作用形成人体的免疫屏障。益生菌能通过激活巨噬细胞、增强 NK 细胞活性和增加免疫球蛋白水平来增强非特异性免疫和特异性免疫应答。乳酸菌及其细胞壁成分能够促进人体外周血单个核细胞分泌 TNF - α、IL - 6 和 IL - 10，从而增强人体免疫力。

Miettinen 等通过试验发现 LGG 与血液中细胞因子反应能够抑制食物中革兰氏阴性致病菌引起的免疫功能失调，并能诱导产生 TNF - α、IL - 6 和 IL - 10。Jeremy 等通过鼠肠道微生物菌群体外实验证实 LGG 能防止巨噬细胞分泌过量的 TNF - α，起到预防和治疗结肠炎的作用。Rinne 等通过对服用 LGG 的哺乳期妇女的体液免疫区、内脏微生态区、初乳可溶性 CD14 等状况的检测，发现 LGG 与母乳喂养对分泌抗体细胞的数量有关，并提出母乳喂养期间服用 LGG 可提高内脏的免疫性。在体外试验条件下，LGG 作为益生菌对生理状态下巨噬细胞先天性免疫应答的刺激作用远低于病原菌，不会产生炎症反应，但可极大增强受感染巨噬细胞的促炎免疫应答水平，且可能具有避免过度炎症反应的作用。

在卵清蛋白诱导的过敏性鼻炎（AR）小鼠模型中，LGG 能通过抑制 Th2 细胞反应及增强 CD4$^+$CD25$^+$T 细胞活性发挥抗过敏作用的免疫调节作用。BALB/c 小鼠模型中，LGG 可以抑制旋毛虫在肠道的寄生和繁殖，推断 LGG 对旋毛虫感染小鼠有一定的抑制作用，研究结果对于旋毛虫的免疫预防以及肠道免疫应答的研究具有一定的指导意义。从运动员新鲜粪样中分离到的优势乳杆菌能显著提高小鼠机体的体液免疫水平和细胞免疫水平，初步阐明了运动性胃肠综合征的发病机制及运动员服用微生态制剂提升运动素质的机制。

三、产生抗菌物质，具有一定的拮抗致病菌作用

LGG 在肠道内产生的抑菌物质，能降低沙门氏菌、大肠杆菌、葡萄球菌、梭菌和拟杆菌等微生物的活性和肠道有害菌酶的活性。LGG 抑制致病菌的主要物质是乳酸，另外其培养上清液对金黄色葡萄球菌有协同增效的抑菌作用。LGG 培养上清液对金黄色葡萄球菌、枯草杆菌、沙门氏菌、大肠杆菌和 EHECO157 的抑菌作用，可能是乳酸和蛋白质类物质的综合作用。Yan F 等将分离、纯化的 LGG 分泌的蛋白作用于肠上皮细胞发现，LGG 分泌的蛋白可以促进肠上皮细胞的动态平衡，对细胞因子引起的胃肠道疾病有预防作用。LGG 对黄曲霉、黑曲霉、串珠镰

刀菌和禾谷镰刀菌的生长具有较好的抑制作用，对黄曲霉和串珠镰刀菌的抑制效果较好，全菌液的抑菌效果优于上清液或沉淀物。LGG 的凝集素样分子可以抑制致病性大肠杆菌和沙门氏菌生物膜形成，推测从 LGG 中分离或表达的凝集素可能是一种有效的生物活性成分，可用于改善泌尿生殖系统和预防胃肠道感染。

奶牛血清中 TNF - α 和 Hp 可以作为临床型子宫内膜炎的辅助诊断指标。*L. rhamnosus* GR - 1 通过衰减 MyD88 依赖性和非依赖性信号传递途径的信号转导，以及加强 NLRs 和 TLRs 之间的相互作用，抑制 *E. coli* 诱导的奶牛子宫内膜上皮细胞 NF - κB 信号通路激活，进而减少了炎性细胞因子的释放，同时缓解了 *E. coli* 对细胞紧密连接的破坏，降低了细胞的凋亡率，从而减轻了 *E. coli* 诱导的奶牛子宫内膜上皮细胞的炎性损伤作用。*Muc2* 基因下调明显降低 LGG 抑制 E44 黏附和侵袭肠上皮细胞的能力，提示 LGG 刺激 *Muc2* 表达上调可能是其强化加固肠黏膜屏障和拮抗致病菌功能的关键性机制之一。鼠李糖乳杆菌在对结核分枝杆菌的感染中起预防作用，降低了免疫及病理性改变，缩短了感染时间及疾病后遗症的发生。此外，鼠李糖乳杆菌预防传播性疾病可能是由于二次感染或复发时正 IL - 2 免疫因子表达增加。

四、降糖降血脂作用

在一项对比研究中，4 株益生菌均能有效改善仓鼠血脂代谢，预防和减少动脉粥样硬化的发生。其中嗜酸乳杆菌和 LGG 的降血脂能力较强，双歧杆菌和植物乳杆菌较弱。LGG 降低高脂饮食仓鼠血清总胆固醇（TC）、三酰甘油（TG）含量的作用最强，嗜酸乳杆菌、LGG 升高血清高密度脂蛋白胆固醇（HDL - C）含量的作用最强，但嗜酸乳杆菌降低肝脏中 TC 含量的作用最强。

陈佩等发现一株 LGG 在强酸条件下可以生长，对人工胃肠液都具有很好的耐受性，耐受胆盐的延迟时间为 0.86h，在 NaCl 浓度为 9%（W/V）的培养条件下仍可以存活且对 Caco - 2 细胞具有较强的黏附能力。提示这是一株具有潜在降糖作用的发酵菌株，未来可进一步研究开发具有降糖作用的新型发酵产品。

五、对肝脏的保护作用

LGG 对酒精性肝损伤有保护作用，能够调节 Treg/Thl7 平衡，抑制 TLR4 通路激活，为酒精性肝损伤早期治疗提供依据。实验组小鼠喂食 LGG 后，肝脏脂肪堆积及肝损伤情况得到显著改善，LGG 主要通过增强 HIF 介导的信号转导，改善肠上皮细胞屏障完整性和通透性，上调 miRl22a 以及抑制肝细胞凋亡等实现。鼠李糖乳杆菌 CCFM1107 能够显著抑制血清转氨酶和内毒素水平升高，降低血清和肝脏中三酰甘油和胆固醇的含量，并通过增加乳酸杆菌和双歧杆菌的数量减少肠球菌和肠杆菌。证实 LGG 通过降低氧化应激和恢复肠道菌群进而缓解了酒精性肝损伤。LGG 对黄曲霉毒素 B$_1$ 具有良好的降解作用，且能够有效抑制因 AFB$_1$ 引起的肝损伤。

六、结语

世界卫生组织指出，3 个月以内的婴儿食品不得含有 D - 乳酸或 DL 乳酸。LGG 在发酵过程中只产生 L - 乳酸，因此不会对人体产生不良作用。LGG 在发酵乳制品、婴儿食品、饮料饮品及药品方面得到了广泛的应用。在亚洲发展中国家和地区，有关 LGG 功能和安全性的试验研究和科研资料相对缺乏。随着居民生活水平的提高和保健意识的增强，对 LGG 的研究开发也得到了重视，对其功能特性的研究及新产品的开发还需进一步的努力。

急性胰腺炎肠道微生态的变化及恢复

◎吕农华

重症急性胰腺炎死亡有两个高峰，一个在疾病的早期，一个在后期合并感染时。感染性胰腺坏死是当今胰腺炎死亡的重要因素，多数感染都伴有器官衰竭。胰腺坏死感染的途径有多种：经血液系统、胆道系统，以及肠源性感染，其中肠源性即肠道细菌移位被认为是胰腺坏死感染的主要途径。有研究表明，重症急性胰腺炎时，由于全身炎症反应综合征（SIRS）相关的缺血和活性氧（ROS）释放，可以导致肠黏膜损伤，肠黏膜微循环障碍、肠黏膜的完整性、绒毛结构改变，肠道动力异常，肠道蠕动减少，细菌过度生长，细菌透过肠壁迁移。肠屏障功能的破坏对感染和炎症起重要作用。肠道屏障由机械屏障、化学屏障、免疫屏障和生物屏障组成。生物屏障的构成就是肠道的菌群，菌群紊乱生物屏障被破坏导致细菌移位，是胰腺炎发生感染的重要过程。从肠道菌群角度看，在胰腺炎的治疗中合理使用抗生素是维持正常菌群的重要保证。国际和国内急性胰腺炎指南均不提倡预防性使用抗生素，非胆源性不用，无感染依据的不用；保护肠道正常菌群，保持生物屏障完整。发生感染后，尽量取得药敏结果，避免长期使用超广谱抗生素，以延缓耐药菌尤其是多重耐药菌的形成。还有一个是质子泵抑制剂（PPI）的问题，长期过度抑酸不好，在胰腺炎治疗中，除防止继发性病变外，还要控制PPI的使用时间，避免过度抑酸，保护肠道菌群。急性胰腺炎病人的菌群到底有没有变化？一项针对急性胰腺炎有感染和没有感染的病人及正常人的对照研究发现，急性胰腺炎感染并发症的发生源于菌群改变了免疫系统。基础研究发现，在胰腺炎的早期就已经有肠道微生态的变化，而且是益生菌减少。动物模型研究发现，胰腺炎肠道菌群失调，多样性下降，有益菌减少，有害菌增加，高脂性胰腺炎有重症趋向，菌群较正常胰腺的病理改变更严重。我们团队收集了急性胰腺炎病人的粪便样本，进行肠道菌群的观察性研究，结果发现急性胰腺炎病人肠道菌群的改变和正常人是分离的，表现为多样性下降。同时我们还发现急性胰腺炎的不同分级中，重度和中度的菌群结构差异不一样。这些改变与临床炎症有无相关性呢？我们检测了血液中的炎症因子和屏障因子，发现菌群和屏障改变是同步的，屏障损伤和炎症发生也是同步的，所以我们认为菌群变化有可能参与了急性胰腺炎的炎症反应和损伤。

一、急性胰腺炎治疗中微生态制剂应用的争论

既然菌群在急性胰腺炎中发挥了重要作用，应该怎样治疗？对急性胰腺炎的微生态治疗一直存在争议，2013 年国际指南对益生菌的应用是不推荐，不推荐用益生菌来预防胰腺炎的感染并发症。我国的指南指出，益生菌可调节肠道免疫和纠正肠道菌群失调，从而重建肠道微生态平衡，但目前对重症急性胰腺炎（SAP）是否应该使用益生菌治疗尚存在争议。为什么会有争议？在 2007 年以前，所有的研究结果都支持用益生菌，动物实验和初期的临床研究，都认为益生菌可以减少胰腺感染的并发症而改善病情。转折点在 2008 年，2008 年荷兰的胰腺炎团队主导了一项研究，对 152 例治疗者随访 90 天，结果用益生菌治疗增加了死亡风险，而且对预防感染并发症没有明显优势，死亡组有 9 例出现缺血性病变，这个结果一石激起千层浪，全球都关注益生菌安全问题，很多相关研究都叫停了，益生菌治疗在胰腺炎的应用走向了死胡同。此后，很多研究都对这个结论提出了质疑，进行了评价，认为该研究的试验组死亡率高与用益生菌无关。2012 年仍然是这个团队的研究，对他们自己的结果进行了再次回顾性分析，认为那些有重症胰腺炎而无器官衰竭的病人给予益生菌治疗，结果是没害也没益。2016 年最新的再评估文章发表，对死亡原因进行分析后提出得出原结果的 4 点原因：①试验组入组时器官衰竭发生率高于对照组，死亡是由于胰腺炎多脏器衰竭而不是益生菌；②益生菌用晚了，因为在发病 24h 时，自身菌已经在繁殖，干预晚了；③应用的剂量不足；④胰蛋白本身对组织的损伤。基于以上原因，提出了 3 点建议：①减少多糖摄入，营养在结构上就要发生改变；②提倡大剂量应用益生菌；③要早用。至此，关于急性胰腺炎是否可用益生菌进行治疗的争议，应该有了答案。

二、肠菌移植在 AP 治疗中的探索性应用

拯救肠道微生态，新的希望是肠菌移植。既然用益生菌有争议，那肠菌呢？肠菌会有更多的优势吗？我们查阅资料发现，2017 年前，在网上注册做肠菌移植的临床研究有 100 多项，我国有 25 项，治疗疾病有炎症性肠病（IBD）、肠易激综合征（IBS）、肝硬化。其中治疗胰腺炎的有两项，都是我们团队注册的。我们进行了一个肠菌移植治疗 SAP 肠功能障碍的随机对照试验（RCT），初步结果，腹内压，两根曲线交叉，不做肠菌移植往上走，做了肠菌移植往下走，移植后肠内营

养耐受是增加的。肠菌移植后多样性增加更接近供体，移植前、移植后和供体的多样性靠拢，慢慢往正常菌群发展。体温，白细胞也有改善。研究得出的初步结论是，FMT 可以改善 SAP 病人肠功能。

最后介绍 2 例病例。1 例重症急性胰腺炎病人，病程 2 月余，从外院转来我院。当时感染，高烧，胰腺坏死，还有消化道出血。入院后反复高烧 41℃，培养出来都是耐药菌。后来给病人做肠菌移植，每周 1 次，共 7 次，最后病人痊愈出院。当然这个病人的痊愈是综合治疗的结果，但肠菌移植在这个病例的治疗中也起了关键作用。对病人粪便测试分析显示，这个病人移植后菌群是逐渐向正常供体菌群靠拢，这很神奇。另外 1 个病例是高脂血症胰腺炎病例，来时高烧，13 天后做了肠菌移植，腹内压下降，白细胞下降。对其治疗前后的菌群进行随访，最后回到了正常菌群。

综上所述，急性胰腺炎的病人肯定存在肠道微生态失衡，早期失衡与病情轻重分级有关，其肠黏膜屏障损害和炎症感染密切相关，所以在治疗中要保护急性胰腺炎病人的肠道微生态，要注意抗生素和 PPI 的合理使用，在发挥其最佳效益的同时，尽量减少并发症的发生。针对益生菌的作用曾有过争议，现在证实益生菌在治疗中能够带来一处，但需要进一步研究，肠菌移植能否成为治疗重症胰腺炎一个新希望？研究之路还很长，让我们共勉。

菌群移植体系建设中的整合医学理念和实施

◎张发明

    菌群移植体系形成过程中面临许多困难，我们尝试用整合医学理念去解决困难。

    2012 年我做了一个小小的决定，也定了一个小小的目标。当时，我在美国约翰霍普金斯医院，跟随 NOTES（经自然腔道内镜手术）概念的提出者 Kalloo 教授研究新型内镜技术和器械，但我决定从做高级内镜治疗转到肠道菌群研究。肠道菌群治疗疾病显示如此强大的效果，为什么过去被忽视了这么久？我的判断是不能用现在的方法继续做下去。我的目标是要将肠菌移植标准化并将其推向医学主流，我在美国胃肠病学杂志发表论文，重点提出两点：重新定义肠菌移植的世界医学史，呼吁将其标准化。后来，国内外杂志，包括世界胃肠病组织官方通讯邀我写评论，我都继续呼吁这个观点。

    我们要把肠菌移植做好，让它发挥更大的价值，如果依旧重复昨天的故事，对人类的影响非常有限。2012 年我们用肠菌移植在世界上第一次治疗难治性克罗恩病，疗效很好，其方法学是后期实现现代化肠菌移植的雏形，因为我希望用机器代替人，去干人在实验室不愿意干的事情——从粪便中获取菌群。

    要病人满意，光靠医德高尚，光靠病人理解和配合是不够的。我们需要从技术体系上取得进步。因此，我们发明了世界上第一套智能化肠菌分离系统，实现了用机器代替人的愿望。但光这个还不够，还要有一个很好的实验室系统。拿到高质量的菌群还不够，还要想法满足病人轻松地实现重复移植治疗的愿望，所以我们发明了经内镜肠道植管术及其器械，这是在全结肠植入一根给药管满足重复给药。做好这些，对于难治性疾病，还需要有一个很好的诊疗策略，包括肠菌移植升阶治疗策略、选择合适的治疗对象等等。我们做到了这些，但是，如果我们只治疗那些有机会到大城市来看病的病人，我们能治疗的病人数量将非常有限，我们所发挥的社会价值也非常有限，全国还有不计其数的病人需要得到这样的治疗，所以，我们在 2015 年决定，建立中华肠菌库，先解决全国难治性感染的异地救援性肠菌移植治疗，这一步，实现了一个医院内的库从院内推向全国的发展。即使我们已经将肠菌移植体系做到目前的最好状态，但谁也不能量产这些整体菌群，而且对于洁癖病人，他们的内心依旧难以过关，所以，我们从 2013 年开始就建立团队研究配方菌群移植。这些综合在一起，就成为菌群移植体系了。

2018 年，由我牵头，以全国 19 名专家组成的"标准化肠菌移植研究组"的名义，在 *Protein Cell* 共同发表了一篇文章，系统综述了菌群移植领域的概念和进展，特别是在方法学、策略以及方向等方面，陈述了专家观点。现在，全世界有两个最重要的肠菌库，一个在美国波士顿，一个在中国南京，但是中国的库是全世界最好的，我们拥有肠菌智能分离系统和专用于菌群纯化的高级别净化实验室，这些满足医患双方都喜欢的质控和安全管理。在我们实验室，用手指按触摸屏，大部分的"困难"工作就完成了。在这个体系化设计的环境中，工作人员自然会非常开心；我们可以对全国所有医院的病人提供异地救援，医生只需要用一根小小的管子将菌液从瓶子里抽出来就可以进行治疗，比如，从南京到北京、天津、上海、重庆、深圳、贵州，用干冰冷链运输菌液就可以了。

前面说的是体系建设，我们用了 6 年的时间去一步步解决，这中间遇到了很多困难。下面重点讨论我们是如何去认识和克服这些困难的。

第一，对疾病的认识角度要变。统计显示，就在这二三十年里，炎症性肠病、过敏性疾病迅猛增加，病人越治越多，专家越来越多，我们更要反思当前的知识结构是否有问题。西餐、牛奶业等被商业推着跑，饮食结构的巨大变化冲击着我们这个民族长期以来形成的进化状态，中国人群的疾病谱演变就和欧美在二战以后的变化相似了。肠道菌群被破坏是重要因素，虽然遗传也是原因之一，但是从历史的角度看，在最近这一两代人的时间内，应该是次要的，然而，肠道菌群的重要性还没有更新到我们的教科书中。此外，肠道菌群相关性疾病的概念需要再认识，狭义的概念指二重感染，广义的概念指凡与菌群相关的疾病，无论是肠道内还是肠道外，无论是因还是果，都应纳入这个范畴，否则无法系统地解读某些疾病。所以，我们需要用新的医学观去认识一些疾病，肠道菌群相关性疾病是重要领域，选择这个方向，不会有错。

第二，在整个体系建设中，如何应用整合医学的思维方式去解决技术上的问题。研究肠菌移植的人类医学史很重要，但是，对历史的反思比历史本身更重要。面对肠菌移植，只说它很重要，如果不解决整个体系建设中的基本元素（比如如何获得菌群，如何将其送到病人肠道里去），就做不好肠菌移植，整个体系就无法发展。比如，大量细菌离开肠道后暴露在氧气中会很快死亡，而且菌群结构也会发生变化，应用机器不仅可以代替人做人们不愿进行的工作，而且可以节省时间。

而且，"在人类还不清楚肠道菌群离开人体后的存亡曲线之前，我们最应该做的是用最快速度获得这些功能菌群并送到它们该去的地方（肠道）"，这是我们在世界胃肠病组织官方通讯 WGN 刊首评论中表达的观点。因此，我们确立并报道了"FMT 一小时方案"。更重要的是，从哪里来到哪里去，肠道的菌群从结肠道里来回到肠道里去，我们用这一个逻辑解决一个生理需求问题，应该更适合治病，在肠道用内镜技术插入一根细小的管子到回盲部并将其固定在那里，使其成为肠道留置管，满足肠菌移植的结肠输入和重复治疗。这些涉及医学、工程学和技术转化，我们需要整合多方面的知识、技术、人才和资源，才能解决技术问题并将其向国内外推广应用，这是整合观！

第三，挑战了什么？整合思维最大的特点就是挑战了机械思维。2017 年，我收治的肠病病人平均住院时间为 7.3 天，它们多数都是从全国各地转诊来的复杂疑难肠病。对此，我们要思考，为什么中国在这 FMT 领域的治疗人数与美国相差很多，其中一个因素就是我们的医疗体制，病人的医疗费，主要都是政府负担，美国不同，医院花钱太多，保险公司要找医院和医生的麻烦。不过，国外用肠菌移植治疗难辨梭状芽孢杆菌感染的指南对中国来说不接地气，因为中国绝大部分医院目前根本没法诊断难辨梭状芽孢杆菌感染，因此，我们的临床实践得改，临床可以综合分析诊断，医生并非离不开检验检查就不能做出决策，对于没有条件诊断该病的医院，临床综合诊断抗生素相关性腹泻就可以使用肠菌移植，否则，病人就合情合理地按照教科书死亡了，病人没有机会等候中国医学指南的诞生。但是，到今天，依旧有大量病人按照教科书死亡，太多人因为不知道肠菌移植、不相信肠菌移植、不能做肠菌移植，导致病人付出了巨大痛苦，高昂的医疗费用，甚至是生命的代价。再比如说，我们在偶然的机会中发现肠菌移植可以治疗癫痫，当时是一位病人患有克罗恩病和癫痫，我推测她的癫痫可能与肠道菌群异常有关，于是就建议病人在肠菌移植后把抗癫痫药停掉，结果她的癫痫被治愈了，这是世界上第一例肠菌移植治愈癫痫，之后我们注册了临床试验去进一步研究肠菌移植治疗癫痫的价值，前期结果也支持这一结论。为什么改变肠道菌群能治疗脑病？这挑战了过去对癫痫的认识，挑战了机械思维，我们需要把菌群、肠道和脑整合到一起去理解，用机械思维去看待医学理论不仅痛苦，而且无法有效解决问题，我们需要整体观。

这里所强调的菌群移植体系离不开几个要素：实验室、临床流程和治疗策略，当然，还有一些环节需要完成，少一个都不行，比如，不去和政府官员沟通解决收费问题，就没法让这项技术可持续发展。

我们在 *Protein Cell* 发表的文章用趋势图显示了以下内容，在人类历史上，利用微生物治疗疾病，一头（古时候）是利用整体的粪便移植，另有一头（最近一百多年）用单一的益生菌，前者疗效最大，后者疗效最小，但两个极端都不是我们未来发展的方向，未来的方向是向"selective microbiota transplantation（SMT）"

发展，在中间，既符合人类美学发展的需求，也符合人类对微生物研究越来越充分的技术背景。肠菌移植优点很突出，缺点也很明显，发展新一代的菌群移植就成为必须当然，在未来，肠菌移植依旧存在，它和 SMT 共同成为菌群移植的重要支柱。

SMT 的重要代表，就是用于部分替代肠菌移植的配方菌群移植，我们已经研究了 4 年，研究取得了成功。举例如下，一名病人每天最多放 168 个屁，多方求治无效，最后来找我，我们用研究的配方进行治疗后，减少到每天只放 20 个屁。我们将 FMT（肠菌移植）和 SMT 整合在一起，并用软件来管理，加上服务，就成了平台——中国菌群移植平台，2017 年 5 月，在我们举办的中国菌群移植大会上正式开放。这个平台重点解决什么问题？重点解决安全问题，随访 10 年，我们也同步评估药物的效果，并进行平行比较。要把这件事情做好，整个体系中离不开大众知识结构的重塑，去年的中国菌群移植大会和今年的中国肠道大会，最重要的内容是强调微生态，只要越来越多的人认识它，就能把这个领域往前推，显然，这种发展离不开整合医学的医学观、整体观、整合观。最后强调一点很多人关心的问题，如何定位菌群移植？从伦理角度而言，我们要冷静面对当前的挑战，很多医院不敢做这件事情，因为他们安于自保，恐于细菌，羞于粪便；从商业角度而言，我们要避免商业资本驱使下的滥用。太冷太热都不好，我们喜欢温热带。

从整体整合观看幽门螺杆菌个性化根除治疗

◎郜恒骏　詹冰洁

　　幽门螺杆菌（Helicobacter Pylori，Hp）是 35 年来最著名的微生物，本文从整合医学角度，运用整体观谈谈对 Hp 及其诊疗的认识。

　　由于高酸环境，人类胃部在很长时间内均被科学界认为是无菌环境。Hp 长期、默默地与人类"相伴"——"潜伏"在胃中也许已经数万年，一直与人类共生共存并伴随着人类的进化与迁徙，成为人类迁徙的标记物之一。古微生物学家在 5200 年前的最古老木乃伊、阿尔卑斯山冰人胃腔内就观察到了 Hp 存在，根据 Hp 种群结构推断，我们远古祖先生活在非洲，随后发生了一系列迁徙活动。因此，它与人类之间已经形成怎样的"适应"与"默契"？我们不得而知。但当人们发现了它（1983 年）并知道它与胃炎、消化性溃疡密切相关（因此获得 2005 年诺贝尔生理学或医学奖），与消化不良、胃癌、胃黏膜相关组织（MALT）淋巴瘤也有关系，且与一些皮肤病、心血管疾病、血液系统疾病等胃外疾病有关时，就不断遭到"灭顶之灾""满门抄斩"。

　　2015 年发表的"幽门螺杆菌胃炎京都全球共识"（简称：京都共识）将 Hp 胃炎定义为感染性疾病，认为 Hp 感染始终具有传染性，根除 Hp 可减少传染源，并有效预防和治疗 Hp 相关消化不良、消化性溃疡，在较大程度上预防胃癌的发生，强调给予 Hp 感染者根除治疗，除非有抗衡方面考虑，近乎"格杀勿论"。此共识影响了全世界消化专科医生乃至相关内科同道们的治疗决策。

　　看待一个问题，存在"个体"与"群体"、"局部"与"整体"、"短期"与"长远"、"表象"与"实质"、"低处"与"高处"，即从不同视野、不同角度、不同高度出发，观点、结果往往不一样。全球约半数的人口感染 Hp，有些地区甚至 70%～80% 的人携带该菌，但 Hp 仅使少数人患病，携带者中只有 10% 的病人有消化不良或消化性溃疡，1% 左右的人可能会患上胃癌。

Hp 一定要全部根除吗？大规模根除以预防消化不良？消化不良的病因太复杂了，精神、心理因素等也是重要病因；大规模根除以预防消化性溃疡？虽然消化性溃疡与 Hp 密切相关，根除 Hp 使得消化性溃疡成为可治愈性疾病，但其最终发生是胃酸、胃蛋白酶自身消化的结果，所以抑制胃酸也是关键；大规模根除以预防胃癌？胃癌发病机制尚不明确，不仅仅与 Hp 有关，还与遗传、环境、饮食等因素密切相关。有些国家 Hp 感染率很高但胃癌发病率却很低，需要将 99% 的 Hp 感染列为"满门抄斩"对象？为了将来可能的 1% ~ 10% 就无辜滥杀了 90% ~ 99%？宁可错杀也要杀是明智之举吗？这个想法是否有点偏激？

广泛根除治疗，抗生素、抗菌治疗产生的不良后果不值得高度重视吗？众所周知，长期根除治疗以及日益严重的抗菌药物耐药，使得原本根除率较高的三联治疗效果越来越不理想，2016 年杭州第五次全国幽门螺杆菌感染处理共识报告（以下简称杭州共识）推荐铋剂＋质子泵抑制剂＋两种抗生素的四联治疗方案，而消化科普遍存在根据"经验"选择四联治疗方案，反复为病人进行根除治疗，由此而生的负面影响极其深远。现在已经采用四联治疗方案，如果耐药率继续升高，是不是要采用五联、六联治疗方案呢？人无远虑必有近忧，如果未来几个重要的抗生素都耐药了，那 Hp 真的要卷土重来了，怎么办？新的药物问世谈何容易？我们必须高度重视并强调首次根除成功的重要性！首次根除即根据 Hp 培养药敏、耐药基因及质子泵抑制剂（PPI）代谢相关 CYP2C19 基因多态性等检测，为病人提供一个最适合的个性化根除治疗方案，已经有其必要性和可行性，并有很多成功的经验。

现在有专家甚至在探讨非抗生素疗法，即通过微生物基因组干扰或剪切，阻断 Hp 鞭毛运动、定植、黏附、耐酸、毒力等相关的关键基因，使得 Hp 成为"过路菌"。此外，根除 Hp 可能会增加胃食管反流病甚至食管腺癌、肥胖、哮喘、炎症性肠病等疾病的发病率，可能造成人体菌群紊乱（我国长期以来滥用抗生素，导致的严重、潜在的负面影响值得深思）。该菌对人体绝对无益吗？也许它还有不少保护作用，比如 Hp 感染可以降低儿童过敏性疾病的患病风险，包括哮喘、过敏性鼻炎、过敏性皮疹等，可能抑制湿疹、皮炎等疾病的发生及发展，在此方面值得深思并进一步观察与深入探讨。

有必要"如临大敌（Hp 会导致胃癌）"，导致"百姓恐慌"？"心理素质不佳者整日忧心忡忡"？"根除失败者更是万分焦急"？26 岁男性病人，Hp 阳性，慢性浅表性胃炎，医生告知 Hp 会导致胃癌、必须根除，予三联方案根除治疗后停药 1 个月，呼气试验仍阳性且症状反复。再次行胃镜检查结果同前，继续予四联方案治疗，停药 1 个月后呼气试验阴性，但症状仍反复。该病人始终怀疑症状未改善是因为 Hp 未根除，此后又反复检查，整日惶惶恐恐、无心工作，家人也备受煎熬。后询问病史发现病人不适症状历时半年，可能与精神因素有关（工作不顺）。病人工作调整且情绪好转后，胃部不适症状消失、生活逐渐恢复正常。所以医生治病不能只盯住 Hp、不能只盯住症状，治病要治人，这一点非常重要。根除 Hp 的同时，是否有必要严肃地告诉每一位病人，Hp 会导致胃癌？是否应该考虑选择什么时间、场合、方式客观告知？所以针对 Hp 感染病人，我们需要进行个性化诊疗。

此外，我国国情与美国、日本等国不同，"京都共识"是否完全适合中国？并且其本身还在不断完善，也许很快会有新的共识、新的观念。因此，符合我国国情的个体化精准治疗或许是最明智的，更加有效预防 Hp 感染的措施值得推崇。在中国，经过一代代消化病专家的努力，最后根据中国国情——人口众多、Hp 感染基数大、耐药率显著升高与根除率不断下降、不正规治疗状况严重、副作用明显等，凝集成了杭州共识：个性化治疗策略。

从人类发展角度看，应该吸取"过于激进"而产生不良后果的教训。"斗"往往两败俱伤、渔翁得利，我们与肿瘤"斗"了100多年，采用了手术、化疗、放疗等多种治疗方式，效果均不理想。现在，我们更多地将其视为"慢性病变"，强调增强或调节"免疫"与"带瘤生存"；强调保护环境、保护动物，也应包括微生态、微生物。大自然与人类生存环境的"和谐"与生态"平衡"是最重要的。

中国幽门螺杆菌分子医学中心由著名的消化病学家萧树东教授题词，并且得到了中国消化病学专家包括 Hp 专家的大力支持，现获得了《中华人民共和国医疗机构执业许可证》与上海市临床检验中心颁发的《临床基因扩增检验实验室技术审核验收合格证书》，开始对外进行分子检测，包括 Hp 培养药敏、耐药基因突变、宿主 $C2P2C19$ 基因多态性、胃黏膜免疫组化（球形变诊断）、Hp 粪便抗原检测、Hp 全基因组测序、胃癌易感基因检测等项目。同时中心拥有由国内外数十名知名消化病及 Hp 专家组成的 Hp 咨询与会诊专家委员会。通过这些分子检测，每位病人选用什么抗生素、选用哪种 PPI、治疗失败的原因、细菌的毒力和致病性、患胃癌风险等都会非常清楚，病人完全享受到个性化精准医疗，极大地提高了首次根除成功率。人类基因组问世了，Hp 全基因组也问世了，我们相信对于需要根除的那10%、1%特殊人群，完全可以筛选出来，真正做到对需要根除 Hp 的人才进行根除治疗，这就是最理想的 Hp 个性化精准医疗，我们任重道远。

胃肠道肿瘤与消化道微生态

◎王　新

　　肠道微生态与很多疾病都有关系。讲到胃肠道肿瘤，我们有哪些新发现呢？我想讲讲，肠道微生态与肿瘤发展发生的关系。应对早期胃肠癌，我们很有办法，但对针对晚期病人应该怎么办呢？人可以和肿瘤同时生存，当成慢性病，但对晚期肿瘤，有没有更简单的方法通过改变胃肠道菌群来控制肿瘤呢？每个人的胃肠道生物群是有个人特征的，就像我们的指纹是不一样的，并随着饮食和环境的改变而改变，南方人和北方人，从出生到成人，肠道菌群都在发生变化。婴儿出生后的不同时段，肠道菌群会发生明显的改变，即使在成人，在老化过程中，肠道黏膜的菌群功能，黏膜下免疫系统的变化也是一个动态过程。肠道菌群不仅跟肠道免疫有关，和中枢系统也有关，中枢通过神经系统和肠道相关，通过脊髓，迷走神经，同样也可以通过各种内分泌来使其发生改变。

　　我们可以把不同人的肠道菌群分成几类，胃肠道菌群至关重要。有的家长特别注重孩子的卫生情况，天天饭前用洗洁精给孩子洗手，甚至用酒精擦手，在座的医生可能都这样做。我们生活在抗生素和去污剂或清洁剂的环境，吃的所有食物，包括蔬菜水果是不是都要用洗洁精去洗，洗完后如果洗洁精不能去除被我们都吃进去了，这些东西一入消化道就会影响肠道菌群。饮食模式改变不仅会改变我们的身体状态，也会改变我们的肠道菌群。肠道菌群是人体免疫最重要的交互作用的窗口，饮食改变了肠道菌群，就改变了我们的免疫状态。免疫状态的改变又和各种疾病密切相关，又可诱发炎症肿瘤。因此，遗传和生活方式，一个是内因，一个是外因，在很多情况下，没有外因的激发内因没法表现出表型。消化道的菌群数量是明显不一样的，结肠菌群最多的，不仅有非常多的数量还有非常复杂的组成。这些微生物在生长过程中不断产生各种代谢产物，这些代谢产物和人的生活生存密切相关。在消化道癌症，肠道菌群的数量和构成都会发生改变。在胃里不仅有幽门螺杆菌（Hp），细菌的构成是非常复杂的。Hp 在胃里维护胃环境，胃环境的改变可能是导致胃癌发生的重要因素。现在根除 Hp，不仅破坏了胃的微环境，也把肠道微生物破坏了，是否所有人都要去根除 Hp，值得思考。

2014 年有人对胃癌做了一个分子分型，我们比较关注 EB 病毒感染相关的胃癌，鼻咽癌和 EB 病毒感染密切相关，很多肝癌都与乙肝病毒感染有关，宫颈癌和 EB 病毒感染密不可分。EB 病毒相关的恶性肿瘤里，除了淋巴瘤、鼻咽癌，还有胃癌，约占 10%，我们针对这个领域做了一些工作。结肠癌的发生与饮食成分密切相关，后者导致肠道微生态的改变，间接作用到肠上皮中的干细胞，导致损伤发生癌变。肠道菌群也可以影响癌症的发生和发展，营养常常改变肠道微生态及其代谢产物，还会影响到肠道的免疫状态。家族性息肉病在肠黏膜组织中可找到滞留性细菌，微生物和肿瘤的发生是密切相关的，我们将来把这些细菌选择性地根除也许能够预防胃肠道癌症的发生。肠道微生物群与胃肠癌化疗疗效及耐药有关系吗？这个问题有待深入研究。

现在在做免疫治疗和肠道微生态治疗。胃肠道菌群变异度复杂度与黑色素 PD1免疫治疗有关，复杂度越高疗效越好，胃肠道菌群构成的复杂度越高，PD1 免疫治疗效果也越好。肠道菌群和免疫之间的关系，不仅是肠道被调节，也可以调节病人的免疫状态来提高治疗肿瘤的效果。胃肠道菌群的丰度可以预测 PD1 免疫治疗的疗效。良好的胃肠道微生物可以增强全身及抗肿瘤效果，胃肠道菌群构成的改变直接影响胃肠癌免疫治疗的效果，如果这些病人在治疗期间用了抗生素，可以明显降低免疫检测点分子靶向药物的疗效。通过肠菌移植可以改变实验动物的疗效。胃肠道微生物及其产物抗癌作用验证的干预方法，可做肠道菌群的分析，用肠菌移植来观察表象。益生菌抗癌作用的免疫机制有很多，细菌及其代谢产物有非常强的抗肿瘤作用，肠道菌群在癌症治疗中的机制，化疗过程可以改变病人的黏膜屏障作用，肠道菌群可以通过易位改变病人的免疫状态，最后产生治疗效果。这不仅是化疗药物本身，化疗药物在治疗过程中也可以通过菌群改变代谢途径，增加或降低其疗效。将来临床肿瘤的治疗模式，除了手术、化疗、放疗、分子靶向治疗、生物免疫治疗之外，还有微生态治疗，病人诊断明确后再做一个肠道菌群分析，针对性地开展相应治疗。改变肠道菌群的因素有很多，肠道纤维，各种饮食，脂肪、蛋白、酒精，都可以改变肠道微生物群的状态，糖尿病、过敏、精神类疾病都与此相关，特别是精神类疾病，微生物通过免疫还有本身的代谢产物，有可能对大脑系统产生影响。这些都可能成为治疗相应疾病的候选方法。

整合心身医学

整合心身医学发展之我见

◎耿庆山

　　我觉得有必要推动我国心身医学发展。学者们近年也做了很多努力，但收效甚微。造成这种情况的原因很多，一个很重要的原因是无法界定心身医学的学科定位，有人将其划入精神医学的分支，这可能是不正确的，心身医学应成为临床医学的基础和分支。在临床医学领域，心身医学应该占有非常重要的地位和作用。心身医学有德国派、美国派。我从事心身医学研究这些年，不少人问我，是美国派还是德国派，我说既不是美国派，也不是德国派，是中国派，要建立具有中国特色的心身医学的学科体系。近一两年，开始提出学科体系建设。特别是，从心血管领域冒出来双心医学，消化领域也出了个庞大的阵营，甚至做大了肠易激综合征（IBS）和功能性肠病的诊疗等等，慢慢地达成了共识，重要的是几乎每个学科现在都开始重视心身医学。怎么让心身医学这个学科落地，怎么促进其发展，详述如下。

　　广东省人民医院，经过一段时间准备，2018 年 2 月终于成立了自己的心身医学科。早期存在争议，这个学科是否放在大内科下面，医院也试图这么做。后来实践证明不行，心身医学科要独立设置，而且与大内科平行，国家卫生健康委员会的学科体系建设没有这个分法也不要紧，我们需要创新。这个学科跟大内科平行，而且要服务于全院各个学科，开展联合会诊，哪个科有需要，该科都可以去会诊。心身医学科设有自己的病床，病床要服务所有学科。同时担负重要使命，就是对非精神科医生开展系统的精神心理培训。我自己是一名心内科医生，从

1996 年参加世界卫生组织的非精神科医学精神心理培训，至今 20 多年了。我们创办学会，搞学术推广，举办年会，发表论文等。后来发现光有这些不够，要有一个学科。最先推动时困难重重，现在有了希望，很重要的原因是习近平总书记倡导全民健康，在这个理念指引下，实施心身整合为心身医学的发展创造了契机。除了开展联合会诊和非精神科医生的培训，还有一个义不容辞的责任，就是推动医学模式的转变，从纯生物医学模式尽快走向生物－心理－社会医学模式。

心身医学首先应在医学教育层面突破，接着在临床有所突破。光有这个科室还不行。我曾给樊代明院士做过很长时间的汇报，能不能在他的整合医学领域，让整合心身医学学科落地，没有想到他很认同，而且专门给我讲，能不能搞一个中国医心整合联盟。这个事情是在去年年底提出来的，2018 年 4 月 7 日在南方国际心血管会议上，我们启动了这个项目，4 月 8 日正式成立，在座的很多专家都是这个整合联盟的副理事长，理事长是陆林院士。陆林院士是去年中国科学院在精神医学领域诞生的唯一的院士，他非常高兴地接受了这个邀请，愿意担此重任。我们希望把国内外专家团结起来，搞联合会诊，成立医心联盟的联合会诊中心。赵旭东教授跟我一样，担任副理事长，赵旭东教授 2018 年 5 月 7 日至 10 日在上海同济大学组织一项中德心身医学与心理治疗连续培训项目，搞师资培训，我也报了名，当学员，参加师资培训。目前，我们已经有了一个培训体系，将和医心联盟整合到一起，和整合医学分会的心身专委会整合到一起，一年四季，办心身医学的培训班，毛家亮教授在上海专门办了一期双心医学培训班。我想仅有双心医学还不够，将来要把心身整合到一起办班，培养师资。中午跟李振涛教授商量，他是森田疗法中国地区的传人，成功地把日本的森田疗法引入中国。能不能在森田疗法应用研究上，推动一些事情，把这个事情做起来，作为重要的工作内容，作为我们的工具，我们的切入点。

我们最近在广州开了一个会，叫中国医师协会心身医学分会筹备会。中华医学会有心身医学的分支，中国医师协会却没有。2017 年年底我到北京时，和陆林院士一起就成立心身医学分会的事向张雁灵会长做了汇报。2018 年 4 月 9 日晚上，我们在广州召开了这么一个会议，大家各抒己见，向中国医师协会会员部高峰主任做了系统汇报。这些学会活动，是心身医学 2018 年拐点的一个标志。

仅在学会层面推进还不够，关键要在学科层面推进，我们跟国家卫健委已经有了初步沟通，下一步要正式发文，力推让每个医院都设置这个学科。2007 年诞生的精神卫生法，要求综合医院设立临床心理科，希望在精神卫生法的框架下，对临床心理学进行一次适度的调整，成立临床心理科或心身医学科，到底怎么做？怎么配置？是否有一个细则出来推动学科建设，这些工作恐怕是在座同道们义不容辞的责任。要将心身医学整合到临床各学科，走中国特色的心身医学之路。

本次整合大会很有意义，我们要凝聚共识、树立信心，推进学科发展。学科建设大家慢慢会重视，但没有自己的事业领域，还是大问题。我们的研究，临床医学的研究，要有循证医学的证据，有了循证医学的证据，还得往各个领域渗透。我们在今年南方国际心血管学术会议双心论坛上，和美国学者交流，美国学者关注双心疾病，他们已经研究到分子水平，研究到线粒体功能的表达。我们也需要快速推进心身医学的发展。

我们仍需促进学科落地，搭建学术平台。关键要做研究，做实事，把事情做实，事业就成功了。孔子周游列国，推广思想。其实研究孔子的人都知道，他个人的梦想没有得到很好的实现，但要有行动，周游列国是苦差事，先行动起来。每个医院先把这个事做起来。我们做的事业是高尚的事业。不能只做学术，只发表几篇文章，应该进行病人满意度的评价，通过心身医学模式，病人满意度有没有提高，工作效率有没有提升；还要进行卫生经济学评价，是否有效降低了费用，疑难杂症到底应该怎么诊治。李振涛教授在本次大会上的报告，专门教你区分症状、病感，如何处理，如何提高病人的依从性，临床流行病学如何推动学科发展，这些均应成为我们今后推动学术进步的重要切入点。

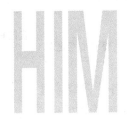

从整合医学看躯体状态障碍的病因及治疗

◎胡 建

　　人都有一个躯体，我们天天都看着这个躯体，起床首先照镜子，以前没有玻璃镜子，以铜为镜。现在照镜子，有人照一分钟、两分钟，有人根本不照，有人照后得到一种快乐，有人照后带着一种忧虑。忧虑多了，时间长了，就变成障碍。我今天就障碍的因素，谈一下治疗。

　　忧虑障碍，怎么解读？《精神障碍诊断与统计手册》第 5 版（DSM－5）叫躯体症状障碍，ICD10 叫躯体形式障碍，ICD11 叫躯体忧虑障碍。障碍在哪里？有症状，而且天天关注这个症状，反复为这个症状去求医，医生无论怎么检查，都没有发现器质性疾病，但病人就不信医生，继续检查。长此以往，外加生活上心理上的因素，病程很长，反复波动，就大致可以理解为躯体忧虑障碍。

　　躯体忧虑障碍有哪些类型？在 ICD10 里的类型有躯体形式障碍的疼痛，在 ICD11 删除了，放到强迫性障碍里去了，剩下的仍在 ICD11 中，ICD11 还包括难以解释的躯体症状，还有内科风湿科的肌纤维痛，还有功能性痛等。有的难以解释的躯体症状，非常多，一举例就是 29 个，检查时还有一点点器质性疾病，但这个器质性疾病绝不会达到影响社会功能的程度，所以纳入 ICD11 中去了。这些症状，可能跟有些疾病共病，如重度抑郁、焦虑、物质滥用、人格障碍、创伤后应激障碍等，不符合这 5 个疾病诊断标准的共病，至少要有焦虑和抑郁，一旦发现躯体忧虑障碍的症状，就按焦虑抑郁治，但前提要排除器质性疾病。

　　躯体忧虑障碍的临床表现，症状是外表的，因素是内在的，这些因素有时说不清，每个病人的因素不同，尽管症状相同但因素不同，这存在一个综合性的因素，怎么理解综合性因素，比如潜在因素、遗传、个性、童年教育、家庭生活习惯、父母的教育影响等等，埋在他性格的潜意识里面，或成为他神经的条件反射。

后天遇到了社会心理压力，成为导火索，通过中间环节而发病。中间因素包括神经、下丘脑－垂体－肾上腺（HPA）轴、内分泌、自主神经功能不稳，潜在因素诱发出来变成显性临床表现，出现躯体忧虑障碍，这就叫综合性因素。

综合因素人人都有，怎么理解？有因有果，无因无果。因在前果在后，前面那个因里还有很多因，再前面那个因里也有许多因，后里面又成了后后里面的许多因，你把这个许多分得越细，越能找到病根。用辩证法解释，一因可以多果，多因可以一果，所以种什么因得什么果。比如中医说，急则治其标，缓则治其本，那个本就是因，本质决定现象，内容决定形式，现象和内容反过来又作用本质和现象，有时相辅相成的，要辩证地认识因，也要辩证地认识果。

躯体忧虑障碍的因是什么？更多的病人忧虑的是自己的躯体，对身体某部位过度担心，不过度担心，现象就消失了，老担心，时间长了那个心就担到躯体那个部位上，那个部位就出现障碍。这就是躯体忧虑障碍的因。躯体忧虑障碍的果，每个人不一样，一般是担在哪里，哪里就出现障碍。

俗话说相由心生，这个相狭义说就是面相，广义说就是身体的每一个地方，包括细胞、染色体、基因，每根神经，都是这个相，都由心决定，很多都由心的活动决定。决定还特别快，快到什么程度？给一个信息脸就变长了，中间环节怎么研究？研究不透，这就是相由心生。相是身体的各个部位，各个部位出毛病了，你的心老关注这个相，就变成病由心生。一个人发脾气时，脸不正常，五脏六腑都不正常，时间长了躯体扭曲了，出毛病了，随后长包了，70%～80%的肿瘤都与情绪有关，原因是他老扭着，拉不直，扭曲了。扭，是别人给的力量还是自己给的，是自己，别人没有给他力量。这就告诉我们病由心生。天天快乐，五脏六腑顺畅，顺畅到一定程度，唱歌不是自己唱，是天和地助唱，是人心与天地共鸣，而不是口腔鼻腔的共鸣。讲一个非常经典的故事，马祖道一天天在那打坐。他的老师有一天坐在他旁边，正磨一块砖，问磨砖干吗？打坐干吗？我打坐成佛，我磨砖，想把砖磨成镜子。砖怎么能磨成镜子？你坐那里怎么能成佛？老师一看他开悟了，给他说，一条牛拉着车，车不动，你打牛还是打车，马祖道一就开悟了。这个经典的具有哲理的故事用在躯体忧虑障碍怎么去理解呢？躯体忧虑障碍，治疗躯体还是治疗心？躯体相当于车，心相当牛。禅宗里有很多美好的典故，可用在生活的每一个地方，经典的故事都是高僧开悟时，形成千古绝唱的哲理。"有心无相，相随心生"，想改自己的面相，你得有那个心，"有相无心，相随心灭"，你没那个心，就釜底抽薪。这个很经典，用这可以治疗很多心身障碍的病人。

怎么能把躯体忧虑的症状放下，先把它看淡，然后把它看破，全然放下，最后就自在了。怎么看淡呢？告诉他躯体障碍不是器质性的，不重要，死不了。然后告诉他是心理作用，把心放在心上，不放在躯体症状上，最后就不担心，不忧虑了，放下了病就好了一半，病人坐你面前，病就好了一半，药还没吃，甚至不吃药，病人的病就好了，只剩一个人，一个正常人。

怎么把躯体症状放下，有一个人读报纸，看到好朋友有一个绯闻，他焦虑得不得了，拿着报纸就找那个朋友，朋友安慰他别理它，怎样才能别理它，买报纸的人，有一半不会读；会读的有一半读不懂，读懂了有一半不会信，相信的最后都认为无关紧要。其实谁在读这个报纸，就是制造绯闻的那个人。你不要去读，谁愿意读谁读去，读的是报纸，不是读你的心，你就放下了，什么东西放下了就了，放不下就不了。

这是心理因素在躯体忧虑障碍的作用，可以作为心理治疗的哲理。关于躯体治疗，治疗躯体忧虑障碍速度一定要快，速度不快，就不依从。忧虑躯体障碍，治疗两天内见效。第一抗焦虑；第二抗抑郁；第三用小剂量抗精神病药物；最后是联合治疗，药物和心理结合。根据症状的多少和严重程度，选择药物种类和剂量。抗抑郁药怎么选择？一般有躯体症状时，不能选选择性5-羟色胺再摄取抑制剂（SSRI），SSRI尽管非常有效，但对躯体症状无能为力，可选去甲肾上腺素再摄取抑制剂（SNRI）类的，选择弗洛新加一个小剂量非经典的药物。

躯体忧虑障碍的临床类型和表现，重点放在心理因素在发病中的作用，治疗上提倡整合治疗，尤其是药物治疗加心理治疗。要记住，相由心生，病由心生，放下就好。有一天不关注自己的相了，不关注自己的躯体，到哪里都快乐，人在哪里，心就在哪里，假如身体在这，心跑别处了，时间长了精神不集中，人在哪里，心就应在哪里，不要老东张西望，要忘我，忘掉自己，血压就不高了。

手持蛇杖的精神科医生

◎王化宁

谈到危机事件，首先想到汶川地震，2018年要举办一个纪念活动，要召开全国心理危机干预，汶川地震，为什么要纪念？我国第一次成系统大规模启动了心理救援，后来有很多负面评价，有人说，"防火防盗防心理医生"，这是开玩笑，证明我们有很多迷惑或困惑，心理医生到底是干什么的？像内科医生那样给点药，还是坐着跟病人说话就是治病。精神科大夫是谈佛，谈心理治疗，谈心理层面的。为什么你也跟我们介绍药物，这是一种困惑，搞不清楚我们干什么。民众对精神科不了解。这次大会组委会征集题目，我想了半天，还是要讲，要在不同场合讲，精神科医生到底该干什么。

所以，我拟了一个题目叫"手持蛇杖的精神科医生"，蛇杖以前和精神科医生没关系，以前一说治病就是动刀子、给药片或介入、放支架，这些才叫手持蛇杖。现在我不同意，为什么精神科就不是这样，就不能这样。

苏格拉底说过一句话："去重视你自己"。这句话不是随便提出来的，大家可以从不同角度，去理解和琢磨这句话。当科学主导社会后，我们一直在探索所谓的自然、未知的领域，这是一种精神，值得鼓励，用科学精神、探索精神去认识自然，但比认识自然更难的是认识我们人类，你得先认识自己，没把自己搞明白，还搞什么自然，还探索什么宇宙。从复杂性方面分析，研究一个人，绝不比研究宇宙容易。人类要了解自己，有很多方面，一个大家很感兴趣，感觉研究不清的是心理活动，研究心理有漫长的历史，但正式提出心理学并不长。具有标志性的是实验心理学的诞生，在一丝无奈里，有不可阻挡的力量，就是主流社会的思维模式，我们需要靠拢它，所以，心理学就提出实验心理学，就是用科学评价体系来解析心理学，后来出现了构造心理学，是美国学者提出来的，源于欧洲，在美国得到了发展，但当创始人去世后，这个学派慢慢衰落了。构造心理学有一个核心主张，所有的心理现象是由不同元素构成的，就像一块铁，由原子构成。比如一个心理现象，包括情感和认识。我们的行为活动，同样可以拆分，还做过很详细的研究，比如听觉，提出 20 000 多个元素，视觉有 10 000 多个元素，构造起来，组成整个人的心理现象。所有的现象，都可以拆分成一个一个元素，最终拆分成 44 000 多个元素。都这样去理解，会很困难，不太好理解，不容易理解。它的代表人物去世后，这个学派慢慢没落了。后来出现了机能心理学，是对构造心理学的进一步发扬，认为构造心理学说得不对，没办法拆分，心理活动像一条河，是一个整体，所有的河段组成才称之为一条河，拆分以后就不是一条河了。到后来是行为心理学，还有非常熟悉的认知心理学。认知心理学，这两年不管哪个领域，越来越活跃，特别在治疗领域，临床心理学慢慢成为一个主流学派之一的学派，就是认知心理学，包括积极心理学，在哈佛大学最受欢迎的课程，就是幸福课。还有大家非常熟悉的精神分析，源自欧洲，后来被德国发扬光大成精神分析学派，再后来就是人文心理学，等等，这都是他们的观点。最后还有生物心理学。我们认为，水有源，树有根，人出现精神异常，一定有因，有果一定有因。生物心理学，当前还在左右临床活动，或者影响我们的临床实践。心理动力学理论、行为主义理论、人本主义理论、生物心理学理论、认知理论，它们独立成派，谁也不能代替谁，谁也不能否定谁。

回到精神病学，精神病学和心理学不在一个层面。心理学跟整个医学并列，精神病学是医学框架下的一个分支，跟内科学、儿科学和精神病学一样。要将精神病学放到医学框架去认识它。20 世纪，精神病学进入主流医学，以氯丙嗪为代表的药物出现，作为现代精神病学，特别是生物精神病学的正式开端。

希望大家谈谈另议的诊断标准，这是近年来非常具有争议性的话题，为什么有争议？这与它的标准有关系。诊断标准说有病，但要达到一个标准。比如是否有高血压，原来定 140/90mmHg（1mmHg≈0.133kPa），现在降了一些，标准划定要出来，精神疾病也要有一个标准，我们叫精神病治疗领域的圣经，《精神障碍诊断与统计手册》（DSM）是由美国主导制定的。这本手册，近期更新到第 5 版，第 5 版出来后，发生了什么事情？第 4 版的主席写了一本书，公开指责第 5 版。他坚决反对第 5 版出版，认为标准太低。不仅他发出这个声音，一名杜克大学的教授，从他的角度也提出质疑，而且质疑提出后，很多主流媒体给予了支持，包括纽约时报，都给予了正面评价或回应。

需要反思的是现在第 5 版的标准。西方世界约 50% 的人口可以达到一项精神疾病诊断标准，你说怎么可能，50% 的人符合精神疾病诊断？比如一个熊孩子，你发现这个孩子经常有一段时间情绪不好，里面有一个破坏性情绪失调障碍。以前认为是发脾气，现在不这样，你可以给他扣上一个帽子。成年以后，会有其他问题，比如你在周末，有一两次聚餐，可能这个就是暴饮暴食，状态失调，3 个月每周有 1 次过量饮食就达到这种障碍的诊断标准，因此这个诊断也更常见一些。

作为一个精神科大夫，为何要自我否定？这不是自我否定，这是在反思诊断标准，调整诊断标准，这种调整有其道理，就像把高血压的标准调低一样。我们诊断精神疾病，不是最终目的，而是帮助解决后面的问题。比如儿童精神失调，可不止发脾气。中国的教育特点，学校里只有两类孩子，好孩子、怪孩子；或者听话的孩子和不听话的孩子。为什么一个中学生在学校受到凌辱，10 年后，去把那么多无辜的孩子杀害了。他为什么这样做，当年到底发生了什么，这提醒我们要注意这个事，按照 DSM‐5 诊断标准，美国学校里 11% 的孩子可以达到注意缺陷多动症（ADSD）的诊断标准。中国有没有学校主动让我们做这样的调查？孩子不听话，就是不爱学习，有没有想到他是注意缺陷的问题，有没有带他看医生。

举几个例子，比如有关精神疾病诊断的问题，我们可以争论一晚上，因为思考模式不一样，出发点不一样。要当一个合格的精神科医生，要了解 6 种非常本质的问题，绝大多数受过良好哲学训练的医生，或就是搞哲学的，不一定能完全把 6 个问题回答清楚。针对 6 个问题，我咨询过哲学老师，最多擅长一个。比如唯物主义，只是我们思考问题的一种方式，还有命名主义、构造主义、唯心主义。我不主张唯心主义，很多人思考问题是从唯心主义出发，讨论问题，出发点不一样，讨论半天，不会有结果。精神科医生，更主张遵循命名主义，这一类人，出现了幻想，可以命一个名字叫精神分裂症，但这里面有很多潜在疾病组成一起，比如还有抑郁症，为什么有些药物对有些人特别有用，有些不是有用。同一个抑郁症，有很多原因，我们命名抑郁症时，用描述方法命名。

就诊断而言，主流精神科有两个基本观点，就是精神病理学的两个基本观点，两个基本观点属两个不同范畴，完全没法一起讨论，不能用自由论的理论攻击绝对论，对所有异常心理活动，非要找出一个原因，这是绝对论。我们搞精神科，主张生物学，不能用绝对论的观点攻击自由论的事件。当然还有 4 种基本思维模式，包括描述、决定论、理解和解释等等，对于任何一点，都需要很长时间系统学习。

精神疾病涵盖几百种疾病。DSM‐5 可以把西方国家 50% 的人口冠以某种精神疾病的帽子，因为精神疾病种类丰富。在临床实践中，进行了医疗干预后，效果非常好。如果不干预，会严重影响病人的社会功能，比如情感疾病、抑郁症以及儿童青少年问题。如果在起始时就将其纳入考量，从孩子出现发病的苗头就给予很好的干预治病，就不会出现我们不希望看到的问题。

大家都会提到类似现象，比如洼地中的思考，为什么叫洼地？前几年集中发生的伤医事件，这几年不是没有，只是不让媒体报道，有一个题目叫"小鼻子大麻烦"，耳鼻喉科为什么叫医患矛盾的洼地，被伤害的很多是耳鼻喉科医生，为什么？因为背后有一些问题是医学问题，开始没有足够重视。理解医患关系，可从很多角度，考虑的角度不一样，结论完全不一样。要从社会背景考量这个事情，从病人本身考量这个问题。可以从医学去反思，从制度上去反思，但不要忽略了这种病本身背后的一些问题，这是需要思考的问题。

我们一直在强调身心问题，得了某个病，出现身心症状，因为心理疾病出现了，我们不能只局限某些狭隘的思考，比如有些观点说精神疾病，非把人说成有病，非要治疗。不是这样，有些症状需要很确切的药物进行干预，这样的病人给他做心理治疗，不可能有效果。有个病人，脑子里有一根钉子，是自己钉进去的，为什么？这个人是不是遇到什么困难，是不是想不开，不是，他觉着他脑子里有一个恶魔，他要钻一个洞把他放出。你觉得对这个病人进行心理治疗会有效吗？你给他吃抗抑郁药，很快症状就消失了。对这样的病人当然不能局限于自由论的观点，要尝试生物学干预。有的病人，存在妄想，固定下来的思维，不可能打破。只有用生物药治疗。而且疗效不错。

总之，在临床实践中，精神科医生比较难当，不仅要有医学知识，还要思考哲学层面的问题，要有心理学知识，要有很强的辨别能力，要经过严格训练，结合今天大会主题，精神科医生要有整合医学的思维，还要有整合医学的本领。

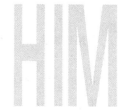

躯体不适与情绪的整合评估

◎邓 伟

我给大家介绍"躯体不适与情绪的整合评估",这是综合医院精神科的主要工作内容,包括症状评估、情绪评估和整合评估。

在综合医院各科存在大量精神障碍。各种检验都是阴性结果,没有阳性体征,学科跨度非常大,加之医学教育问题,导致临床医生普遍缺乏这方面的知识。举一个典型病例,45岁男性,有躯体不适10余年,反复出现各种躯体不适症状,且经常变化。病人从小性格内向,倔强,20世纪70年代下乡,80年代回上海,90年代下海做生意,生意失败后,感觉胃部老有气体,气体不是沿着消化道走行,而是全身游荡,看中医、西医效果都不好。我建议精神科会诊,他勃然大怒,说他不是精神病。他多年不上班,从未到精神科就诊。另一个40岁女性,全身多处疼痛,头部、背部、大腿肌肉都存在疼痛,17岁时起病,跟家人有内心冲突,最先是头部疼痛,后结婚生子到现在,疼痛游走全身,花了很多钱,效果都不好。

这两个病人代表了综合医院很多心理障碍病人的特点,情绪为主的症状比较轻,躯体化症状更突出,医生问他心理有没有问题,他反过来骂你才有神经病,但问他身体哪里不舒服,他生怕说不详细,这一类病人,有情绪问题,但不是单纯抑郁,焦虑和抑郁都有。刚才举的例子,病人的症状特点是多变,部位多。综合医院很多病人的诉求是"让我睡好觉,让我不疼,帮我解决躯体不适"。国际的诊断体系中,针对躯体障碍,都有相应标准,美国的调查,终生患病率0.13%。精神分裂症患病率高于3‰,这个比例不低。社区调查符合诊断标准但没有注意到的更多。还有一点,亚洲人的文化,在诉求表达上比较含蓄。上面讲的第二个病人,受到压抑且经常发生矛盾,她总要有一个出口,不表现为情绪宣泄,而表现为躯体不适,所以,亚洲人的情绪障碍相对而言更高,但大量病人被忽视了。

情绪异常很多时候并不直接表现在情绪上,有些病人说喉咙不适,有些病人说消化道、呼吸系统、心血管系统出现各种不适。调查发现误诊率达 80% 以上，有很多病人被诊断为其他疾病，如血管性头疼、胃炎、颈椎病。误诊为颈椎病的病人，接受很久的治疗，没有效果。也有病人被诊断为高血压、冠心病等。国际研究数据显示，有十种最常见的诊断，多数有疼痛或浮肿的表现。回溯到公元前，最早认为此类病人存在恶魔上身，后来认为病人存在子宫或精液问题，再后来提出精神障碍，到 20 世纪 80 年代，提出躯体意识障碍。2007 年提出躯体痛苦综合征，2013 年叫躯体症状障碍。整体而言，像瞎子摸象，头疼医头，脚疼治脚，治来治去，实际是整个中枢神经出了问题。躯体症状从正常的生物反应，到短暂症状，到轻度躯体痛苦，到严重躯体痛苦，症状逐步出现，逐渐加重。轻度躯体痛苦，往往在一个器官有多种症状，比如疼痛，有几种疼痛或多个部位的疼痛，程度加重是在多个器官，多个系统出现多种症状，而且伴有功能障碍。车祸伤之后的躯体不适，受性侵害女同志的躯体不适，不仅有头部不适，还有胸部背部不适，会阴部的不适，跟应激有关，症状不稳定。

现在新的诊断标准是《精神障碍诊断与统计手册》第 5 版（DSM – 5），躯体障碍的诊断标准有 A、B 两方面，A 是一种或者多种躯体障碍，令人不安或日常生活受到严重影响，这个指标侧重质量。B 是影响日常行动的躯体障碍。两个相应的量变，第一个针对 A 的是病人健康问卷（PHQ）系统里面的 15 项量变，B 在后文介绍。

PHQ 是根据 DSM 配套的量变，大概有如下几个，PHQ15 叙述有哪些躯体症状；PHQ9 用来评估抑郁症状；PHQ7 评估焦虑症状；还有两个指标，PHQ2 和 PHQ8。PHQ2 只有两个问题；PHQ8 针对 PHQ9；PHQ15 针对躯体症状评分，大概分成 3 级评分：0 分、1 分和 2 分。共有 15 个，涵盖多种疼痛，有胃痛、背痛、头痛、胸痛，还有其他不适，包括失眠、无精打采、恶心、心跳、痛经。这个评分，总分计算，根据 15 分、10 分、5 分分成轻中重。B 涉及严重程度。标准 B，3 个中只有 1 个症状是轻度。最近一个量表——解离状态量表（SSD） – 12——规定存在两个以上的就是中度。在 A 中有多个症状就是重度。认知情绪和行为，具体分出来，共有 12 条，反映的都是受到的影响，两个加起来就对躯体化症状有比较完整的评测。

情绪障碍，刚才说的 PHQ2，睡眠怎么样？心情怎么样？有没有特殊嗜好，在临床中，要简单快速，努力抓住一些问题。

关于焦虑抑郁的识别，一个是自评量表，一个是他评量表，我们推荐综合科的医生用自评量表比较好，比如 PHQ9，就是 9 条，有人认为病人对 PHQ8 的接受程度更佳，但我们建议还是用 PHQ9。DSM 还有 PHQ15，选择的不是严重程度，都是用频率，尤其对于非专业精神科的大夫，或自评频率高和低，比严重程度好选一些，做样本时要注意，只有 9 个条目，只能评抑郁。

还有一个量表给大家推荐就是我们的 90 项症状清单，也是自评，里面有躯体化，有抑郁，有焦虑，这几个之间，到底是什么关系，症状自评量表（CSL）－90，可以告诉我们相当多的信息。比如有的病人偏执很重，但他的抑郁很重，这时不能首先考虑抑郁症，他可能还有精神变性症状，每个病人都不一样，哪个点最高，对症状诊断有提示效果。

躯体症状和情绪症状间的关系，一是相关系数的问题。现在认为，躯体症状和情绪症状，相关系数可达 1.6 以上，另一个是 SCL－90，哪个更高，说明哪个症状偏离正常值更多，关于预测效能，有一篇发表在英国精神病学杂志上，为一项多中心研究，不很严格，有 7 项横断面研究，两项纵向研究，纳入 28000 多例病人，用躯体症状的评分预测整个评价，发现躯体症状甚至超过焦虑抑郁，这提醒我们，具体症状评分对愈后意义更大。

将躯体症状和情绪联合检测，病人接受度更高，先做躯体，再做情绪会更好。临床医生要关注。

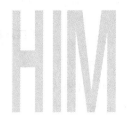

从德国的心身医学发展看中国的
整合心身医学

◎王一波

　　讨论心与身怎么整合这个问题，是非常有意义的。广东省人民医院耿庆山书记指出："心身医学有美国派、德国派、日本派，更要有中国派。"这一点非常重要。我结合自己学习的经历给大家汇报一下德国派：德国在心身医学方面的研究和实践。我的题目是"架起心与身的桥梁——德国心身医学现状与思考"。

　　我是一名心内科医生，目前在做一些心脏康复的工作，尤其是心理处方相关的实践工作。研究或临床实践发现，很多支架或冠状动脉旁路移植术后的病人，即使接受了"最佳"的治疗，仍有许多问题无法解决，约 1/3 的病人还是主诉不舒服，或者说有症状。出院后的病人 30% 活动受限、25% 无法进行性生活、45%伴焦虑抑郁、30% 无法回归工作。这就值得我们反思了。我们不是已经给了他们最好的治疗，怎么还有这么多不舒服：活动受限，甚至包括夫妻生活都有影响。很多时候，心内科医生只是关注了血管，而心理医生也只是关注了情绪。病人被截然割裂开了，或者说病与人被截然割裂开了。今天上午整合医学大会的报告有个教授说："现代文明把心和身割裂开了。"所以我们不能把病和人分开，要整合起来才对。心脏康复要达到的是心身康复，而不是心与身分开的康复，而且分开了也康复不了。

　　心与身的割裂，这就是鸿沟，也是裂痕。怎么填平鸿沟，如何弥合裂痕，就是需要整合。我们的整合医学大会中整合心身论坛是非常重要的部分。我们上海的杨菊贤教授，他是双心专家，是我们的前辈。他曾说过："运动康复是心脏康复的核心，心理康复是心脏康复的灵魂。"关注疾病，需要我们更加关注人。只看到支架通畅，但忽视了导管室病床上躺着的这个人，甚至忽视了这个人的基本信息，这是一个老人或年轻人，男人或女人。

今天上午整合医学大会，我看到两部分内容。一部分是对健康概念的理解。正如习总书记在海南考察时强调："经济要发展，健康要上去。人民群众的获得感、幸福感、安全感都离不开健康。要大力发展健康事业，为广大老百姓健康服务。"另一部分是对医学模式的探讨。所以，我们只是关注血管不行，只关注焦虑抑郁也不行，健康是身体、心理、社会适应，需要三位一体的整合思考的全新医学模式。我们只关注焦虑、抑郁，同样也是一个单纯的生物医学模式。你做到了基因医学、精准医学，同样还是单纯的生物医学模式。那什么是心身医学呢？就是心理社会因素也被考虑到，被整合起来。毛家亮教授说："双心医学或心身医学，是未来医学的重要部分。"这对于心内科医生来说非常重要。国家政策层面同样予以重视。我们可以看到，国务院政府工作报告中也指出："实施健康中国战略，实现人民群众身心健康。"

看这张图片里：身体就像一把大提琴，身体也是情绪的发声器。童年的创伤，可能成为成年后的情绪表达，过去的暴力经历可能在现在的身体呈现。躯体也像一面灵魂的镜子。所以，我们需要理解心身问题。这不能片面割裂，这是一个体的两个面。心灵是身体的内在部分，身体是心灵的外在部分。

心身整体理念从哲学认识也渐渐走向临床实践。我们知道，心身医学这个名词源于德国，1918 年亨罗斯医生在讨论失眠时造词：psychisch - somatischl，它表达灵魂与躯体的共同体，后来演变到英语的 psychosomatic。1922 年医生 Felix Deutsch 添加 medicine，慢慢演化出心身医学（psychosomatic medicine）一词。这个名词被美国心理学家、心身医学的开拓者邓伯采纳，确立了心身医学科学体系。1939 年出版《美国心身医学杂志》。1944 年建立美国心身医学会。于是出现德国派和美国派，之后还有日本派，现在是中国派。但追根溯源，世界心身医学主席说："心身医学起源于《黄帝内经》和《伤寒杂病论》。"所以我们得向祖国医学致敬。它早就谈到了形与神俱，谈到了心身合一。走中国特色的心身医学，靠的是整合，所以学习欧美的内容也非常重要。我国的心身医学也有所发展，内容逐渐丰富。我们刚开始是关注神经衰弱，慢慢成立了一些学会。今天成立了整合心身学会，这是创造性体系重要的一部分。各位心内科、消化科医生和精神心理科医生，能聚到一起探讨这个领域，这是在新时代所建立的心身医学实践典范，是心身医学在临床实践中的升华。

第一次把心理治疗从德国带到中国，地点是在昆明。所以说昆明是中国心身医学的发源地。德国教授们开展了"心身医学即医生的心理社会培训"。目前很多医生接受了这种培训，比如 ASIA - Link 和 FRUITS 培训。中国医护人员愿意学习心身治疗技能，也开设了很多心身医学科。我参加了 SGIPPS 培训，又称为中德心身医学学院。这是德国北豪森大学与北京协和医院合作的项目，集心身医学理论进展、实践技能及督导、研究方法培训及研讨、集中学习及德国访问学习一体的连续性培训。

通过系列培训，我体会到了心身医学的定义多样性。美国的定义是精神科的亚专业，基本等同于联络会诊精神病学。其从业者主要是精神科医生。其目的是在复杂的非精神科疾病病人中识别诊断和治疗并发或共病的精神障碍及相关疾病。而在德国，心身医学是跟精神科并行的，作为一级学科完整地处置一个病人。它指的是在诊断和治疗过程中全面考虑生物、心理和社会因素的共同作用。所以在德国被称为心身和心理治疗专科医生，这里与美国不同。

德国对心身障碍病人的医疗建设：心身医学在医疗系统中作为以心理治疗为基础的机构派生发展出整合的医疗模式。临床核心能力以疾病的整合医疗为中心：如躯体形式障碍、进食障碍、身心障碍（包括心理肿瘤学、心理心脏病学、神经心身学以及心理糖尿病学）、心理创伤学。它与精神疾病在以下领域有所重叠，如抑郁障碍、焦虑障碍及人格障碍。所以说德国跟美国的系统有区别，它不是一个亚专业，也不仅是一个联络会诊。它源自内科学和精神病学，纳入了很多学科，内科医生、全科医生，包括皮肤科医生，每个科室医生都要参加心理培训。

德国流行病学研究表明：约20%的人患有心理或心身障碍。40%的病人由于精神或心身障碍而提前退休。精神与心身障碍都是一个巨大的挑战。医疗保健系统需要积极应对。德国的医疗保险制度比较发达，德国对很多有心身障碍或亚健康的病人，都会纳入医保治疗。在中国，心身障碍同样已是巨大挑战，也需要相应支持。

心身医学与心理治疗从业人员需要高强度的心理治疗培训，包括两年四次的集中培训。德国8300万人口却拥有8000家心身医学诊所（不含医院心身科），共有约5000名心身医学与心理治疗专业人员。在每个大学都可看到心身医学康复的诊所和相关的医生。大量的医务人员中，很多是潜在的心理治疗师。有做预防工作的，还有门诊、住院及急诊医生。他们在风景如画的地方开设一个心身医学科的病房，让病人心身康复。另外，药品跟医院是脱钩的。

我去的弗莱堡大学创建于1457年，是德国和欧洲历史最为悠久和最负盛名的大学之一。它的心身医学科成立于1949年，具有单独的门诊、病房。共19张病床，其中5张是日间病房。病区约80位医护人员，50位是外聘半日制。5位主任，10位主治加住院，10位心理学家。科室主要收治自愿住院病人。大部分病人为抑郁、焦虑、恐惧、躯体化、厌食以及工作倦怠。病人在门诊可接受一个短程或长程的治疗。治疗是分阶梯的。首先是全科医生接诊阶段，进行心身的基础治疗，这是躯体疾病相关执业医师能采取的初级保健。接着是具有心理治疗资质的躯体疾病的专科医生，最后是心身医学和心理治疗的专科医生。心身治疗方法很多，有音乐的、团体的等多样的治疗方法。它主要是高度结构化、高强度治疗。我们可以看到住院病人第一天访谈，第二天评估，第三天病案讨论，规划治疗方案。每个病人都要有一个治疗时间表，比如每周两次访谈，包括艺术治疗。每个病人都要配备一个治疗小组。艺术治疗非常重要，让大脑完全沉浸于艺术中，通过艺术病人往往会释放出压抑在心里的创造力。运动康复也是需要整合其中的。

我的导师 Kurt 一直强调心身整合和医疗模式的整体观。他指出，在整体医学模式下需要学习：临床医生的人文理念；心身医学技能；医患沟通能力；职业化医患关系技术；自身压力管控技术。这些都是医疗服务水平及医患关系品质重要因素。

我们强调医学整合，心身合一，传统医学给我们很多智慧，需要去体会。心身医学要从医学、心理学、社会学角度去诠释健康的概念，这是一种整合的理念。消化专家曹建新教授说："心身医学不是要把内科医生成精神科医生，而是要在非精神科临床实践中学会把心理因素纳入内科的诊断和治疗。"巴林特先生也是这么说的："巴林特小组不是要把医生培养成二流的精神科医生或心理治疗师，而是让他们通过参加小组活动来提高对医患关系中情绪内容的敏感性和自我意识，进而提高其专业水平。"所以作为心身医学专业而言，与临床整合是非常重要的。另外，我们不仅要重视病人，也不要忽略自己。动静结合，心身合一，健康呵护，从我做起。这指的是关心病人要从自身做起。

整合心身医学，它综合应用了心理治疗、躯体治疗及社会工作的方法，向病人提供预防、治疗、康复服务，架起了心与身的桥梁，这是心身统一整体医学观。整合医学理论与实践必将谱写整合心身医学健康华章，开创一个更具温度的医学时代。我的导师魏镜教授说："在生物医学如此发达的今天，我们比以往任何时候都需要心身医学为病人带来人性的力量和仁心的温暖。"

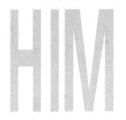

从"病感"到整合医学

◎李振涛

中国当代临床医学存在以下问题。

首先，医生方面的问题，提出"医学难以解释的症状（medically unexplained symptoms，MUS）。""神经症范围的疾病几乎已经全部包罗，却仍感解释不尽。""是'人'字框架下的东西。"到底是什么？

其次，病人方面的问题，"逛医"（doctor shopping）各科轮转看病、"找病""排除疾病"。医学方面的原因是什么？

最后，专家方面的问题，想成为双专科专家（本学科＋心理、精神科）。反映了什么问题？

下面就这些问题进行系统分析。

第一个问题，"病感"不等于症状。本人在对日本森田疗法30多年的研究中发现，"森田神经质"会导致丰富的"病感"。"森田神经质"是指自我中心的过细心、高疑虑性、疑病基调、完全欲过强、完美主义与执着。它是在特定的人格基础与成长环境中形成的人格特质（在人格特征的6个方面、行为类型的4个方面、症状及症状形成机制的8个方面、治疗动机的5个方面、生活史的10个方面有着突出的特点）。

森田神经质所表现的特点：人格内在的较高冲突性（高理想，低自信）；理性思考与行为实践不对应（想得多，做得少）；对不安、焦虑的抗争（自己同自己斗）；积极求治、求健康（"找不舒服"）；要出色、要强并受压抑（"想出头、却感到压抑"）。这样，形成神经质偏高的人格特征：自我中心的过注意、敏感、求全、疑病、反思、容易紧张。

神经质偏高的人格特征在临床的表现：非常容易形成特定的"病感"：

不完美感（"怕不理想、不彻底"）；疑病感（"怕传上病、怕得病、怕得重病"）；不安感（"放松不下来，总提着心"）；失措感（"怕失常、怕行为失控"）；焦虑感（"烦、容易被激惹"）；思虑感（"多琢磨、希望用理性解决感觉"）；容易进入负性情绪、不容易出来（"有坏情绪出不来"）等等。

症状的概念：症状"是医生对求治者外现现象（面询与物理、实验室检查）做出的医学诊断学的共性化用语。在内容、严重程度、社会功能损害、病程等方面，都有严格要求。"器质性疾病症状是与器质性疾病损害所对应的体验表达。功能性疾病症状是与功能性疾患损害所对应的体验表达。而关于功能性疾病的诊断学要求，《中国精神障碍分类与诊断标准》第 3 版（CCMD－3）指出，神经症（神经官能症）是社会功能受损或无法摆脱的精神痛苦，且符合症状标准至少 3 个月。

病感（illness perception）是人的内在感受，病人体验的个性化用语，是心理、躯体与社会因素的总效应。病感同病人人格特质、心理社会应激因素、社会适应水平以及同时存在的躯体疾病等因素相关。早期的病感，具备一过性、波动性、移动性、一般不损害角色功能等特点。病感，往往是功能性症状形成的基础，但是病感不等于症状！"医学难以解释的症状"本来就不是"症状"是"病感"。仅仅站在生物医学模式的基础上观察病人当然找不到"病感"！对病感的识别与应对，可以参考本人提出的"对神经质所致病感的心理治疗"。

第二个问题，病人"逛医"，医学方面的原因是什么？"洁癖"（强迫性洗涤）病人，十几年如一日地重复洗手。当你问他（她）你真感觉脏吗？回答往往是"我也说不清楚！"其实，医生如果被强迫每次一个小时以上洗手、重复十几年，医生会同病人一个样！洗不净的感觉恰恰是洗出来的。而中间达成的工具就是"疾病行为"——病人不是在洗手（没有人不洗手——洗手是"健康行为"）。病人是在"没洗干净而重复"，这，是疾病行为！

病人 19 个月 40 次找医生看鼻子的感觉。一位在家中让妈妈用筷子捅鼻子、找感觉的人，他的感觉会是假的吗？如果做个试验，提示医生："3 分钟不许咽唾沫，但是要注意咽部的感觉！"一天训练 2 次，2 周以后医生不会去耳鼻喉科吗？病人主观世界的感觉一定是假的吗？而病人主观世界的真，同医生检查、客观世界的假，是如何走到一起来的？如果我们不会识别病人的疾病行为，病人的"逛医"感觉当然不会理解啊！对病人疾病行为的识别与应对，可以参考本人提出的"改变应对方式心理疗法"。

第三个问题，专家想做双专科专家（本学科＋精神科）反映了什么？消化系统、心血管系统等本来就是与情感活动密切相关的系统。消化系统、心血管系统疾病的表达与整体的人（生物－心理－社会因素）密切相关。从一颗心到"双心"是进步，但是必须回到一颗心，才是会整合生物－心理－社会因素的 21 世纪医生。许多科的老医生希望成为了解心理、精神科知识的医生，充分表达了他们希望突破生物医学模式教育与实践束缚的意愿。相对而言，各科的年轻医生还无法关注心理－社会因素，仅仅生物医学模式的实践已经使他们很疲惫了。但是，当代中国医学发展的瓶颈已经出现。如果我们不能突破单纯生物医学模式的束缚，则无法解决我们面临的临床医学的进展问题，无法面对医患关系改善中的问题，无法面对生物医学模式带来的问题。

综上所述，整合医学不应该是什么都整合的大杂烩。临床医学的整合，应该是生物－心理－社会、综合医学模式整合操作的落地。

功能性胃肠病与精神心理障碍

◎谭诗云

当代疾病的模式在发生改变，已从传染病时代，到躯体疾病时代，到现在的心理疾病时代。

现在的消化领域，内镜发展非常快，加之其他影像学技术的飞速起步，对疾病的诊断有很大帮助，但在临床上，高端检查经常不能解释所有的症状，对一些功能性胃肠病主观感受或行为异常，很难做出正确判断。临床上功能性疾病经常出现误诊，甚至被误行手术治疗。部分夸大幽门螺杆菌（Hp）治疗的作用，跟现在网络误导有关。出现不舒服，做一个检查，Hp 阳性，上网一查，吓一跳，Hp 除与胃病有关外，与心血管系统等疾病都有关系。到底有多大关系，其实很难解释清楚，而且一个人感染，全家都感染，甚至全村镇都感染。Hp 在我国正常人群中的感染率约60％。目前 Hp 检测已纳入很多医院的常规体检项目，这样检查的效果究竟如何，目前还没有明确的答案。Hp 检测给消化科带来大量的病人，也带来大量的烦恼。病人会关心 Hp 感染到底对人体有多大伤害，而这个问题不是一句话、两句话能回答清楚的，这个检查引发了很多心理障碍，我碰到过一个年轻女士，拿了一份报纸，要找我们医院某博士，因为他写过一篇文章，在报纸上发表，说有传染性。病人诉说她体检发现 Hp 后，家人和朋友不允许她跟他们一起吃饭。这种情况非常多，到底是好还是坏，出现很多问题。消化内镜的进步，使得许多微小病变被发现，如萎缩性胃炎等，其实离癌变还有很长距离，但很多病人非常苦恼，就是因为做了相关检查，浑身不舒服，特别是胃里不舒服。不能吃，也不能睡，到处求医，十分痛苦。有人做过研究，Hp 阳性且有相关症状的病人分组观察，常规抗 Hp 治疗为 A 组，抗抑郁治疗为 B 组，结果发现，抗抑郁治疗 B 组的症状缓解率明显高于没有抗抑郁治疗的 A 组。抗抑郁治疗没有抗幽门杆菌，幽门杆菌没有被根除掉，但临床显效。

在临床诊疗活动中，很多学科都只有一个脏器，比如呼吸科就一个肺，心内科就一个心脏，但消化科有 5 个脏器。内脏常见的肿瘤，除了肺癌外，基本都是消化系统肿瘤，如食管癌、胃癌、结肠癌、肝癌、胰腺癌等。所以消化科有大量病人，常常因恐癌而产生心理障碍。我们经常会遇到这样一类病人，心慌、气短、胸闷、乏力、腹胀、腹痛、腹泻、烧心、睡不着、吃不香，其实很多都与心理精神障碍有关。很多病人常常抱怨做了那么多检查，吃了这么多药，不见好转，而且指标检查正常，很多医生感到无奈，尽量避免诊治这种病人。在消化专科门诊中，有躯体器质性疾病的病人只是很小一部分，大量病人为功能性消化不良伴有抑郁或焦虑障碍。

消化道实际上是一个情绪器官，是反映心理精神活动的一面镜子，很多有精神障碍的病人是因为消化道出现相应症状而就诊的。在消化科普通门诊，这类病人占 20%～30%，在专家门诊，这类病人占 50%～80%。这种病人的医疗消费巨大，专科医生很难应付，特别是有些专科医生不重视，认为是麻烦。意识到了这个问题，但不愿意解决这部分病人的问题，觉得这类病人难缠，使得病人生活质量下降，甚至丧失劳动力，对医生的声誉有很大影响，特别是看了很多专家，解决不了问题，说明专家水平低，解决不了病人痛苦，也对专家的声誉也有影响。

功能性胃肠病的发病机制不断变化，如脑－肠轴等也可能在本病中起作用。功能性胃肠病是一种非器质性疾病，消化道功能障碍，与内脏感觉异常，精神心理失衡有关。常见的心理障碍主要有抑郁或焦虑。

怎么判断抑郁和焦虑？有几个有核心症状。很多综合征中，抑郁和焦虑有些重叠，包括睡眠、食欲，还有消化系统症状，也包括精力减退。很多病人，有抑郁焦虑共病状态，心理医生要治疗抑郁和焦虑。在现实生活中，在临床诊疗中，很多病人不承认自己生病了，只是情绪不好，没有精神方面的问题，不是精神病，害怕医生说他精神有问题。对专科医生而言，怕出问题，精神类药物不敢用，怕出医疗纠纷，这都是医学现实中的问题。

除了病人与医生二者的因素外，还跟环境有关。现在病人量大，就诊时间短，每个医院专家门诊要求不一样，有的不准限号，一上午几十上百个号，病人多，时间短，判断难，每个病历仔细翻一遍，起码十几分钟过去了，这种病人一般都到处看过，当你看到厚厚一叠正常检查结果，不用多问，大部分病人都是这个问题。由此造成的躯体症状，只按躯体症状处理，不去进行有效识别，往往容易误诊。

医生在临床工作中要仔细观察病人的一言一行，有时跟他交流几句就可以知道病人是否有精神方面的问题。需要耐心地与病人沟通，了解疾病和精神心理的关系。要合理用药，用药必须循序渐进。直接将病人转诊至精神心理科，很多病人难以接受。发现病人有心理精神问题合并躯体症状时，处理躯体症状是消化科医生的强项，但处理心理精神问题是弱项。反之亦然，心理医生处理心理精神问题是强项，处理躯体症状是弱项。不想吃东西，用消化酶；但对肚子疼怎么控制，上腹痛和下腹痛不一样，用药也不一样，必须有一个既懂消化专业的医生，同时也能合理使用心理药物的医生，才能解决这个问题。

临床上，怎么注意和诊断这些有心理精神障碍的病人？我的体会是，病人出现很多症状，做了大量相关检查，但检查结果都是阴性，包括无法解释的各种不适感，就要考虑此病人可能存在抑郁或焦虑。还有一些病人暗示性比较强，告诉你他看了很多书，还上网。有些病人，对药物副作用非常敏感。有些病人开药服用后马上找你，要退药，不吃你的药，说副作用太大，有些病人对很多东西过敏，任何东西都不能吃。在拿药之前至少找你 3~5 次，这些病人患的就是心理障碍。

对这类病人，以前都警惕躯体化的器官，忽略心理方面的反应。现在要迅速判断他是否有心理、精神方面的抑郁障碍，要询问相关问题，睡眠等等，做出简单的判断。

对心理精神疾病的治疗，消化系统疾病伴抑郁需要干预吗？对消化系统的疾病进行治疗有没有意义，答案是肯定的，肯定有效。临床研究发现，对功能性消化不良病人，抗抑郁治疗是有效的。大部分功能性胃肠病病人对抑郁干预的依从性差，医生应注意用药，应用对躯体症状疗效比较确切的药物，同时注意安全性，减少胃肠道反应。很多病人因 Hp 感染需要治疗，但很多药物有很强的胃肠道副作用，比如呕吐，病人越吃感觉症状越严重，因此开始治疗时应对病人说明情况，合并用药时，要了解心理精神药物与其他药物有没有相互作用。消化专科医生希望用药相对比较简单，理想的抗抑郁药物要安全、耐受，很多病人服用一次后因不适而不愿意继续服用。所以应该开发耐受良好且物美价廉的抗抑郁或焦虑药物。

临床常用黛力新和舒肝解郁，这两种药在临床应用多年，效果良好。我们开展过舒肝解郁胶囊的临床观察，这些药物对于轻中度抑郁或焦虑伴有功能性消化不良的有效率达 80% 左右。对于此类病人最好采用升阶梯疗法，该药病人很容易接受，药物起效最快是 2~3 天，甚至有 1 天多起效的，平均是 5 天起效。起效后，下一步怎么治疗？如只有部分改善，可以加一些药物，如"五朵金花"。这个处理是一个升级过程，不可能在治疗的初始阶段就使用抗抑郁的药物，要有一个渐进过程，如果疗效不佳，再应用作用强的药物。这样能增加病人的依从性。

临床治疗中的体会和困惑：我们必须找到快速干预的方法，要迅速做出诊断，取得病人的信任，然后有效控制其症状。临床用药过程中遇到过一些问题，病人用药多长时间，怎么停药，有的病人停药后不舒服，有的病人治疗一段时间后症状控制不佳，后续怎么干预？这些都是问题。

心脏心理整合下的临床策略改变

◎刘梅颜

在座的各位医生，无论是从事心理科工作，精神科工作，还是内科或心内科工作，在临床工作都要有抓手，一定要选择一个适合自己的切入点进行。想做什么？能做什么？未来可以接着做什么？刚才有老师讲内心动力问题，我深有同感。作为一个医生，找不到很好的着力点，则不能保证对职业的新鲜感，你的动力很快就不足了，这非常关键，我认为动力的根源，在于临床技能的提升。

北京安贞医院是心血管疾病大户，我们科只是安贞医院的一个病区。现在平均住院率缩短到 3 天半左右。对临床医生，尤其心血管医生而言，提高诊疗水平非常艰难。主要原因在于，我们在受各种指标的考核。

如果把冠心病发病率所有数字都调出来，从 1990 年到 2015 年，不管在城市还是在农村，冠心病发病率和冠心病直接致死率都是逐年上升的。美国的冠心病发病率曲线在逐渐下降，有持平的趋势。最近 20 多年，我国在冠心病方面有持续性的大量投入，但收效甚微，在冠心病治疗方面就达到 1200 个亿。怎么治疗？虽然病人浑身上下装满支架，但还是感觉不好。冠心病医疗投入和收效极不平衡，为什么？我们的治疗太单一，视角太单一，要激励大家整体关注人，心病是一个复杂的人的问题，病人是人，我们医生也是人，有情感，有思想，需要思考，需要保持适应环境的能力。对大部分心脏病人，要从关注心理－生理关系的这个点切入，无论你做什么工作，在基层还是在大医院开展高精尖技术，这个切入点都是有用的。就心脏科而言，支架解决不了的问题，可能与应激有关，病人耐受不了应激时，应激则会导致心血管进一步损伤。放一个支架，造成几倍的损伤，再放一个支架，又增加几倍损伤，随着治疗越来越多，症状也越来越重，关键是对抗应激的能力越来越差。如果不从机制上解决疾病治疗的问题，治疗效果就会很差。不管花多少钱，投入多大，即使医保把人从内到外，从牙齿到脚趾都武装起来也没有用。

　　谈到双心，不是让心内科医生去考取精神心理科的资格，而是要呼吁全世界全社会把精神心理卫生也作为冠心病、高血压的一个危险因素单独考量，它是心血管疾病整个防控体系中非常重要的一部分，只有上升到这个层面，心血管疾病预后才可能改善。

　　医学的发展是渐进式的，功能性疾病和器质性疾病怎么划分？我有时想，一个人，从生理到病理是渐进式的改变，不能割裂去分析。定义为器质性疾病，是看到了形态结构的破坏，但更多的问题来源于看不到的微观世界，目前技术达不到，我们就认为这个病跟情绪有关，可能跟内在神经功能紊乱有关。

　　我们安贞医院有个病人，在当地做了多次冠状动脉造影，仍解释不了胸痛的原因。我跟他讲，他得的病叫难以解释的胸痛，确实有这个名词，更偏于精神心理科的诊断。同时还有一个诊断"焦虑性心脏神经病"。他很不乐意，说只是难受，并不焦虑，思想很好，热爱工作，但为什么连续工作4h后出现心肌缺血？静息状态下心脏磁共振检查结果显示左心短轴切面没有问题，是不是真的没有问题？接下来我们用精神压力测试的方法调动了他焦虑的情绪，让他注意力更加提高，磁共振影像还是定在原有的位置，在心脏最里一圈，很快出现心内膜下缺血，这个内膜下缺血，显然跟情绪有关系。因为病人特别着急，特别焦虑，所以出现了心内膜下缺血，这说明病人应激能力不行。人活着怎么可能不着急，一着急就出现心肌缺血，预后肯定不好，第二天再给那个病人做光学相干断层成像（OCT）检查，明确看到在内膜覆盖完整之下的肌层，出现了断面，这样的断面要是第一时间突破内膜，形成血栓，就是急性心肌梗死。如果沿着原有肌层穿行，贯穿全程，就变成动脉夹层，不管是心肌梗死或动脉夹层，都是心血管科的高危疾病。这个病人很幸运，我们给他一个小支架，放好后压住间隙，病人痊愈了，关键的问题是他从什么时候开始发病，从焦虑状态，后来变成一个实际的损伤。病人什么时候从功能问题演变成器质性疾病？作为医生，在什么时间介入最合适？这些问题目前还没有明确的答案。每一个专业医生，需要更多思考，每个人的情况不一样。所处环境不同，他获得信息的能力、认知模式以及疾病的表现形式都完全不同。得了冠心病，很容易发生与应激相关的心肌出血，我们把精神压力相关的缺血称为 MSIMI（mental stress induced myocardial ischemia），20%～70% 的冠心病病人有这样的问题。一个人一旦得了冠心病，很容易着急，一着急就出现心肌缺血，合并 MSIMI，心血管事件的发生或死亡风险高达 2 倍以上。得了冠心病，很难保持心情愉快，病人都会想，支架对身体健康存在什么影响。当这样一个问题演变成与精神压力相关的心肌缺血，死亡风险即大幅升高。冠心病病人，一旦合并焦虑，与应激相关的心肌缺血的发生率即达 1/3 以上，这是非常高的数字。冠心病病人焦虑评分每增加 1 分，未来发生 MSIMI 的风险就增加 1.2 倍以上。冠心病病人，很容易着急生气，很容易继发性与压力相关的 MSIMI，这种缺血往往与冠状动脉狭窄程度无关，但与抑郁焦虑状态有关。

既往我们研究抑郁焦虑与创伤后应激，也研究心脏神经官能症，现在突然意识到其实这些病人发病是有物质基础，有内在损伤，他有胸痛的症状，他的心肌可能真的有缺血，或血管可能真的受损，原因是他有内在的病理生理应激，这种应激与情绪带动下心脏的互动模式被损伤有关。

在实验室条件下如能模拟出来，稳定型冠心病有 2/3 的人会发生 MSIMI。一名冠心病病人，明确诊断冠心病后，他的抗压能力，应激能力都会被延迟。得了冠心病后，病人感觉追不上公共汽车，跑两步心疼，我们知道这是劳累性心绞痛，一生气、着急就心疼，也是真的，因为他对抗不了心理压力。

通常心脏和心理一定是平衡的，一旦失衡，则会有以下情况：心脏病病人心理、心态很难绝对正常；反之，一个抑郁病人很可能在未来 20、30 年患冠心病。两者之间有内在联系，这种内在联系，与炎性因子有关，与现在明确的海马神经元损伤有关。焦虑的人，不太容易产生记忆链接，容易遗忘，同时，焦虑的人，炎性因子水平活性过高，很容易破坏心脑血管的健康。神经与心脏之间一定有联系，心脏辨识变速变频的效率，实际上与大脑有关，与神经链接有关。

病人处于高度精神紧张状态，饱受焦虑抑郁困扰时，小血管功能极易受到损伤，出现缺血性心功能下降。有的病人常说，因为我爱生气，所以现在心力衰竭了，他们认为这个病是被人气出来的，这么说确实是有道理的，因为病人爱生气，把自己的小血管气得越来越少，然后心肌缺血，心功能就下降了。

重新认识这个病，发现所有的双心病人，在受到精神心理问题困扰时，一着急就出现心肌缺血，往往在微循环功能受损的同时，伴随其他物理改变，不是一朝一夕形成的。组织学上看到缺血，有生物标志物水平的改变，如 5 - 羟色胺（5 - HT）的改变，线粒体能量代谢的问题也很严重。当体内神经介质储备到一定水平时，病人的活动就会出现异常，小血管的功能开始受到破坏。所以，一个焦虑的病人，血管是收缩的。如果用微处理干预后，他的供血面积开始增加。所以，双心病人一定要早治，使内在传导和信号传递有一系列改变。能量代谢发生问题，抑郁的人为什么感觉乏力，因为 5 - HT 和腺苷三磷酸（ATP），往往呈固定比例出现。一个人情绪不好，往往是 ATP 下降的同时，5 - HT 的水平也在下降。

总之，目前特别需要我们开展研究，用适宜的技术来推行临床模式的转变，比如用心电图，用正电子发射计算机体层扫描术（PET）来观察与精神压力相关的缺血是否与情绪有关。需要从临床实践中更全面地了解病人，建立心身之间的关联，关键要强调病人症状的真实性，避免陷于争论，保证没有危及生命的疾病存在，这些都要借助整合医学的理论和实践去继续研究。

整合心血管病学

历史是一面镜子

◎张　运

　　1945 年 2 月，二战时期三巨头罗斯福、丘吉尔和斯大林在美丽的雅尔塔留下了具有历史意义的合影，坐在两旁的丘吉尔和斯大林春风得意，而位于中央的罗斯福却面容憔悴，当时很少有人知晓，罗斯福已重病缠身。1935 年，罗斯福 53 岁，血压 136/78mmHg（1mmHg ≈ 0.133kPa）；到 1944—1945 年，血压达 180～230/110～126mmHg，出现慢性心力衰竭和肾衰竭；雅尔塔会议期间，血压达 260/150mmHg。罗斯福所接受的治疗包括苯巴比妥、低盐饮食、低脂饮食和洋地黄。雅尔塔会议后 2 个月，1945 年 4 月 12 日，罗斯福死于脑出血，年仅 63 岁。雅尔塔会议后 8 年，斯大林死于高血压并发的脑出血，享年 74 岁。雅尔塔会议后 20 年，丘吉尔死于卒中，在此之前，他曾发生过 10 次卒中，享年 91 岁。这 3 位巨头联手战胜了世界上最凶恶的法西斯，但却死于一个共同的敌人：高血压并发的卒中。令人不解的是，这 3 位国家元首均未接受过降压治疗，这是为什么呢？为了回答这个问题，我们必须翻开历时百年的高血压研究档案。

　　1896 年，意大利医生 Riva-Rocci S 研制成功袖带血压计，但只能大致测量动脉收缩压。1905 年，俄国医生 Korotkoff N 对其改进并加用听诊器，发明了以柯氏音估测收缩压和舒张压的新方法，此法仍是目前血压测量的基本方法。

　　1911 年，德国医生 Frank E 首次将病因不明的高血压命名为德文的 "essentielle hypertonic"，英文译为 "essential hypertension"，"essential" 的英文含义为 "必要的、不可或缺的、非常重要的"，故其本意是 "必需性高血压"，这是因为当时的学术界认为，血压升高类似于病原体感染时的发热，是一种代偿性反应，发热的治疗应针对感染而非降低体温。术语"essential hypertension"沿用至今，特指"原发性"高血压，但已失去单词的原意，变成一个见证历史的"古玩"性词语了。

1931 年，美国心脏病学之父 White PD 写道：高血压可能是一种重要的代偿机制，不应试图去降压，即使你能做到这一点。同年，英国心脏病学家 Hay J 在 *BMJ* 发表"血压升高的意义"的学术讲座，指出：对于高血压病人来说最大的危险是发现血压升高，因为一旦如此，一些傻瓜就会跃跃欲试地去降低血压。1946 年，国际名著 *Tice' Practice of Medicine* 的作者之一 Scott 写道：体循环血压的升高即必需性高血压难道不是为了保证心、脑、肾更加正常的循环而产生的自然反应吗？许多必需性高血压的病人不仅不用任何治疗，而且不治疗状态更好。一般来说，对此类病人越少提及血压越好。同年，美国心脏病学家 Friedberg CK 在 *Disease of the Heart* 一书中首次提出他的定义：低于 200/100mmHg 为轻度的良性高血压，无使用降压药的指征。对这些病人只需继续观察，心理安慰，轻度镇静和减轻体重。这些来自国际权威教科书和资深专家的说教，对于高血压的研究和干预产生了深远的影响。1966 年，国际权威教科书仍认为动脉疾病是高血压的原因而非结果，使用降压药是在治疗"血压计"而非治疗病人。直到 20 世纪 80 年代，国际上一些专家仍坚持认为，正像不明病因时不能降低体温一样，不应只治疗血压的"数字"。

1960 年，国际上首次出现了血压的分类：1 级（轻度）高血压为 150～200/90～120mmHg，2 级（中度）高血压为 180～250/110～150mmHg，3 级（重度）高血压为 190～250/120～160mmhg。建议对大多数 1 级高血压病人不予治疗，部分患者可给予镇静剂、低盐饮食和氯噻嗪。1977 年，美国高血压指南 JNC－1 发表，建议当舒张压≥105mmHg 时起始药物治疗，舒张压 90～104mmHg 的病人进行个体化治疗，治疗目标是＜90mmHg。1980 年，JNC－2 发表，高血压定义为舒张压≥90mmHg，1 级（轻度）高血压为舒张压 90～104mmHg，2 级（中度）高血压为舒张压 105～114mmHg，3 级（重度）高血压为舒张压≥115mmHg。建议对舒张压≥90mmHg 的病人起始药物治疗，治疗目标是舒张压＜90mmHg。1984 年，JNC－3 发表，首次重视收缩压，成人高血压定义为≥140/90mmHg，正常血压＜140/85mmHg，血压高值为舒张压 85～89mmHg，轻、中和重度高血压的舒张压分别为 90～104、105～114 和≥115mmHg。当舒张压＜90mmHg 时，收缩压 140～159mmHg 为临界单纯收缩期高血压，收缩压≥160mmHg 为单纯收缩期高血压。建议对于血压≥140/90mmHg 的病人起始药物治疗，治疗目标是血压＜140/90mmHg。1988 年，JNC－4 发表，成人高血压定义、分类和治疗目标同 JNC－3。1993 年，JNC－5 发表，首次同时重视收缩压和舒张压。成人高血压定义为≥140/90mmHg，正常血压＜130/85mmHg，血压高值为 130～139/85～89mmHg，1 期（轻度）、2 期（中度）、3 期（重度）和 4 期（极重度）

高血压的界限值分别为 140～159/90～99mmHg、160～179/100～109mmHg、180～209/110～119mmHg 和≥210/120mmHg。建议对血压≥140/90mmHg 的病人起始药物治疗，治疗目标是血压 <140/90mmHg。1997 年，JNC－6 中添加了理想血压 <120/80mmHg，3 期高血压≥180/110mmHg，其余分类和治疗目标同 JNC－5。2003 年，JNC－7 将 JNC－6 的理想血压改称为正常血压，将其正常血压和血压高值合称为高血压前期，将 2 期和 3 期高血压合并为 2 期高血压，一般治疗目标是血压 <140/90mmHg，在高血压合并糖尿病或肾脏病的病人，治疗目标 <130/90mmHg。2014 年，JNC－8 发表，建议对于≥60 岁的病人，治疗目标是 <150/90mmHg，对于≤60 岁的病人，治疗目标是 <140/90mmHg。2017 年，JNC－9 发表的成人高血压定义为 ≥130/80mmHg，正常血压 <120/<80mmHg，血压高值为 120～129/<80mmHg，1 期高血压 130～139/80～89mmHg，2 期高血压≥140/90mmHg。建议对于血压≥130/80mmHg 的病人起始药物治疗，一般治疗目标是血压 <130/80mmHg。

历史是一面镜子，以史为镜，可知兴替，通过以上高血压研究历史的简要回顾，我们能得到什么启示呢？

（1）科学发展的道路是曲折的。历经真理和谬论的百年争论，饱尝失败和成功的酸甜苦辣，人们对高血压的认识终于从"不应治疗"变为"必须治疗"，从"抢救高危"转向"防治低危"，高血压的定义和治疗目标不断下移，标志着高血压防线不断前移，"目标下移，关口前移"，这是历史发展的总趋势。

（2）科学的发展需要敢吃蟹的人。早期试用交感神经切除术、致热源注射、低蛋白和低盐饮食治疗高血压危象的医生和病人，是首先证明降压可减少心血管事件的英雄，而一批享有盛誉的国际权威却起到了长期阻碍高血压研究进展的作用。这个教训提示，不迷信权威，不随波逐流，坚持科研创新，坚持证据当先，才能保证科学的健康发展。

（3）科学的目的是揭示真相。德国著名戏剧家 Brecht B 在他写的《伽利略传》中有一句名言："科学的目的不是打开一扇通往无穷智慧的大门，而是划出一条防止我们无穷错误的界限"。科学不能告诉我们将来对在何处，只能告诉我们过去错在何处。科学的发展并不会让人们变得越来越聪明，而是让人们远离愚昧。

JNC－9 的发表，在国内外学术界引起了激烈的争论，争论的焦点是遵循科学性还是坚持实用性的问题，这使我想起了毛泽东所讲的"愚公移山"的故事。现代智叟说，高血压这座山本来就很高，现在海平面又降低了，这座山就更高了，如何挖得平呢？现代愚公（80 年前降压派就被称为傻瓜）说，我们坚持挖山不止，一定会感动上帝的，这个上帝不是别人，就是全中国的人民大众，全国人民和我们一起挖这座山，为何挖不平呢？

随笔之意，在于不拘一格，随心所欲，这是我写作本文的态度，而读者对本文所报的态度呢？我想应是"奇文共欣赏，疑义相与析"。

心血管疾病和慢性病的医防整合

◎顾东风

在过去的 10 年内，全球心血管疾病死亡占慢性非传染性疾病死亡的 44.6%，而我国该概率则达到 46.4%。1990 年全球因心血管疾病死亡的人数是 1300 万，由于老龄化、人口增长等因素，到 2015 年全球心血管疾病的死亡人数已经上升至 1800 万。我国 2016 年心血管疾病死亡人数估计达到 392 万，即每 5 个人中有 2 人死于心血管疾病。

我国高血压患病率较高，开展人群防控的时间较短，所以高血压控制率仅为美国的 1/3 左右，低于发达国家水平。无论农村还是城市人群，高脂血症患病率随着年龄的增加而升高，相比过去有明显上升趋势。此外，根据国际标准，我国肥胖人数从 1975 年的 240 万上升至 2014 年的 8960 万，涨幅超过 37 倍。与肥胖相伴的是血糖增高甚至糖尿病，中国糖尿病病人占全球总数的 1/4。现阶段我国农村成年居民以老年人为主，部分甚至身患残疾，人群体力活动强度在不断降低。过去 20 年内，心脑血管病病人，尤以冠心病、脑卒中为代表的病人住院数增长非常显著，单病种住院费仍在不断增长，这对我国的卫生与健康及经济发展构成很大的挑战。

根据危险因素和人口变化趋势以及城镇化进程，2010—2030 年，我们无法逆转这些危险因素的整体上升趋势，只可减缓其进展速度。2010—2030 年，除人口增长和老龄化外，由于高血压、糖尿病、高脂血症、吸烟等危险因素的影响，冠心病与脑卒中的死亡事件数将额外增长 23%。

为什么我国的经济和医疗服务总量不断增长，而心脑血管病的防治以及高血压的防控仍存在问题呢？原因如下：首先是医疗资源配置不均，尤其在医院内部，"医"与"防"并未有效联动，临床医生多忙于诊治疾病，极少赋予公共卫生或预防疾病的职责，医生的公共卫生职责未落实；第二，国家用在"防"方面的经费投入严重不足，信息系统不完善，如许多市县社区人群中心血管疾病的危险因素变化情况、患病率、治疗率、控制率等防控数据缺乏，而且同一市县不同医疗和健康机构间、异地之间信息互不相通，开放利用度低，未能发挥指导防控的作用；第三，网络和社交平台中许多虚假宣传层出不穷，移动信息中有关疾病防治等正能量的宣传未能抵消利益驱动广告的负面影响；最后，现阶段我们的医疗与卫生经费主要用在临床晚期疾病的救治上，而没有有效地用到疾病前期的控制中。

我们要提倡"医"、"防"整合，但现实是重"医"轻"防"，80%以上的经费均用于临床治疗。在构成生命健康的决定性因素中，生活方式和行为占40%，遗传倾向占30%，社会和环境因素占20%，医疗只占10%。我们提倡"医""防"整合，鼓励或发挥医生的预防作用，把更多的资源用于改变人群的生活方式和社会环境，与人群健康决定因素相适应。

我国约13.9亿人口中，专业从事疾病预防和控制的人员不足15万人，占医疗、卫生和健康从业人员总数的不到2%。因此，我国人群心血管疾病防控、提高大众健康水平的重任义不容辞地落在广大医务人员的肩上，要通过适当的机制调动医生发挥预防疾病的作用，医生需要有预防的意识和技能，尤其加大激励全科医生开展疾病预防和保健工作，满足基层居民的健康需求。

新时代"医""防"整合，才能重塑社区、区域或国家层面心血管疾病防控局面。在国内，政府提出了"健康中国2030"战略，具有3个层次的目标和要求：一、健康是我国人民发展的目标，预期健康寿命的增长应是我们健康的目标之一；二、健康是我国人民生活方式的追求，影响到每个家庭成员，包括学生、教师以及医务人员，医务人员尤其应做好禁烟或不吸烟的表率；三、推行健康的发展模式，国家要求把健康融入所有政策，例如鼓励和发展绿色、低碳和可持续发展的创新企业，减少雾霾和能量消耗，而健康长寿这一目标的实现，依赖第二、三方面要求的落实。

在全球层面，世界卫生组织制订了"慢性病2025年防控目标"，包括提升高血压的防控水平，减少25%的心脑血管疾病的过早死亡。因此，心血管病医生"医"、"防"的双重责任重大。

"医"、"防"整合，要求医生在日常诊疗中发挥预防作用、注重循证防治，利用互联网、移动技术或智能健康技术做好人群心脑血管病及慢性病的预防、管理和控制工作，以期早日实现"健康中国"的目标。

我国的疾病防治现状与挑战

◎陈义汉

关于我国的疾病防治现状我先提出 5 个问题和大家一起探讨。

第一，我国的疾病防治目前面临的一个重要问题就是研究关口严重后移。大医治未病，防重于治，我们应该把防治研究放在一、二级，而不是三级，不能做亡羊补牢的事情。

第二，有些研究偏离了重大医学问题，这种现象非常严重。现在我们缺乏对疾病的源头性、根本性、奠基性、带动全局性和具有普遍性的重大医学问题的认识和鉴别，有些研究没有触及重大的医学问题。

第三，基础与临床脱节。医学研究是为了治病、防病和康复，但现在很多研究没有临床导向，有些研究浅尝辄止，既没深入链条后面，也没走向临床应用。

第四，很少有自己的特色和高地。仔细考虑一下，疾病防治的中国特色是什么？高地在哪里？常常是西方做什么，我们就跟着做什么，有些研究脱离实际，背离中国国情，基本上没有自己大的研究计划。

第五，思路局限，徘徊在经典的理论之中。我第一次听到高血压原来有这么奇特的历史，我们太相信权威了，把自己禁锢在前人的发现里面，把经典奉为圣经，不敢越雷池一步，事实上不超越经典、不超越传统就没有新的进步，就没有真正的进步。

基于这 5 个问题，我们优先发展的主题在哪里？我分析有以下几种：

一级预防研究。记得当住院医师时，病房的病人与现在不同，那时的疾病大部分是心力衰竭、扩张性疾病、风湿性疾病，以及心肌炎。但现在好一点的医院基本上很难看到这些疾病，多是冠心病，或需要介入治疗，或心律失常需要射频消融，以及需要安装心脏起搏器的病人。现在心血管疾病主要是代谢相关性疾病，有众多的危险因素，所以预防特别重要。

有自主知识产权的新药研发。我们使用的一类新药，几乎没有一个是中国创造发明的。这些药物的现状，我以心血管方面的化学药物为代表来分析一下，我们现在大量治疗心律失常的药物几乎全部会增加死亡率，缩短寿命，不能改善心力衰竭病人的预后，β 受体阻滞剂效果挺好，但对病人预后的改善效果甚微。治疗心力衰竭的正性肌力药物没有一种可以改善病人的预后，几乎全部会增加死亡率，也就是说，我们正在广泛应用会导致心力衰竭病人更早一天离开这个世界的药物来治疗心力衰竭。心肌损伤修复例如冠心病、心肌梗死，最好的治疗除了预防外，在坏死之后就是修复，但目前临床上没有一种可使心肌细胞增生、修复的药物，也没有可使心肌细胞再生的药物。还有目前高血压的治疗，虽然临床上认为高血压的控制非常简单，但实际上还没有任何一种药物可以真正地预防高血压的发生。还有肥厚性心肌病，临床上也未出现一种可以抑制肥厚性心肌病病理进程的药物。所以治疗心血管疾病的化学药物总体上是不尽如人意的。

关键干预靶点的发掘。无论是药物治疗还是其他治疗，都需要一个靶点，但现在还有很多未知的关键靶点，研究结果总体来说令人失望。如果我们可以找到非常好的关键靶点，那化学药物的现状就不会如此令人失望。所以一定要把聚焦点放在关键干预靶点的挖掘上。

新技术和新方法的探寻。在世界知名的教科书中，几乎看不到或者很少见到中国人的名字，即历史上的医学发现或发明，很少是由中国人创造的。今天的中国已经处于飞速发展阶段，我们应该把更多的精力放在对新方法和新技术的探求上。

医疗器械的国产化。这个问题不仅是心血管病的痛点，应该是整个医疗行业的痛处。我们所看到的一流、优质的医疗器械，几乎都是国外进口产品，尤其是大型仪器，以西方医疗器械为主，主流基本上没有国产的。

从宏观上分析，我们重点发展的主题是针对几种重大的心脏疾病，到底重点应该放在哪里？心血管病的种类很多，看似有一两百种，实际上可能是七八十种，在集中精炼一点可能就四五种。我主要研究心律失常，切身感受到治疗心律失常药物的匮乏，我认为研究的关键是寻找新的靶点。

生物起搏。无论是分子生物学技术、还是细胞学技术，目前是生物起搏研发时代，即起搏器有朝一日终究会被生物起搏所取代。

精准治疗。在心脏应用领域，最早研究得比较透彻的遗传性疾病是心律失常，另一个是肥厚性心肌病。像长 QT 综合征、短 QT 综合征等几个遗传性心律失常的基因缺陷已初步明确，一旦彻底明确后一定是个精准医疗的时机，无论是诊断还是治疗，都代表靶向治疗时机已经到来。

无论是哪种心力衰竭都存在能量的问题，对心力衰竭来说，能量的有效利用、优化利用可能是需要长期探讨的问题。心脏功能的辅助装置和人工心脏，只要能取得突破，应该前途无忧。心力衰竭是心肌细胞无效收缩或低收缩，心肌细胞增生技术是心力衰竭未来治疗的重要方向。冠心病有 3 个应该重点探索的主题：冠心病介入的生物医学工程；稳定斑块药物和脂质调控药物，现在只是冰山一角；冠心病的细胞治疗，冠心病发生心肌梗死后，本质问题是细胞坏死，基本治疗是把坏死的心肌细胞用有用的细胞替代，细胞治疗一定是冠心病防治研究的未来。

关于肥厚性心肌病，基本上是 30 个左右的基因在发挥作用，85% 以上的肥厚性心肌病的发病原因都是这几个基因，可是我们还在探寻剩余不足 15% 的病因，这些探寻并不是没有意义，但不是主流。我认为肥厚性心肌病的防治研究重点应该是共性机制的发现，共同干预靶点的挖掘和基于缺陷基因、机制与靶点的精准治疗。

高血压病的相关文献浩如烟海，高血压方面的论文是心血管病方面数量最多的。高血压本身可能是个遗传性疾病，我觉得找方法来进行干预的可能性非常小。现在到了运用大数据来实现高血压病的预警、预报和早诊、早治的时代。

瓣膜病。至 2025 年后，瓣膜病将会是医疗最大的市场之一，可能会高于冠心病介入的市场，中国在人工瓣膜研发和介入技术改进上要加快步伐。

中国疾病防治研究的目标定位应立足于基础，面向临床，面向转化，面向应用。基础是永恒的，但仅仅做基础并不够，要面向临床，面向转化，面向应用。相信再过十余年，即到 2030 年，中国一定会在心血管疾病的方向点上形成中国特色和优势，有众多甚至重大的话语权。

我们目前的战略举措是：

（1）强化基础研究。过去一直大量强调基础以外的研究，至少在过去的四五年，甚至更长时间内对基础研究的重视程度不够，我们一定要加强基础研究，这一点非常重要。

（2）创新至上。一定要重视创新，创新驱动发展是基本国策，要始终如一地瞄准颠覆性创新和革命性创新。一味的研究不是浪费，任何一项颠覆性技术的进步都是对人类和整个社会的巨大贡献。

（3）自由探索与顶层设计并举。世界科技史和发明史上最重要的进步不是国家组织的，是自由探索成功的，我们也不乏国家组织的顶层设计推进的科技发现，所以自由探索与顶层设计要并重。

（4）加强创新文化建设。营造浓厚的创新氛围、激励和培育创新思维，这会让科学创造与发明的步伐走得更快。

（5）以人为本。人才是科学研究的关键，这是永恒的话题。有所为而有所不为，可以不做十万件事，但要做一件最重要的事，做十万件事可能是浪费，是阻碍，但做了一件颠覆性、革命性的基础和理论的突破，就可能改变人类的命运。

基础研究是永恒的源头活水。什么是基础研究？在医学领域，可能把基础研究定义为分子细胞的研究，试管里面的工作，其实不是。临床上也有基础研究，应用之中也有基础研究。基础研究是奠基性研究，是源头性研究，是事关全局的研究，是核心的研究，是普遍的研究，所以不言而喻，基础最重要，要永远强调基础研究。

转化医学是伟大的理念，我最初几年对转化医学的理解有些偏颇，并没有深刻认识转化医学的内涵，我现在认为转化研究是非常伟大的战略，不论从事哪种工作，它一定要走向转化，这是一种战略。因为转化医学可能调动资源，促进政策，调动财力，调动积极性，推动医学研究。

临床研究。以前我认为基础研究学问很深，所以做了很多年的基础研究，但现在我觉得临床研究更有意义，临床研究的方法更多，其中临床导向我认为特别重要，临床研究有自己的一套方法，有了特定的方法研究起来就相比基础研究更容易些。中国有世界上最多的疾病资源以及最庞大的临床数据，所以中国的就是世界的，中国的数据也正是世界所需要的，纯粹的临床研究在中国完全可以大有作为。

我相信在不远的将来，新技术、新概念、新标准、新规范的原始积累期将会到来。我认为这个时间点 2025 年可能是新概念、新理论、新标准、新指南、新技术的一个原始积累期；2030 年可能是指南、标准的一个暴发期。不谋万世者，不足谋一时；不谋全局者，不足谋一域。在疾病防治方面，不远的将来中国一定会创造出划时代的重大医学成果，乃至于引领世界医学。

暴发性心肌炎整合治疗的体会

◎汪道文

截至目前临床上对暴发性心肌炎的治疗方案究竟是正确的还是需要进一步探索？某天中午我在酒店退房时，广州总医院送来了一例暴发性心肌炎病人，在我之前建立的一个微信群中，收治该病人的医生告诉我前几天刚刚有一例病人因该病死亡，今天面对同样的病例咨询我治疗方案，我通过电话逐条指导她整个治疗方案的实施，今天我将详细讨论针对暴发性心肌炎病人所采取的这个治疗方案。

受中国医学会委托，几十位专家采用通讯方式或当面评议撰写了一个《中国成人暴发性心肌炎诊断和治疗专家共识》，发表在 2017 年中国心血管病杂志第 9 期，其中特别重要的是我们首次提出按照"以生命支持为依托的综合救治方案"救治。

"暴发性心肌炎"这个疾病的名称光读起来就让人不寒而栗。该病的主要特点是起病急骤、病情进展极其迅速，病人很快出现血流动力学异常，可伴呼吸衰竭和肝肾衰竭，早期死亡率极高，然而一旦救治成功可获痊愈。3 年前西班牙报告的暴发性心肌炎的死亡率为 70%，美国报告的是 40%～50%，台湾总医院去年报告是 55%～60%，据此我们总结暴发性心肌炎的死亡率大概是 55%。

暴发性心肌炎可发生在任何年龄，从 2 岁至 82 岁。我们所收治的病例最小年龄 12 岁，最大 85 岁，60 岁以上者占 10%，青壮年占的比例更大，男女发病率无显著差别。可发生在任何季节，冬春季稍多。

暴发性心肌炎主要由病毒引起，分为两种情况：一类是病毒性，主要是流感病毒、腺病毒、肠道病毒、EB 病毒，艾滋病毒，丙肝病毒也有引起。另一类是非病毒性，主要是自身免疫性疾病，在发展过程中突发免疫紊乱。暴发性心肌炎也可由药物毒性引起，主要是抗肿瘤药物，少数其他药物也可引起，本来极少致过敏的药物可能引起局限的暴发性心肌炎，不同的抗过敏药物也可引起，包括青霉素。非病毒性的暴发性心肌炎比较少见，主要由病毒引起。

截至目前临床上对暴发性心肌炎并没有进行系统的研究。关于该病的病理生理机制，我们最近的观察和研究得出了一些结论。暴发性心肌炎与病毒性心肌炎的病理生理机制基本类似，只是发病时间大大缩短。病毒性暴发性心肌炎主要是病毒进入体内感染心肌，但感染心肌的机制目前尚不清楚。如果病毒可以感染心肌细胞，也可能感染身体的其他部分，如果发展为心肌炎，则病毒主要感染心肌细胞，感染后很快发生心肌细胞坏死并释放产物，这种是局部感染，可以通过检查心电图帮助诊断。

正常情况下，血浆中检测不到心肌的成分，但当心肌发生损伤时，就如同心肌梗死，心肌组织被释放入血浆，这些蛋白释放出来时就可激发免疫反应，淋巴细胞、中性粒细胞、巨噬细胞都向炎症部位集聚，因病毒本身也是抗原，从而刺激产生一系列细胞因子，单核细胞马上转化为巨噬细胞，淋巴细胞被激活产生攻击作用，产生大量细胞因子，同时淋巴细胞、巨噬细胞检测出异常。暴发性心肌炎无论是在动物还是人，有的以肺为主，有的以心肌为主，在发生时产生多种细胞因子（现在我们可以检测到的就有26种），当然还有一些我们没有检测出的，整个机制非常复杂。

对暴发性心肌炎病人如何进行临床评估？简单来说，暴发性心肌炎起病急骤，发展迅速，病人很快出现心力衰竭和循环衰竭，处于低血压或休克状态，以及并发各种心律失常，当然可能伴有其他脏器衰竭。临床评估过程包括：首先确认病人是否有病毒感染的前驱症状，前驱症状不一定是发烧、流涕、咳嗽，症状也可不明显，例如仅有轻度腹泻，全身乏力，食欲下降，需要注意的是，因明显乏力和不思饮食就诊的暴发性心肌炎病人相对较多。病毒感染一般情况下几天就可自愈，但症状发生后3天、5天，甚至7天仍未好转，反而加重。曾有一名记者问我如何判断何时需要去大医院就诊？我认为如果患上呼吸道感染后，几天未痊愈，而且症状逐渐加重，就应该去大医院就诊。因为接下来很可能出现心肌受损的表现，即前驱症状后出现气短、胸痛、心悸、头晕、乏力。

两周前我收治的一例病人主诉因感觉无力在家睡觉，结果接到一个电话后刚坐起来就摔倒了，入院时已经处于休克状态，这就是心脏受累的表现，病人出现了循环功能障碍，心力衰竭。另一个常见的心肌受损表现是血流动力学障碍，部分病人迅速发生急性左心衰竭或心源性休克，出现肺循环瘀血，表现为呼吸困难。心肌受损时还可能存在其他脏器受累的表现。

暴发性心肌炎病人的主要体征包括生命体征发生改变，心跳、呼吸加快，胸闷、憋气，提示血流动力学已不稳定，这是暴发性心肌炎最显著的特点，提示病情轻重。病人的心界通常不大，心肌受累，心肌收缩力非常低，有经验的医生听诊就可发现心脏的异常，心音较低，常有奔马律，还可合并啰音，一般暴发性心肌炎病人入院时都处于疾病的晚期，原因是双心都衰竭时心衰症状反而不太严重，心肌炎也是如此。

对暴发性心肌炎病人应该进行哪方面的检查？病人入院后，应检测心肌标志物、蛋白、脑钠肽，如果病人是暴发性心肌炎，最早在发病 2d 时就可以检测到肌钙蛋白、脑钠肽显著增高，比心肌梗死病人常见的相应指标高得多，而且并不会交叉、重叠。其他的检查项目还有血常规、肝肾功能，一定要拍摄胸部 X 线片，行心脏超声检查。国外有文献报道心脏超声对暴发性心肌炎病人没有价值，但根据我们的经验，认为心脏超声对暴发性心肌炎的价值非常大，因超声可以观察到弥漫性室壁运动降低，病人在一天甚至一个下午弥漫性室壁运动就可从 40% 降至 20%，仅仅几个小时降低幅度就如此之大，而且到晚上更低，两三天后就可恢复到原来的程度。弥漫性室壁运动减低是暴发性心肌炎的显著特点，也是心肌受损的表现。病人的射血分数可显著降低，有极少数病人出现心脏扩大，我曾收治过这样的一例病人，病人的症状持续了 1 周，就诊时心脏是左心室 65mm，我们对该病人的初步诊断是扩张性心肌病合并暴发性心肌炎，对病人治疗 2 周后心脏缩小至 55mm，治疗后 1 个月随访发现心脏已经缩小至 50mm，并且在继续缩小。小部分暴发性心肌炎病人的心腔可以扩大，但大部分病人不存在心腔扩大。室间隔可稍增厚，例如增厚 1.1cm、1.2cm，是严重水肿所致，通常情况下一或两个月后水肿可完全消退。

对暴发性心肌炎的诊断富有挑战性的是心室壁阶段运动可出现局部异常，心电图上可呈现导联选择性 ST 段抬高，这似乎与心肌梗死相同。我的老师曾告诉我，只要室壁阶段运动异常就是心肌梗死，可在对病人进行诊断过程中出现了争议，我认为应该对病人立即造影，诊断为暴发性心肌炎，原因是病毒感染并不均匀，这就与农业技术员在稻田里喷洒农药杀虫时发现害虫是一片片感染的情况非常类似。

冠脉造影对暴发性心肌炎的诊断非常重要，当时一例五六十岁的病人入院，胸痛中心机制给予了我们很大的帮助。许多一开始诊断为心肌梗死的病人，结果却显示是暴发性心肌炎。当然有些人可能认为冠脉造影对病人有一定的危险，当然在做这项检查时应对病人告知相应的风险，并且不要使用过多的造影剂，这一点《共识》中也有提到。

有创血流动力学监测，心脏磁共振可以帮助诊断心肌炎。心肌梗死的病理机制主要是内膜缺血，而暴发性心肌炎的病理机制主要是外膜水肿，当二者不能鉴别时可立刻做冠脉造影，心肌活检有助于研究该病的病理生理机制，可稍晚一点再做。关于病原学检查，并不能作为治疗的依据，在诊断时治疗就应该立刻开始。

实验室检查主要是心肌标志物，这是心脏功能标志物，检测值通常非常高，会达到 5 万，我所接诊的病人基本都达到了顶值，超过 5 万就无法检测出来了。

当然，血清学检查不作为诊断依据；但超声检查非常有价值，可以帮助判断弥漫性运动异常，观察到水肿情况，对诊断非常有帮助。

暴发性心肌炎的诊断一般要求有前驱症状，进而发生心脏症状，主要是胸闷、憋气，有的病人可出现胸痛，也有一些病人表现为急性心肌梗死，一定要鉴别清楚，尤其是年轻病人。检查显示心音低、心律快，有奔马律，循环衰竭，急性呼吸窘迫综合征（ARDS）。X线片并不能显示ARDS，呼吸窘迫就是呼吸衰竭的表现，严重血流动力学障碍发展极其迅速。我曾收治过一例病人，病人是一位教授，中午12点接诊的，就诊时心率为100/min，收缩压为100mmHg，EF值为45%，病人主诉感觉"还好"，让病人平躺，给予急速治疗，未给予生命支持，也未送入CCU，至下午5点，下级医生打电话给我反应病人出现异常，我立即安排病人转入CCU并立即行超声检查，EF此时已经降至20%左右，紧接着血压降至80mmHg，立刻给予生命支持治疗，如果该病人没有及时给予生命支持治疗，病情延误到晚上，甚至第二天，就会出现很大的问题，很有可能发生死亡。

暴发性心肌炎的诊断依据包括：起病、发展极其迅速，有感染前驱症状，紧接着出现心脏症状，然后出现血流动力学障碍，检查可以发现心脏标志物，通过超声检查基本可以确诊。

暴发性心肌炎与其他冠心病相鉴别，主要是与心肌梗死和病毒性肺炎相鉴别。有的病毒性肺炎病人症状很严重；脓毒血症性心肌炎有明确的严重细菌感染；应激性心肌病有明显的严重精神打击；普通心肌炎也可能发展为重症，虽然发病很急，但通常不会造成生命危险，而是反复发作；非病毒性暴发性心肌炎，也需要进行鉴别。

关于暴发性心肌炎的治疗，通常使用血管活性药物或正性肌力药物来维持基本循环，有些病人需要通过机械循环和呼吸机辅助治疗才能恢复到正常状况。如果病人出现休克、心力衰竭等症状时应该如何治疗？一般的治疗方法包括补液，给予强心、血管活性药物，但对暴发性心肌炎病人来说，这种常用的治疗方法会导致出现问题，即死亡，概率可以达到55%。对此我认为应该跳出既有的思维模式，既然暴发性心肌炎会导致55%的死亡率，能不能有换一个思路，病人处于一个什么状况？当病人出现急性大面积心肌梗死时，老师曾告诉我使用强心剂不起作用，必须采用别的治疗方法。暴发性心肌炎病人通常受到了严重打击，第一次是病毒的感染，破坏了部分心肌细胞；第二次是炎症风暴，导致多种炎症因子增高，是正常的3~10倍以上，导致的损伤非常大，基于此，我们提出用"生命支持为依托的综合救治方案"，即整合救治方案。当心肌受到严重打击后几乎完全丧失了能力，如果此时还使用强心剂，而且长时间使用，超过24h，强心剂加上血管活性药可导致死亡风险增加10倍。我们提出对这种情况尽量不要给予强心治疗，应首先保证病人充分休息，上班、跑步等活动都应停止，如果一个大学生感冒了，千万不要让他跑步、军训，因为有可能引起暴发性心肌炎导致死亡。因此，治疗的第一步是积极的一般支持治疗，绝对卧床休息，严格监测出入量，要亲自观察病人，300mL常规透析液体进入体内就可能导致病人死亡，原因是心力衰竭。如果液体的速度太快也可能导致病人出现休克，因此我们严格规定暴发性心肌炎病人的液体出入量，要求护士每 2h 统计一次出入量，每次都应将结果汇报给医生。刚开始提到的那例病人的心率为 110/min，平时血压 120mmHg，入院时为90mmHg，显然已经发生了休克，当医生求助于我时我告知她应立即对病人展开救治。

绝对卧床休息到底有多重要？我见过一例刚结婚不久的女性病人，会背着丈夫偷偷打电话，一打电话心率就增加 30/min，因为她的心脏完全没有力量，每分钟心率增加 30 次就一定会耗能，因此只要她一打电话我们很多治疗就白费了。

要保证随时可以对病人行心电监护、血氧监护、心脏超声，如果病人没有使用呼吸器，可以进食，应清淡饮食，吃一些易消化的食物。给予病人水溶性和脂溶性维生素，因为肝脏一般也伴随感染，尤其严重感染可以出现交叉休克，如果此时饮食质量差，给予维生素就可以避免凝血因子生成障碍，必要时甚至需要输注血浆。

当然，对暴发性心肌炎病人来说，药物治疗也非常重要，一方面是抗病毒治疗，建议应用神经氨酶抑制剂，例如达菲，加上更昔洛韦，实践证明抗病毒治疗非常有效，所有病人都可用神经氨酶抑制剂，因为这类药物是治疗流感的，虽然大部分病人并不是流感，但神经氨酶除了病毒释放外，组织也释放，从而导致副作用，所以用神经氨酶抑制剂是有效的。可以同时给予大剂量糖皮质激素治疗，我通常给予病人至少 20g 地塞米松，然后再给予甲基强的松龙（甲泼尼龙）200～400mg，治疗的前两天使用，并配以抗生素。西班牙对抗病毒药物应用于暴发性心肌炎病人展开过全国性的研究，对流感病人来说，早期应用和晚期应用的暴发性心肌炎死亡情况完全不同，说明是有效的。

另一个治疗方法是积极的生命支持治疗。一个是呼吸支持，呼吸支持可以节省病人的体力，保证他充分的休息。有一例 28 岁的暴发性心肌炎病人，给予面罩氧时血氧饱和度便上升至 98%，但呼吸依然是 28/min，我查房时给予病人立即插上呼吸机，并嘱其睡觉，进行人工机械呼吸，但病人的主治医生多方咨询后最终决定不使用呼吸机，最后该病人死亡。对于该病人来说，呼吸机的作用并不是纠正慢性呼吸衰竭，而是节省病人的体力，进而减轻心脏负荷。另一个是循环支持治疗。首先是进行主动脉内球囊反搏，当病人的血压降低时，用主动脉球囊反搏有什么效果？实践证明所有病人的收缩压平均增加 20mmHg 以上，让病人休息，主动脉球囊充气 40mL，突然把 40mL 血向上向下低压，突然产生一个动力，在收缩期突然放气，放气就产生 40mL 空间，右室血液很容易流出 40mL，这就使心脏得到了休息。心脏休息之后反过来它的压力增高，IABP 并不是直接升高血压，而是间接的。

暴发性心肌炎病人的血压升高至 85mmHg 以上，最好是 90mmHg 或 95mmHg并维持，如果无法维持可加上 ECMO。有一些人认为应该直接使用 ECMO，这种观点在我看来是错误的。到今天为止我们80%的病人使用球囊反搏都能很好地维持循环，维持循环有效的标志就是减少升压药剂量的同时，血压仍然可以维持在85~90mmHg以上。如果不能有效维持这个血压，再加上ECMO，我们的病人（包括使用ECMO的病人）60例中只有2例死亡。

IABP的治疗效果也得到了国外研究的证实。较大剂量的糖皮质激素（甲基强的松龙200mg/d）使用的风险是什么？围绕这个问题我们已经争论了100年，最有争议的是它可以促进病毒复制和扩散，就是导致免疫力降低。但是我认为，病人已经处于危及生命的边缘，病毒复制已经无从谈起，应尽快使用糖皮质激素，当然不必像免疫疾病使用大剂量，甲基强的松龙200~300mg/d，两三天后减少剂量，不仅可以抑制炎症反应也可以治疗休克，一般不会导致严重的问题，我们收治的病人中无1例发生股骨头坏死等副作用。

对免疫球蛋白的使用目前仍存在争议，免疫球蛋白不是综合抗体，大剂量免疫球蛋白作用于淋巴细胞使免疫调节细胞明显改善，能治疗暴发性心肌炎，可以与激素叠加作用。文献报道这种方法对一些病人有效，常规剂量为10~20g/d，前两三天可以使用大剂量，我所见过的大剂量为40g/d。

常规CRRT目前用于清除毒性细胞因子，如L-1，IL-6，TNF-alpha等，还有吸附透析，选择性吸附我们还没用过，有报道显示具有一定疗效。

暴发性心肌炎一定要治疗，因为这种疾病与一般心肌炎不同，一般心肌炎治疗与否结局差异不大，但暴发性心肌炎治疗与否的结局迥异，不是死亡就是好转。我曾经救治的60例暴发性心肌炎病人中有30例复诊时超声检查显示心脏功能完全恢复者达80%以上，其他方面也恢复得较好。当然，关于暴发性心肌炎的许多理论和实践问题还有待我们进一步研究。

从串联到并联整合治疗肺栓塞的体会

◎聂绍平

　　静脉血栓栓塞症（VTE）在临床上很常见，但很多还是被忽视了。美国大概每 1000 个人中就有 1 例发生 VTE，死亡率约为 50/100 000。在美国，心血管病排在第三位死因，接近 17%，临床表现多种多样。全世界范围内相比于对卒中和高血压的认知，人们对深静脉血栓形成（DVT）和肺栓塞（PE）的了解非常少。

　　2016 年心血管领域发表了一篇非常重要的文献，文献显示晕厥与心血管疾病明显相关，猝死是否与心血管病相关目前尚没有确切的证据，还需要进一步的研究。当初看到这篇文献时我非常惊讶，因为之前并没有考虑过晕厥与心脏疾病的关系，文献报道每 6 例晕厥病人中就有 1 例是心脏病所导致，这是一个的重大思路转变。

　　关于分型，传统上将 PE 分为低危、中危和高危，根据这个分型又有一套治疗方法，自从简化肺栓塞严重指数（sPESI）评分标准出现后又有了新的分型方法，可以作为确诊依据。从 2014 年开始，欧洲指南把治疗分型中的中危再细分成中高危和中低危，对中低危病人只需要住院观察即可。对中高危病人需要严密监测，并准备好救治措施，以应对高死亡率。

　　PE 的死亡率究竟有多高？不经过处理的 PE 病人 30d 死亡率可达 30%。出现了休克、低血压的病人死亡率达 30%；有右心室受累，包括酶学和脑钠肽（BNP）阳性的病人的发病率为 10%~20%，死亡率接近 10%。没有症状的 PE 病人较少，有右心室受累的病人会出现酶学水平升高，合并有低血压和休克的病人死亡率会升高。

　　有一些重要的参数，例如行超声检查时一定要关注一个重要参数即右心室与左心室的比值，正常是 <0.7，如果 >0.9，就可以预测死亡。<1 时死亡率较低；1~1.5 时死亡率约为 8%；>1.5 时死亡率接近 20%。虽然这个指标非常重要，但有些医院不习惯报这个指标。另外是做 CT 检查时，可以测量肺阻力，如果肺阻力大于 40%，预示着死亡率非常高，这也是比较重要的因素。同时我们还关注 BNP 和肌钙蛋白，这些指标与愈后密切相关。

关于 PE 的临床评估，尽管目前有不少评估方法，但仍要考虑到某些因素，与这方面有关的文献特别多，我重点讲一下治疗理念的更新。

PE 的治疗方式很多，最近引起重视但国内还尚未开展的治疗方法包括 CDT，CDT 是指超声导管定向溶栓，已经在国外开始应用，效果非常好，大概需要 6h，明显高于 TPA 的开通率。还有类似的导管器械，在我去年参加的美国会议上，展出了很多医疗器械，其先进性完全超出了我们的想象，例如一种去除血栓的器械能把血栓捣碎后再去除，作用机制是当血栓位于右心房或右心室中非常难处理的部位时，器械可以直接到达这些部位，将一大堆血栓抽吸出来，希望我们国家能够尽快引进这些机械应用于临床。

积极治疗的时机如何把控？除了危险分层，对低危、中危、高危病人来说，他们的病史、临床表现，肺部情况，右室腔径以及评分等因素都很重要，现在特别强调心率，心率是目前选择治疗方案非常重要的参考指标。

治疗 PE 的药物有很多，也可以采用溶栓治疗，我们已经对溶栓治疗进行了逐步优化和改进，但令人遗憾的是，到目前为止还没有一项全身溶栓治疗是有生存获益的。从影像学方面分析，目前还没有一种治疗方法能改善病人的血流动力学。一项大型国际研究显示，到目前为止，全身溶栓治疗并未降低 PE 病人的死亡率，溶栓组与非溶栓组的死亡率没有统计学方面的差异。我们临床上目前正在使用全身溶栓治疗方法，其适应证包括低血压病人、严重低氧血症病人以及右心室功能障碍病人等。右心房和右心室的血栓有时无法进行溶栓，而全身溶栓的确切疗效实际上并没有确切的临床证据，还存在一定的风险。国外的数据显示，进行全身溶栓的病人，颅内出血风险达 5%，其他并发症例如缝后出血、消化道出血的发生风险相对较高，还会出现一些过敏反应等等。

CDT 确实能够捣碎血栓，还能局部溶栓，我们对此进行了大量的研究，主要研究溶栓药物的剂量以及时间。无论溶栓时间是 2h、4h 还是 6h，剂量不同，但改善效果类似。定向溶栓还需要进一步的研究提供数据，目前的数据并不很充分。

其他治疗方法有导管去除，包括局部专用导管，溶切导管，悬切导管等，现在有些机器国内还没有。

手术方法治疗 PE 很多医院可能还没有开展过，目前我们有两支外科团队对此产生了兴趣，两个团队之间也进行了探讨，总的来说国外采用手术治疗的案例也不是特别多，但实际上国外在这方面开展的最早，1924 年就有人采用手术治疗 PE，但到目前为止对此还缺乏大宗研究数据，有报道的死亡率差别非常大，有的高达 80%，最低也为 10%。

全身性低血压的病人，尤其有溶栓禁忌的病人，往往需要考虑手术方法治疗。

无法处理的血栓例如气泡血栓等，也可考虑手术方法治疗，气泡血栓的治疗可以采用抗凝方法以及外科更常用的导管，目前哪种更合适临床上尚有争议，这也是大家关注的热点。

美国、欧洲的 PE 治疗指南一直在更新，但更新速度不快。2015 年我国也制订了 PE 治疗指南，内容基本参照国外，其中有很多内容还没有讲清楚，例如什么情况下应该采用哪种治疗方法，因此对该指南目前仍有争议。尽管治疗方法很多，但以往 PE 病人并没有明确的对应诊疗科室，一般都是急诊就诊，被分诊入心内科、呼吸科或其他科室。国外真正研究肺栓塞的专家屈指可数，国内一般是呼吸科专家研究肺栓塞，因此常常会忽视该病。

2012 年国外开始成立团队，采用这种模式研究 PE。最开始采用这种团队模式的是美国麻省总医院和哈佛医学院，他们成立了肺栓塞快速反应小组，这个小组是多学科的，整合医学其实与此密切相关，它要求快速诊断，目的是尽可能决策，一共包含三句话：快速反应，联合行动，正确决策。这就是他们采用团队模式的原因。该组织有一个专门的"7×24 小时"团队，有专用电话和专业人员，第一时间对病人进行全面的评估，包括心电图、酶和血液学检查，一旦怀疑 PE 立即通过PERT。美国医生与我们国家的医生不同的一点是，现在有很多美国医生还随身携带 BB 机，这种国内早已淘汰的通信工具对医生确实有用，虽然现在的通信方式例如微信很方便，但也伴随很多干扰因素。医生第一时间做出反应，病人经基本评估，确定是否有必要开始启动 PERT，相关科室都参与讨论。以前对 PE 病人临床反应慢，但现在反应速度明显加快；以前病人是单学科反应，现在是多学科在同一层级反应；将以前的串联模式改成了并联模式，这样就能在第一时间做出正确的决策，多个科室共同做出决策后再分层进行治疗，这就是美国模式。

整个流程可能在急诊室或其他科室进行，先对病人进行基本评估，再评估风险形成，需要时再启动 PERT 小组，研讨后做出选择，是住院还是回家，是抗凝还是溶栓，是 CDT 还是血栓破碎，是上 ECMO 还是手术治疗等，这是基本理念。在美国有模拟会诊平台，这个平台非常好，严格来讲微信不能完全达到这个功能，便捷度没有这么高，尤其是影像学数据方面。

对 PE 的诊疗需要多学科知识整合，例如有些血液病也可导致肺栓塞，相关科室包括急诊科、血管科、肺病科、心脏外科、心血管影像科，肿瘤科等等。

2016 年春天，美国正式成立 PERT 联盟组织，这个组织相当于我们的民政部门，组织成立后活动很积极，联盟的架构包括管理架构、教育及临床流程等，做了很多事情，包括临床研究，近几年关于这方面的文章也逐渐增多，今年他们会出一个指南。目前我们与国际 PERT 联盟也建立了联系。

美国是如何启动 PERT 的，前面提到过大约37%通过急诊，还有一部分通过电话联系。哪些人在启动 PERT？美国是急诊科医生最多的国家，涉及专业比较多的是呼吸科、心脏介入、急诊科、心外科，随着目前介入治疗的比例越来越大，心内科医生与此的关系越来越密切。每家医院所涉及的学科不同，通常是 3 ~ 5 个专科，重点是心脏、呼吸、心外科等。在美国，能够提供 24 小时的服务，溶栓基本上都可完成，氯气可以随时植入，导管定向的溶栓能达 80% 以上，这一点我们还无法完成，我们能做的是全身溶栓，导管能局部去除血栓，介入操作完成率达到 80% 以上，外科也是 80% 以上，ECMO 能达到 70% 以上，总体来说国内的差距还非常大。

中国目前对 PE 的诊疗刚起步，情况还不容乐观，绝大部分都基于临床诊断，临床评估多一些，诊断准确率不高，实践延迟非常长，很多病人确诊时已经延误了治疗时机，中国平均延误周期是 9d 左右，2014 年中国肺栓塞发生率的数据与国际上报道的数据差距很大。其他方面的差距也比较大，目前我们仅仅是抗栓治疗，全身溶栓等，没有真正有价值、效果更好的 PE 治疗方法。当然与此同时，对我国心血管医生来说这也是一次非常好的机会，心血管医生一定要参与到 PE 的诊疗中去，因为仅呼吸科并不能解决这个问题。

安贞医院对 PE 开始产生兴趣的时间也不长。对有些病人我们的治疗效果确实不好，其中包括我们收治的肺栓塞病人，治疗后出现了血栓性肺动脉高压，长期气喘。也有病人放置过心脏支架后心脏问题虽然得到了解决，但最后效果仍然不好，自此我开始关注这个话题。2017 年，我非常有幸参加了国际 PERT 联盟，会议规模虽然非常小，但质量非常高，会议持续了 3 天，并举办了内部会，我感觉收获非常大。会后在他们的指导下回国后我做了以下工作，首先开内部专家会，邀请很多科室参加，成立了安贞 PERT 小组，一共有 11 个专科，包括急诊、重症、呼吸、介入、血管，心脏外科，很多科都有这方面的经验，例如血液科、放射科等，参与人员基本都是科主任，管理架构由院长亲自牵头。其次是宣教工作，世界血栓日是每年的 10 月 13 日，我们策划了多学科联合上养生堂节目，获得了成功。然后我们根据不同的危险分层制订了内部流程，并根据我们医院的经验，确定哪种疾病采用何种治疗方法。

早期使用微信平台开放了一个 APP，建立了一个快速反应流程，我们有 PERT 小组值班，如果就诊病人怀疑肺栓塞，立即打电话通知医生，值班医生会做出初步评估，如果病人的情况符合启动 PERT 的条件，就立即启动 PERT，一旦启动一定要通过绿色通道流转。

病人入院后，很快将其视频、资料发到专家群中，专家第一时间做出反应，先进行初步讨论，然后进行决策，例如机械导栓治疗，我们开展了院内培训体系和防控体系。根据国家刚出台的文件内容，很多肺栓塞和 VTE 病人发生于院内，尤其多见于骨科、肿瘤科，对此我们建立了院内防控体系。例如我们曾收治的一例 58 岁女性，因晕厥一天入院，病人入院时血压正常，但酶异常，RV/LV 值为 1.3，总体风险偏高，右肺动脉和左下肺动脉有很大的血栓负荷，我们联合讨论后，第一时间对病人进行导管定向溶栓，抽完局部后再给予定向溶栓，结果显示溶栓效果非常好，病人的症状改善明显。如果没有成立这个流程，该病人与血管介入相关科室对接的周期肯定比较长，但我们在几个小时内就给予了该病人对应的操作，从串联模式改成并联模式后病人受益非常大。

还有一例 55 岁的病人，有肺栓塞病史 12 年，经常发作呼吸困难。病人是在看到我们的节目后专门来求诊，我在门诊接诊该病人后马上安排专家对其进行综合评估，病人的情况很不稳定，酶和收缩压都很高，实际上是慢性基础上的一种不稳定，可以诊断为慢性血栓栓塞性肺动脉高压（CTEPH），我们分析后认为溶栓效果可能不好，而且病人的局部情况不稳定，血压波动，最后决定手术治疗，手术过程中取出了很多比较陈旧的血栓，术后病人总体恢复不错，顺利出院。所以对病人来说，收益非常大。

安贞医院对这种方面有初步的体会，国内也有些医院对此也很重视，在此基础上，为了推动该项目尽快与国际接轨，尽快拿出中国的经验和数据，2017 年，我们成立了中国肺栓塞救治团队（PERT）联盟，只有团队才能加入这个联盟，不允许个人加入。联盟成立时，我们邀请到了美国 PERT 现任主席及其创始人，现场进行了一次远程视频连线，交流效果非常好。为了加大宣传力度，我们策划了联合采访，目的是希望提高公众的知晓率，不仅是医务人员还包括普通民众，所以我们发动了大小媒体对此进行了系统的宣传。

相关的公众人物也是我们宣传的一种有利方式，例如去参加美国 PERT 会议时，主席曾问我是否有明星、演员以及其他有影响力的人物患肺栓塞后抢救成功的案例？2017 年我参加某会议时就有一位美国游泳奥运冠军现身说法，该女性曾因肺栓塞在死亡线上被抢救过来，宣教效果非常好。

我们成立管理架构的目标是尽快推广我们的救治理念，尤其是联合救治理念，肺栓塞不是单一科室能够应对的疾病，要多学科整合，要打造一个交流平台。我们正在从相关厂家引进相关技术，目前已经多次与导管病溶栓厂家进行了多次会面，希望尽快引入国内申请注册。同时我们希望能在国内建立更多的 PERT 团队，加快协作，在此基础上开展临床研究，尽快拿出中国的数据。

总之，我所讲述的内容可以用三句话总结：快速反应，联合行动，正确决策，就能成功地治疗肺栓塞。

ECMO 与整合急救医学

◎李斌飞

以前人们普遍认为心跳永远不能停止，心跳一旦停止就表示生命的终结。以前的心脏外科本质上并不是心脏外科，因为不能对心脏做手术，所以应该称其为心脏表面外科。后来出现的人工心肺机成为 20 世纪最伟大的发明，很快在医学领域占据了主导和领先地位，随之才有了真正的心脏外科。

但是人工心肺机发明的同时又出现了另一个问题，即整合植入。如果人类是从鱼进化而来的，那么心脏就从未停跳过，这个发明使心脏可以暂时停跳几个小时，心脏疾病可以被"修好"，甚至可以"换心"，这代表的并不仅仅是医学问题，还包括哲学方面的问题，例如心跳停止时人究竟是活的还是已经死亡？能够恢复的心跳肯定不是死亡，因此，所有的心脏外科体外循环都属于心跳停搏。

基于这个理念，历史上曾经出现过人工心肺，但一直是比较隐晦的话题，原因是这种人工心肺能够支撑的时间太短了，仅能满足完成一例心脏手术。但是据此我们可以进一步寻找其他的方法延长心脏停搏的时间，使其与人体更加相容。

以前尿毒症的死亡率非常高，血液净化治疗方法的出现大大降低了尿毒症的死亡率，至少能使病人的生命维持更长的时间。而很多死亡病例的死因都是心力和呼吸衰竭，如果有了更先进的心肺支持技术，就可以延长相关疾病病人的生命周期。

顾名思义，心肺支持技术就是对心脏进行一种支持，首先是建立心脏的循环，于是，暴发性心肌炎就成了心脏外科手术外获得最高关注度的疾病，因为该病虽然是心脏方面的问题，但只表现出简单的感冒症状，容易被病人忽视，患病群体很年轻，对家庭的影响非常大。

我举个例子，十几年前一名大学生在广州被诊断为心肌炎，医生建议住院治疗，但病人要求回家，随后在中山医院门诊部病人突然出现心搏骤停。我们从门诊开始对其进行心脏按压直到监护室，随后进行心肺复苏失败，最后启动了体外膜氧合器（extracorporeal membrane oxygenation，ECMO），经过 19 个小时的 ECMO 治疗，病人的生命体征才逐渐趋于稳定，随后停用 ECMO。为何强调 19 个小时？我举的这个极端的例子是想让大家感受到 ECMO 技术距离我们并不遥远。该病人 1 周后转入普通病房，假如我们的抢救晚一步，病人的结局就是被宣告死亡，而这就是整合的力量！因此，临床上遇到此类心搏骤停的病人，放弃抢救之前可以先思考一下周围是否有大型医院可以完成 ECMO 技术。

报纸经常报道哪位名人因心肌梗死死亡，为何在心内科的介入技术水平如此高的今天，名人都没有得到及时的治疗反而发生猝不及防的心肌梗死呢？原因就是很多病人在进入介入室前心跳已经停止，一部分病人在急诊就诊前也已经出现了心脏停搏。例如我曾有一例病人在家出现心搏骤停，在救护车上我们开始对其进行心脏按压直到急诊病房，继续进行心脏按压，按压超过 2h 病人心跳未恢复，最后实施 ECMO。但有一点要强调的是，对病人进行 ECMO 之前要进行鉴别诊断，因为 ECMO 实施起来非常容易，但仍要先寻找病因，因为这例病人的病因属于心内科方面的疾病，经过心内科处理后病人的心跳虽然停止了两三个小时，但至当天下午 5 点便恢复了心跳，我们决定停止 ECMO，因病人刚放置了心脏支架，但以防万一，我们将 ECMO 转为 IABP，这就是整合！IABP 是心内科的常用技术，该病人于 4 天后转出监护室。

很多心肌梗死病人还未进入介入室或急诊科，我们就已经通过 ECMO 将其从死亡线上拉回来，病情好转出院，这种病例在我们心内科最常见。有些医生可能认为病人在进入介入室之前，至少在到达急诊室之前与我们没关系，但这项技术的出现引起了我们的反思，可能部分病例还有存活的希望，我们却早早地放弃了他们的生命，整合的价值就在这里！就是我们把过去看似不是我们的问题变成现在与自己相关的问题。我们应该将我们的病人当作我们的亲人，在做出诊断时头脑清晰，目的鲜明，就是帮助病人，救治病人。

既然心脏可以采用技术支持，肺也同样可以，我们这个支持系统是可以同时支持心脏和肺的。我曾收治过一例大动脉夹层病人，肺功能障碍，需要手术治疗，但是病人的血压和血氧情况很差，不能支持手术，于是我们对病人实施了 ECMO，放置大动脉支架，随后压迫减轻，病人的血压和血氧都恢复正常，很快康复出院。

ECMO 技术可以使我们对病人的分诊治疗更加具有针对性。以前一例病人出现危及生命的情况就诊时，我们很难立即将其归入对应的科室，而是直接送入 ICU，现在经过 ECMO 支持治疗处理后再进入对应科室治疗，处理起来相对容易很多。

曾有一例吸入性肺炎病人，不清楚吸入了何种气体，只知道该气体中含有硫酸和盐酸，急诊入院时病人已经濒临死亡，呼吸科急查胸片显示情况非常差，病人在 ICU 给予呼吸机通气治疗无效，经过我们给予短暂的 ECMO 治疗，病人最终康复出院了。

20 世纪 90 年代，人们普遍认为 ECMO 只适用于儿童。美国对 ECMO 的研究从 20 世纪 70 年至 90 年代，研究结果是仅适用于儿童的治疗，但后来的研究显示，ECMO 完全可以用于成人的抢救治疗。例如一例心脏外伤病人，血压不稳定，面临休克，内、外科会诊仍无法确定治疗方案，最后我们给予病人实施 ECMO，超声检查发现一根钢筋在病人的心脏内，问题确定后，心脏外科立即给予手术治疗，病人恢复良好出院。这也是整合医学，当一种疾病无法准确指向某个科室时，整合就显得非常有必要了。另一例多器官衰竭病人入院时不清楚病因，开始表现为肝、肾功能障碍，随后发生感染，感染科、消化科、心内科医生会诊后开始治疗，随着治疗的逐渐展开，病人的状况并未好转，甚至发生肺部感染和心力衰竭，我们给予 ECMO 支持支持，包括人工肝、人工肾支持，支持过程中，肝、肾功能逐渐恢复正常，肺功能和心功能也逐渐好转，病人最终被抢救成功。这也是整合的力量。

对于进行了心脏、肺移植的病人来说，整个维持期都会面临问题，这时 ECMO 可起到保驾护航的作用。曾有一例进行了移植的女性病人，体重 90kg，接受了 70kg 的供体，停机困难必须进行 ECMO 支持，2 天后撤机，撤机后心脏停搏，行胸外按压后继续维持 7 天，撤机后病人存活。

ECMO 挽救了一些本来临床已经宣布死亡的病人。约 10 年前，一例心肌炎病人在乡镇卫生院输液时突发心脏骤停，因特殊原因 ECMO 救护车去时已经过去了三四个小时，给病人实施 ECMO，并进行了大量治疗，3 个月后病人才苏醒，最后步行出院，非常令人难以置信。

现在我们不仅可以在医院实施 ECMO，在复杂的环境，甚至野外也可以实施。为了达到这个目标我们进行了大量的训练，包括装备能力、整合能力、协调能力，以及不同的距离应该采用何种交通工具？例如 200km 以上可以用直升机或固定翼飞机，200km 以下最好用救护车，同时要进行各方面的培训，以及设备方面的准备。现在国外的相关设备都比较完善，服务也相对较好，可以整套购买，也可以根据自己医院的情况自行配备。

再谈整合医学思维与微创心血管外科技术

◎易定华

整合医学，按照樊代明院士的概念，是将医学相关领域最先进的知识理论、最有效的方法，根据生物、心理、社会现状，从整体出发，加以有效整合。简言之，就是把好东西整合到一起，使之成为更加符合整体健康与疾病诊疗的一种新的医学体系。

谈到整合医学和心血管微创治疗技术的应用，更直接一点，就是把各专科最先进的技术和临床经验加以整合，包括现在有代表性的介入技术等技术加以整合，构建更全面、更科学、更有效的心脏病微创治疗模式和体系，使病人得到更好的治疗。

1953 年 5 月完成了世界上第一例体外循环直视下心脏手术，1958 年我科的苏鸿熙教授在西安做了中国第一例，苏老今年 102 岁了，身体仍然很健康。当时的手术病人是一例 6 岁的儿童，50 周年时我们对其进行了随访，今年是 60 周年了，病人很健康，中国第一例体外循环直视下心脏手术病人如今已经 66 岁了。

西京医院心血管外科年手术量 5000 多例，大部分是先天性心脏病、瓣膜病、冠心病，当然也有其他的动脉瘤等。我们收治的大血管病变病例每年有 800 多例，有 400 多例做手术，400 多例做介入，比安贞医院少一些，安贞医院收治的病例超过了 1000 例。

　　心脏病介入技术发展很快，改变了心脏病需要手术治疗的理念，很多病都采用介入方法治疗，介入微创治疗的时间短，病人恢复快。国内的统计，目前我国行介入手术的病人总例数大于 60 万例，冠心病的介入治疗病例超过了 56 万例，主要是冠心病介入手术。我科的心脏手术病例数为每年 22 万例，差距很大，有的医院为 60 多万例，我们才 20 多万例，大血管介入是 2 万多例，手术是 12 000 多例。介入技术飞速发展，我们到底应该怎样做微创手术。

　　介入瓣膜手术发展也很迅速，全球大约 30 多万例，国内现在将近 700 例。此外，肺动脉瓣、二尖瓣介入手术也已开始进行，这都是介入工程学器械的发展带来的变化，也给病人带来一些收益。当然还有许多问题需要解决。

　　西京医院的微创治疗从 2000 年开始介入封堵，现在接近 10 000 例了，至 2017年 10 月有 9300 多例，动脉瘤腔内隔绝接近 3000 例，全腔镜心脏手术 4735 例，机器人心脏手术 117 例，杂交手术，以及瓣周漏介入封堵 105 例，瓣膜介入手术现在接近 40 例。所以这些微创治疗方式，哪一项都离不开机械的发展，医工整合，还有介入技术和手术技术相整合，形成很多杂交手术，确实会影响现代治疗的方式。

　　我们的模式是利用介入的最新技术、腔镜等，以及超声、放射学、材料学、生物医学工程等，把它们整合起来发展技术，对入院病人统一会诊，确定诊断，一次性确定最适于病人的治疗方式，促进微创手术的发展。介入治疗的病例死亡率是 0.024%，死亡率比较低，成功率比较高，并发症当然比较少，为 1.6%，外科手术的并发症为 6.4%，住院的时间比较短，不需要输血，当然恢复也快。

　　我们进行的单中心和多中心的研究，在国际上报道了传导阻滞，Ⅲ度传导阻滞的严重并发症是最低的，报道的病例没有死亡，关于此我们在 JACC 杂志已经发表了。全胸腔镜手术也是一样，利用腔镜技术来进行心脏手术，切口小，仅需要几个孔就可以进行，据统计有 4735 例，其中包括瓣膜的修补和换瓣，与开胸手术相比，手术时间略微缩短，但阻断时间略微长一些，总手术时间短一点，开胸和关胸的时间短，并发症明显减少，死亡率降低，还可以达到美容效果，很多手术只用小切口就可以完成。

　　机器人手术当然更厉害，国内也已完成了多例机器人手术，我们做了 117 例，没有死亡病例，机器人手术目前面临的主要问题是费用太高。动脉瘤的腔内隔绝和杂交手术，其中腔内隔绝我们做了 3000 多例，死亡率为 1.6%。国内动脉瘤腔内隔绝的死亡率相比于国外比较低。腔内隔绝上一个支架就可以治疗，低于手术治疗的并发症和死亡率，效果更好。

　　我们于 2001 年开始报道杂交手术，杂交手术我们进行得比较早。B 型主动脉夹层的病例随访的中远期效果比较好，包括内漏和重要并发症比较低，随访的死亡率也比较低，成活率比较高，包括腔内血栓的血栓化。国际上的主动脉注册研究已开展了 10 余年，很多单位都参加了，现在也就两三千例，录入较少。

　　国内主动脉夹层的住院死亡率，包括手术死亡率是 7.94%。国际上 2015 年注册4228例，住院死亡率很高，是19.9%，因国外病例病情比较重、比较复杂，所以死亡率比较高，并不是他们的技术水平不高。手术死亡率B型急性主动脉夹层（AAD）治疗上国内比较高，国际上整体介入治疗率是23.1%，我们是76.0%，死亡率国际上是2.3%，国内是1.8%。当然他们的病例病情比较严重，我们介入的比例比他们高，B型AAD的死亡率远低于国外，所以B型AAD要积极治疗，介入治疗效果较好。我们进行的杂交手术70例，住院死亡率为5.88%，对老年病人、复杂性疾病有一定的适用性。我们做的杂交手术，用介入支架和手术相整合的方法，取得了很好的效果，是整合医学思维的生动体现。

对有颈部血管病变的病人先做一个交通、旁道，然后用支架，也有在主动脉和颈动脉间放支架，还有手术加胸腹部的支架等。手术台上不用神经微循环的方法放支架，不需要神经微循环，并发症低，死亡率相对也比较低，住院时间短，尤其是出血量很少，二次开胸包括重要的并发症，尤其呼吸功能相关的并发症少，内漏发生较少，所以再手术比常规手术的病人数少。

再手术介入的主要原因有内漏、新夹层破口、远端扩张、主动脉瓣病变，当然还有术中分支支架，我们做过几十例，这是纯粹的技术革新，上周参加心内科血管会议，很多病例都通过介入支架代替，现在都做到了功率支架介入，三支支架，包括升主动脉也放支架，中根部做了，主动脉做了，颈部血管也做了，相当于代替全能置换了。技术上现在不成熟，以后可能会有非常好的应用前景。

小切口微创架桥和杂交手术也是技术革新，包括机械革新，小切口包括杂交手术，有机器人的杂交手术，使用机器人或腔镜做，效果良好。介入瓣我们做了47例，包括颈心尖、颈血管、颈主动脉的介入瓣，其中杨健教授做得比较多，对危重病人比较适用，现在欧美做得比较多，以后肯定是有发展前景的技术。随着器械的发展，医工整合，材料学的研究，我们也做了一些产品，拿到一些机械注册证，包括人工肺，以及瓣膜、瓣膜的系列产品，都是材料学、工程学相整合发展带来的效益。

总之，心脏病的微创治疗是发展的大趋势，因为微创时间短、恢复快，容易被病人接受，我们把各科最先进的技术加以整合，统筹管理，促进了微创治疗的发展，最后使病人获益，尤其是年轻医生要学习和应用微创新技术。

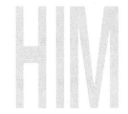

从整合医学的角度分析心血管疾病的分子分型

◎杜 杰

　　现代治疗主要是从出现临床症状和体征后开始，治疗技术从微创到从手术是一个整合的过程，面临的问题包括预测困难、诊断贻误和治疗被动，那么，如何避免这些问题呢？有些疾病的发展最早起源于分子水平的改变，包括基因本身的改变，环境导致的基因改变，以及环境和基因互相作用导致的蛋白质改变，参与了人体代谢的过程，每个代谢反应的过程导致了细胞水平的改变，我们称此时为临床上的易感期，也是疾病的潜伏期。

　　细胞改变进入组织改变，我们称之为亚临床状态，也叫前驱期，最后进入临床状态。对疾病传统的治疗，如能前移到分子水平的改变，就有可能在预防、早诊以及治疗上做到有的放矢，使诊断更加准确，治疗更加有效。患病是一个过程，从正常健康的个体，到亚健康、轻微病变、严重病变到重大疾病，在其中很多点上都具有早期诊断、早期干预的机会。在疾病早期、轻微病变时，可以找到疾病相关基因的改变，同时可以找到预警和诊断的生物标记，干预越早，治疗越早，效果越好，成本越小。

　　从轻微病变向重大疾病转换过程中，涉及很多问题，针对疾病的发病过程，对于个体化用药，哪类疾病用哪类药物治疗，有效还是无效，用所得的生物标记物是否能检测相应疾病、预测相应预后，从健康到重大疾病的发展过程都有必要进行研究。

　　从整合医学的概念，把人体携带的遗传信息比喻作一粒种子。将这粒种子种到一个土壤下，这种土壤包括社会、心理、运动、饮食以及环境暴露。这粒种子受到环境和个体行为的影响，在它的发育过程中，包括神经、心理等因素的改变，以及遗传上的改变，都会导致人体生理功能的变化，从细胞到组织水平上的变化，进而出现亚临床表现，导致相应疾病的发生。

实际上，任何一个表型的背后，基因和环境的暴露一般都是结合在一起的，使产生 GXE 的概念。GXE 是每一个表型，无论是好表型还是不好的表型背后，都有一个或一些非常重要的分子基础，引发基因和环境的相互作用导致疾病的发生发展。

很多心血管疾病都有遗传易感性，有单基因遗传病，包括常见的心肌病、离子通道病等，还有大血管疾病中的主动脉瘤。单基因遗传病的影响因素比较简单，大多数病人实际上不受遗传的影响。然而有一部分基因比较复杂，例如冠心病、动脉粥样硬化超过了 40%，肺动脉高压超过了 60%，原发性高血压是非常典型的受基因影响的复杂性疾病。

导致这些疾病的致病基因目前所知不多，在过去 5 年中，我们开展了一个多中心研究。以动脉瘤的病因学作为对象进行研究，动脉瘤实际上是一处动脉的扩张，可以导致血管内膜的撕裂，直达动脉壁层导致动脉夹层瘤。

动脉夹层瘤是心血管系统中是最凶险的疾病，该病发病非常隐秘，发病急，死亡率非常高，误诊率高，救治率低，尤其是过去救治率特别低，随着介入技术的引入，情况大有改观，介入手术已经是其他手术治疗的 2 倍以上。动脉夹层瘤在临床上也有一些问题，简单地说，有这样几种现象，首先它具有很强的遗传性，病人发病年龄不同，有的在青少年发病，有的到老年才发病，哪些人最容易遗传？应该在何时发病？对这些问题现在都不很确定，临床也不了解该病的遗传背景，临床表型也不同，以及急慢性、累及范围和严重程度等，不同的病人也存在差异。

一个动脉瘤和一个夹层，严重程度不同，手术时机也不同。典型的是从 3.6cm 扩张到 5.5cm 以上是手术指征，但很多病人在 5.5cm 时的手术效果并不好。手术时机不同，病人的愈后也不同，包括死亡率、存活年龄、再发、新的破裂、新的夹层出现等等，这些问题表现为异质性问题。

为了寻找上述异质性问题的基础，我们开展了动脉瘤、动脉夹层分子诊断的研究，建立了样本库和临床信息库，包括疾病的病变程度、影像学特征、病理特征、现有分型和家族史。并临床评估是否适合做基因诊断，是否存在致病基因。存在致病基因时进行了由已知致病性变异和疑似变异与没有致病基因之间相关性的研究，第一步是把已知致病基因的致病突变和临床表型进行关联，即进行基因型和临床表型间的关联分析，从而找出国人致病性基因的变异及其临床分类特征；同时我们对没有致病基因、未找到已知致病基因的病例开展了一系列研究工作，从细胞水平到动物水平进行基因敲除、基因敲入技术找到新发的致病突变，从而扩大研究范围。在这个群体中，结合上述基因型，结合临床表型，再将发病缓急、家族史以及发生部位、严重性、影像学特征、治疗和疗效进行关联分析。

结合危险因素以及蛋白或者代谢产物的标记物进行分型，对异质性人群进行 ABC 分型。基于这样的思路，我们对现有 2000 例病人进行了分子病因学研究，分成几类，一类看是否有这种已知致病基因的突变，在已知致病基因突变的大部分人中发现都是 *FBN*1 突变，在 *FBN*1 突变中，又有破坏型和非破坏型突变。在非破坏型中，包括不同类型氨基酸的转换，又将其简单分成 7 种类型，分型后再和它的临床表型进行关联，例如发病年龄，可以看到，CAT1 的平均发病年龄是 35 岁，即 *FBN*1 破坏型突变的发病年龄倾向更早，另一类突变的平均发病年龄为 53 岁。发病越早、发病越重的病人找到基因的可能性越大。对发病温和、发病年龄晚的病人，现在还找不到它的突变，可能是一些新发突变的基因涉及发病过程。另一个例子是直径大小，可以看到的直径为 4.5cm，基本上是平均 4.5cm，但平均直径可达到 6cm。再次手术，包括新破裂、新破口等新问题需要再次手术治疗，非常容易形成新破裂。

如果再将这个类型分成 ABC 型，或更多类型，就可以结合现有的指南，比如 ACC 指南、AATS 指南以及 CCS 指南，并结合现有的风险因素以及有效评估体系，我们可以对这个疾病做出更有效的决策。例如，手术时机的选择中包括瘤体直径、风险，风险中又包括手术风险，根据这些来选择一个合适的手术时机。或者例如对 *FBN*1 突变，用 ARB 治疗相对比较有效。对不同类型的突变，选择使用 ACB 或受体阻滞剂或两者联合，对哪种疾病或哪种突变效果最好，包括药物剂量的选择从而做出治疗决策，效果可能更好。

现在已知基因、已知突变只占动脉瘤病例的 20% 左右，还有 20% 可能携带了一些新发突变，但有 60% 的病例实际上都携带新发突变，我们进行了大队列研究，发现了很多新的致病基因，目前正在验证它们在动脉瘤发生发展中的作用，希望能给动脉瘤大血管研究提供更多的信息。

关于心血管急重症的分型，基因要表现出蛋白质后，才能真正发挥生物学作用。蛋白质作为生化指标可以鉴定疾病的发生发展，精准医学需要多组学的整合。

心血管急重症存在一个现象，一是急性冠脉综合征有狭窄，引起心肌梗死；二是主动脉夹层引起主动脉瘤；三是肺栓塞，这三种疾病有一个共同的临床表现就是可引起急性胸痛，但这三种疾病的治疗方式完全不同，包括溶栓、血液重建、介入或修复治疗，需要快速鉴别诊断。通常在胸痛中心，10min 通过问诊初诊以及简单的心电图检查，就可以很快鉴别出 80% 的病例，但还有 20% 的病例必须经过复杂的进一步诊断才能最终鉴别诊断。

针对这个问题我们开展了分子病因学标记物的检测，通过蛋白质组学筛选标记物，发现了一个叫 ST2 的蛋白，大样本中的验证结果显示，ST2 在夹层病人中的水平明显高于正常人，在急性心肌梗死的病人中远远高于正常人，但夹层中的 ST2 水平又远远高于急性心肌梗死病人。换言之，动脉夹层可以在不同的水平上，例如 10~35 是急性心肌梗死，超过 70 就是动脉瘤或动脉夹层，所以通过 ST2 的改变可以判断主动脉夹层、急性心肌梗死和肺栓塞，我们申请了专利，开发了十几个检测盒，现在正在申请中国药监局的批准，接着还要开展一些多中心研究。

关于主动脉夹层的病人愈后，不管是做介入、修复手术，还是保守治疗，人们都会关注一个很重要的问题，即这些治疗对病人的愈后有什么影响。我们开展了一项研究，入组 1100 例，在发现期和验证期对上千个蛋白质与该病发生发展的关系进行了一个通量的研究，发现有一对蛋白，即 OPG 和 TRAIL，这两个蛋白相当于一个配体、一个受体之间的结合，OPG 越高，比值就会越高，TRAIL 水平越低，比值也会高，通过对 OPG 和 TRAIL 两者的比较，发现一个什么样的现象呢？对于正常人，若 OPG 和 TRAIL 的表达是 1∶1，如果比值升高，病人在几个月内会出现非常严重的事件。换句话说，如果在入院时发现 OPG 和 TRAIL 的比值很高，对这类病人要非常警觉，因为他的愈后事件会非常严重，要尽早进行手术介入或其他干预治疗，对此类病人，一般是行保守治疗。

基因与环境相互作用的结果就是产生 RNA，RNA 合成蛋白质，要经过不同的剪切、不同的修饰产生蛋白质。这些蛋白质无论属于哪种蛋白质，是骨架蛋白还是信号传导蛋白，以及酶或转录因子，最终都会参与到细胞内的生化代谢反应。反应产生的代谢产物就是基因环境相互作用的终结果，终结果恰恰是疾病开始最早的起始点。一个代谢反应的改变，会导致细胞的改变，最后导致组织改变到系统改变，所以这个代谢产物实际上是细胞终极功能的表现。

通过遗传信息的传递以及物质之间的传递，代谢产物在疾病的发生发展中起着重要的作用，代谢组学涉及成千上万不同的代谢反应。这些代谢反应涉及遗传和环境相互作用的结果，这就可以解释遗传和代谢相互作用如何引起表型的改变。

这里面有很多靶向分析、非靶向分析的研究，我们建立了一些模型，包括磷脂、鞘磷脂，固醇类物质等，还包括一些氨基酸、脂肪酸、磷脂，我们对其进行筛选、验证和转化，从中观察到动脉瘤和动脉夹层的特异性生物标记物。针对不同的阶段，我们在发现期观察 190 例病人，在验证期选择了 1000 多例病人。

用生物标记物检测及其构成的类型可将正常人和病人区分开，可将急性心肌梗死与动脉夹层有效区分开，也可将夹层与动脉瘤区分开，进而也可用于动脉瘤、动脉夹层瘤临床愈后的判断研究。对此，我们正在开展多中心验证。

支链氨基酸也参与到了很多血管疾病的发生发展。动脉夹层术后死亡率高，国际上动脉夹层在术后两周内的死亡率达 20%，哪些病人在两周之内会出现问题呢？我们的研究发现支链氨基酸的水平越高，主动脉夹层就越厚，预后越差。

关于多发动脉炎，多支病变，是血管外科非常常见的疾病，致病原因目前尚不清楚，缺乏判断疾病是否为活动性的特异性标记物，手术是在非活动期进行修复，我们安贞医院开展了多中心研究，发现在大动脉炎和正常人之间，最主要的表现是表雄酮和硫酸盐的改变。发病性在代谢组学发现为 25-OH（VD）水平的改变，可用以判断其活动性。换句话说，如果一例病人的维生素 D 两次检测显示上升，预示从活动期向不活动期转换，如果两次转换向下走，就是从不活动期向活动期发展，我们可以此来判断大动脉炎活动期和不活动期的过程。

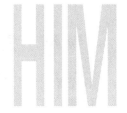

整合医学在成人先天性心脏病
管理中的应用

◎陈寄梅

　　整合医学是一个新的医学形式，有很多需要学习的地方。我的理解，整合医学是把各个学科最尖端的核心技术整合在一起，使病人获益最大化。我从事成人先天性心脏病（ACHD）的管理，认为有很多学科和技术都需要整合。我本次报告的内容包括成人先天性心脏病的定义、背景以及我国成人先天性心脏病的现状，主要探索多学科如何一起来管理这个特殊人群。

　　成人先天性心脏病的定义。按年龄进入成人期的先天性心脏病就是成人先天性心脏病。广义的先天性心脏病有很多种，包括未行手术治疗的先天性心脏病和做了手术后的先天性心脏病，它们各有不同的定义。一种是已经接受手术治疗的先天性心脏病进入到成年期；一种是进入到成年期，曾经接受过心脏手术，将来还要等待根治手术；还有一种是没有做任何手术的病人。

　　先天性心脏病的概念是 1973 年由两个美国医生提出的，他们认为成人先天性心脏病会发展为一个很大的问题，因为随着手术技术的提高，85% 以上的先天性心脏病儿童都可以活到成年。所以，随着人均寿命越来越长，这部分病人数会越来越多。

　　随着这个人群中病人数量的增加，加之成人先天性心脏病有独特的解剖学、生理学特点，在欧美已成为新型的学科。日本从 2000 年后就有一个专门的体系，东京大学专门开设了成人先天性心脏病门诊，与小儿心内科医生一起完成各种复杂先天性心脏病的门诊、入院、介入治疗，日本也成立了先天性心脏病的工作委员会，2012 年又设立了成人先天性心脏病专业学科，开始成人先天性心脏病医生的资质认定和培养，目前日本有 50 家成人先天性心脏病诊疗中心，他们的体系比较完善，必须由各专科人员组成，还需要进行一个培训，形成了一套系统化的体制。

在美国，有两种途径可成为成人先天性心脏病专科医生，一是通过普通儿科途径，一是通过普通内科途径。先要经过成人先天性心脏病门诊住院咨询服务 10 个月，然后到影像科，随后到心脑管科，然后到小儿心脏科 ICU，最后选修成人先天性心脏病课程，其中要经手很多例住院病人，要完成很多项介入操作，在内科培训的流程也规定了时长，要接触很多例病人，才能成为一位成人先天性心脏病医生。

ACC 和 AHA 在 2008 年发布了成人先天性心脏病的治疗指南，欧洲在 2010 年也发布了相关治疗指南。针对 18 岁以上，后来包括 40 岁以上的成人先天性心脏病病人，2015 年 AHA 又专门对指南进行了补充，对 40 岁以上的病人，对有心力衰竭、心律失常的 ACHD 病人的应用进行了专门的说明，成人先天性心脏病的会议和学习班也越来越多。

我国的成人先天性心脏病病人数量很大，具体数量尚不可知。广东省 2004 年建立了先天性心脏病监测网，该省的先天性心脏病发病率为 11.1‰，比教科书上的 6‰～8‰高。我国每年约有 18 万例先天性心脏病患儿出生，手术量稳定在 8 万人左右，介入数量在 3 万人左右，所以 1 年总先天性心脏病手术量约 10 万人左右，先天性心脏病病人经过介入加手术治疗后，85% 都可进入到成人期。

我们省人民医院心外科加入了欧洲先天性心脏病数据库系统，在整个欧洲数据库中我们的病例数是最多的。我们只是一个中心，这说明我国的先天性心脏病病人群体非常庞大。以前我们的先天性心脏病病区叫小儿病区，后来病人越来越多，约 1/4 成人先天性心脏病病人在我们病区，后来我们又把小儿病区改成了先天性心脏病外科病区，把成人先天性心脏病归到一个病区或一个中心，由内外科医生一起对病人进行治疗。

从 2013 年开始每两年在广州举行一次成人先天性心脏病外科会议，中华小儿外科分会也认识到超过 18 岁的先天性心脏病病人是一个更庞大的人群，所以也设立了成人先天性心脏病外科专题。从目前的资料来看，北京安贞医院有 4000 多例病人，约有 63% 进入了外科，30% 进入了心内科，另外少部分进入了儿科和妇产科。我们医院的成人先天性心脏病病人有 1300 多例，心内科占比例更高，可能介入治疗需求较多，然后才是心外科，小儿病区的病人较少。因此我产生了一个困惑，到底由谁来治疗成人先天性心脏病？其实分析起来上述科室各有优缺点。2003 年曾有一份资料显示成人先天性心脏病应由熟悉小儿复杂先天性心脏病的外科医生来负责，死亡率明显低于没经过儿科训练的外科医生。而国内很顶尖的成人先天性心脏病外科专家只能做到 18 岁，10 岁、15 岁的病人，如果进入成年期要行第二次手术，他们就不能做，这就是一个很大的问题。我国的成人先天性心脏病没有一个专业的学会，没有一本专业的杂志，没有形成共识或相关的治疗指南和管理指南。

据安贞医院顾虹教授提供的资料显示，成人先天性心脏病中复杂病种占 20% 左右，其他相关简单的病种占 80% 左右。广东省心血管病研究所也差不多是这样一个分布情况，即房间隔缺损和室间隔缺损占了大部分比例，简单型先天性心脏病病人更多一些。一般是初次入院手术为主，二次再手术的比较少，这一点是与国外目前对比较明显的一个特点。

关于治疗管理，目前多学科诊疗团队没有整合起来，缺乏跟踪随访和基金支持。受年龄限制，现在对儿童先天性心脏病病人的手术治疗，各种基金都会提供支持，很多时候是免费治疗，但超过 18 岁以上的复杂病例，要得到基金支持非常困难，成人先天性心脏病的国家研究课题也非常少。

总之，在中国，由于经济及其他原因，很多成人先天性心脏病病人没有得到治疗，很多是高考或工作体检才初次发现。对成人先天性心脏病病人来说，目前还缺乏有效的随访，很多病人不一定到先天性心脏病外科就诊，而是认为只要是心脏外科医生都可以做此类手术，所以几乎没有跟踪随访。另外，没有一个完善的培训体系，缺乏训练有素的成人先天性心脏病专家和心脏外科医生。儿科医生和管理复杂病变和肺动脉高压方面有很重要的作用，但目前这个作用受制于各种因素并没有发挥出来。

成人先天性心脏病是一个新兴学科，现已逐渐得到重视，要加强人才培养和团队建设，特别是学科整合，形成适合国情的共识和指南。目前病种结构、难度相对比较简单，将来肯定再手术的复杂病人会越来越多。以前认为先天性心脏病病人术后和正常人一样，事实并非如此，一个是动脉导管，一个是房间隔缺损和室间隔缺损，都要终身的随访和治疗。

整合医学任重道远。成人先天性心脏病是一个跨学科的疾病，需要内、外、妇、儿，包括麻醉、影像、康复、精神、心理各个学科的参与，甚至要跨专业外科，病人可能一开始只存在先天性心脏病，但成年后又出现了瓣膜病，以及夹层大血管，还可能有冠脉急症，只有大家一起努力，整合力量，更主要的是整合知识，才能从根本上改善病人的疗效和预后。所以，我们成人先天性心脏病的诊疗最需要整合医学。

小主动脉根部治疗的整合医学思考

◎ 肖颖冰

小主动脉根部异常病人在临床上也很常见，在处理瓣膜置换或成型时非常困难。主动脉根部由4个部分构成，包括主动脉瓣环、脉瓣叶、瓣窦以及窦管交界部，因为周围有很多重要的比邻关系，手术过程中要综合考虑解剖关系。

主动脉根部任何一个部分，或几个部分合并起来，直径小于正常范围，都称为小型主动脉根部。我认为这是一个相对的概念，因为人的高矮胖瘦和体表面积是不同的，所以在临床上处理这个根部时，尤其在处理瓣膜时，如果使用人工瓣不适当，会造成术后跨瓣压差增大，甚至流出道梗阻，远期效果差，会导致常讲的 PPM 概念，就是瓣膜用小了，病人的远期效果不好，因此在考虑根部处理策略时要考虑 PPM。

1978 年 PPM 概念被提出，PPM 的定义是根据病人的体表面积与瓣膜有效开口面积之比，来计算有效瓣膜指数。正常人的指数是 2.0 左右，如果 <0.85，称为 PPM，如果 <0.65 就是严重病例，但临床界定目前还存在一定的争议。有的医生觉得宁可承受或接受一定程度的 PPM，对病人的远期效果也是可以接受的；有人觉得不能接受，觉得存在 PPM 对病人的生活质量有影响，这是目前的两派主流意见。

如果出现严重的 PPM，每个外科医生都不愿接受，因为会对病人的远期效果造成影响，比如残留主动脉瓣狭窄，病人的体重很大，你放一个小瓣，病人还会出现心绞痛甚至晕厥症状。术后心功能障碍，心肌损害，出现术后心力衰竭的风险。有研究报道，严重 PPM 是术后出现复发性心力衰竭的独立危险因素，从而影响病人的远期生存率。

小瓣主动脉根部的处理策略上，大部分问题是小瓣环的问题。今天主要讲策略，因技术细节大家做得非常好、非常熟练。首先是主动脉根部的加宽，加宽分为前径路加宽和后径路加宽。后径路加宽主要包括 3 个方面：Nicks、Manouguian 和 Nunez，这 3 个比较成熟，最多用 Nicks、Manouguian 这两种方法，Konno 是前径路加宽，对传导束包括冠状动脉分支可能会损伤，现在在成人用得很少，小儿病例还在用。

另一种方法是根部替换术，Bentall 以及改良的 Bentall 术也在用，还有根部替换 + 加宽术，临床上在儿童用得比较广泛。其他一些方法，包括无支架瓣膜，甚至我们临床还在做的瓣膜缝合方法和瓣膜位置可以修改一下，也能放一个相对大一点的瓣膜，另外左室和主动脉的外管道，也是目前临床处理小根部的几个策略。

首先看主动脉根部加宽的临床证据，去年发表了一篇文章，纳入了 1990—2014 年共 7000 多例病人，其中主动脉置换和加宽的病例 1854 例，来自加拿大多伦多非常有名的大卫手术医院，用的加宽方法包括后径路加宽以及单纯的窦部加宽，缝切口部时，为了防止窦部的冠状动脉受影响，有时做窦部单独加宽，其他加宽包括 19.3% 的比例。病例随访时间比较长，住院死亡率、术后并发症，包括术后心功能障碍、心律失常，有否再开胸止血，在加宽与不加宽两组没有显著差异。

结论是对主动脉根部加宽术，几种术式都安全可行，这些加宽术式适合外科医生对病人的常规处理，按照换瓣的手术规程做，对有 PPM 风险的病人，就可以进行加宽。他们提出一个非常新颖的观点，病人如果需要导管瓣膜置换，就可以给他加宽放一个比较大的生物瓣。这体现了整合医学的观点，首先是改善病人的生活质量，然后再考虑术后远期效果，不光手术解决，也可以考虑其他学科的介入，可以用其他学科的技术来进一步提高病人的生活质量。结果是，如果认为病人可以用生物瓣、导管介入，就可以放一个大一点的瓣膜，但要求 23 岁以上的病人才可以考虑介入，这个观点比较新颖。

2011 年欧洲杂志上发表了一篇文章，纳入 1999—2009 年的研究，主要包括两组病例，一组是单纯进行主动脉加宽的病人 218 例；一组是单纯主动脉瓣膜置换不加宽。不加宽的病例使用≤21 号的瓣膜，加宽的病例使用 21～25 号瓣膜。加宽组的手术时间相对偏长，生物瓣使用率较高，相对缝合的办法要求比较高。另外，加宽后病人发生 PPM 的概率较低，没有加宽的病人发生 PPM 的概率就相当高，但两组的死亡率和术后并发症没有显著差异。

2014 年在 *Ann Thorac Surg* 发表的一篇文章中，纳入病例相对较少，加宽组一共有 30 例，用一种方法是 Nicks 法，结果 80 岁以上老年病人中，加宽组的死亡率、并发症没有显著差异，但手术时间较长，术后 PPM 发生比例相对较低。远期生存率和心功能改变在加宽和没加宽两组没有显著差异。1999—2008 年，我们做了 78 例双瓣膜置换手术，采用主动脉根部加宽处理，用了两种主要的方法，是后径路加宽。术后结论就是加宽后有些面积指数肯定改善了，出血并发症与超声指标、跨瓣压差也逐渐显著改善，因为当时没有对照组，仅与术前自身对照，结果令人非常满意，10 年生存率为 97.4%。

如果加宽后病人的生存率和远期心功能未得到改善，那么进行加宽是否失去了意义？加宽会延长手术时间，增加主动脉出血的风险，甚至还会出现术后传导束、心律失常的问题。因此，应该综合评估病人的年龄情况、合并疾病以及具体病变，另外还要根据医疗中心和医生的经验，这就要采用整合医学的观点确定加宽对病人的利弊，下面我举一个相对比较极端的例子。这是一篇来自于加拿大 ATF 的文章，文章中主要利用加宽和不加宽的对比，其中加宽组 172 例，随访 5 年，结果发现长期生存率加宽组和不加宽组没有显著差异，加宽组的手术时间延长，有效的开口面积指数增加，但结论最后是加宽虽然安全可行但不会改善病人的远期愈后。

2011 年 *Ann Thorac Surg* 发表的文章中称，PPM 的出现对病人的远期生存率影响并不是很大，所以对加宽持比较保留的态度。文章中一共纳入了 78 个病例，全部使用 17 号机械瓣，也包括其他一些瓣膜，平均体感面积为（0.6 ±0.2）m^2，出现 PPM 29 例，未出现 PPM 49 例；随访时间约 86 个月，全组总体死亡率为 8.8%；5 年和 10 年生存率分别为 83.7% 和 65.3%，两组的远期死亡率没有显著差异。因此我认为，一定程度的 PPM 是可以接受的，对病人的远期生存率没有影响。

日本的一项研究也使用了 17 号瓣膜，体感面积是（1.44 ±0.12）m^2，东方人的体质全部用 17 号瓣膜，即能够接受中度以下的 PPM，对病人的远期生存进行了随访，随访时间约为 60 个月，病人的术后生存率，术后跨瓣压差或主动脉压差，平均压差和峰值压差，两组没有显著差异，出现 PPM 和不出现 PPM 方面两组也没有显著差异。

广东省人民医院用 17 号瓣膜的结果也非常好，体感面积定到 1.6m^2，1.6m^2 以下组用 17 号的瓣膜，效果非常好，与 21 号瓣膜相比，用 17 号瓣膜对 1.6m^2 以下的体感面积也是安全可行的，不需要进行主动脉加宽。华西医院的研究结果显示，体感面积定为 1.56m^2，两组的术后主动脉压差以及远期效果都比较好，也表示可以接受一定程度的 PPM，且对病人的生存率没有影响。

我科的资料统计比较仓促，一共包含 116 例病人，平均体感面积为（1.42 ±0.11）m^2，比较小，我们采用 17 号瓣膜，主要是风湿性病变合并的手术，主要做双瓣膜置换，远期效果还可以，阻断时间稍长一点，但住院死亡病例仅 2 例。

术后超声随访 1 个月和 3 年，结果是 17 号瓣膜应用于小主动脉根部瓣环的病人，尤其是合并小体感面积的病人，西南地区应用较广泛，效果比较可靠。我们认为对这部分病人不需要进行加宽，可以降低手术风险和复杂程度。如果是年轻病人，现在风湿性病变的年龄也低龄化，我们去年大概对 1500 多例年轻的病人进行了手术，80% 的病人年龄为 45 岁左右。非常年轻的病人使用小机械瓣的长期效果还需要进一步随访。

总之，主动脉根部的处理仍是目前面临的一个难题，国内外还没有对哪些病人需要加宽、哪些病人不需要加宽的统一的标准、共识和指南。主动脉根部加宽的决策需要使用整合医学的概念，就是外科医生对总体病情的把握和判断，首先对病人要利用各种现有手段进行评估，包括病人的要求以及瓣膜的选择。病人有时会提出一些要求，比如要求使用生物瓣，拒绝使用机械瓣，我们可能就要克服困难满足其换生物瓣的要求。

是否需要做加宽应根据医疗中心和医生自己的经验和团队的情况来确定，儿童和成人肯定不同。如果病人的体感面积小于 $1.5m^2$ 可以考虑不加宽，可以使用一个小瓣膜。

整合医学与心肌保护的关系。手术做好固然重要，但治疗的基础是心肌保护，因此要综合考虑，主动脉根部的心肌有一定的特殊性，心肌可能很厚，术中保护要求更高，在灌注方法选择上要考究，是顺灌、逆灌还是二者结合，还包括特殊心肌保护剂的使用。

磷酸肌酸钠（里尔统）对有些病人的临床效果比较满意，2016 年进行的一项大型荟萃分析对里尔统的心肌保护作用进行了总结，共纳入 41 项对照试验，其中 32 项为随机对照试验，纳入的病种主要是磷酸肌酸在冠心病、心力衰竭等新手术中的应用。统计指标包括全因死亡率、心功能改善、VEF 值，以及术后心律失常的发生率、血管混合药物的使用等等，结论是里尔统可以显著降低心脏手术的全因死亡率，改善左心室射血分数，改善肌酸激酶的释放，减少心律失常的发生，促进 CPB 后心功能的自发恢复。

从整合医学角度看冠状动脉闭塞性病变治疗的选择

◎韩 林

冠状动脉闭塞性病变（CTO）现在是内科介入治疗中一个非常热门的话题，也是内科医生面临的挑战之一。CTO 的治疗具有很大的临床意义，开通 CTO，不仅可以使血管得到重建，而且可以改善心室功能，改善病人的症状。

对外科来说，CTO 的解决并不困难。在 PubMed 中查阅 CTO 相关文献显示，冠状动脉旁路移植术（CABG）和 CTO 加外科的文章只有 4 篇，外科医生对 CTO 的关注度很低，但内科介入有大量的文章和经验，从 CTO 介入治疗效果来看，并发症发生率较高，早期死亡率、介入成功率以及风险都不低于外科治疗。

从 STS 数据库系统来看，北美地区从 2000—2009 年有 100 多万例 CABG，死亡率为 1.6%，所以比较 PCI 和 CABG 对 CTO 的优势和安全性：从技术难度看，对外科来说就是搭一根桥，难度相当低；从手术时间来看，搭桥的时间一般为 6 ~ 10min，但开通一支 CTO 需要半个小时；从花费来看，搭桥的费用大概为 10 万，比较难的 CTO 花费可能更多；从普及程度来看，对外科医生来说，能做搭桥的 CTO 病例肯定是做搭桥，也能混合做，但 CTO 对内科医生来说，由于专业程度和技术含量比较高，非一般医生可以完成，所以他们成立了各种各样的 CTO 协作组或学会。

回顾大宗的临床研究，包括 CTO 的介入治疗与 CABG 间的效果以及愈后以及内科医生拿出的数据，对内科医生有很好的参考价值。CABG 再血管化率比介入要低。

从优势上看，第一个优势，CTO 血管病没有增加 CABG 再血管化的难度。所以，不管是前降支或悬挂支，CABG 的再血管化率几乎是 100%，再血管化有困难的 CABG，主要是钙化比较严重，或靶血管比较弥漫，或血管分布无滋养心肌，对此类病人进行手术治疗可能存在一定的风险和难度。

第二个优势，闭塞性血管并不增加外科手术的风险。CABG 在 CTO 不光是再血管化率比较高，而且风险比较低。对于肠道病变的病人，风险相对高一点。有一项临床研究表明，从体重上看，CABG 的手术风险比介入的手术风险要低。

第三个优势，外科手术的远期通畅率要高于非 CTO 的血管病变，对于闭塞的架桥效果与没有闭塞的狭窄相比，与比较轻的病人相比远期效果要好。所以，CTO 的再血管化率相对比较低，为 0.9%，非 CTO 的病人再血管化率是 4.5%。如果前降支出现 CTO，远期血管通畅率是 100%。影响冠脉搭桥对 CTO 远期血管影响的主要因素是糖尿病，还有一个是吻合口比较远，血管再闭塞率较高。

第四个优势，采用 CABG 治疗 CTO 多支病变，再血管化率比较高。有些 CTO 病人介入不一定能做成，但一次手术 100% 或接近 100% 能做血管搭桥，随访发现，完全再血管化的比例很高。

内科指南对前降支狭窄或多支病变在血管有 CTO 的病人，不主张也不推荐做经皮冠状动脉介入治疗（PCI）。可以看到，如果是单支病变，血管比较简单，可以做 CTO。如果评分比较低，风险因素比较低，再血管化比较容易的病例，可以选择 CTO 治疗，对评分超过 33 分或有多支病变或全动脉化的病人推荐做 CABG，对临界水平的病人选择杂交治疗。

CABG 对 CTO 的劣势主要是静脉通畅率比较低。很多随访表明，远期通畅率静脉桥要低于支架。对外科医生来说，面对 CTO，需要通过自己的研究和技术改进来提高临床效果，通过一些多中心研究来表明自己的态度，拿出一个可信的结果，让内科医生能给我们外科医生提供一些病人。我们主要的努力方向应该是三个方面：一是做全动脉化，因为动脉血管的通畅率肯定优于支架；二是对一些长病变或介入治疗比较困难的病人，可以通过冠状动脉内膜剥脱 + 血管重建来扩大吻合口，保持桥血管的通畅率；三是通过微创化改进手术的创伤，让病人的接受度更高。

对 CTO 病变比较长，采用内膜剥脱与未采用内膜剥脱相比，10 年的 VS 发生率是不同的，内膜剥脱的 VS 发生率比较低。通过内膜剥脱，早期的死亡率也比较低，围手术期心肌梗死发生率为 6.0%，术后 45 个月随访总生存率为 92.0%，远期血管通畅率为 94.2%。所以通过一些技术的改良，外科对 CTO 的治疗还是有一定的优势，通过与内科的整合，采用介入和手术的杂交治疗，取长补短，各尽所能，这是一种大趋势。

在 CTO 治疗中，内科医生和外科医生要参与进去，在 CTO、CABG 方面做一些研究，比较临床效果，对内科医生更有说服力，最终使病人获益最大化，这就是整合，这就是我理解的整合医学。

从整合医学的角度用中长期随访结果再评价 Ebstein 的手术效果

◎方敏华

  Ebstein 畸形是比较少见的心脏畸形，主要发生在三尖瓣的瓣膜，不仅是三尖瓣下移，还有三尖瓣瓣叶结构和瓣下结构异常，有些严重的瓣叶基本上都畸形化，没有真正的瓣叶组织。临床上可见三尖瓣关闭不全、三尖瓣扩大，心室功能降低，还有流出道的梗阻等。

  三尖瓣下移畸形临床上比较关注，目前我们对 Ebstein 畸形的认识还不够。最早期我刚接触该病时将其当成了一种瓣膜疾病，后来发现它不仅是瓣膜病，还累及运行功能。随着对其病理认识的增加，特别是在一些新生儿、婴幼儿微重病例中的发现，认为它不是一种瓣膜病。三尖瓣下移畸形不仅是右心系统，应该是全心系统的疾病。所以，随着认识的增加和深入，发现手术时间、手术方法、手术选择变得越发困难，甚至影响我们做出正确的判断。

  Ebstein 畸形的临床表现很多，不仅多见于新生儿，或者新生儿严重病例，如急性心力衰竭，在体检时也可见于成人，通常此类病例没有明显症状，所以对其是否采取手术以及手术时间和方法上还存在争议。临床上较多用的是 Carpentier 分型方法，或者 ABC、123 分型方法，主要根据瓣叶，特别是前瓣叶的情况及右心室功能进行分型。随着对该病认识的逐渐深入，我们发现这种分型方法还存在一定的缺陷，它侧重于瓣膜结构和心室功能，所以对儿童或成人的 Ebsteinr 畸形具有临床指导意义，但对新生儿危重病例单用这种分型方法在处理和认识上还有不足，我们曾遇到过肺动脉闭锁但室间隔完整的病例，这种分型方法可能不太适用，其中有很大一部分也是 Ebstein 畸形，但在治疗上又不像 Ebstein 畸形那么简单。

  我们在临床上提出了很多标准，包括 Great 标准，通过对右心室及左、右心室的评价，特别是对新生儿，应首先判断疾病的严重程度，而不是立即进行急诊手术。目前对于 Ebstein 来说外科的焦点就是手术；第二是选择解剖双心室修复还是半心室修复，或者是功能修复；瓣膜是修复还是置换，以及房化心室的处理等，临床上的标准并不完全统一。对新生儿 Ebstein 畸形病例，首先观察是否有肺的前向血流以及其前半个功能，再决定是行单心室修复还是双心室修复，同时对功能性肺动脉闭锁病人应根据整个右心室和左心室的发育情况考虑是行心室修复还是心脏移植。因此，应把 Ebstein 畸形看作一种全新的疾病来处理。

Knott 对 Starnes 手术进行了改进，对新生儿 Ebstein 畸形他有几个标准，如果右心室心功能低下或跨三尖瓣环的压差小于 30mmHg，或有前向血流差，不能做完整的瓣膜修复，就做 Starnes 手术加右房右室的切除，他认为这样可减轻右心室对肺动脉、肺血管及右心室的压迫，保证左心室血流的充分供应，为后期单心室修复打下基础。如果有前向血流，跨三尖瓣环的压差大于 30mmHg，瓣膜就是可以修复的，就行双心室修复或一个半心室修复。

具体手术应根据病人的情况考虑，包括瓣膜的成型修复、房化心室折叠手术，是否采取一个半心室，以及在早期 Starnes 术后，后期选择房颤手术都要分别考虑。很多成年人还要做心律失常同期的手术。Knott 对新生儿采取的治疗方法一般是把大部分前瓣切下来，做一个大的单瓣化，关键是把前瓣的乳头肌进行移位，有些成年人也可以采取这种方法，同时保留一个房间隔的交通。

Starnes 手术主要是对整个心室发育不良或瓣膜无法修复，甚至合并解剖异常或功能性肺动脉闭锁，将三尖瓣完全闭合，中间开窗然后行 BT，完全往单心室发展。Starnes 手术更接近把整个右心房和右心室完全切除，这对后期心功能的维持，特别是左心功能的维持效果良好。总的来说，应行双心室解剖矫治，最关键的是要解决三尖瓣异常、右心室异常、传导旁路异常以及心内的合并畸形。

以前最常见的 Danielsons 手术包括 Carpentier 和 Hetzer 手术，我认为这类手术的目的不是瓣膜成形，而是瓣膜重建，它是利用发育较好的前瓣，牺牲隔瓣和后瓣，这类手术的一个共同特点是手术完成后病人常出现偏心血流，后来我们在随访中发现，这种偏心血流在手术早期效果较好，但以后发生再反流的概率较大。

最近临床上用得比较多的是 da Silve-Cone 重建，最近四五年该手术基本上被列为第一选择。它最大的优点是把所有能利用的瓣都利用起来，尽可能地保留整个三尖瓣，包括对瓣下结构、组织，对隔瓣和后瓣，再做一个旋转，术后能保持中心的血流分布，这对以后维持瓣膜的关闭不全非常重要。前面几种手术方式我个人认为是进行重建，不是解剖成型，最关键的是术后血流变成了偏心血流。

我们单位对 99 例病人进行了为期 3 年的随访，随访资料完整，对完成手术的病人进行了常规食管超声检查，检查结果显示了三尖瓣的成型修复情况，分为微量、少量和少到中量，对中量的病人我们认为应该再次手术处理。结果显示，在出院前行成形术的总体效果不错。

我们以 12 岁为界，分成儿童和成人两组，其中儿童组 28 例，成人组 71 例。

儿童组的瓣膜形态结构较差，C、D 型比较多，成人组相对较轻，A、B 型较轻，也正是因为瓣叶情况较轻，所以这些病人能活到成年。手术方式，早期采用 Danielsons 手术，成人有一半是进行瓣膜置换术，有些需要进行二次手术。对于成人病人来说，我们现在都加一块小的心包，这样可以使第一个瓣的旋转不用特别大，也可以保留瓣的足够面积，同时原则上都不做一个半心室，因为成人做一个半心室后的问题较多。

评价指标。早期用心脏彩超，最近与放射科合作使用 MRI，包括保留肺动脉瓣，房颤手术，都用 MRI 来进行评价，比超声检查更有阶段性分析，主要评价三尖瓣的分流程度、血流方向和心室功能。评价指标主要针对小儿组，早期行 Carpentier 手术的儿童很早就可能发生偏心血流，超声医生认为，早期偏心血流在轻度以上者的预后效果都不会太好。Da Silva-Cone 主要是以中心血流为主，儿童和成人的基本效果类似，但成人行三尖瓣置换术后远期右心功能非常复杂，即使置换整个三尖瓣，也不会出现明显的瓣膜并发症，右心功能反而恢复得很好，我个人认为比成型的效果更好。

手术效果。早期成人的成形术效果在 10 年以上者约 20% 都出现了问题，对成人来说反而是成形后并发症发生率低，可能是成年病人的瓣膜病变通常较轻，但瓣膜置换后病人的心功能后期逐渐恢复，比早期好。成人的瓣膜置换维持得比较好，比成型的效果更好。所以，我们的结论是，对小儿来说，Danielsons、Carpentier 只要存在偏心反流，或者早期的反流超过轻度以上者，远期都会出现不同程度的关闭不全，da Silva-Cone 从近期来看，比较适合解剖结构良好的病人，而成人行瓣膜置换的效果比想象的好。

手术方式。Ebstein 畸形的手术方式很多，与年龄、病情有关。新生儿的手术死亡率偏高，我们曾做过几例肺动脉闭锁手术，存活率较低。对重症病人，da Silva-Cone 包括一个半心室或房颤手术，整个发育不良，我觉得早期手术死亡率较低，但成人行瓣膜成形术，如果病变较轻，单纯手术可能比行 Danielsons、Carpentier 效果更好，再加一个环，对病情较轻的病人，瓣膜置换术的远期效果较好。

远期随访结果。2008 年美国曾发表一篇文章，文章中收录了 539 例病人，年龄从出生 80 天至 60 多岁，2008 年尚未开展 da Silva－Cone 手术，在此之前，第一次手术的 337 例病人，直接行瓣膜置换术，20 例病人行其他手术。结果显示，60%~70% 的病人行瓣膜置换术后效果良好，但行成形术者的远期 Danielsons、Carpentier 效果并不很理想。

12 岁以下的病人做瓣膜成形的死亡率较高，成活率低，与 12 岁以上的病人相比两组没有明显差异，2012 年对 50 岁以上的老年人 Ebstein 畸形，瓣膜置换率达 73%，Danielsons 对成年病人的远期效果并不理想。da Silva－Cone 最后的结果比较符合解剖畸形，目前 da Silva－Cone 的应用很多，2014 年美国有一篇关于 da Silva－

Cone 的文章，从 2007 年开始 7 种，入选了 12 岁以下 88 例，完成 da Silva – Cone 84 例，再次手术 82 例，所以对 da Silva – Cone 与以前的结论不一样。

随访结果显示，Ebstein 畸形病人只要能渡过儿童危险期，无论是行瓣膜置换还是瓣膜成形术，远期效果都不错，对儿童病人还是建议行瓣膜成形，对成年病人来说，目前认为瓣膜置换对病人的心脏功能、免疫功能、生存率的远期效果均不错。

我们认为，对成年人来说，如果成型的效果不理想，不如一次直接换瓣，da Silva – Cone 确实能减轻儿童病人的术后远期瓣膜反流，而对成人，加一个心包，效果就可以更好。

综上所述，Ebstein 畸形手术要个体化，da Silva – Cone 重建手术应在临床推广，成人病人行三尖瓣置换的中远期效果不错。

三分支支架的创立和应用

◎戴小福

从 2008 年开始应用三分支支架以来，至今已有 10 年，目前的应用情况如何？对此我将分为两个部分进行讨论：一、三分支支架血管技术的变迁和体会；二、三分支支架血管技术的中远期效果。

我们都曾做过主动脉夹层手术，特别是主动脉夹层 A 型，如果累及头臂血管，由于解剖位置较深，吻合有一定困难，操作过程比较复杂，尤其是左手动脉吻合，同时还存在吻合后的出血问题，促使我们在实际操作过程中需要做一些改变，这个改变就是应用三分支支架，目的是左手下动脉吻合方便，以及避免损伤神经。如果头臂上血管累及夹层植入支架的血管，再进行吻合，出血问题便很容易得到解决，完成几例后，我们才慢慢有了三分支支架的概念。

第一代三分支支架是一体化的，不太容易根据血管的大小来设定，而且每个主动脉弓部的大小及形状有差异，所以我们早期做时，因为支架不能个体化，远端切口是通过升主动脉横断的切口靠近无名动脉的一端释放三分支支架，操作比较困难，支架很难植入到锁骨下动脉的正确位置。

在临床实践中，我们想改变这种状况，试想在弓部调节是否更好？开始时我们在弓部没有植入支架，而是人造血管，就是在降主动脉释放支架后，和头臂干血管支架后，主动脉弓部的血管，是一个软东西，有一些皱褶，根据头臂干血管的位置可以自行调节。同时我们也考虑在头臂干血管上放一根支架，在切开后从头臂干的开口塞一个支架进去。头臂干血管暴露，植入头臂干支架血管，把主动脉弓部横断，这样暴露比较清楚，再把头臂干血管固定住，与近端人造血管相吻合。

对技术进行改良后，我们有两种支架植入方法，一种是在弓部把支架卸掉，后来发现头臂干还是要保留有支架的血管，以改善头臂干血流的通畅性，这种改良的三分支支架血管，就是第二代血管，其长度、宽度以及头臂干血管的间距，可以自我调节。

开始做三分支支架时，是把升主动脉远端横断，沿着弓部快到降主动脉侧时，整个头臂干的血管可以暴露得很清楚，释放支架也没有难度，剪开后还可再缝合下去，因下面弓部还有人造血管在支撑，一般不会发生出血。缺点是剪开后要缝回去，我们知道现在国外做 A 型主动脉夹层基本上以一个半弓和升主动脉替换的较多，这就提醒我们不要使用三分支支架做前弓替换，相当于把主动脉夹层右瓣弓也减掉，只需要将头臂干血管植入支架，降主动脉植入支架就可以了，这样就不需要再把主动脉弓部切开的这个位置再缝合起来。

接下来，我们又到了第三代血管，我们做了一个头臂干血管支架与降主动脉支架，把它们一体化植入，而且做一个瓣弓，不再把切开的主动脉弓再缝合上去，用人造血管替代。

10 年过去了，我们已经把三分支支架改进到了第三代。第一代是前弓替换，头臂干血管有支架，做前弓替换和升主动脉替换。第二代还是做前弓替换，剪开主动脉弓后，要把主动脉弓缝合回去。第三代是做右半弓切除和升主动脉替换。目前发展到第三代，操作上更简单，并发症也更少。

三代三分支支架的应用情况分别为：第一代 122 例，第二代 105 例，第三代 113 例。体外循环时间因少做头臂干 3 个吻合口，使操作时间大大缩短。目前采用第三代三分支支架，体外循环时间平均仅为 131 分钟，主动脉阻断时间平均 50 分钟，在主动脉开放底下释放支架与吻合的时间平均为 17 分钟、18 分钟。三分支支架没有内漏，支架复位、位置确定性开始时确实出现过一些问题，但到后面并发症大大减少。

第三代三分支支架的演变与主动脉弓的弯曲和大小关系非常密切，这给我们在手术过程中提供了很多需要思考的问题。三分支支架与头臂干血管的吻合、方向、大小，以及相互间的距离，在研究过程中，我们从实践到理论，又从理论到实践，反复琢磨，目前应该比较成熟，特别是内漏的防治，要注意近端吻合，因为早期有一定的内漏发生率。用第三代三分支支架能够自我调节，很好地适应环境，因为弓部是软的，就像血流冲击一样，像蛇钻进洞里，它会一直往里行进，我们要将它固定住，这样才能更好地匹配。

内漏最容易发生在无名动脉第一根分支的地方，我们常规完成手术后，在无名动脉位置我们会做一个吻合，弓部原来有切开、有缝合，现在弓部给去掉了，吻合口其实是往远端移动了，这样发生内漏的概率更低。

三分支支架的中远期效果。自从有了三分支支架，病人基本上不需要等待，准备好了就可以直接手术，而国外往往需要 30 分钟或 1 小时才能进入手术室。术中植入三分支支架最关键的是一定要匹配，匹配是指整体匹配，第一代三分支支架会出现并发症的原因就是没有达到个体化。

　　术后随访。第一代三分支支架的应用距今已经大约 10 年，术后 3 个月的随访结果为 75 例病人中发生内漏 16.7%，胸主动脉夹层远端血栓闭合率为 80%；术后 5 年随访结果为 68 例病人中有 1 例发生分支失败，内漏 7 例，胸主动脉愈合率为 85.3%。

　　总之，三分支支架血管技术已发展为急性 1 型主动脉夹层修复的可选择方法。有很多人问我，现有的手术技术已经非常成熟，为什么还要选择三分支支架？根据我的经验，三分支支架的应用当然也存在一些缺陷，我们正在逐步改进，这就需要用根据整合医学的理念去解决。

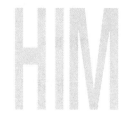

整合胸外科学

人工胸壁重建中的整合医学思维

◎张兰军

　　胸壁缺损可由各种原因引起，包括最常见的胸壁创伤，大面积的胸壁损伤以及各种胸壁疾病，如先天性畸形、良性或恶性肿瘤。并不是所有的胸壁畸形都需要进行重建。当切除了 3 根以上肋骨连同肌肉组织时需要进行重建，当缺损范围超过 5cm×5cm 时需要重建。要记住一点，在后背部不需要重建，因为背部有很强的肩胛骨，还有肌肉可以弥补矛盾运动。最常见且需要重建的是侧下胸壁，侧下胸壁的呼吸动作最大，这个地方的缺损一定要重建。

　　骨性胸壁的重建需要寻找重建材料。重建材料首选自身的材料，只有当没有材料时，才拆东墙补西墙。可以选用同种异体捐赠材料，最常选用高分子材料，高分子材料有很多，最早是 PGA、EPDFE、聚四氟乙烯等，可以保留很好的张力，又有很好的组织相容性。此外，常用的还有金属材料，比如钛材料，以前还用不锈钢、有机玻璃等材料。当然还有一些生物材料，但生物材料和前述材料相比略显不足。

　　自体材料和人体同种异体材料的优点是可以随意应用，在手术台上随意重建。比如可以把对侧的肋骨拿一部分，或间隔取材，不影响人体总的完整性，又可供自己使用。当然也可以从尸体取材，或自体的肩胛骨等部位取修补材料，甚至肌皮瓣、肌肉都可以使用。这些材料的缺点是要根据自己能够采获的量来对现在的缺损进行修补，经常会出现材料不够或不理想，没那么严丝合缝以供人所需，另外也会造成新的缺损，即拆东墙把西墙补起来了，东墙又出现缺损。

用同种人体要有捐献者，要建立很好的组织库，还存在传染病及移植带来的问题。高分子材料从 21 世纪前开始使用，一直到目前应用最广泛，包括生物补片、骨水泥以及钛网，各种各样的生物材料得到了最大限度地发掘和应用。生物材料最大的优点是没有抗原性，也就是与人体的组织相容性很好，不会有很大的排斥反应，缺点是柔韧性不是特别好。可以想象，在胸壁上装了一大块骨水泥，又沉又重，活动性也不好，会对病人的运动造成影响。金属材料也很好，但金属材料植入需要临时与肢体组织相结合，要特别设计，不能很快拿到，植入后会影响术后放疗效果。

目前最常用的方法是所有专家都认可的最经典的三明治法。第一层是借助于胸膜腔做一个人工胸膜，使其不要与重建的高分子材料组织直接接触，不会造成同侧肺粘连和胸水；第二层是支架组织，支架组织包括骨水泥、金属材料，将畸形撑起来；第三层是在上面再盖一层外科补片，肌肉组织与其很好地贴合。这个方法最大的问题是移位，以及与机体运动的功能协调性不是特别好。因为材料不同，自体骨带动它运动时，可能会有差异，也会造成新的矛盾运动。

是否能改善上述问题？第一，更换材料，最好的材料还是和人体相近的异种材料，也就是生物材料，但生物材料有一个最大的问题，就是组织处理，组织处理方法最早是用猪的心脏瓣膜做，用丙二醛处理。化学结构式中的羧基端和羟基端游离性最强，很容易与别的化学结构式结合，我们用丙二醛封闭，就避免了其和别的化学结构式结合，不会产生抗原反应，但这类固定剂包括丙二醛都有一个缺点，它本身就是固定剂，有毒性，毒性残留会刺激机体产生反应出现钙化，影响生物瓣膜的活性。所以在西京医院，最早都是用猪的瓣膜，当时西京医院有一个技术组专门做这个瓣膜，做一个瓣环套起来，但其缺点是植入后七八年就会发生衰败，因形成了新的钙化导致瓣膜不能活动，所以之后出现了机械瓣。

机械瓣有长期抗凝的问题，加之现在有新处理的瓣膜，就不再使用旧瓣膜了。新的生物材料瓣膜用了新的组织处理技术，翻译成中文是"环氧交连法"，除了羧基端和羟基端外，把所有暴露的游离的基团全部封闭，不仅封闭两端抗原性，抗原性小了，但固定剂还会有毒性，对此我们想了一个新方法，叫表面感性法。就是我们用不同浓度的氨基酸，即浓度为 15% ~ 50% 的氨基酸溶液进行淋洗，对生物材料用一个浓度一个温度反复淋洗，处理后既保留了人体组织原有的基质成分和结构，也消除了抗原性，植入后机体认为是自己的组织，类似于从右胸取了一块组织移植到左胸，不会出现不良反应。

对于理想的组织材料，我们希望有的部分强硬一些，有的部分柔软一些。比如补到心包上的就需要柔软一些，不要太硬，硬会僵化；补到脑膜上的就需要硬一点，能够撑起来。我们就采用了一种加软和加厚的技术。加软和加厚技术用的是意大利皮鞋制造技术。意大利有很多很好的皮鞋，军用皮鞋当过兵的都穿过。过去穿的叫"踢死牛"，前面非常圆，很硬，不容易受伤，全层牛皮，后来出现的老人头很漂亮、很柔软，皮子也很好，这是用组织处理后保留了皮子的柔韧性和通透性，但很柔软，这就是加软和加硬技术。我们把这个技术改进并用于人工胸膜，这种人工胸膜的柔韧性和生物组织一样，但有两个问题要解决，一是个性同性，一是个性异性。就是当针孔插进去，如果有个性异性，不会对一个针孔发生一个拉丝，但有个性同性就会越拉孔径越大，这就会出现问题。过去心脏外科做法洛四联症手术时要做右室流出道拓宽时，通常用一个补片，这个补片是用高分子材料做的，会出现个性同性。为了使针眼不漏血，就要做预处理，就是把它放在含钙的加了一支白蛋白的水里面，先预处理半个小时，然后再拿到手术台上缝合，这个针就不会出血，也不会漏血，将这样的技术用于处理生物材料就可以了。

材料制好了，骨头从何而来？我们最早用猪肋骨，猪肋骨很宽，跟人的肋骨不同，性状也不同，猪的体形呈圆筒型，人是扁形的，因此，不能用猪胸部肋头，我们就把猪后腿的胫骨外层骨质骨皮劈开、处理、成形，并将其弯成 15°，宽度以 2cm 进行重建。标准化后的骨头长 12cm，宽 2cm，角度 15°，和人体几乎相近，然后储存起来备用。

缺几根肋骨补几根肋骨，缺一块胸膜补一块胸膜，与人体原有的缺损近似，与现在做 3D 重建一样，缺什么给你打印出来与原来的大小、形态、弧度一样。在这个基础上先做动物实验，这篇文章于 2011 年发表在《欧洲胸外科杂志》上。

2006—2018 年，我们做了一个研究，既不是 RCT 研究，也不是随机对照研究，更不是设计很好的队列研究，而是随机观察研究，临床证据等级比较低，但在外科小样本中却是唯一可以做的一种研究。如果要做大宗随机对照研究，我们会设立一个对照组，比如用标准的骨水泥加补片，但是，随着现代材料的进步，骨水泥已停止生产，临床上已找不到可用的骨水泥，所以这个对照研究没有办法进行。

我们对此进行了单批试验。10 年来我们在本院完成了 29 例胸壁重建，在外院做了 4 例，外院 4 例未纳入进来。29 例病人的年龄范围为 15～76 岁，平均年龄为 38.25 岁；男性 19 例，女性 10 例；诊断分为两组，一组是恶性组，一组是良性组。恶性组中最多的是肺癌直接侵入胸壁，其中伊文思肉瘤 8 例，甲状腺癌侵犯胸骨 1 例。切除肋骨数从 2 根到 5 根，平均为 3 根肋骨。切除造成的缺损面积是 7～14cm²，很大。术后对病人进行长期随访，对伊文思肉瘤病人我们随访了 6～120 个月，最长的达 410 年，其中 1 例死亡，7 例仍存活。伊文思肉瘤的术后效果最好，5 年生存率很高。肺癌都是高度转移病人，随访 19～70 个月，其中 2 例死亡，均为远处转移，发生于术后 5 年和 6 年，存活 8 例。甲状腺癌病人已随访了 30 个月了，目前仍存活。所有良性肿瘤的病人都存活，而且生活质量都很好。

一例病人是 2005 年 12 月做的手术，为左下肺肺癌，直接侵及后背肋骨，组织学为鳞状细胞癌，切除后分期为 T4N1M0。术后继续对病人进行放疗和化疗，该病人在第 6 年时因肿瘤转移去世，手术时切掉了 3 根肋骨和肋间肌，行右下肺全切后，加了人工胸膜，那时刚开始做人工胸膜，因此效果并不太好，我们用 4 号线缝合胸壁一整圈把人工胸膜封闭起来，封闭前把胸管装进去，形成一个密闭的胸腔，用当时最早做的猪肋骨，打孔并用钢丝固定起来，X线片可看到高密度的人工肋骨，愈合定位很好，外形也很好。胸壁修补很成功，病人术后第6年的死亡原因为肺癌转移。

另一例病人也是左下肺肿瘤，分期为T4N1M0，做完胸壁修补，随访4年，现在情况还很好。对这例病人我们用了新的重建固定方法，用钛合金肋骨夹固定，肋骨夹固定大大减少了术中人工肋骨植入的繁杂性。肋骨切完后用补片，补片的柔韧性、弹性和正常胸膜一样，不过比胸膜要厚。胸膜腔封闭很好。封闭后没有问题，然后再植入肋骨。对该病人植入了2根肋骨，但去掉了3根。原因是开始再植上去感觉有点挤，我们就去掉一根肋骨，术后效果很好。

良性肿瘤切除后效果最好，有一例软骨瘤儿童病人，瘤体非常大。该患儿做完手术已近10年了，他最近一直在柬埔寨工作，前段时间回国复诊胸片显示正常，但他瘦了后固定的地方有轻度疼痛。因为那时固定用的是钢丝，钢丝与胸骨结合刺激到皮下会有一点疼痛，除此之外无其他不适。

对肋骨肿瘤，我们一般采取"少多少补多少"的原则，一定要保证完整重建。伊文思瘤在肿瘤医院非常常见，好发于11~20岁的儿童，欧美白种儿童和年轻人最常见，现在临床上将此病归入神经外科。伊文思瘤的细胞病理学特点与小细胞肺癌相似，通过综合治疗，包括放疗、化疗和手术，效果非常好。这例病人于2006年11月发现肿瘤体积非常大，伴大量胸水，给予两个疗程化疗后瘤体明显缩小，化疗进行到第4个疗程时胸水吸收很好，瘤体更小，化疗进入第6个疗程时仅剩少量胸水。2007年3月22日，6个疗程的化疗结束，对病人进行手术治疗。术中将所有疑似肿瘤部分全部切除，包括所有的肋间肌和胸壁肌肉，切除后开始对病人进行胸膜重建。采用传统方法进行胸膜重建，即使用钻钻孔，并用钢丝固定。术后继续给予病人4个疗程的化疗，整个治疗过程中一共进行了10个疗程的化疗，2001年对该病人进行随访时显示情况非常好，并于2007年考上武汉大学，大学毕业后复查结果显示身体非常健壮。

综上所述，我们通过对胸壁缺陷修复病人进行了为期10年的随访，得出以下3点体会。

第一，临床疗效。我们所使用的修复术式和修补材料均是有效的。根据"缺多少补多少"的原则，形成人工胸壁，是现有胸壁重建的替代以及共存的方法之一。虽然这种方法目前看来并不是唯一有效的方法，但是我认为该方法的安全性很好。所治疗的29例病人，均未出现矛盾运动，无胸壁塌陷和畸形；所有植入的肋骨未发生一例骨折；所有病人均未出现急性、慢性、延迟性排斥反应。因此，该方法的安全性、生物相容性，可靠性是肯定的，可以作为现在临床治疗的一种选择。

第二，对所有疾病的治疗，包括对尤文肉瘤的治疗，一定要遵循多学科整合医学的原则，外科医生不应过早介入，当肿瘤体积非常大时一定要行内科化疗，使瘤体最小，6 或 8 个疗程的化疗完成后，再进行手术治疗。所以对肿瘤的治疗一定要耐心，外科与内科整合治疗，将肿瘤体积通过化疗减到最小再手术治疗，术后可以继续放疗或化疗，这就是整合的力量。

第三，认真选择肋骨弧度大小，固定方法也很重要。我曾有几个病例术后发生疼痛，原因是胸壁重建固定材料使用的是钢丝，钢丝的节扭到外头，对身体产生刺激导致疼痛，尤其多见于小女孩，如果病人很胖或很壮一般不存在这个问题，这就是我们进行胸壁重建时需要注意和今后需要解决的问题。现在临床上应用最好的胸壁重建方法是 3D 重建技术，当然现在广泛开展的条件还不完全具备，如果要广泛推广，过程大概就是把肋骨制成成品，每个人，男性和女性的不同型号，从 1 ~ 12 型，做成一套的人体肋骨成品供选用，像备换材料一样，比如第 5 肋骨缺失时，就选用第 5 肋骨的弧度。

碳复合材料修复胸部骨性缺损

◎喻风雷

我曾收治一例70岁的胸壁巨大肿瘤病人，瘤体非常大，关键是肿瘤有液化，手术时不能把瘤体戳破，所以要特别小心，整个手术过程病人的失血量不足50mL。原因是所有的血管全部用碳夹进行了处理，最终将肿瘤切除。切除肿瘤后后需对病人进行胸壁重建，重建的范围也很大，因病人年龄较大，因此需要避免很多并发症。手术前对主血管进行了 DSA 检查，也可以行 CT 或 CTA 检查，预先将可能出血的部位阻断。切除下来的肿瘤重量为 3.87kg，并形成了一个巨大的胸壁缺损，对此病例，我们应该如何重建胸壁？我用自己做的碳纤维材料，一根一根把肋骨接上，再使用预先做好的材料，然后采用 3D 技术进行打印，根据肋骨的形状进行打印。手术过程中将太长的肋骨剪掉，一共换了 4 根肋骨。整个手术过程未使用钢丝和金属材料。肋骨需要打两个孔，因为一个孔会翘，且没有弧度。

结合上述典型案例，今天我对碳复合材料修复胸部骨性缺损的临床研究进行汇报。首先是人工气管，2006 年我拿到了一个人工气管的国家 863 项目，开始做动物实验，共使用了 26 条狗进行实验，结果显示，人工气管与自体气管结合到一起后，能承受 $200mmH_2O$ 的压力，会漏气，远远达不到临床要求。临床病例至少要达到 90% 以上，达不到就没有办法做临床试验。经过 3 年的努力，人工气管动物实验由于吻合口感染和裂开，没有达到要求，不能用于临床，失败了。于是我就开始研究碳复合人工气管。

首先做一个临床托杯。全肺切除术后病人会出现严重的呼吸困难，气管严重受压，我就用碳纤维做一个托杯，用 3D 打印技术打印托杯把心脏托回去。做这个东西并不那么简单，在美国有人做过一个假体，把硅胶填进去。所以我就想尽一切办法，用了 3 个月准备，放了一个 3D 打印的心脏托杯，结果把心脏托回去了，解决了气管受压问题，以及肺动、静脉拉长的问题，同时还解决了肝静脉被拉长的问题。病人术后已有两年，效果非常好，在国际胸外科杂志 ITS 发表后，反响强烈。

之后，我用碳纤维材料开始做胸骨缺损的修复。首先做的是小面积缺损修复，我将胸骨体加两根肋骨切掉，然后修补整形，效果非常满意。第一例成功后，第二例开始尝试大一点的缺损，把 4 根肋骨加上胸骨角以下的部分全部切掉，病人的术后效果也非常好。

碳纤维材料已经打破了国际上的封锁，2018 年碳纤维项目已拿了国家一等奖。碳复合材料具有深度相容性，用这种方法修补胸壁缺损，优点是简单、方便，可对人的内部手术进行修剪，长短可以随意；材料有硬度，也有弹性，可随应力而产生轻微的变形。使用这种材料虽然已经做出了肋骨但还未批量生产。

从整合医学的角度分析肺癌
肺段或肺叶切除的利与弊

◎李　强

　　自从美国出台 DGS 筛查以来，发现早癌，降低癌症死亡率成了医学界共识，几乎所有国家，包括我国的政府、机构、医生都在开展早期癌症筛查。筛查出来的早期肺癌越来越多，导致我们的手术也越来越多。怎么避免过度的手术治疗，成了目前医学界必然考虑的问题。

　　从不典型瘤样增生，到原位癌这个阶段，预后是非常好的。在微侵入这个环节做了手术，5 年生存率可达 100%。如果继续发展，5 年生存率就会下降。到了实质性肿瘤，5 年生存率会下降更明显。

　　从病理图像看，从正常肺泡到 AAH，可以看到切除范围，也给我们提出了要求。做局限性手术，现在基本是做肺段切除，肺段切除和肺叶切除相比，国外资料和我们现有的资料都认为肺叶切除的 OS 要好于肺段切除，但现在做的早期肺癌越来越多，年龄越做越大。部分病例，比如肺功能较差、年龄太大或心肺功能比较差的病人，他们可能接受不了肺叶切除术。我们影像科根据三维重建来观察病人是否适合行亚肺叶切除术。

　　我们从几年前开始了在冰冻病理指导下早期微小细胞个体化手术治疗的研究，我们还和其他单位做过多中心研究，都认为胸腔镜肺段切除在特定人群中的远期生存和肺叶切除术相近。术后生存质量在很多方面优于肺叶切除，在早期肺癌特别在原位癌和原位癌微浸润阶段我们采取亚肺叶切除，现在采用精准肺段切除。在以往国内外的临床研究中，仅对手术进行客观指标和信息分析，以前在快速康复方面，很多治疗都是从医生和护士的角度去看，这例病人出血怎样？恢复如何？几天拔管？几天出院？跟病人好像没有关系。快速康复没有病人参与，没有以病人为中心的参与，我们觉得不够满意。我们和症状学专家一起做了一个调查，发现病人恢复的状态，即外科手术后病人恢复的状态很值得关注。病人的主诉和感觉应该纳入到研究和分析中来。病人与医务人员共同对给定的治疗方案，对症状、生活质量影响的评估，结果截然不同。

现在让肺叶、肺段病人术后三五天出院，他的感觉和医生是不同的。所以我们用了症状列表，肺癌的质量表对做过肺癌和肺段切除的病人进行了一个对比。就是从病人的视角和医生的视角加在一起看病人恢复如何。这个表主要罗列了 16 项病人症状的严重程度和 6 项日常生活功能受到干扰的程度。从病人术前第一天作为基线，从术后当天，术后第一天到病人出院后的每一天，一周或两周，都进行一个调查。调查每例病人的 16 项症状和 6 项日常生活的干扰程度。工作量确实很大，也很烦琐，需要病人的配合。

对直径 3cm 以内的肺小结节，加 GGO 成分大于 50%，也就是里面固定的实质性成分有 25% ~ 50% 要切除。在做肺段切除前要对叶特异性淋巴结 N2 取样，再做叶淋巴结 11 组淋巴结和远端 12、13 组淋巴结的取样，在冰冻病理明确没有淋巴结转移后，才能做肺段切除。肺小结节一定是在原位癌伴微浸润以下的癌症，如果是浸润性质的癌症，要改为肺叶切除。

我们的研究有一个流程，病灶直径均为 3cm。直径小于 3cm 的结节，在胸腔基下的肺叶，应该是冰冻式浸润性癌。肺叶切除加淋巴结清扫，一共做了 40 例。另一组是胸腔镜做精准肺段切除，N1 淋巴结阴性，冰冻病理是原位癌伴微浸润，或者是原位癌伴微浸润，做肺段切除加纵隔淋巴结取样，一共做了 20 例。特别客观的观察指标包括手术时间、手术出血量、引流时间以及术后住院时间。主观观察指标包括术前第一天作为基线，第一天到出院当天每天 NDM 的列表，即对肺癌的质量表主客观指标进行联合分析。主要对所有病人以第一天的常规检查作为基线，有 16 项症状的严重程度作为数据评判，术后每天进行比较，即每天都做一次量表调查，给病人一个表，让他自己填，家属不能代替，这个工作有一定的难度。

我们的研究结果是肺叶切除和肺段切除的基线基本相同。但是除了手术时间、手术出血量和住院时间外，我们认为肺段切除占优势。手术时间实际上是精准肺段切除时间，基本上与肺叶切除差不多。为何统计手术时间长一些？因为手术冰冻，我们把肺叶切除了，冰冻时间放在了一起，麻醉的时间手术还没有结束。在出血量方面有时肺叶切除的出血量非常少。现在我们认为，在肺叶内丢失的血量应该计算到出血量中，因此肺段切除的出血量就明显少于肺叶切除。

从我们的量表中可以得出如下结论。第一，除了健忘和呕吐外，其余症状在术后都呈增长趋势。健忘和呕吐在手术前后没有明显变化，居于肺段和肺叶切除之间。第二，肺段切除后，病人的悲伤情绪和苦恼症状较术前一天没有太大变化。但在肺叶切除后，悲伤和苦恼症状的评分，术后第一天增高很明显。但从康复开始，即从术后第二天就可以很快回归到基线水平。疼痛、乏力、咳嗽、恶心、嗜睡和麻木 6 项评分，术后第一天都呈增长趋势，且以疼痛、乏力更为明显，但从术后第一天到第五天就呈下降趋势。两组没有回到基线水平。以咳嗽最难，术后第一天到第五天都无明显下降趋势，可能是因为医生、护士一到病床前就要求病人咳嗽，胸外科的病人一是要排痰，以使肺复粘，这一点很重要，所以咳嗽说服力不强。麻木症状从术后第二天开始回归到基线水平。嗜睡、恶心到术后第三天同时回到基线水平。

这16项症状中还有气短、食欲缺乏、口干、失眠、便秘、咽痛这6种症状，均在术后第一天出现明显增长。肺段切除较肺叶切除更早回归到基线水平。胸腔镜肺段切除组在手术时间、术中出血、引流管天数，术后住院时间等围手术期客观临床指标均优于肺叶切除组。我们用 MD Anderson 症状量表的肺癌子列表进行分析，肺部结节病人肺切除术后遭受极大的心理、生理困扰，但病人的主观报告症状的康复速度上，肺段切除优于肺叶切除。因为本研究的例数较少，做的是前瞻性数据研究，而不是随机试验。现在肺叶手术做了70例，肺段做了超过40例。

关于手术时间，肺叶切除的冰冻在最后，肺段的冰冻在术中，冰冻时间占了一部分肺叶手术的时间，一般在30～40分钟，所以统计中肺叶的时间多于肺段的时间。关于术中出血，肺段切除要求更加精准，要进行循环的解剖游离，出血的机会实际上并不多。统计中肺叶为何比肺段切除的出血量要多呢？因为肺叶切除后，肺叶切除的出血算进去了，所以出血要多一点。胸外科普遍关注的是疼痛、乏力、咳嗽症状，从病人的视角印证了围手术期病人管理及干预的必要性和重要性。关于围手术期的干预方法和时间点，以后要进行一项大样本的临床研究来证实我们现在做的工作。围手术期病人的咳嗽症状未见改善，是因为主管医生和护理人员督促病人咳嗽，这一点在量表统计中估计是不实际的。咳嗽可以避免肺复粘，与避免肺感染的因素有关系，所以咳嗽不能纳入病人症状的管理。

从整合医学的角度分析腔镜下
左侧全肺切除术

◎张临友

全肺切除是一个不可替代的术式。从 2003 年开始开展全肺切除术，治疗的疾病基本上是结核、肺脓肿、脓胸等感染性疾病以及支气管扩张。当时认为肿瘤、肺癌是不可切除、不可治愈的。早期肺癌叫扩散病，在城市中很难见到。当时肺切除主治感染性疾病。全肺切除和肺切除一样，早期很容易失败，后期失败率也很高。

国外的全肺切除术于 1895 年就开始进行，当时做的都是脓胸，先将结核导致的脓胸引流完毕，然后再将全肺切除，严格来说这还不是真正的全肺切除。1910—1922 年开始分期做全肺切除，先把全肺一起结扎，和血管结扎都分两级做，病人最后都死于感染、出血、血管漏。肺切除开胸后一定会产生气胸，所以早期全肺切除时，人们认为手术过程中产生的气胸是导致病人死亡的原因，所以他们发明了一个箱子，把病人的身体放在箱子中，头露在箱子外，医生和助手在箱子里进行手术，这样的手术方式用于动物实验效果较好。1908 年，他们把这个箱子带到了美国，开始使用箱子进行手术，共进行了 22 项动物实验，血管和气管分头结扎。当时做气管结扎不像现在这么简单，当时要先把黏膜揉出来，把黏膜结扎，把黏膜塞回去，外面再阶段缝扎，这样才能把气管封闭。所以当时支气管胸膜漏的发生率很高，与早期做肺移植或支气管膈层有关，漏的发生概率较高。

1909 年，该医生和他的女婿用气管插管开始做全肺切除，效果特别好。1910年，他们完成了第一例气管插管下开胸手术。当时肺叶切除和全肺切除效果还不理想，因为血管还有很多问题。他认为气管胸膜漏不可避免。如果发生气管胸膜漏，病人会非常痛苦。感染和出血非常常见，做完手术，损伤和出血的发生率较高。气管胸膜漏必须做胸廓成型，手术损伤大，当时的死亡率达 70%，不管是做肺叶还是全肺切除，都比较困难。

1911年，该医生把手术整合到了一起，做完手术胸腔充满了液体，心脏和对侧肺向术侧移位，把胸腔挤了过来，当时没有想到把心脏托回去，但1911年就发现了这个问题。真正的第一例全肺切除术实施时间是1931年，就是我们做的食管折叠手术，在德国柏林完成，病人是个小女孩，当时是胸外伤导致的气管狭窄，继发后血管扩张，手术分两期做，第一期做了左侧开胸，切除第三和第五根肋骨，在完成过程中患儿突然出现心跳停止，立即停止手术；两周后再次对其进行手术，用橡胶管和丝线结扎肺门，使肺坏死脱落，两周后把肺取出。尽管该患儿出现了支气管胸膜瘘，但最终康复出院，自然愈合，这是人类历史上第一例完成的左侧全肺切除术。

真正一期完成的全肺切除手术是在1933年由爱德华实施的。术中发现肿瘤已经侵犯下叶，不得不改左全肺切除。尽管术后病人出现脓胸，但经过引流，对症治疗，最终痊愈。爱德华是真正完成第一例全肺切除的医生，他把气管和血管分别结扎，处理过程和现在的手术很相似。病人术前被诊断为肺上叶肉瘤，选前外侧切口，把第三肋完全切除，从第三肋床进入，6天后拔管，手术非常顺利。

1938年他们总结了110例行全肺切除的病例，其中恶性62例，良性48例。恶性死亡率为65%，非常高；良性死亡率为34%，当时手术难度很高。他们的报道是经第五肋后外侧血管入路，真正做手术是在未进行气管插管前，对感染性疾病病人进行手术还存在一个困难，即病人会发生窒息。针对此问题应让脓肿在最低位时进行手术。做全肺切除的体位摆放非常重要，这就是前辈们的智慧。真正实施腔镜下手术是1994年，当时报道了全肺切除。

我们进行的第一例全肺切除术是一例55岁的男性，左侧肺门占位，上下开口都有肿物不完全堵塞，增强CT有明显肿物。我们采用单操作口完成，一般情况下操作口选在第5肋间。开胸进入后如果能切除，先把肺腔韧带松开，把整个肺下静脉揉出来，把第9组淋巴结推向肺组织，最好一起带出。如果特别大，也可单独把第3组淋巴结拿下来，再往前游向上游，游到肺上静脉，把整个前纵隔打开，手术过程中把后纵隔完全暴露出来，切除手术很成功，术后的辅助治疗或免疫治疗或其他方面的治疗有待继续研究。

我有个病人已经100岁了，他是47岁时做的左全肺切除术，术后活了53年。胸片显示肺组织完全疝入了左室胸腔，血管、锁骨、主动脉3个分支，完全被拉长、变移，向左室移位，膈肌等器官都由右侧向左侧移位。可以按照于主任所说，给该病人做一个膈分开术。

镜下全肺切除的疼痛非常轻，开胸做全肺切除疼痛非常明显，OS方面不管开放手术还是镜下手术差异不明显。做全肺切除术前进行评估和术前准备应客观、全面，要求病人的身体条件良好。

开放手术和腔镜手术，不管是心脏需要输血，有无心律失常、肺脓肿、肺炎、支气管胸膜瘘，需要再次手术以及死亡等方面，二者都无明显差别。从围手术期看，两者差别不大。腔镜手术和开放手术相比：第一，失血量明显减少；第二，带管时间明显缩短。过去止血、手术创伤大，现在手术出血、创伤很小，所以带管时间比较短。因为做全肺切除后病人的心理压力较大，所以常常不愿意出院。一般情况下，我们让病人术后 1 周左右出院，以前是 10 天左右，住院时间明显缩短。

有篇报道对 5318 例全肺切除术和 941 例袖切术病人进行了对比，显示死亡率和并发症发生率没有显著差异，即对全肺切除没有必要那么恐慌。从整个趋势来看，袖切相对好一点，但袖切选择的病例条件比较高，该研究中进行全肺切除术的病人可能是无法做袖切才转而行全肺切除术，因此如果病例选择平等，并严格做随机对照，可能研究结论会不同。

美国分析了 1998—2012 年在 644 家医院做的 2 万多例肺切除术病人中袖切 1713 例，全肺切除术 22 251 例，经过匹配分析，整体看袖切 30 天和 90 天死亡率更低，可能和保留的肺功能有一定关系。但整体生存率没有更长的趋势，其他方面也没有明显差异。所以从目前来看不管是袖切或叶切，复发的问题主要是局部复发。文献报道袖切肿瘤复发率为 8%～23%，全肺降至 10%～14%。所以，如果病人的肿瘤分期比较晚，我认为全肺切除效果更好。支气管胸膜瘘两组没有差异，所以术后没有明显并发症。

他们认为术后 1 个月袖切病人可以恢复正常功能，可以正常上班。而全肺切除病人需要 1 年，可能还需要进一步对围手术期做一个处理。如果病人的条件允许，肿瘤条件比较适合，尽量做袖切，不能做袖切的全肺切除一样可以取得比较好的疗效。袖切可能保留的肺功能要好一点，但不能代替全肺切除。在袖切之前，要向病人解释清楚，术中有可能还要做全肺切除。不能达到完全切除的袖切，其实就是一个不完全切除，术后疗效更差，所以术中一定要对病人的情况进行评估。胸腔镜下袖切技术要求比较高，做腔镜下的缝合、评估、术中冰冻等这些因素限制了袖切的开展，所以对袖切病人，特别是随机、前瞻，随机对照还要进一步研究。

全肺切除不管是恶性肿瘤或良性疾病仍是比较确切的治疗方法。腔镜下全肺切除的安全性和可靠性与开放手术没有太大的差异。当然病人要想恢复快，痛苦少，腔镜下做全肺切除更好。全肺切除后病人的生理状态和生活质量可以达到与正常人相接近。当然，严格的术前评估非常重要。但是，如果可以我们认为袖切效果更好，这还有待于将来进一步的大样本研究。现在的文献都是回顾随访和匹配的，不是真实事件的研究。将来我们还想与大家共同合作，把全肺和袖切病人整合到一起做一个真实事件的研究，整合医学的研究。

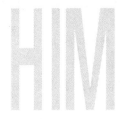

中西医整合治疗脓胸

◎付军科

　　中医和西医就如同两种不同的水果，例如苹果和橘子，它们是不同的思维体系，不同的治疗方法，但目的殊途同归，都是为了人类健康。中华民族五千年历史长河中，发生过瘟疫，也发生过战争，但从来没发生过像欧洲黑死病那样的烈性传染病，导致整个国家人口减掉大半，正是因为中医学保佑了中华民族的健康。

　　回顾历史，最早在夏商周时期，那时用扁石，就是石头片割开体表脓疡，进行治疗。马王堆出土的应该是春秋战国时期，就有《五十二病方》，里边也有疡医，把外科叫疡医，主要治疗体表疾病。因为那时麻醉技术不成熟，也没消毒技术，肯定不能开膛破肚。再到后来，三国时华佗给曹操治头痛病，华佗说他头里有个风涎，要将他的头劈开，把风涎取出来。曹操以为是要杀他，就把华佗关进监狱最后将其他杀死。华佗临死前把他未写完的书传给了看守小吏，让他把这个技术发扬光大。结果小吏拿回家后被他老婆烧掉了，他老婆认为这本书会招致杀身之祸，这也导致了中国外科技术的失传。

　　很多疾病外科和中医学的命名方法不同，比如西医的胸腔积液，古代叫悬液，意思是这种症状像堰塞湖一样，水悬在半空中。古代中医叫脾胃取向，肺法向天目，肺的下面和膈肌的上面是天地交接的地方，这个地方有水就是悬液。治疗用石导汤，推测是通过淋巴系统把这个水运到大小便排出去了。我们进行了临床试验发现确实有一定效果。当然，胸膜都钙化了的积液，再用石导汤可能就无效了。

　　肺脓肿，中医称肺壅，就是喘息不得卧就用石导汤，用千斤味津汤都可治。在临床上确实碰到过这种病例，我们与中医科合作，有些病人就诊时发烧严重，不适合做手术，就给予抗生素，同时口服中药，病人吸收非常好，有些病人最后水能被完全吸收。现在我们经常把两种方法整合到一起，尽量让病人减少手术，毕竟手术也是创伤。

近现代中医学的发展突飞猛进。吴英凯院士是我们胸外科的重要奠基人之一，他弟弟吴咸中院士在天津南开医院，主要从事中西医结合治疗，获得了国家科技大奖，用通理攻下的方法治疗肠梗阻。肠道梗阻的原因包括粪石，功能性原因或者，其他各种原因，西医治疗方法是灌肠、插管胃肠减压或手术，但中医通过外揉，或内喝香油等各种方法可以解决。他们对此做了很多研究，也给我们提供了很多很好的借鉴实例。

国内有一些研究，虽然不能发 SCI 文章但确实有效。胸部创伤古代要么等死，要不服些经验方，比如外伤后气短、胸痛、骨折，中医通过活血化瘀，通属攻下，减轻毒素的吸收，促进伤口愈合，减少瘀血，确实有非常好的效果。术后有些病例胸腔有渗血，形成血肿，无法抽吸出来。用尿激酶效果有时并不好，可以让病人喝一点香油或中药方剂。当然要有辩证，不好把握时可请中医会诊。

对感染性疾病中医也有一些优势，特别在明清时期，瘟病学的发展很快，瘟病学针对温热病，就是发烧的病，统一叫温热病，包括传染病、感染性疾病。部分脓胸也可以尝试中医治疗。开胸手术后，常见功能性问题，像盗汗、乏力、营养不良、消化不良等，胸外科术后表现集中在两个系统，一个是呼吸，一个是消化。呼吸系统主要是咳嗽、气短、胸闷，消化系统主要是消化不良。这些都可以用中医的一些方法和中药治疗，比如在河北省石家庄有一个专门治重症肌无力的中西医结合医院，他们的主任就是因为得了重症肌无力，后来自己研究中医，本来是一个神经内科医生。后来他专门成立了这家医院，做了相当多的工作。

我们也尝试做了一些工作。快速康复的理念现在非常普及，在肺康复方面做了很多工作，但在消化功能康复方面的工作做得还不到位。我们使用两个问卷，评估发现胃食欲缺乏、恶心、便秘、腹泻等，在术后 3 个月内非常显著，有时到 6~12 个月病人的症状才逐渐减轻，但有一部分病人甚至出现狭窄和吞咽困难，原因可能是机械创伤、神经损伤，都是破坏后重建，包括麻醉、腹腔的炎症等各种原因。现有的治疗策略主要以微创外科为主，手术是首位，也可以采用微创的腔镜治疗，为了避免创伤，也有人在术后早期咀嚼口香糖来促进胃功能恢复。药物治疗方面，最主要是胃肠动力药，但胃肠动力药作用有限，部分人吃了效果不好，或者需要长期吃才有效。我们通过口腔、鼻咽管、胃管给药，还有一个是通过肛门给药，辅以外部针刺、艾灸、血液伏贴等也有效果。理论基础是肠道要通，六腑之一，肠道只要保证通畅，细菌往下走，以降为顺。

通过胃管给药，术后很多病人出现胃出血，胃出血病人过去药物治疗是喝凝血酶、止血药，有时喝云南白药效果非常好。有些病人伤口长得不好，用云南白药去腐生肌效果也非常好。术后每天胃管引流出很多血液，我们通过胃管给病人打药，术后第一天就给药，术后第二天、第三天胃液就非常清亮，证明效果非常好。

还有针刺治疗。针刺穴位包括针灸足三里，针灸促进胃肠功能恢复，疗效很确切，针刺有双向功能，运动快了可缓一缓，运动慢了可让你动快点，是双向平衡。

有人认为针灸和针刺效果都不好，但艾灸效果好。原因是可以进行分型，用西医分型有困难。术后分很多种，中医也有分型，但跟西医分型不同。中医简单分为寒症和热症，就像综合征一样制订几个指标，符合某些指标就给予治疗，艾灸效果非常不错。

还有一部分病人，因为术后长期营养不良，中医讲精液亏虚，面部干燥，体型消瘦，饮食较差，长时间排不出大便，结肠中有很多粪块，这时用甘油灌肠，有时便干结泡不烂，弄不出来，就可以深度灌肠，就是把胃管做得深一点，然后把药灌进去，直接刺激，效果非常不错。

中医重在预防疾病，治疗是其次。尽量不生病，患病后能将功能恢复得更好是我们努力的方向。苹果和橘子虽然不同，但可以把它们一起打成果汁，味道甜美。因此，中医虽然很难替代胸外科的作用，但确实可以起到补充作用，让病人的就医体验更好。病人不管手术结果如何，主要看恢复情况，恢复好才是评价治疗效果的金标准。

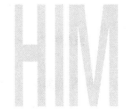

3D 打印技术在胸外科的应用研究

◎黄立军

3000 年前我们等材制造,主要是锻铸焊。300 年前主要是数控机床开始切削裁,现在主要的工艺是切削焊。3D 打印起源于 20 世纪 80 年代,至今已有 40 年的历史。中国和国际接轨后,因为同时起步,在国际上我们可能处于相当领先的地位。也有人说,3D 打印开启了第三次工业革命,因为它是个性化制造。

医学上人们把 3D 打印技术的发展分为 4 个阶段。第一个阶段是建模;第二个阶段是假体植入;第三个阶段是可降解组织;第四个阶段是器官打印。现在主要做的是第一阶段和第二阶段。我们从 2014 年开始用来指导漏斗胸的手术,打一个 1:1 的模型,漏洞胸手术主要是美容手术,做得越精细越好。也方便与家长交流,手术过程中在这个模型上可以模拟手术与家长交流。

我有一例病人是延安大学的一个女学生,16 岁,考大学前来找我做手术,她小时候做过一次手术,是传统的漏斗胸排挤术,身体上有切口。长大后胸腔再次塌陷,我们用 3D 打印了一个可伸缩性的钢板,手术效果很好。我做过两例气管软化手术,气管软化一定是气管软化病,先天性气管软化的治疗效果最好。而斑痕狭窄的病人有很多是结核病,这种病例没办法实施这种手术。我们用的材料是聚乙内酯,理论上两年之内可以吸收。气管软化有一段狭窄,没有软骨环,我们用丝线把它吊起来,吊起来局部和吊起来的组织斑痕化后,纤维组织长上去,就不会再缩回去了。气管切除的长度有限,5.6cm 已到极限,不能再切了。术后做三维成像显示气管全部张开。

胸壁大面积缺损 $6 \times 10cm^2$ 以上肯定要进行重建。我们主要用钛板和钛网,张主任用的是人工肋骨,于教授用的碳纤维,目前主要用钛合金和碳纤维,我们有时也用皮革材料,还有人工肋骨,主要是这 4 种材料。

3D 打印有其优势,可以完成你想象出来的任何东西。所有可以变成颗粒状的东西，都可以变成 3D 打印材料，可以打造出任何你想要的理想状态。

关于人工脑膜的个性化植入。我科从 2015 年 4 月开始做第一例，然后做胸骨，完成了 21 例各种类型的钛合金 3D 打印的胸肋骨置换。文章发表后，编辑曾说，唐都的工作代表了未来胸壁重建的重要方向。

最初的 3D 打印我们采用钛合金，钛合金的缺点是太硬，好多媒体报道所谓的金属，确实如此。它没有非生理应力传递，呼吸受限，同时也存在影像学障碍。

PEEK 的应用。PEEK 其实不是我们最先使用的，1992 年就有人开始使用，在牙体上的临床应用已有 20 年，理学性能与皮质骨非常相近，有良好的生物相容性、稳定性和抗疲劳性，且质轻，没有影像学伪影。我们做了生物毒性实验，符合国家植入标准，生物相容性也没有问题。

我们胸外第一例病人，用 CT 影像数据做肿瘤模拟，在电脑上模拟，简称模具，打出模具后模拟手术来模拟切除，其实 3D 打印基本上都是这样一个过程。3D 打印现在应用最广泛的领域是口腔科，牙齿美容原来都带一个钢箍，现在不带钢箍，口腔科材料几乎都采用 3D 打印，非常漂亮，使用简单，但费用比较贵。

数字医学模拟也是如此。换胸骨时，可以在电脑上模拟这个手术。我们用 PEEK 已经进行了 16 例这种手术。大面积的缺损一定要建一个人工胸膜，对金属肺有保护作用，就像人碰到火，胸壁肿瘤还有一个特点，大多数是恶性的，恶性肿瘤切除时离肿瘤边缘要有一定的距离，至少 3mm，当然对于过分靠近脊柱的肿瘤可能无法达到这个切除标准，但一定要整块切除。手术过程中尽量不要碰到肿瘤，要从肿瘤中间劈过去，一旦触碰肿瘤，会导致手术后复发或术中大量出血，因为大多数胸壁肿瘤的血供非常丰富，所以我们应该避免。

HIM

整合血液病学

移植物抗宿主病的整合医学诊治

◎黄晓军

　　提到临床经验，我的题目其实非常贴合临床需求，对处理移植物抗宿主病（GVHD）的医生会有一些帮助。年轻的医生对此可能比较生疏，但不用担心。临床遇到病人，我们要早诊断、早治疗。有人会问，早诊断的意义是什么？一般来说，病人会接受包括生物的、临床的危险因素的分析和评估，然后再进行干预。实际上临床有一套诊断标准，符合诊断标准就可以确立诊断。什么叫早诊断呢？即虽然还不符合诊断标准，但医生根据情况和经验，可以先做出 GVHD 的诊断。

　　移植术后 1 个月或更早期，病人出现恶心，但没有腹泻。文献报道，如果进行病理检查，就可判断出 GVHD 改变。这时给予糖皮质激素效果就很好。如果这时做胃镜检查，就可诊断为上消化道 GVHD。但临床实践中，在这种情况下一般不会百分之百地去做胃镜检查。怎么办？只能根据危险因素判断。什么是危险因素？移植术后 1 个月是 GVHD 的高发时间，临床上有恶心症状，但找不到其他原因，我们给予糖皮质激素干预。干预后消化道症状好转，病人恢复正常，就可在病历上写下消化道 GVHD 的诊断。也可能未能诊断出 GVHD，但从临床角度上看是正确的。从非临床角度上看，可能诊断过度。即可能并不是 GVHD，可能是服用某种药有点恶心或不舒服。

　　从原则上讲早诊断很难，但它是临床处理问题非常有技巧的办法。再看一个病例，移植术后病人血管情况不好，一般 190 天就进行淋巴血管回收，但这个病人到 320 天才做，超过了 100 多天，病人有发热、腹泻、血便、皮疹表现。皮疹并不明显，我们在犹豫，觉得他不是 GVHD，病人有发热、腹泻，可能是感染。这时不太敢诊断为 GVHD，过了几天病人出现了明显皮疹，这才加了抗 GVHD 的药，并加用糖皮质激素。随后病人体温下降，皮疹好转，腹泻也好些了。又过了一段时间，皮疹再次加重，我们才开始用普乐可复＋氨甲蝶呤（MTX），皮疹非但没有好转反而加重，最后病人死亡。我们未能及早诊断的原因是病人出现了发热，不容易区分是 GVHD 还是感染。如果在 320 天时及早治疗，也许结局就不一样了。这是临床讨论的话题，不是科学问题，是一个需要临床经验、知识整合的问题。我们在很多情况下认为诊断不是白就是黑。问题不在于非黑即白，临床最大的问题是，你说是它可能不是，你说不是它可能却是，属于灰色地带，这是诊断和鉴别诊断时非常麻烦的事情。为什么做移植比化疗更复杂？例如病人已经被诊断是白血病，治疗相对简单，运用化疗，合并感染时，最多再加抗感染治疗。而移植后出现像发热、皮疹这些表现可能是感染，也可能是药物反应，感染还有可能是病毒感染，而且是合并多种病毒感染。有时看起来像 GVHD，但实际上考虑的是感染，尤其是病毒感染完全可以出现相同的症状。这时你若不考虑病毒感染，觉得是 GVHD，结果会出问题；如果你考虑既是病毒，又是 GVHD，好像什么都是，又好像什么都不是。所以诊断和鉴别诊断是灵魂。

以皮疹为例，很多是移植综合征，另外还有药疹、输血反应等。一般课本上讲皮疹多出现在手掌和足部，两个手掌和耳后都会出现皮疹。实际上看不到这种现象，为什么？因为大多数病人还没等到出现明显的疹子，就已经被干预了，所以实践和书上讲的不一样。还有腹泻，以前当住院医师时，老师根据经验说移植后出现腹泻就基本上可以诊断为 GVHD。当时没多想，给了很多抗 GVHD 措施，用了环磷酰胺后根本没效果，病人最后感染死亡。我觉得很奇怪，抗 GVHD 治疗怎么会无效？后来我们对病人做了肠镜检查，发现胃肠道有病毒感染，并非 GVHD。因此，有 GVHD 表现，但确诊是病毒感染。我们要知道，腹泻可能是伪膜性肠炎，也可能是病毒感染，这就需要鉴别。怎么去鉴别？有一位医生问了我一个病例，病人腹泻 5 个月，没有发热，给糖皮质激素效果不好，做肠镜检查是区段表现，问我该怎么办？我说应该是感染，糖皮质激素给早了。如果晚点给，先控制感染再给糖皮质激素可能就好了。这叫顺序不同，结果有异。先给予糖皮质激素，感染反而加重。按照 GVHD 的治疗方案，腹泻时要先给予糖皮质激素，有几个 GVHD 病人的腹泻治好了？基本上是停了糖皮质激素后才好转。难道 GVHD 的理论错了？其实没有错。GVHD 的理论在动物模型和在临床上都是获得了支持的。为什么减了糖皮质激素就好呢？GVHD 的肠道黏膜容易出现感染，给了大量糖皮质激素，阻止了炎症发生，必须把激素撤完后，控制好感染，感染好了黏膜才能修复，所以临床上看到的是停用糖皮质激素后才好。不给糖皮质激素好不了，但一直给糖皮质激素也不能好。

另一个病例，病人移植后 11 天出现发热、皮疹，我们肯定要考虑移植综合征，经治疗皮疹好转，但开始出现腹泻。我们考虑到，前面诊断的皮疹用糖皮质激素治疗对吗？答案是对的。因为它是 GVHD，但随后出现腹泻。GVHD 可诊断为四种程度，出现皮疹最多是 1~2 度。我们用了很多抗 GVHD 的措施，但大便还没有好转。这时怎么办？开始做病毒检查，发现有肠道病毒，进行抗病毒治疗，减用糖皮质减激素。说明病人有 GVHD 合并病毒感染。病历上可能会写是 GVHD，但腹泻对整个 GVHD 的诊断作用，我个人认为是高估了。反过来看，病人出现的排异可能是 2 度或 3 度，但病历上肯定显示成 4 度。在某种程度上，这就是整合医学，为什么现在不再讲临床应用，我们都在讲临床研究。实际上这时的临床研究即对复杂疾病的临床研究，第一很难做，第二有时不可靠。为什么不可靠？比如我只能写四种程度的 GVHD，但这四种程度合适吗？这也是在看到比较复杂的疾病时，感觉整合医学思想其实更重要，或者说经验有时更重要。

我的一名接受移植的病人，在移植后 30 多天出现腹泻，无发热，我认为肯定还是 GVHD，就给予糖皮质激素加单抗治疗，病情基本好转。但病人出现抗体阳性，不能说他没有肠炎，已经有一个危险因素，要解决了这个危险因素，同时减用糖皮质激素，病人转好了。可肝脏出了问题，转氨酶、胆红素升高，有时好像是 GVHD？但也不一定，也可能是肝小静脉阻塞症（VOD）或肝窦阻塞综合征（SOS），或者叫微血管疾病。这时会与某些药物或其他因素混杂在一起，诊断和鉴别诊断非常困难。

我一直强调，除了阅读文献、看研究进展，还要多上临床，年轻医生尤其如此。临床医学是实践医学，我们都想讲高大上的东西，但我觉得高大上的东西反而更容易讲。比如标准化治疗。什么叫标准化？就是一线治疗、二线治疗的概念。一般书上都有推荐，例如一线治疗都是 2mg 或 1mg 糖皮质激素，但大家经常会给 0.5mg，也有人一开始就给 5mg，有的给了 1mg 两天以后给 2mg，非常随意。一定要知道研究文献是怎么来的，随机对照研究中诊断了 GVHD，我们通常把这种研究看得很难。做 GVHD 研究确实有一定难度。不管怎么看，病人从 GVHD 1 度纳入进来，实际上很多病人已经直接进入了 2 度。GVHD 1 度一上来就出现肠道症状，但出现肠道症状也可能是 GVHD 2 度，所以 GVHD 1 度就给予 2mg 或 10mg 的糖皮质激素。结果发现 2mg 更好，给予 10mg 其实存活率、有效率并不见得好，而且后来还可能合并感染。所以建议用 2mg。后来又有人做试验发现 1mg 或 2mg 都可以，所以 1~2mg 都算标准治疗。

再后来我们在一线治疗中又有新发现。有人认为 CD25 非常好，所以很多人今天给 2mg 糖皮质激素，明天又加 CD25，是不是这样更好呢？不一定。有一篇文章证明，CD25 结合糖皮质激素的效果还不如单纯用 2mg 糖皮质激素。为什么？因为这样会增加感染风险。一线治疗的处理中一定要把文献吃透。实际上是 1mg 或 2mg 糖皮质激素给 4 天或 5 天无效，才可以加 CD25，这叫二线治疗，并不是把两种药简单结合在一块。大家一定会说，临床医生可以改方案，当然，医学上的事都不是一项临床研究可以定下来的，我们需要将临床经验和循证医学研究整合起来。

一线治疗无效上二线，而二线比较麻烦。我们可以用 CD25 单抗、CD52 单抗，也可用抗胸腺细胞球蛋白（ATG）。不过 ATG 并不常用，我们发现氨甲蝶呤（MTX）小剂量 5mg、10mg，一周一次，效果挺好，只不过会出现黏膜溃疡，指南上也推荐了。另外，TNF－α 阻滞剂成本高效果也不见得好。

通过上述病例的积累，我们知道了什么是有效的，什么是无效的。樊代明院士讲了一句话：不要老觉得我们能干什么，有时需要反省我们不能干什么。把这句话用到临床上，即我们不一定都要知道什么有效，但我们必须知道什么无效。无效起码可以先不用，可以排除，所以要有临床研究的概念。知识性的东西永远是最弱的，做基础研究的年轻医生要加强学习，而高年资医生更要用智慧和整合思维去解决问题。

从整合医学角度看 Castleman 病诊断的临床思维

◎周道斌

今天我们来讨论临床思维，尤其是从 Castleman 病角度进行讨论。临床思维确实不好讲，对年轻医生来说，培养成一个好的临床思维，对将来面临各种临床问题，包括创新都会很有用。现在科技发展太快，不知道我们这一代人的思想是不是都已经保守和落后了，尤其是有了人工智能，还要不要临床思维？有了人工智能，把所有东西输进去，一种疾病的诊断就出来了。我在这里通过 Castleman 病简单介绍一下临床思维，我个人仍然认为临床需要人的思维，没有一个好的思维，怎么在逻辑上去推理疾病？

Castleman 病相对少见，有些人可能不太熟悉，它就是血液滤泡性淋巴结增生病，以前称为巨大淋巴结增生病，原因不是很清楚，虽然与 HIV8 有关，但整体来讲原因不清。我们的疑难病诊治中心收治的这类病人稍微多一些，病理上有淋巴滤泡、血管增生。临床以淋巴结肿大为主，有些病人有全身或系统症状。一般的单中心型手术切除效果比较好，部分病人需要长期甚至终生控制症状。1956 年，Castleman 报道了肿瘤样肿块，病理学表现出滤泡、毛细血管增生等。1969 年又提出分型，因为淋巴结很大，因此，又称巨大淋巴结增生病。

临床上可把这种病分为单中心型和多中心型，组织学上可分为透明血管性、浆细胞性和混合细胞性。临床表现为单中心型的相对年轻，多中心型的年龄稍大，单中心型基本是单独的肿块，没有症状，或只有局部压迫症状。多中心型可以出现全身症状，包括发热、盗汗、体重下降等，可有一些周围神经病变等。淋巴结肿大的发生部位无特别大的区别，但肝脾肿大在单中心型少见，以多中心型为多，后者常伴有一些自身免疫的表现。病理类型上没有绝对区分，但单中心型以透明血管性较多，实验室检查有些病人会出现高球蛋白血症，有 C 反应蛋白增高或红细胞沉降率明显增快，这种情况一般都用来鉴别两种病，一种是 Castleman 病，一种是结核。红细胞沉降率和球蛋白水平莫名其妙升高时一定要想到这两种病，不一定没有其他可能，但这两个机会可能更大。

多中心型，除上述异常外还会出现血常规异常，有些还与感染 HIV8 有关。治疗上对单中心型切除就基本上解决了问题，多中心型需要系统治疗。单中心型常年随访没有必要。但多中心型预后有时甚至不如淋巴瘤，治疗可能更为困难。我们总结了 100 多例病人，发现男女比例差不多；年龄偏年轻的，多中心型多一些；透明血管性和浆细胞性相比，透明血管性稍多，浆细胞性占 1/3，混合性占百分之十几。存活时间比淋巴瘤要好，但多中心型不如单中心型存活时间长。多因素分析显示肾小球滤过率差的病人一般预后差。

仅了解前面这些知识就认为基本上掌握了这个种病，不对其进行认真分析，那么对这种病的认识还是肤浅的。因为临床遇到的情况远远超过上面介绍的，这只是教科书上笼统介绍的内容。下面我会介绍一些具体病例，通过合理的临床思维增进对这种病的了解。所谓合理的临床思维，就是先了解疾病的特点，尽快做出明确的诊断。这种病的特点肯定要靠病理诊断。先看一个病例，女性 27 岁，以干咳起病，检查发现前上纵隔肿块，不管怀疑什么肯定要做病理检查。做 PET 的标准摄取值（SUV）不太高，病理诊断阳性，单纯手术切除后就好了。从这一点讲，了解这个病的特点，我们的诊断肯定要依赖病理检查，所以发现肿块后赶快做病理检查，接着检查提示没有其他部位受累，手术切除后，各方面好转，这是这种疾病典型的情况。

但是我们要认识到这一疾病有多样性，不都那么简单，不都只是一个肿块，也不都是切除病灶了就好了。再看另一个病例，男性 35 岁，2013 年出现活动后喘憋、乏力，伴咳嗽，在当地检查红细胞沉降率很快，C 反应蛋白也很高。根据平常的经验，如果红细胞沉降率特别快，C 反应蛋白或球蛋白特别高，就高度怀疑这个病，还有一个是结核，这两种疾病都应高度怀疑。超声发现淋巴结肿大，影像学发现肺间质性病变还有肺大泡，纵隔和腋窝淋巴结肿大。做淋巴结病理检查提示反应性增生，当时考虑到要排除结节病或感染，给予阿奇霉素、泼尼松、间断抗感染治疗均未见好转。胸片见明显肺大泡，还有肺间质病变。病人从外地转来，如果我们不了解就不会高度怀疑这个病，怀疑这个病如果不了解这个病的特点，就可能直接把病变当成肺部其他病变，就直接做肺穿刺，淋巴结阴性，做肺穿刺就能获得阳性结果吗？从影像学上讲，更应该考虑的是副瘤综合征，不是一个直接疾病的累积，这在临床上考虑是一个副瘤的表现，与一些惰性淋巴瘤和天疱疮相似。如果活检部位选错了，直接做肺活检，可能会扑空。考虑 Castleman 病，肺的表现是副瘤综合征的自身免疫表现。只有了解这个特点，才能更好确定取材部位。

我们现在对 Castleman 病的临床表现还有些不太了解，需要探索未知的表现。

有个病人，29 岁，反复发热、乏力，生长迟缓 20 多年，2008 年来住院，20 多岁
跟母亲站在一起，母亲本来不高，他比母亲更矮。6 岁开始长期低热、贫血，伴发
育迟缓。查体：肝脾大，脐周可触及一个包块，无触痛，无第二性征发育。实验
室检查：明显小细胞贫血，红细胞沉降率很快，C 反应蛋白很高。红细胞沉降率快
是否为血脂素低造成，血脂素低，红细胞沉降率 >140mm/h 不好解释。他有缺铁
的因素，但铁蛋白低有些是反应性的慢性贫血因素，所以补铁无效。CT 扫描发现
腹部有一大的占位性病变。查房讨论基本认定是 Castleman 病。Castleman 手术是把
腹部包块切掉，术前诊断很重要。病理特点是发热、肝脾大、贫血、发育迟缓、
腹腔占位性病变，我们考虑 Castleman 病，给他做了外科手术。术后大包块的病理
检查结果符合透明血管性。意外的是，做完手术后，血红蛋白水平逐渐上升，到
第 11 天到了 90g/L，第 120 天到了 140g/L，血红蛋白水平逐渐上升，C 反应蛋白
水平逐渐下降。考虑是 Castleman 病，高水平的 IL-6 逐渐下降，Castleman 病会造
成 IL-6 升高，IL-6 表达过高就容易造成严重的炎症反应，出现慢性贫血。病变
解除了，炎症指标降下来再纠正贫血，临床上达到了预期结果。

　　更为意外的是，有个 20 多岁的青年女性，切除肿块后，身高开始增长。这是
很奇怪的现象。机制是什么？这个病是细胞低色素性贫血，我们从 2000 年开始研
究 Hepcidin，它是导致慢性贫血的机制。我们对肿块包括肝脏都做了 IL-6 的表达
研究，发现 Castleman 病抑制了 IL-6 升高，造成 Hepcidin 表达增加，引起铁利用
障碍，红细胞生成障碍，造成贫血。这个因素一解除，所有问题都迎刃而解了。

　　有关矮小的问题，很可能是 Castleman 病引起了慢性贫血，从而导致发育迟
缓，因为这个病与生长激素没关系，生长激素是正常的。胰岛素样生长因子-1
（IGF-1）表达抑制，造成生长激素虽然正常，但机体对生长激素不敏感，所以导
致发育迟缓，把这个机制解除，个子就长高了。

　　此外，我们在临床上还发现一些线索，可用于该病的鉴别诊断。不是诊断了
Castleman 病就闷着头去治疗，还要看鉴别诊断上忽略了什么。有个病例，男性 55
岁，腹胀半年于 2011 年住院。表现为多浆膜腔积液、下肢水肿、甲状腺功能减退、
低热、肝脾大。检查有贫血，肌酐不正常，CT 扫描都没有大问题，血、尿、免疫
都是阴性，肺有弥散功能障碍，明显行走困难，肌电图提示运动神经传导有问题。
淋巴活检有反应性淋巴结增生，考虑 Castleman 病。这时按 Castleman 病治疗是否可
行？这个病人跟以往遇到的 Castleman 病不同的是存在大量的浆膜腔积液，还有肌
酐升高、周围神经病变，肝脾、淋巴结肿大，有内分泌问题，有皮肤病变，有肾
功能异常，可能不是单纯的 Castleman 病。我们需要进行鉴别，与什么鉴别？与
Pulm 综合征鉴别。Pulm 综合征是周围神经病变，M 蛋白水平是必要的诊断标准，
次要标准有 Castleman 病，还有其他浆膜腔积液、皮肤病变、内分泌异常等，好多
疾病都有这些表现。但诊断上必须有两个强制性标准，这个病人 M 蛋白正常。临
床上考虑 Pulm 综合征，没有 M 蛋白怎么办？我们就多次检查，终于有一次查出来

IgGλ 弱阳性。最关键的是我们在实践上证实了，按浆细胞病治疗明显改善。不应该按 Castleman 病治疗，应该按浆细胞病去治。我们有好几个类似病人，按浆细胞病治疗后，神经系统各方面都有所改善。不能说病理上是 Castleman 病就不需要鉴别。在临床思维上特别要注重鉴别。

此外，还要反复更新对疾病的认识，不能仅满足于 Castleman 病的诊断。另一个病例，男性 57 岁，2009 年就诊，淋巴结肿大，PET - CT 发现胰头膨大，ICG 很高，红细胞沉降率很快。病理活检诊断为 Castleman 病，治疗 6 个疗程效果较好，但 2012 年复发，影像学检查发现胰腺呈腊肠样改变，还有一些其他影像学改变。重新复核病理，修正了诊断，不是 Castleman 病，而是 IgG4 相关疾病。IgG4 相关疾病是近几年才提出来的，早年容易误诊成 Castleman 病。病理切片在高倍视野下 IgG4 阳性细胞很多，血中 IGG 和 IgG4 分类都很高，诊断修正为 IgG4 相关疾病，我们对疾病的认识在不断发展和提升。

我院普通内科发现过几例误诊为 Castleman 病，后来改诊为 IgG4 病。IgG4 病治疗用糖皮质激素效果很好，有时与 Castleman 病很像。IgG4 病是 2003 年提出的，2010 年被正式命名，病理检查有 IgG4 阳性细胞浸润，主要发生腹膜后的一些腺体，所以腹膜后淋巴结肿大，一个重要的鉴别诊断是一定要考虑到有没有 IgG4 相关疾病。IgG4 病会造成慢性胰腺炎。这个病对糖皮质激素的治疗反应比较好。我们在临床思维中认为手术能满足 Castleman 诊断，就不去做鉴别和修正，这不可取。老年人有自身免疫性胰腺炎，出现腹膜后纤维化、腺体损害，血中 IgG4 水平很高，C 反应蛋白与 IL - 6 不高或不明显，就要想到 IgG4 疾病，病理上可能有一定差异，对糖皮质激素治疗很敏感。

有时初步的诊断就不对或不完善。有一个病人，男性 42 岁，就诊时发现淋巴结肿大，做活检诊断为 Castleman 病，治疗后症状好转，未再治疗。一年后发现颈部淋巴结肿大，伴局部症状，CT 显示双肺有一些肿块，且有很多淋巴结肿大，临床上找不到瘤负荷，也找不到炎症指标如此之高的因素。重新做病理检查，发现是一个非活性淋巴瘤，是弥漫性大 B 细胞病。第一次病理检查对不对？也许第一次病理检查就是淋巴瘤的炎症反应，Castleman 病的诊断很难跟这类反应相鉴别。如果没有一个动态思维，没有一个灵活思维，既然考虑是 Castleman 病，就按 Castleman 病治疗，那这个病人很可能会死于淋巴瘤。我们最后修正为弥漫性大 B 细胞病，按弥漫性大 B 细胞病治疗，就会很规范。所以，我们要结合临床，虽然病理检查是最终诊断，但这么多的淋巴结肿大，找不到炎症指标升高的证据，我们就得重新去做病理检查修正病理诊断。这个病人做没做 PET - CT 检查不知道，如果 PET - CT 代谢明显很高，就说明不符合 Castleman 病的表现。

最后还有一些尚未知晓的问题。有个病人 39 岁，因咳嗽、眼睑下垂、吞咽困难，类似吉兰 - 巴雷综合征的表现入院，在外院检查确实有神经肌肉接头障碍，考虑重症肌无力，给予糖皮质激素、溴比斯的明等一度好转。之后出现纵隔占位性病变。当时病理检查发现两个问题，一是树突状细胞肉瘤伴 Castleman 病，当时怀疑外院转过来时看错了，拿到我们这里病理检查还是两个病，一个淋巴结两个病理结果。当时按重症肌无力治疗，后来又给予化疗，稍有好转，后因症状加重又来治疗。我们也不太了解，树突状肉瘤是一种髓细胞肿瘤，查文献 10% ~ 20% 伴有 Castleman 病表现。到底是先后发生还是同时发生，并不清楚。查文献，国外只有三五例报道，国内很少见，有很多未知的东西需要我们去探索。

任何疾病都有共性，当然也有特殊性。正确合理的临床思维是认识疾病的必要因素。如果没有一个正确的临床思维，年轻医生只要相信现代科技，把一些东西输进电脑，就诊断出来了，然后指南告诉怎么治就怎么去治，这虽然是一个捷径，但肯定会出问题。对于医生而言，正规的长期临床训练必不可少，良好的内科培训可能为将来专科的发展打下坚实的基础。临床思维是一个长期磨炼的过程，不可能听两节课就把合理的临床思维掌握了，要在不断的临床实践中去磨炼，而临床思维的训练要靠坚持不懈的努力。

从整合医学看临床实践和临床研究中关注病人报告的作用

◎江　倩

今天我来讲"病人报告结局（PRO）"，具体关注血液肿瘤的 PRO。为什么有这个概念诞生？血液科医生可能与其他科，比如心血管、呼吸、消化科的医生不同，我们更重视实验室检测和研究。因为检测和研究可能会有很多新发现，对推动诊断和鉴别诊断技术的开发和推动新药的研发具有非常重要的意义。现在出现了许多新药，它们多具有相似的有效性和安全性，而且这些新药很多都在门诊口服治疗，给临床决策带来不少困扰。比如在相似疗效、相似安全性情况下，什么时候选择哪种药，哪些病人更适合哪种药，其实不是从说明书上能够得到的，也不是从临床试验中得到的。我们要思考很多，在这新药层出不穷的时代，在这口服新药层出不穷的时代，病人对治疗的依从性，无论在门诊和院外都是不能被忽视的。如果我们关注了病人的报告、病人的反馈，会使我们的管理更好，也可使病人从治疗中的获益最大化。

进入新世纪，我们提出了一个概念，就是研究要以病人为中心，关于病人管理的研究实际上从 2001 年就已经成为热门的研究领域。我们要更多关注病人报告的结局。治疗结局应该分两个，一个是临床结局，来源于医生对一些客观指标的评价；另一个来自病人报告的结局，主要来自病人的主观反馈。两种结局结合在一起，现在认为评估临床结局和治疗结局这两个方面，哪个都不能忽视。美国食品药品监督管理局（FDA）曾经定义 PRO 是病人报告结局，直接来自于病人关于自身健康状况的报告，是不经医生或其他人修饰和更改的。这里一定要强调报告的来源是病人，而且是不加任何修饰，包括几个方面：即生活质量，而且是健康相关的生活质量；还有症状，可能是疾病的症状，也可能是治疗带来的症状；还有病人对治疗的满意度及依从性等。

从 2001 年开始，FDA 就发文，在新药评估中要加入来自病人的报告。2003 年，欧洲血液病协会（EHA）也有这样的推荐，在做新药评审时，要加入或整合病人报告的信息。2009 年，FDA 正式推出了一个指南，要对来自病人报告的监测，而且要放到上市新药的评估当中。2012 年 EHA 在血液病领域发布了关于 PRO 的指南。应该说从 2009 年开始，FDA 就正式发文，对一个新药的评审，一定不只有效性和安全性，一定要有来自病人的反应。后来《新英格兰医学杂志》规定发表肿瘤药物获批的论文时，一定要加入来自病人报告的部分。到 2010 年美国成立了以病人为中心即以病人报告为结局的研究所，他们制定了很多的检测工具、检测指标，美国国家癌症研究所（NCI）也在推动这种研究。在欧洲，法国国家癌症研究所也把部分精力放到病人报告的研究上。NCI 推动各种肿瘤的检测量表和评估研究，支持了很多的检测项目，这种研究在欧洲和美国推广力度很大。即在新药评估中，如果仅仅是来自制药商的有效性和安全性数据，不能获批。关注病人的报告，美国更重视症状，欧洲更重视生活质量，而生活质量其实包括了症状，因为症状是很影响病人生活质量的。

在临床试验中，比较两种相似结局的标准治疗，如存活期差不多，病人报告症状最好者会胜出。探索新的治疗手段是否优于老手段，不能只看缓解率、存活率，还要看病人用了哪个更舒服。长期治疗主要看病人在长期用药下的不良反应，因为短期看不出来，有些需要时间考验。存活期很短的病人，更要看生活质量如何。临床试验现在设定的一些终点指标属于客观指标，比如血液、骨穿结果、血常规改变、生命体征改变等；还有一部分是病人日常状态的评估，比如体力评估、症状评估、体征评估，这些属于次级研究终点；还有一些是病人的主观反应，要当作主要研究终点进行。与病人症状及体能相关的指标一定要用量表来检测，这属于 PRO 范畴。常规实验室检查是完全不能替代 PRO 的，也不能通过检查获得。

临床实践能判断某种治疗会不会引发特殊的症状，或某些负面反应，或给病人造成不良影响。可以识别哪些需要支持的人群，而且能促进医患沟通。在病人报告的研究中，最重要有两个，一是健康相关的生活质量，一是症状。症状一是来自疾病本身，一是来自治疗所带来的症状。生活质量是一个非常复杂的概念，受很多因素影响，具有多维性、主观性和可变性，在不同人群、不同社会经济背景、不同人口学特征中都具有差异。许多量表对所有人都适用，正常人也可用，像 SF－36、欧洲的 5D，还有对某些肿瘤病人特别是特异性的如欧洲的 C30，还有对淋巴瘤这种特异病种的量表。

SF－36 是包括正常人的所有人群都适用的、最经典的量表，其使用最广泛，已被翻译成各种文字，在全世界用得最多。欧洲的 C30 在癌症病人中被广为认可，使用也最多，可多维度地用于病人生活质量的评估。淋巴瘤也有相应的问卷，其中还包括社会支持和家庭支持等。目前欧美国家尤其重视存活病人的生活质量，这个领域很热门。

在血液学领域，2012年EHA就颁布了血液病的指南，各种量表中都加入了不同的疾病种类，如肿瘤性疾病、良性病、血友病等。有三位意大利专家Coco、Gaidano和Efficace，他们是骨髓增生性肿瘤（MPN）领域著名的专家，做了许多关于生活质量的研究。第一位是做心理学研究的，后两位才是真正的血液病专家。2017年*Blood*杂志上发表了他们在各种肿瘤（包括实体瘤）治疗中关于生活质量的文章，强调对血液病特别是血液肿瘤病人，临床试验和临床实践都要特别关注病人的报告。它让我们能够更好地、更详尽地理解治疗给病人带来的有效性。还能从副作用方面给病人更多信息，在长期研究中帮助医生和病人决策。

从近年发表的很多临床试验中，我们可以看到PRO的应用带来的结果。在慢性淋巴细胞白血病中，很多新药跟老药合用做过不少随机对照（RCT）研究，看加一个新药是否优于老药，多数都能在存活上获益，或在无病进展上获益，包括骨髓瘤也做过一些。但多用一种新药，一方面会增加费用，另一方面还会增加病人的不良反应（AE），有几项研究特别是关于卡非佐米的研究，这些药物应用在病人报告的AE，如果光去搜集有效性和安全性，就是药厂常规公做更多关于AE的报道，但这项研究同时做了PRO研究，评估病人的生活质量。结果发现老药加一个新药并没有差异。如果一个新药的运用给病人尽管带来疾病进展的减缓和存活的获益，但损害了病人的生活质量，目前FDA也不批准。有几项研究发现生活质量在两组病人间没有显著差异，所以未能获批。

总之，现在很重视新药问世后能使病人经典的临床指标改善，存活获益，同时还要看生活质量能不能改善。至少不能降低病人生活质量，这非常关键。

前面几项研究显示生活质量没有降低，没有损害病人的生活质量，最近有个研究显示提升了病人的生活质量。比如慢性淋巴细胞白血病病人去做自体移植，确实改善了疾病进展，但损害了病人的生活质量。这样的治疗不被推荐，所以现在慢性淋巴细胞白血病不太建议去做自体移植。在关于急性早幼粒细胞性白血病（APL）的研究和治疗中，在非高危人群用砷剂为主替代了化疗或仅用微小量的化疗，研究中同时做了生活质量研究，发现砷剂和维甲酸治疗没有损伤病人生活质量，于是三氧化二砷在欧洲市场获批。急性淋巴细胞白血病用单抗结合经典治疗与单纯经典化疗相比，没有损害病人的生活质量，也获批准。

再看关于MPN的研究，研究显示用JAK1/2抑制剂可使生活质量改善，在有效性研究中，非常重视病人报告，研究者在MPN疾病领域做了大量病人报告的研究。不是只希望病人脾脏缩小，如果脾脏没有缩小但生活质量有所改善，这个药物也会获批，FDA不仅要看它在生物学指标上的改善，即某些化验指标有所改善，也非常重视生活质量的改善，所以做出了批准，这个结果振奋人心。

关于慢性髓细胞白血病（CML），所有酪氨酸激酶抑制剂（TKI）的出现，全部都有临床生活质量的研究。格列卫（伊马替尼）问世时，研究用的对照组是干扰素为主的治疗，应该说生活质量大大改善。后来在做上市研究时要求同时做生活质量的研究。其实三个药在存活上没有差别，在无疾病进展上稍有一点差别，顶多是早期获得深层分子学反应，但有两个药因为是新药更贵，还有一些不良反应，损害了病人的生活质量。结果尼洛替尼和达沙替尼上市时，他们都拿伊马替尼做对照，最后没有看到二代和一代 TKI 之间生活质量有差异。得到的结果都是慢性不良反应，就是副作用造成了生活质量的损害。我们自己做的一项研究显示，倒是用二代 TKI 的病人更少报告有不舒服。总之，就看你能不能评估生活质量，如果一种新药，不能让病人的生活质量改善，甚至导致病人生活质量变差，就会得不偿失。所以新药不能导致病人出现症状，不能损伤病人的生活质量。

有一个病人报告的研究，使我们对 AE 的评估有了一个新概念的转换。我们常规都用 NCI‑CPCAE 的分级，但这种分级在真正进行临床试验评估时，使临床医生在临床研究中经常忽视了病人 AE 出现的程度。比如在乳腺癌、肺癌这类实体瘤，尤其是晚期实体瘤中，病人报告症状出现的比例很高，达百分之七八十，非常严重。但在三项大型随机对照研究中，没有任何报告，这实际上是医生评估的。来源于医生评价的病人的 AE，没有一个是病人报告的。然而病人报告的却那么严重，所以单纯用常见不良反应事件评价标准（CTCAE）分析，其实里面有很多病人的报告根本不存在，忽略了这些病人自身的感受，所以现在的 AE 已经开始转变概念，考虑病人自身的感受了。

意大利做过一项临床研究，选了几百名病人和几十名医生，评估对病人症状严重性的评估，83% 的病人已跟着某个医生看病 3 年以上，即 83% 的病人是老病人，一边由医生报告这些病人有哪些症状，一边由病人自己报告症状，病人报告的症状分级程度往往比医生报告的要严重得多。说明医生对病人症状的关注度不够，病人自身体验的痛苦医生真的没有体会到，尽管都是老病人。这种差异非常值得关注。在临床实践中，如果要做临床试验，就要做 PRO 研究，就要做完整的设计，要先写好方案，在什么时间点追踪，要做出报告，以后新药的评估都要走这一步，欧美国家已经这样做了，对我国非常有借鉴意义。

在临床实践中，重视病人的报告会有很大好处，至少可以更精确地评估病人的症状，还能促进医患间的沟通，改善病人的生活质量和治疗满意度。另外，我们询问病人时，不能对每个病人都问是否有恶心、呕吐、腹泻，这样会耽误时间。比如慢性淋巴细胞白血病或 MPN 病人，他可能有几十个症状，如果都问下来要花费多少时间。我们看病时可以先不看病人，至少对不是特别急的请他先填表，将几十种症状列出来，还有轻重程度。量表一目了然，节省时间也很方便，而且可以清楚地与上次进行横向比较，这样可以简化门诊，还可避免遗漏，也可促进医生与病人的共同决策。病人有某种症状，减不减量，服药后舒不舒服，如果疗效足够好，可以帮他减量，但要密切监测。有的药耐受不了就换药，有的病人效果足够好，可以试着停药，这些活动能帮助治疗决策，也是对临床资料有益的补充。

病人有时会有很多症状，自己分不清主次，医生一下就能抓住主要问题并给他解释，他就会很开心。经常有病人说在别的地方感受不到，其他地方的医生只说这个病怎样，吃这个药就是怎样。没有更多解释，病人对医生的满意度很差。你给他做一些解释，他对医生的温和度一下子就会提升很多。在临床实践中，要使用标准化问卷。鼓励在临床实践中，研发更新的、更可靠的问卷。可以做横断面研究，也鼓励前瞻性研究。每次随访建议都做问卷调查，因为我们看的是慢性病，也不用每周都来，至少要1个月以上。像MPN，尤其像慢性淋巴细胞白血病，一般都是3个月或6个月来一次，所以建议都做问卷调查。

参与研究的人员在参与问卷调查前要做培训，要了解问卷的内容，特别要对病人讲解问卷内容。因为问卷对病人的难易程度不同，病人的文化差异很大。我最大的感受是做慢性淋巴细胞白血病的问卷比较容易，原因是慢性淋巴细胞白血病病人总体年轻，多数为45岁左右，年轻人对各种信息沟通都很便利。但做MPN就特别费劲，都是六七十岁老年人，眼睛看不清，耳朵听不见，特别困难。MPN问卷比如MPN10，对早饱感理解不太准确，我就让助手解释症状，要详细解释问卷，让病人一个一个填。有时助手忙，就让病人自己看，不明白再问他。病人自己觉得都挺好理解，都是汉字都认识。填完后我一问。什么叫作早饱感？病人说早晨吃完饭就饱了。什么叫盗汗？他们说自己不是小偷。答案令人啼笑皆非。所以对所有病人必须一个症状一个症状解释，否则问卷无效，得到的信息都是错误的。所以要特别注意培训调查医生和我们的助手，助手去指导病人填问卷，还要培训病人，让他们理解，病人每个月来看病都要填问卷，每3个月必须填，否则研究质量就不高。

现在越来越多的新药是口服药，口服药最大的问题是依从性。依从性受无意识的影响，比如说忘记吃药还有其他影响，比如药物的不良反应，导致病人吃不下去，他会有意无意减量等。其实这是一个很好机会，可以发现在这个疾病领域除了医学常用指标外，还可以去预测这个疾病疗效的因素。比如最近有一项关于尼洛替尼的研究，他们发了一份PRO表给病人填，在初诊状态下病人的乏力程度越重，最后疗效越差。可以理解，乏力程度可能与疾病程度有关，所以多了一个预测指标，有这个指标的病人要更严密监测，可能是在换药或后续管理中要更加关注的病人。

在应用中，有些医生认识不到PRO的意义，觉得很烦琐，也可能没时间。来一个人填一个表，每人要十几至二十分钟，而且病人多为老年人，费时且麻烦。实际上这是一个比较新的领域，我们是能够做出成绩来的，比如慢性淋巴细胞白血病，大家都想知道这群人到底怎么样？治疗效果到底怎么样？其实对人的关注、对病人的关注比对疾病本身更重要。

关于医生和病人间的交流，医生的一句话可能会改变病人很多，造成病人满意度差的重要原因在于医生。医生的语言或对病人情绪的鼓励都能改变他的生活质量。我们在临床上也要注意，对待病人态度好一些，给他一个很好的交流和沟通，他可能会给你很好的回报。朋友圈看见哪个医生对病人好，全散播出去了，当然哪个医生对病人不好也会很快传播。

在国外，慢性淋巴细胞白血病非常受重视，他们注重病人的生活质量、社会经济因素和教育层次的高低。这些因素与治疗结果显著相关。受教育程度高的人，依从性更好，病人更能理解、更配合，治疗结果也就更好。经济因素常被医生忽略，比如在发达国家非常注重考虑经济因素，因为经济因素决定着吃什么药。吃不到好药，依从性不好，都极容易损害病人利益，现在叫血液型毒性、非血液型毒性和经济学毒性三大毒性。这些都来自病人的报告。刚患病就让吃特别贵的药，把钱花光了，吃越贵的药毒性越大，血液型毒性大，又开始输血，一堆不满意。如果开始跟病人有良好的交流，知道他经济承受能力如何，跟他做一个很好的决策，可能就避免了这些问题。

最近几年，我做过的一些工作感觉很有意思。中国的 CML 病人，哪些人群 PRO 差、生活质量差、满意度不高、报告的症状严重，这些人群包括一般女性、高龄病人、教育程度低的人、从诊断到 TKI 用药间隔期长的人、有多种并发症的人、吃外国仿制药的人、中途换药的人、症状多且重的人、花费高的人。也有 PRO 好的，一般是年轻病人。为什么要识别 PRO 差的高危人群，这些人可能是依从性最差的人群。他们对治疗有抱怨，对医生满意度不高，对症状不耐受，很可能就会停药，停药后是什么结果？疾病的疗效得而复失，整个效果下降。如果识别出这些高危人群就有可能提升最后的整体治疗结果。所以要关注这些人群，给他们更多的解释。

我们本来想做多中心横断面或前瞻性的研究。因为在我国这个领域几乎是空白，横断面的研究也非常缺乏。目前我国治疗用药与国外完全不同，国人在目前的社会经济情况下对治病的思维不同，且总体受教育水平低，尤其现在新药很多，新药口服药的问世就要有新的研究，都应把 PRO 纳入研究中。可能涉及的领域是 CML、MPN，还有慢性淋巴细胞白血病。医生要做调研，医生和病人存在差距和差异，只能要求医生更了解病人，去改善病人的管理。

要更多、更完整、多角度去评估病人的功能状态、不良反应和治疗结果。探讨中国人自己的 PRO 影响因素，识别高危人群，促进医患沟通，合理制定治疗策略，改善依从性，提高病人对治疗和医生的满意度，增加医生职业成就感，最终帮助更多的病人提高生活质量，实现带病健康生存。

骨髓衰竭的遗传学分析

◎王顺清

骨髓衰竭的遗传背景其实就是遗传性骨髓衰竭，也就是先天遗传性血液再造。骨髓衰竭以前纠结在先天性或获得性上，现在最主要有一个骨髓异常增生综合征（MDS）夹在中间，两种病其实经常在一起，有时很难分开。

遗传性骨髓衰竭现在很多，涉及的基因越测越多，难治性贫血就有21种基因，有许多种突变，还有很多新的 GA、TA 新基因的紊乱，疾病都是慢慢出来的，检测却非常复杂。有些病人的一些特殊体征或表象较好诊断，比如有些先天性发育不良的，或难治性贫血，有些出现严重问题，这些会好诊断一些。诊断确实很复杂，很多没有典型体征，没有家族史，有的突变是新发突变，诊断就更困难。遗传方式、遗传模式多种多样，有的是显性遗传，有的是隐性遗传，表现出不同的模式。有的基因突变在外显子上，有的突变在内含子上。总体来说比较复杂，范可尼贫血大部分还是传染性隐性遗传病，但 PS 有些有基因位点，突变为显性遗传，有时判断基因分析结果确实比较困难。大部分是经典突变类型，也有一些是少见突变类型。这些少见的类型，我们有些描写没有放到里面，所以有些突变点测出来的临床意义到底是什么也不清楚。另外有些突变本身跟相关疾病到底有没有关系，也没有完全确认。

最近最多的还是获得性再生障碍性贫血的克隆造血，其实以前也有，二十年前做染色体检测，看到过所谓非随机 X 染色体失活，还有一些前几年我们经常提到的 7 号染色体异常、5 号染色体异常、3 号染色体异常及 8 号染色体异常，很多核型或分型检测在各种疾病中都测过。到底这个病应放在 MDS，还是放在再生障碍性贫血，以前就有争论。有些人认为，这种染色体改变不应该放在再生障碍性贫血里面，就属于 MDS。现在有不同观点。现在有一些新技术，包括微阵列检查，发现小片段异常，有提到 6 号染色体短暂单亲二倍体、杂合体异常。提得最多的是

6 号染色体短暂单亲双体，这种异常其实诊断再生障碍性贫血比较肯定，而且疗效比较好。

最近几年测序发展后，由体细胞突变发现克隆再造血和克隆造血比较普遍，以前认为再生障碍性贫血后没有可能造血，二代测序后认为再造血是很普遍的现象。但这种现象都见于慢性再生障碍性贫血病程很长和老年再生障碍性贫血病人。大部分的突变被认为是很自然的现象，人类物种进化就有很多基因突变。一个人从小到大也是这样，会面临很多基因改变，比如干细胞组织的各种干细胞，在整个生命过程中都会累积很多很多的体细胞突变，但这些突变大部分是随机突变，可能不致病。每个造血干细胞大概十年就获得一次突变，所以有很多造血干细胞。如果活到一百岁每个干细胞会有二十次突变，突变累积就可能会出现一些问题。基因突变受环境的筛选，受环境的影响。人到中年或老年后，正常的造血干细胞中就有很多是突变的，像 TB53 里面有 $DN3C$ 基因突变。不同因素诱导的基因突变不一样，化疗或放疗这种大诱导会使突变可能加快，几周就可看到突变克隆的转变。如果再生障碍性贫血发生在自身免疫性病人身上，可能发病会慢一些，这些疾病克隆的增长也会慢一些，要多少个月才慢慢发展起来。有些是衰老过程中正常的生理变化，没有多大的意义，衰老中基因也会慢慢出现一些突变。

体细胞突变主要有五种，有时一个人可能有几种突变，可以是两种体细胞突变，也可以是三种体细胞突变。有些人认为它跟再生障碍性贫血相关，有些突变在不同年龄段比较平稳，不是随年龄增长克隆越来越多、越来越大。但有几个跟MDS 或白血病相关的体细胞突变随年龄增长发生率会增高。

更偏向于 MDS 和白血病的这类基因突变，它的发生与 MDS 或白血病的可能性会大，生存也会更差。还有一大批基因异常，目前分不出来，也分不清楚。所以再生障碍性贫血没那么简单。这些基因不仅在 MDS 中有交叉，在很多 MDS 病人中还没有这些基因。老年人即使没有任何血液学改变，也会出现一些突变。突变频率不一样，突变克隆的大小也不一样。MDS 比再生障碍性贫血，比正常造血的人可能会更多，克隆会更大。

有的克隆不一定就往 MDS 转变。有人观察了 150 例再生障碍性贫血病人，看哪些 MDS 改变了，跟克隆到底有多大关系。体细胞突变的人可以向 MDS 转变，有突变的人也有体细胞突变，但不一定会转变成 MDS，也许很长时间都不会转变。但没有突变的人可以转成 MDS，所以关系其实不能完全肯定，不是一定有克隆就一定能转变，克隆不是动态演变，不是越来越多，也不是越来越大。

克隆造血机制目前主要认为是免疫逃逸，T 细胞免疫对他的杀伤作用可以减少免疫逃逸。如果有些基因突变了，他会抵抗免疫攻击，克隆就可以扩大。如果 6 号染色体出现异常，就有免疫逃逸问题，克隆就会增加。如果跟再生障碍性贫血相关，就会出现免疫逃逸。一个人一生中，一个细胞可以克隆几次，受几次打击，在初始突变的基础上，可以来第二次或第三次打击。第二次、第三次打击后，就肯定全都是二性转变吗？也没有。有的是短暂过程，很快又恢复了。有的持续存在，两种形式都存在，有一种是把前面的克隆全部抵消，完全以优势克隆表现出来。

有的克隆真的出现扩增，确实是越来越大。其实是相对增多，因为它受免疫攻击后，正常造血干细胞已经减少，这种克隆是一个假性扩增，这种克隆有时可以扩大，有时可被消除。如果遇到一些像 MDS 的克隆的话，开始一个基因突变的时候，可能已经就具有一定的优势。如果第二次基因突变被再次打击，扩增的优势就越来越强，克隆就越来越大，向 MDS 转变的可能性就会更大。

再生障碍性贫血是这样的现象，正常人到一定年龄后在不同造血干细胞中都有一些突变的克隆，对免疫攻击，正常造血干细胞可能会受到攻击凋亡了。但异常的突变就有一个免疫逃逸、免疫抵抗，这些克隆慢慢就会增多，特别是做 ST，治疗是有效的，有效后扩增时这些克隆会跟着扩增。但不是无限扩增下去。里面有不同扩增，出现不同的克隆。有的克隆加上一个突变，或三个突变，不同突变有的是持续扩增，也有的是良性与再生障碍性贫血相关突变结合，有可能扩增会慢慢缩小，正常克隆增加，所以再生障碍性贫血病人做 ST 后就会好转。但有的从 MDS 转变成了白血病，所以，整体来说克隆呈动态演变，对病人在治疗的过程中一定要监测这些演变。

到目前为止，我们检测了 50 例再生障碍性贫血病人，诊断比较明确，找不到 MDS 证据。对 35 个再生障碍性贫血标本做了全外显子组测序，测了接近十万个基因，测到了 41 个基因突变，国外做了 400 多个病例共发现 100 多个基因异常。我们覆盖了 40% 左右，常见的发生贫血的基因及上面提及的都见到了。

这些基因参与了调控细胞 mRNA 转录、拼接及细胞的增殖和活动。还有一些参与了 NOTCH 信号通路的调节。

分析几个病例：一个 8 岁小孩，病史 2 年，去好多医院看过，诊断不明，其实他拇指有畸形，一大一小。我们怀疑是范可尼贫血，测出范可尼贫血的一个基因重复突变。但是这个病是隐性遗传，有这个突变不一定致病，手指畸形很明显，很可能是范可尼贫血，多做了一些检测，做了片段分析，在 12、14 号染色体有杂合缺失，来自他的父亲，肝脏重复的突变来自母亲，两个来自不同的基因结合就发病了。这个病人后来做了染色体断裂点的检测，确定是范可尼贫血。

另一个 18 岁男孩，病史 8 年，10 岁发病，做过 ATG 治疗，当时有效，两三年后复发，复发后用各种治疗无效。让他接受 ATT 治疗，他不愿意，来我院想做骨髓移植。遗传检测发现一些突变，按理说治疗能有较好的效果，其实不然，比如范可尼贫血 F 基因的突变，这个突变也是隐性遗传，不会致病，并没有多大意义。我们就给他加了一个亲属突变的检测。不仅父亲母亲做了检测，对他一个弟弟也做了检测，他弟弟准备作为供者进行移植的，所以检测了他弟弟同样的基因突变，结果父亲有，说明是从父亲遗传过来的，他和他弟弟都有。我们想，这是一个杂合子应该不致病，是不是真的在很多点突变或其他突变基础上，杂合子也慢慢可以发病呢？另外还有一个病例跟这一病例相似，10 年病史，当时吃药一段时间有效，但其后效果越来越差，病情越来越重，是一个慢性过程。先测 *BCORL*1 这个基因，好像有关系，结果有临床意义。但有些突变没有临床意义，只是一些低频突变，真正在疾病中没有被报道过。还有一个基因存在突变，是一个错义突变，正常人群发生率很低，但目前没有文献报道其有临床意义。再仔细看，除了这个基因外，还有一个 *MPL* 的突变，还有一个与白血病有关，这个基因其实与造血系统有些关系，是一个 TPO 受体的基因，如果这个基因有突变就与很多血液病都有关系，与先天性的血小板减少、血小板增多有关。两个放在一起，到底有没有关系，我们对这个病人加做了检测，发现他父亲也有，他还有一个双胞胎兄弟，也做了检测，他父亲跟他双胞胎弟弟都有这个基因改变。这些疾病跟这些突变间到底有没有相互影响、有没有关系尚不清楚。这个病人 *LPL*1 还有突变，且为多个突变，到底是不是促进范可尼贫血的基因，特别是后面两个加试，两个儿子都是从父亲遗传过来的，父亲的基因突变也是遗传来的，父亲的同胞兄弟没有，另外一对双胞胎兄弟也没有，应该对此做仔细分析，看有没有意义。

　　总之，克隆改变还在摸索，有很多情况仍未搞清楚。这要靠整合医学，我们一人明确一块，大家整合到一块就把事情搞清了。一个单位做的病例数可能太少，大家整合到一起，病例多了可能才有意义。

从 RCT 到 RWS

◎金　洁

什么是真实世界研究（Real world Study，RWS），研究的流程是什么？RWS 的定义是通过真实世界数据（Real world data）分析药物用法、潜在获益及风险的临床研究。

美国这几年对 RWS 比较重视，我们一般都是做随机对照（RCT）研究，《新英格兰杂志》发表的都是 RCT 研究，好文章一般都是 RCT，但 RCT 所用人群是经过精选的。病人要在一定年龄，然后还要没有其他病或有其他病也要稳定了的。把病人标准化了得出的结果当然很好，但用到临床上就有欠缺。临床上病人可能不在这个年龄范围，血压又很高，血糖也很高，所以试验结果尽管好但用不了。比如某个药物是限定的剂量，但到了临床用不了这个剂量。这是设计好的，所得结果好，但临床用不上，用了会有很多副作用或无效。做一项药物研究，为了获得好效果，要把好多病例剔除，比如肝炎病人，好多都被研究剔除了。为什么？中国有那么多的肝炎，20% 左右的淋巴瘤病人 B 细胞都有肝炎病毒，你能把这些病例都剔除吗？要不然用药后，肝功能损害出来了，到底是药物引起的还是疾病引起的，说不清楚，而且会影响试验结果。几乎所有参与 RCT 研究的人群都是挑选过的。但这些结果出来不是对所有肝炎病人都适用，也不是对年纪大的就适用，你一用合并症就出来了，RWS 就不是这样子，是对所有人群，不加挑选。所以这几年国外很重视，美国国会在官方网站上公布了《21 世纪治愈法案》要提供利用 RWS 的证据来取代现有的临床试验，目前主要是扩大适应证的批准。比如有些药物，孕妇就不能做，儿童也不能做，但儿童和孕妇生病了一定是要用的，怎么办？就把现有用过的数据提出来看看，到底孕妇用后对胎儿有没有影响，到底小孩用后对生长发育有没有影响等，可以提供数据证据来指导我们的临床实践。

这几年 FDA 推动了 RWS 的规范和应用，建立了 RWS 规范应用协作组。我国估计还没有，不知道樊代明院士的整合医学中有没有成立 RWS 协作组，来加强 RWS 在决策规范中的应用。这是真实世界跟 RCT 的区别。我们有了 RCT 结果，实际上现有人群是不一样的，不那么整齐划一，反倒有各种各样的情况。所以有时候 RCT 结果出来后，我们却不知道如何应用。

RWS 是对 RCT 研究的补充。因为 RCT 研究的人群都是一致的，比如年龄都在哪个范围；疾病情况比如肝功、肾功都有一定范围；化疗比如复发、难度或是初症都是设计好的人群，所以内部实效性非常高，但外延性则很差。所以实施起来很难，比如不能用于儿童、不能用于孕妇、不能用于合并症多的人。RCT 的结局叫效应（efficacy），RWS 的人群是各种人群，可能是健康人群，也可能是患病人群。可以从一些已获得的数据中拿出来一些数据做分析，内部实效性是要低一点，但外部实施度比较高，结果出来后老年病人可以用，孕妇也可以用，所以外部实效性比较高。RWS 的结果叫效果（effectiveness），两个英文单词意义不一样，一个是说临床试验做出来有了结果，而另外一个是说通过实际情况得出了效果。

两者比较的目标不一样，一个是药物的效用，一个是药物的效益，药物的实际效益。RCT 往往是获得常规的药物批准，还不完全是这个，我们有些研究者发起试验并不是为了药物的批准。很多是为了发表文章，好多文章都是得到 RCT 结果后发表的。RWS 的结果主要是影响临床实践，哪些人好用，哪些人不好用。国外 RCT 结果出来，比如某药 20mg，国内就用 15mg，减量用。老年病人就更低一点，如果通过 RWS 把数据拿出来，临床应用时老年病人该用多少用多少，也许增量，也许减量，也许一周用一次等，可以影响临床实践。RCT 的设计肯定是一个理想状态，而 RWS 则是一个真实世界状态。RCT 的人群是同质的，即使不完全同质，也是相对同质，比较一致。但 RWS 是异质的、不同的。RCT 的干预方案是固定的，都是这个方案，是有限的。而 RWS 是多样的、全面的。RCT 的依从性当然很高，但 RWS 的依从性不高，两者有区别。

RWS 覆盖的人群更广泛，从小到老都可以，观察时间窗也宽，还可以把以前的数据拿出来，做回归性分析。RCT 的时间窗比较窄，而且一定是前瞻性的。一开始就设计好，怎么应用，随访时间定好，目的是 PR 还是 CR。而 RWS 对时间等其他所有因素限制不多，观察的是自然现象。

RWS 适合探索多个临床实际问题，比如什么样的病人应该接受这种治疗。如何找到适合这种治疗的病人，怎样更有效监测治疗的有效性？还有各中心的结果怎样？哪些病人或临床医生还需要解决哪些问题？病人需要哪些问题？比如一个药老年病人好不好用？老年病人在 RCT 研究中是不被纳入的，那么老年病人要用这个药治疗，但没有相关数据。比如 RCT，他只设计了慢性淋巴细胞白血病，那么在其他惰性淋巴细胞白血病中好不好用？RWS 可以把所有病人包括边缘区病人的资料拿出来分析。看这个治疗方案与别的方案比较有什么好处，治疗后的耐受性怎样？老年病、合并症的病人耐受性怎样？不良反应能不能控制？通过哪个剂量能控制？所以能解决这些重要的临床实际问题。

国外关于 RWS 的指南比较多，包括 FDA 指南，但国内还没有这方面的指南。RWS 结果出来，可以扩大临床适应证，FDA 可以批准。但国内没有这方面的政策。骨髓瘤的 RWS，国外有 80 篇文章，国内仅 5 篇。记得杨森公司最早也做了一项真实世界的研究，一线、二线、三线、四线都用；老年、年轻的都有，但得到的数据并不那么一致，所以文章发表后影响不是很大。含硼替佐米方案的 RWS 在国外有 30 篇文章，在国内仅 3 篇。

流程怎么做？先获取数据，按临床问题进行数据挖掘和分析，由此获得药物用法、潜在获益及申请证据，进一步看对病人的影响，做出临床决策，得出的结论可能影响临床医生，给临床医生提供治疗决策。

怎样获得数据？有很多方法，从临床病历，也可从数据库拿到，还可从其他资源比如疾控中心等获得很多数据，比如死亡的病例调查、实验室的数据等都可以获取，健康体检的数据也可以拿来做真实世界分析，另外药店里面的资料，都可以获取。RWS 要做得好，一定要提出临床问题。这个问题一定是能够被解答的好问题。提出问题解答不了，RWS 也回答不了。RWS 方向要新，应符合伦理规范。

要制定 RWS 的数据挖掘范围，怎么挖掘？比如做急性淋巴细胞白血病的研究，研究那么多，都是大单位在做，数据又多，因此制定这个数据的范围是我们要解决的问题，真正合格的病例也就 500 例。要解决什么问题一定要想好。要避免数据太多，数据太多到头来会成为一笔糊涂账，想要解决问题就应抓主要问题，进行调查和分析，才能得出好结果。

RWS 是对 RCT 的补充，具有重要的实际意义。我想今后药物临床试验一定是 RCT 和 RWS 并举，这可能就是樊代明院士一直在倡导的整合医学下的整合药学实践吧。

从整合医学角度看血液与血管壁的相互作用

◎阮长耿

我们搞血液研究的，研究造血系统和淋巴系统，以及白血病和淋巴瘤。但我们还要关注血液和血管壁之间的相互作用，因为血液在其中起到了很大作用。从整合医学看，这不单是血液科的事情。血栓性疾病涉及心血管、脑血管、肺血栓等临床各科。关注这个问题的有健康产业，不仅有临床，还有很多领域比如生物医学工程，他们从流体力学角度在关注。怎么早期发现，血液流变有没有指标，他们很愿意参与。所以从整合医学角度我觉得血液跟血管的相互作用大家就予以关注。血液科医生经常会碰到很多出血问题，包括血友病、特发性血小板减少性紫癜（ITP）、血栓性血小板减少性紫癜（TTP）等。苏州血液学研究从陈悦书教授1963年建立苏州血液研究室起，到我从法国回来又建了第一个血栓止血研究室，再到1988年成立江苏省血液研究所，我们不仅从临床角度对临床诊断治疗高度关注，而且非常关注基础研究。因为不可能拿病人做实验，我们通过动物模型来探索临床问题。今天，我想从整合医学角度探讨如何提高临床诊疗水平。

2017年6月6日，在吴德培主任支持下，我们专门设立15张床位，成立了出凝血病房，收治出凝血病人。到现在已收治了120多例病人，ITP占半数，还有非ITP引起的血小板减少，还有凝血因子缺乏等，今天我结合整合医学讨论一下ITP。ITP在国内外都特别难治。初治病人开始治疗就能解决问题，所以收到病房的大部分都是慢性病，而且有出血病人，血小板水平跌至底线。重症ITP治疗效果不好，我们经治的175例ITP病人，有效率达91.4%，血管一旦有损伤，出血先是红细胞，然后是血小板，在破损的地方血小板是最主要的，血管性血友病因子（VWF）结合血小板进一步活化，血小板变红，活化血小板通过VWF相互聚集在一起，最后形成血栓。这个机制与血管外科止血完全一致。在高剪切力下强调VWF与血小板的作用，所以抗血栓最有效的靶向药物就是阻断 VWF 与血小板结合。

A3 区和胶原结合，我们有两个药，一个是苏州二号，还有更有效的 123、125 是阻断 A3 区与胶原的结合。最近我们完成了临床前研究，临床抗血栓效果很好，但对出血影响不大。我们完成临床一期后要跟心血管或脑血管科合作，看能不能在临床上应用。刚才我强调了血小板与血栓的关系，血小板着陆后，还有更多的比如糖蛋白 – 6 进一步与胶原结合起来。在这个过程中信号转导把 2B3A 激活，激活后与潜入蛋白结合。实际上在血小板聚集过程中，生物医学工程发现这个模型比较好做，就是做微蛋白，实际上在血小板聚集过程中，除了 VWF，还有潜入蛋白与之牢牢结合。所以在血栓靶点中，除了糖蛋白 B 外，还有最近发现的其他几个分子，也是帮助血小板聚集形成血栓中心非常重要的物质。

信号通路涉及内向外和外向内，外向内主要是 2B3A，它与 VWF 及前卫蛋白结合后，信号进一步放大，通过 G13 形成血栓，这是很重要的靶点。我的学生杜小平在 2010 年就发现了这个靶点是血栓的关键部位，发明了阻止血栓形成的药。如果不治疗血栓是要命的。现在的抗血栓药物使血小板不单造成血栓还会产生黏附，如不阻断出血更加严重。他这个新概念，就是 P6 阻断 G13，抑制血栓，但不影响血小板黏附，所以他从血小板亚群中证明，如果不阻断外向内的话，血栓会形成，阻断外向内后，血栓不会扩大，不会造成血栓。

我的另一个学生夏美军专门研究 CELE – 2，而且认为 CELE – 2 是抗血栓的新靶点。我们研究中心的吴教授跟澳门大学合作发现了内质网蛋白 72，如果把它敲掉，小鼠体内就不会形成血栓。所以他提出了一个新的抗血栓靶点。哈佛大学用这一靶点正在设计新的抗血栓药物，所以基础和临床研究整合很重要。还有一个是炎症反应，腹腔炎症病人在静止状态下穿刺时 B 蛋白可保证血管的通透性，但在炎症反应时会发生很多问题。炎症反应时，VWF 在血管外进一步聚集，然后阻断连锁反应，释放更多炎症因子，说明 VWF 与血小板有关。

我们还发现了一个高分子激肽，如果不敲掉这个高分子激肽原，就可以看到炎症反应性脂多糖（LPS）在细胞内增生，敲掉这个高分子激肽原后 LPS 就减少了，炎症反应就明显减轻。所以血小板在炎症反应中起很大作用。最后讲一下血小板与肺生物学。在整合医学的概念中，血小板是血液中非常少的成分，但血小板跟周围各器官的关系过去认为是脾脏破坏血小板，现在知道是肝脏破坏血小板。血小板从哪里来？大家都认为是在骨髓中产生的。这种说法也不对，血小板有 50% 是在肺部产生的，这个概念很新。所以从整合医学角度讲，一个血液的成分跟身体各个器官都有关系。最早提出这个问题是在 2013 年，2017 年 *Nature* 杂志上进一步证明了这个说法，所以血小板不仅会对血栓止血而且对炎症、肾脏修复都有作用，它在肺血管内维持循环，肺血管是血小板生成的重要器官，特别是在炎症损伤后，50% 的血小板都在肺内产生的。所以，血小板在肺组织、肺泡、毛细血管及肾脏的修复中发挥了很大作用。

  2013 年的一篇文章提出了血小板与血管生物学的模型。大家知道，肺泡与毛细血管的空间比巨核细胞要小得多，所以很多巨核细胞就堵在这个分岔的部位，堵在这里不要紧，在这里的巨核细胞会生成血小板或血小板前体，然后进一步产生血小板。这是 2013 年的工作，当时大家缺乏整合医学的概念，不了解肺与血小板是什么关系，但 *Nature* 杂志上这篇文章的作者对巨核细胞做了一个标记，可以清楚看到它在肺毛细血管分岔的部位，堵塞后产生血小板前体，然后进一步形成血小板。

  巨核细胞不单堵在毛细血管分岔处，在肺实质内还储藏了很多巨核细胞。当炎症或血小板有各种损伤破坏时，肺实质的巨核细胞会释放到骨髓中。所以肺血管内等于储存了巨核细胞，在受到损伤的机体内需要大量产生血小板时，肺实质内的巨核细胞就会释放，因为单靠肺毛细血管堵在那边产生血小板的量不够。所以机体有整合功能，机体损伤后巨核细胞能马上到骨髓内进一步扩增，来补充机体所需要的血小板。

重症医学在系统层面上的中西医整合

◎杨同华

　　樊代明院士倡导的整合医学，层次高、范围广，要把一切与人体相关的知识整合起来，形成新的医学知识体系。这不仅是中西医整合，其实中医内部也需要整合。今天我讲中医的六大整合层次，就是三阴病和三阳病。把五脏辨证与六经辨证整合起来。中医治病不局限在小地方，而是从大方向着手。大方向出了问题小地方肯定会出问题，这可能跟西医不太一样。我们血液内科中重症病人很多。其中有两个非常重要的是全身炎症反应综合征和多脏器功能障碍综合征，或称多脏器衰竭。这两个概念是一百多年间逐渐形成的，是重症医学非常重要的两个概念。其实早在两千多年前，中医从感染角度已把这两种概念分别放到三阳病和三阴病中，这非常具有价值，但只有把这两个概念整合起来，才能获得最好的治疗效果。

　　重症医学讲的是整体，不是讲一个病，需要整合医学的概念指导。重症医学分诊断和治疗，涉及很多层次，在同一个层次是矛盾的，比如出血和血栓，炎症过度和免疫抑制，但在系统层面则非常和谐，是通过矛盾去体现和谐。《伤寒论》是世界医学经典专著，为什么这么说？因为张仲景家族因病逝去很多人，他才去研究。中医有几个概念，太阳、阳明、少阳、太阴，少阴、厥阴，讲的是人体的能量。前三个是阳性的、功能性的，后三个是体液性的概念。

　　生命的能量从阳的能量转化到阴的能量，每天从早上、下午、晚上不断循环。患病最开始人体能量最大，最后能量越来越少，阳的时候功能可以跟疾病抗争，但到后期阶段功能减少，就不能和疾病斗争，这是三阴病。三阳病指机体有几道防线：第一道防线是皮肤防线，称太阳；第二道是消化道防线，消化道表面的防线称阳明病；第三道防线是淋巴结和浆膜，即少阳病。现在研究已达成共识，三阳病反应的强烈程度，第一是太阳病，是最大的防线，通过皮肤出汗；消化道腹泻排毒，这是第二道防线；里面那个少阳通过包裹去产生反应，这是中医的认识。三阴病的防线是人体对抗不过疾病时，会处在功能低下的状态，斗不过只能保护自己。第一，三阴病通过不吃东西；第二，少阴病通过蜷卧，就是身体不动；第三还打不过，就休眠，把能量新陈代谢降到最低，这样保护住人体。六经辨证不细讲，比如三阴的能量消耗，正常时我们吃东西，我们有意识，代谢正常，三道门都开。太阴病初期不进食了；少阴病时意识减弱了，甚至昏迷；到最后一步，实在对抗不过，可以保存生命，不能死，这时就把代谢功能降到极低，甚至是假死状态。

第一，我把太阳病的炎症整合成一个概念叫太阳炎症，因为炎症是一个大概念，包括很多种炎症。按中医可把太阳病分不同层次，这样就可以把非常有用的古方用到各种炎症去。太阳病中，皮肤是一道防线，体表的防线，这道防线怎么防呢？主要是防病毒。因为病毒比细菌、真菌更厉害，病毒可改变人体的遗传结构。所以病毒感染后人体细胞因子风暴非常强烈。细胞因子风暴分成兴奋和抑制两种作用，中医称之为阳和阴。我用麻杏石甘汤治疗急性呼吸窘迫综合征，效果就非常好。

另一个用在太阳病中的方剂是葛根汤，它对 EB 病毒在太阳病炎症这个层面上是非常好的方剂。张仲景对炎症和凝血障碍的方剂中，抵当汤用在太阳病由炎症引起凝血障碍时效果非常好。用于治疗血栓，中药只用三天就可以把血栓溶解再通，而且不会出血。太阳病，从西医角度评述，包括脓毒症的初期、微生物毒素的释放，西医没有较好的办法，出现全身酸痛时中医用麻黄汤发表，整个人体一下子就轻松了。另外，炎症导致的急性呼吸窘迫综合征和弥漫性血管内溶血，都归到太阳病里面，还有炎症导致的脱水、微血管病变、各系统病毒性炎症，都可归到太阳病范畴。

太阳病炎症包括西医的多种炎症。治疗太阳炎症的经方中，包括麻黄汤、桂枝汤、麻杏石甘汤，大青龙汤、葛根汤、半夏泻心汤等。中医和西医经常对接不起来，中西医各据一词，双方需要对接起来。

说到阳明炎症，效果比较好的是白虎汤，用后很多病人体温都会降下来，可以在一天或几个小时内就降下来。针对的主要是细胞因子风暴，包括重度感染引起的细胞因子风暴、重型再生障碍性贫血的前期、CAR－T 的风暴，以及干细胞移植后 GVHD 的重度风暴，都可以用白虎汤治疗。石膏用量要大，可以用到一二百克。另一个是大柴胡汤，针对腹腔炎症、胆道炎症、重症胰腺炎，可把炎症细胞因子风暴抑制住。华西医院的重症胰腺炎住院病人在全世界死亡率最低，他们用的就是大柴胡汤。我们用大柴胡汤治疗过敏性紫癜，效果很好。

第二，阳明炎症。从西医角度看，包括急腹症、脑功能障碍、DIC、溶血性血管病等。我们把阳明病和全身炎症整合考虑，用白虎汤、大承气汤、大柴胡汤进行治疗。一部分现代医学的炎症通过与中医概念整合，归属为阳明炎症。阳明炎症用上述经方治疗有效，常常能收到意想不到的效果。

第三，少阳炎症。少阳炎症主要是增生性炎症，这种炎症通过发汗、腹泻排除不了，因为它是进入身体里面的，排泄不掉，这时机体就把它包围或包裹起来。这在西医的炎症中可以看到，很多炎症都是增生性的，像动脉硬化、炎症性肠病、脑炎、肾炎、间质性肺炎、空洞病灶，好多都属于包裹性，包裹实际上是一种保护，把病灶包裹起来，不扩散出去。

小柴胡汤治疗包裹性病灶，治疗一些病人的皮肤问题和炎症问题，西医没有好的方法，但用小柴胡汤可使症状缓解。这个少阳层次的炎症不是很严重的炎症，小柴胡汤可以治疗各种浆膜腔系统的炎症，比如胸腔的、腹腔的，以及淋巴结的炎症，小柴胡汤均有特殊效果。全身炎症到少阳病这一步，我们就可以用柴胡汤、柴胡桂枝汤，柴胡桂姜汤治疗。

第四，太阴病。亢进性炎症属于三阳病。机体和疾病斗争到最后，整个功能障碍了，功能衰竭了，这时称为三阴衰竭。胃肠功能障碍，可理解为太阴病。太阴病实际上是机体能量不够了，为了保护自己，要把消化饮食和摄取功能关闭，即禁食。因为食物进去后，要消耗更多能量。这时人体就坚持不住，就得把饮食放弃。现代医学把胃肠功能障碍分为五级。西医这时常常需要补液，补液补多少，在哪个时机补，到现在还在争论。把中医太阴病这个概念引进来后，就可知道哪个时间补，哪个时间不可以补。针对太阴病有好多经方，这些经方对胃肠道功能恢复疗效比较好。像四逆汤加赤石脂就很好，有一个移植后的病人，用了很多抗排异药，包括止泻药。十多天腹泻一直解决不了，服四逆汤后 7 小时，腹泻就止住了。还有一个过敏性紫癜伴消化道大出血，病人每天要出血一千多毫升，不断输血，输了又出，没有办法，我们就用大剂量四逆汤，以干姜、附片、炙甘草、肉桂来提升阳气，12 小时出血就止住了。这里有一个非常有用的经方是甘草干姜汤。甘草的剂量是干姜的 2 倍，是非常好的止血良方，对阳虚出血特别有效。

葛根汤和理中汤可用于治疗造血干细胞移植后的肌肉硬化。我的一个病人肌肉硬化，用葛根汤合理中汤，经 3 个月到半年治疗，整个病情好转，基本活动不受影响。中医认为脾主四肢，肌肉不好不要专治肌肉，要去治脾胃，按太阴病去治。太阴病用西医解读，包括急性胃肠道功能障碍、肠道大出血等。这时用四逆汤、干姜附子汤治疗急性病效果非常好。

第五，少阴病。少阴病是疾病到了心脏，心脏功能不好了，脑功能也不好了，循环系统和神经系统都出问题了，这时用少阴病的方子。现代医学经常出现大循环和微循环的矛盾，另外中医也将有些昏迷归到少阴病中，少阴病用四逆汤治疗。少阴病是病情危重的阶段，抵抗力非常低下，少阴病会出现很多真菌和细菌感染。炎症亢进时，免疫功能是极度低下的，血液病中经常碰到，这时容易发生继发感染。咽部的、胃肠道的、腹腔的感染，这些感染中医都有相应的方剂去进行针对性治疗。少阴病可用四逆汤、真武汤，还有很多经方，这些方剂主要针对功能衰竭。

第六，厥阴病。厥阴病是指什么阶段？整个机体的能量衰减到非常低了，新陈代谢功能已出现障碍，这个状态就是厥阴病。此时人体为了保护自身，把一些代谢功能降至最低，把合成代谢和分解代谢都降到极低。西医在脓毒症时用冬眠治疗，为了保护机体，使机体处于代谢功能非常低下状态，把现存功能降到极低程度，然后再逐渐恢复。厥阴病比少阴病还要严重，严重到抵抗力极度低下，消化道微生态都崩溃了，继发口咽部的、肠道的真菌和化脓性细菌感染。这时有一些方剂是可用的。移植后的肠道功能紊乱、微生态紊乱，出现肠菌多态性降低，多态性降得越低，整个肠功能就越差。中医恢复肠道功能有好多经方。其中最有名的是乌梅丸，乌梅丸里含乌梅，乌梅含很多酸，这些酸涵盖了三羧酸循环中需要的八种氨基酸。乌梅丸中有苦的、辛的、甜的、酸的，对整个肠道微生态恢复非常重要。这个经方治疗真菌感染效果也好。肝是新陈代谢最重要的器官，肝的这种代谢与消化道菌群生态息息相关，相互影响，肠菌微生态与肝代谢是个二连体，乌梅丸的妙处就是对它们可以同时进行双重调节。

从乌梅丸这个母方中可衍生出很多子方。中医通过五味来调节微生态，一个是乌梅丸，以酸味来调节微生态，酸在人体内非常重要，胃就是一个大酸坛，这个屏障可以把很多细菌杀死。另一个是苦味，胆汁一天分泌上千毫升，苦味从另一个途径调节微生态。酸和苦在乌梅丸中都有。另外还有其他经方，例如白通加猪胆汁汤，可调节人体微生态。因此在厥阴病中，从西医角度讲，是免疫系统和造血系统遭到重创，会继发很多感染，再加重时机体就难以恢复，甚至机体死亡。所以在厥阴病阶段机体很难熬，熬过了算是奇迹。

中医讲六经辨证分六个层次，前三个层次为三阳病，机体都是主动出击，以攻为主；后三个层次为三阴病，机体都是在守。最后一步到厥阴病时，机体可以反击了，它出来抗感染，功能逐渐恢复，这就是我们中医的三阳病和三阴病，这就是我对重症感染和其他损伤原因引起的重症病的解读。

今天我把中医的三阳病与西医的系统性炎症反应综合征的概念对接，把中医的三阴病与西医的多器官功能衰竭对接；将中医治疗伤寒的经方与西医的炎症和衰竭进行分类和对接；将中医治疗厥阴病和少阴病的系列经方，与西医的肠道微生态调节对接。借此提供一点研究思路，供对中西医整合感兴趣的学者思考，古代经方是老祖宗几千年留下来的宝藏，其重要性堪比现代的火箭卫星，它是中华民族的另一种国之重器，它对我们的千秋万代会一直发挥作用。

整合血液病学发展的思考

◎ 陈协群

　　整合医学已经提升到了一个高度，中国工程院把它逐渐提升到文化层面了。我觉得整合血液学的基本理论是整体观、整合观、人文观。核心理念是以病人为核心。现在的医学，无论精准医学、转化医学或循证医学，哪一个能体现这三个观的整合？一个医学模式没有人文观，怎么面临临床实践？所以我觉得整合医学的理论基石就是整合观、整体观、人文观。目标和理念都要以病人为中心。现在我们要做的是如何让这三观落地实施。

　　精准医学、转化医学、循证医学都是从国外提出来的，在 20 世纪 90 年代或之前提出来的，不是我们中国人提出的，但这三样东西不能称为医学模式，其实它们属于医学研究方法。如果从医学模式看，他们淡化了血液病学本身的完整性。所以它们只是一个个具体的方法；它也淡化了研究教育的人文性，只是以医药为中心。这些现有的医学研究模式，不符合生理、心理、社会、功能、环境的模式。只有整合医学这个模式和概念，既强调了医学的完整性，又强调了医学的人文性，与新的医学模式也比较吻合。所以，整合医学这个概念的提出，有其理论基础和合理性。

　　循证医学是不是很完整？循证医学主要讲证据，比如随机对照试验（RCT），RCT 本身只是一种研究方法、一种试验方法而已。RCT 以药品研究展开，真实世界研究（RWS）以病人获益为中心。以病人为中心是整合医学的核心理念，所以 RWS 是将来整合医学重要的研究领域。所以我们要金洁教授挂帅，今天就开始讨论 RWS。RWS 就是整合医学的研究内容之一，因为它是以病人为中心。当然它和 RCT 不矛盾，是互补的。一个新药，一个新适应证的拓展，没有 RWS 的证据是不能获批的。中国现在还没有充分认识到它的重要性，RWS 实际上可为政府的决策提供依据，所以整合医学是很接地气的。

转化医学是基础与临床、精准与循证、分子靶标与诊疗价值之间的桥梁，它也不是一种医学模式。它不能体现临床医学的完美性和人文性。所以，无论循证医学、转化医学、精准医学，都只是好的研究方法，但不是医学模式。整合医学是把最好的东西提炼出来，一个一个整合，结合临床实际制定方案，这是一种医学模式。RWS 对医学贡献很大，但整合医学是在现有基础上更高层次的医学模式。它是在循证、转化、精准获得成功的基础上，再融入人文观，最后形成新的医学知识体系。

精准医学实际上采用技术方法，主要是组织学技术，加上生物统计学，生物信息学，工作范围是寻找生物靶标（比如最成功的 *BCR - ABL*、*PML - RARA* 等），然后用于诊断、判定预后、新药的靶向研究。当然这些东西也不是绝对的，*BCR - ABL* 并不是精准靶标，它在其他慢性疾病中也有。精准打击了靶标，但很多病人还是复发。精准医学的想法非常好，但没有那么理想的事。用来解释单基因疾病比如血友病还可以，有些遗传病也可以。但肿瘤是一个复杂疾病，复杂的治疗不可能单行，一定需要整合医学的概念。慢病 ABL 异常，*BCR - ABL* 只是表面现象，是冰山一角，在 *BCR - ABL* 的底下有大量故事是我们并不知晓的。精准医学强调的是单细胞模型。我想用三句话解释整合的内涵，就是要把整体观整合到医学研究中去，精准转化对其他模式只是互补，在这个基础上融入整体观，就更有生命力；再把整合观融入临床思维中去，形成一个新的医学体系；最后把人文观整合到职能过程。面对一个病人，设计治疗方案，没有人文精神，那就不叫医生。

针对整体观的研究，将来的路径除了正向研究，再就是樊院士讲的反向研究。败血病用靶向测序，行吗？不行，骨髓增生异常综合征（MDS）有靶标吗？没有！要采用跨学科整合医学研究的方法。我们为什么要成立一个肠道微生态工作组，因为它与消化、血液、心脏、呼吸和造血器官都有关。我们强调整合血液学，要解决整体观问题，就要有一个组织进行研究。人文关怀这一块，要以罕见病为靶向，成立罕见病工作组，因为它少见，最需要人文关怀。

精准医学主要往细分，整合医学则相反，强调整合，其实这两个并不矛盾，是互补的。临床思维，比如慢性病，尽管都是 B3，但病人差距很大，这时就要用整合的思维考虑，不然想不通。所以要把全基因组模型与临床联系到一起去思考临床问题。有个问题我弄不懂，为什么 *BCR - ABL* 既可以出现在慢性白血病又可以出现在急性淋巴细胞白血病（ALL）中？单用这个基因能解决问题吗？解决不了，这个 *BCR - ABL* 只是冰山一角，过程很复杂，不用整体观怎么能理解？用靶向测序是否可行？用靶向药物治疗后，50% 的慢性髓细胞白血病（CML）病人停药就复发，为什么有一半没有复发，另一半就复发了？怎么解释？如果单用这个基因是解释不了的。还有 *PML - RARA* 这个基因，有的是高危的，有的却是低危的。现在有一个新方向，即把每个靶向药物按照人的比例，组成一个复方靶向药，国内有一家公司已注册了，下一步开始研究。所以全组学的概念，可以帮助我们解决很多临床问题。

关于跨学科研究，我们选择了微生态作为整合血液学的一个研究方向，为什么？肠道微生态从功能上讲属于免疫调节器官。肠道微生态的代谢产物对机体多个器官如大脑、肺、造血都有调控功能。有人发现造血干细胞移植造成了肠道微生态紊乱。大量的放疗化疗，还有感染，可导致肠道菌群紊乱。重视微生态损伤，一经干预临床预后就变好。有人证明，肠道微生态影响移植物抗宿主病（GVHD），机制主要是肠菌的代谢产物丁酸盐诱发癌细胞凋亡，从而保护小肠上皮细胞减轻GVHD。所以肠道微生态的状况和移植后的预后紧密相关，我们在后期才注意到这个问题。谁也想不到肠道细菌与此相关，细菌能呵护人体健康。

日本报告过 4 例移植病例出现 GVHD，有 3 例完全缓解，1 例部分缓解，他们认为是肠道菌群多样性与 T 细胞调节细胞和治疗反应有关。最近山东一家医院也发现，过敏性紫癜与肠道微生态有关。所以跨学科研究，就是将来的研究方向。我们的研究方向和目标，主要界定在全组学，不搞靶向测序。全组学、跨学科、罕见病、RWS，是整合血液病学的四大应用领域。为什么？因为罕见病、RWS 主要体现人文精神，跨学科、全组学主要突出整体观。整合医学是什么？就是整体观加人文精神，这是整合医学的核心理念。我们要通过罕见血液病、血液病肠道微生态、微移植与整合免疫治疗、血液病临床 RWS、血液病中西医诊治、骨髓衰竭症、血液病人文等八个方向来最终体现整合医学最基本的三大观点，即整合观、整体观、人文观。

整合养生学

整合养生学之我见

◎陈作兵

中国老龄化形势非常严峻，据世界卫生组织推测，2050年中国人口老龄化将是全世界最严重的，为什么？主要原因是卫生条件改善，保健条件提高，健康水平提高，人均寿命随之提高。还有一个原因是过去中国的计划生育政策，年轻人减少了，60岁以上老人在总人口的占比增加了，这是不容回避的事实，也是中国需要解决的问题。

现在中国老龄化问题正呈上升趋势，法国60岁以上的老人从10%～20%进展比较慢，越缓慢表示进入老龄化社会时间越长，法国进入老龄化时间用了100多年，瑞典也是100多年，中国只花了十多年时间，也就是欧美国家需要100多年的时间慢慢进入老龄化社会，中国老龄化社会一下就进入了，未富先老，没有心理准备。中国直接进入老龄化社会，加上计划生育政策，双重矛盾交织，所以在十九大，包括2016年全国卫生工作会议都提出要大力关注中国的老龄化问题。中国老龄化问题解决不了不是健康问题，而是直接关乎社会稳定问题。中国老龄化问题是其他国家没有碰到的，中国老龄化问题只有用中国智慧、中国力量、中国自己的方法来解决。

官方的数字，2020年中国老龄化人口将达到2.4亿，2050年将达到4.8亿，预计到2050年，中国老龄化人口将达25%左右，杭州现在已经达到25%，不久的将来，四个人里有一个是老年人，这个问题不解决，那将成大麻烦、大问题。

十九大指出积极应对老龄化人口，要构建养老、孝老、敬老的理念。2017 年作为浙江省医养整合的专家，我走遍了浙江省大大小小将近 300 个医养整合的老龄机构，浙江虽然经济发展较好，但同全国各地一样，浙江的养老问题也需要面对，也需要解决，形势也非常严峻。

什么叫养老？樊代明院士对中国的养生、中医和整合医学的关系都提出了自己的见解。养老可以从祖宗那里得到智慧。什么叫养生，养生就是"始生之者，天业，养成之者，人也"，这是养生的最高境界。养生养老的最高境界是尽享天年，人的生命有限。2016 年一篇文章说，人的极限寿命是 117 岁。中国的老年人，包括全世界老年人为什么活到 117 岁的很少，什么原因？人类能活多少岁像蜡烛一样，蜡烛能点多长时间，由两个因素决定：一是外界因素，一是蜡烛本身因素，蜡烛的灯芯有多少，燃一天也好、半天也好，主要由蜡烛本身决定。我们养老跟蜡烛一样，能点一天点一天，能点半天点半天，不要因外界因素风吹雨打而过早熄灭。我们养生事业的目标不是长命百岁，是尽享天年，基因决定你能活 90 岁，养老的最高境界就是活到 90 岁。只活到 89 岁，时间不够就是养老失败。一个病重老人能活到 90 岁的，但他活到了 91 岁，我觉得也是养生失败、养老失败，为什么？因为他多出一年是怎么治的，多出的一年在医院的 ICU 里，依靠呼吸机，并且全身插满管子，躺在那里一动不动，全然不知地度过这半年或一年，这不是养生境界，养生境界是尽享天年。

有一个老太太 95 岁高龄，被送到医院抢救，胆囊肿瘤全身转移，几个子女非常孝顺，要我不惜一切代价抢救妈妈，95 岁高龄肿瘤晚期，抢救成功了，是偶然的，几天后或几周后又反复了，但抢救她要遭多少罪？要正确理解生命，养生要从最根本、最基本的方向出发。

不是每个人生死之间都隔着 ICU，健康报有 50 万~60 万的阅读人次，我专门针对养老写了一篇文章。有一种死亡叫自然死亡，有一种死亡叫安然死亡，并不是每个人死亡前一定要进 ICU 去治疗或抢救。

对生命需要原始的理解，我的观点已被很多人接受，六年前我和白岩松有一段对话，关于"放弃治疗、然后活着"，我俩争论，他说在我身上看到了救死扶伤，我毫不犹豫反击他，我说医生不是救死扶伤，医生扶伤不救死。

欧美为什么很少有长期卧床的老人？老是干扰自然进程，这是现代医学最大的壁垒。死亡不是现代医学的失败，抗拒死亡才是现代医学的失败。新华社写了一篇文章，说中国的医学标准要有中国自信、道路自信、文化自信。中国医学不要一味模仿西方标准，采用西方标准，中国的养老问题必须由中国自己解决。

某三甲医院去年收入 50 亿，今年 60 亿，去年 4 万人开刀，今年 6 万人开刀。我又在人民日报上发表文章，医学的初心是什么？医学为什么要发展，又为什么发展医院，目的不是今年 50 个亿、明年 60 个亿，今年开 4 万台手术，明年开 6 万台手术，这是现代医学的失败，不是现代医学要夸耀的地方。如果今年这个医院手术4万，明年3万，今年50亿，明年30亿，这才是真正的成果。

中国养老业的问题怎么解决？预测2030年的养老产业：2014年4万亿，2020年7.7万亿，2030年22亿，医疗不是产业，但健康是产业，对老人而言治疗不是产业，但对老人养老、孝敬、爱护、护老是一个产业。

现在医院床位严重不足、经费严重不足、人员严重不足。这对政府是危机，政府的危机是我们发展的契机，是我们养生业的商机。我们要帮政府解决问题，为政府解决难题，同时成长自己，壮大自己，成就自己，这是最高境界。

现在65岁以上老人医疗费用之高、之大，中国很多人终身费用60%都花在生命最后一个月，假如我们一辈子要花100万，有60万是花在生命最后一个月，我在各种场合都讲能不能把这60万元的两成作为预防、康复来用。

中国医养整合的现状不容乐观，医养整合做得好可解决很多难题，包括不便或不能到医院看病的老人，三甲医院长卧不动的老人，可以节约大量医疗资源，可以解决独生子女的赡养不力之忧，老人去住专门的康复医院，可信度提高，可以做到双赢、三赢，甚至是四赢。

中国目前的养老机构，医养分家，医养没有整合，老人在医院他们只管医疗，不能提供养护和护理；养老院不能提供医疗。现已明确提出，医养以前以经济为中心，现在以健康为中心。既然以健康为中心，医疗就可以报销，政府为什么不能承担养老呢？过度医疗费用负担重了，能不能通过医养整合，以健康为中心，以养老护理解决健康问题。医养整合把预防、诊断、治疗、康复整合起来，齐头并进，相得益彰。根据不同阶段老人的不同需求，设计不同的方案。能动的、失能的、半失能的、长期卧床的，分别对待，整体化设计，医养不要分的很清，都是为了老人的健康，其中包括临终关怀。

综合性大医院跟养老医院的整合怎么打通，怎么做到分治与整合，这都需要研究。医养整合不是简单地把医和养合在一起。去年浙江大学成立医养整合研究中心，提出医养整合3.0模式，3.0模式的终点就是老人的健康，涉及卫健委、残联、老人、医疗、辅助、人性关怀，甚至居家养老、社区养老、家庭养老。家庭养老不是在家里就是家庭养老，家庭养老包括社区医生如何主动对接，如何用远程设备，如何用可穿戴设备，如何为老人建立社区档案、家庭档案，如何给老人一个尊严，给子女一个放心。

中国问题必须中国解决，因为我们碰到的问题是其他国家根本没有碰到过的，因为我们国家未富先老，所以中国养老问题主要靠中国解决，中国养老不能弯道超车，中国养老问题进入了无人区，中国养老不能与美国、日本相比。我们人口基数大，老龄化速度快，还有独生子女政策遗留的问题，所以碰到的问题是其他国家根本没碰到过的，中国的问题只有通过自己解决。

2018 年 9 月，中国康复医学会将成立医养整合专业委员会，医养整合不存在统一模式，医养整合最关注的是老人健康、老人幸福。老人的情况不同，地域不同，要求也就不同。如果出现普遍模式肯定会出问题。中国医养模式面临的问题是主管部门是谁，由谁来买单，谁来研究解决方案，如何评价成效，中国医养问题要中国自己解决，这对我们是契机。马云说："未来能打败我和阿里者，一定是健康产业。"这对我们是挑战。

食物、营养、身体活动与癌症预防

◎陈君石

慢性病是中国居民的主要死亡原因，包括心脏病、脑血管病和肿瘤。

2007年我有幸参与编写《食物、营养、身体活动与癌症预防》一书，这本书的编写有非常显著的特点，不是一个专家负责一章或两个专家负责一章，是全部通过系统文献综述，然后专家评议，最后得出统一的结果和结论。

膳食、营养、身体活动和肿瘤关系的密切程度，根据循证医学的证据可分五个等级。在这本书中，只有被评为有充分证据，或很可能有证据才能进入专家建议。如果证据有限，不管是提示性的还是没有结论的，只能作为进一步研究的线索，不能进入建议。在这本书中，专家们一共提出了十条癌症预防建议，尽管其中不包括抽烟，但抽烟对肿瘤的影响是肯定的。

1. 身体肥胖，要在正常体重范围内尽量瘦。

2. 身体活动，要把身体活动作为日常生活的一部分。按世界卫生组织的定义，身体活动包括职业性的活动、日常交通的活动（坐车、走路、骑自行车）、家务劳动（拖地板、擦桌子）、业余休闲活动（打球、游泳）。要根据自己的身体情况制订一个身体活动计划。要将身体活动作为日常生活的一部分。

3. 限制高能量食物，特别要限制含糖高的饮料和食物。

4. 鼓励吃植物性食物，以植物来源的食物作为整个膳食的主要成分，具体说就是粮食、蔬菜和水果。

5. 少吃动物性食物，避免或少吃加工的肉制品。不是不能吃，但不能吃太多。

6. 喝酒要限制，即饮酒要适量。男性一天不能超过三杯葡萄酒，女性不能超过一杯半，男女不同是有科学依据的。

7. 限制盐摄入。盐的摄入和胃癌有一定关系，和其他癌的关系也非常密切。

8. 膳食补充剂。维生素、矿物质等营养素补充剂的使用，要跟医生商量。专家强调通过膳食满足维生素和矿物质的需要，但国家不同、个人情况不同。营养素补充剂并非不可以吃，但是不能作为防癌措施。

9. 母乳喂养。母乳喂养对肿瘤有预防作用，大家不用奇怪，现在证据很充分，有双重保护作用。妈妈给孩子喂奶，这个行为本身就会帮助妈妈预防内分泌有关的癌症，如乳腺癌、卵巢癌、子宫癌等。吃母乳的孩子，要求6个月之内完全母乳喂养，就是连水都不喝，一直坚持到出生后6个月断奶，对小孩成年后的肿瘤发生有预防作用，证据很充分。

10. 癌症幸存者应该怎么吃？癌症病人也要遵循前面9条建议，没有什么特殊不可以吃或多吃。营养太好了会不会加快癌细胞生长，没有这种证据。

此外，再重点说明以下建议。

第一，要在正常体重范围内尽可能瘦。现在评价一个人的胖瘦是用BMI指数，中国的规定，正常BMI是18.5~24，能够保持在21~23最好，我个人建议尽量接近21。有一个很形象的建议是，从成年后一直到老，体重增加不超过五公斤。

超重和肥胖可以增加癌症发生的风险，证据很充分，而且对多种癌症的证据都充分，有几个癌症的证据属于很可能。凡是证据强度达到充分的和很可能的，专家们就纳入建议。腹部肥胖（腰围大）也与癌症呈正相关，如直肠癌、胰腺癌、乳腺癌等。以BMI和食道癌的病例对照研究的系统文献综述结果为例，BMI高的人得食道癌的相对危险度就超过1，并有剂量和反应的关系，即BMI越高得食管癌的风险越大。BMI对胰腺癌发生也有影响，凡是BMI高的，得胰腺癌的风险都比较大，腰围对胰腺癌发生的风险有明显剂量反应关系。由此可见，身体肥胖和超重会增加癌症风险，肥胖控制得好，体重和腰围都在正常范围，可以降低多少癌症呢？用4个国家的数据相比，美国、英国为发达国家，巴西和中国为发展中国家，发达国家能降低癌症的百分比较大（约为25%），发展中国家降低的百分比较小（为10%~15%）。这是因为发达国家的癌症发生已进入平台期，而发展中国家的癌症发生率还在不断增长。就控制肥胖一项就能预防很多癌症，可见控制体重对癌症预防的重要性。

第二，身体活动，要把身体活动作为日常生活的一部分。公共卫生目标是在10年时间里把久坐不动的人群减少一半，同时建议每天至少要有30分钟中等强度的身体活动，每周至少5天。年轻人运动强度可以加大，时间可以延长到60分钟。这个建议的证据很充分。身体活动降低癌症危险性的证据，对结肠、直肠癌是充分的，对于绝经后乳腺癌是很可能的，对子宫内膜癌也是很可能的。

第三，植物性食物（粮食、蔬菜、水果），最新建议是每天吃600克水果和蔬菜。水果对口腔癌、食道癌、咽癌、喉癌、肺癌有预防作用，蔬菜中大蒜类蔬菜，包括洋葱、大葱对直肠癌有很好的预防作用。食物中的番茄红素对前列腺癌有预防作用，膳食纤维对结直肠癌有预防作用，这些都是证据比较充分的。总之，植物性食物预防癌症的作用很大，机制也比较清楚。

假如把良好的膳食和适当的身体活动两者整合起来，可以预防多少癌症的发生呢？还是 4 个国家（英、美、巴西、中国）对比，假如有良好的营养、平衡的膳食，再加上每天 30 分钟中等强度的身体活动的话，英国和美国可以减少 1/4 的癌症，巴西和中国大概可以减少 1/5 的癌症。

上述十条建议完全适合当前中国的情况。近 20 多年来，中国人的生活方式发生了明显变化，膳食模式西方化，肉越吃越多，粮食、水果、蔬菜越吃越少，身体活动越来越少，而超重肥胖不断增加。中国的肥胖从 2002—2012 年，仅仅十年全国的超重和肥胖增加令人震惊，而且城市农村的趋势都一样。值得注意的是，中国人超重和肥胖的比例差不多是 3∶1（3 个超重的有 1 个肥胖的），而发达国家超重和肥胖一般是 1∶1，或接近 1∶1。这说明中国的肥胖率虽低于发达国家（如美国），肥胖的后备力量很强大。

中国的居民粮食越吃越精细，而杂粮和薯类越吃越少。中国营养学会推荐，蔬菜水果每人每天摄入 500 克，从 2002—2012 年都没达到，水果 2012—2002 年比反倒有减少，蔬菜也有减少。

烹调用油，推荐每人每天 30 克，城市和农村都显著超过推荐量。吃肉量十年间增长明显，推荐量是每人每天不超过 70 克，特殊人群不能超过 40 克，结果均超过，十年间明显增长，城市增长少一点，农村增长更多。

健康生活方式是预防癌症最重要的措施。除了吃和动，健康生活方式还包括不抽烟、少喝酒和心理健康。健康的生活方式不但能预防癌症，还能预防糖尿病、高血压、冠心病等，所以说吃和动对个人是非常重要的防癌措施。

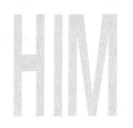

整合养生学初探

◎黄　刚

　　全球范围内日益严重的老龄化问题已成为社会关注的焦点，老龄化的不断深化给医疗和保健服务的长期和多样化需求带来了挑战。我国是世界上老年人口最多的国家，优化现有医疗卫生体系，以医养整合为主题，构建整合养生医学（简称整合养生学）体系成为必经之路。

　　关于医养整合方面，我查阅了不少资料，也做了一些思考和探索。2017年11月19日，由浙江省丽水市人民医院牵头，联合国内部分医疗单位、高校、健康产业机构和科研院所等构成的中国医养整合联盟在浙江丽水成立，中国工程院副院长、院士樊代明，中国工程院院士张志愿，国际欧亚科学院院士李立明任名誉顾问，本人丽水市人民医院院长黄刚任副理事长兼秘书长。中国医养整合联盟旨在利用现代医疗技术、人才、学科优势，整合公共卫生体系、医疗体系、保健体系、健康测控管理体系等各种医疗资源，共同打造一个全方位、无缝隙、连续的整合养生医学服务体系。

　　整合养生学是医疗和养生养老资源的有效融合，是医学与养生的整合，其中"医"涵盖公共卫生体系、医疗体系、保健体系、健康测控管理体系等各种健康服务行业，也包含健身养老设备、健康食品、保健品、可穿戴便携式移动医疗设备研发等健康制造业。"养"强调的是"关口前移"，即在年轻时，或在健康、较健康时就注重养生，使自己少生病、晚生病甚至不生病。整合养生学"养"的内涵，应该是为健康全生命周期服务的"养生"概念，不仅仅是将老年人当作照顾对象，更重要的是充分发掘老年人的内在养生需求。

　　以下从整合养生学的理论实践、医养整合的背景、模式等方面进行初探，希望对致力于养生养老事业的人们有所启发和帮助。

一、整合养生学的理论实践

中国医养整合联盟在浙江省丽水市成立，总部和秘书处设立在丽水市人民医院，这是有依据的。丽水，地处浙江省西南部，是国家级生态示范区、中国森林城市、中国优秀旅游城市、国际休闲养生城市、中国长寿之乡，素有"中国生态第一市""浙江绿谷""华东地区动植物摇篮"等美誉。把丽水建设成整合养生学的实践基地主要有以下五个方面的优势。

一是丽水生态环境优良。丽水九个县市区的生态全部进入国家环保总局卫星遥感监测前 50 位，五个县进入前 10 位，全国生态第一县也在丽水。习总书记在浙江主政期间，八次到过丽水，并且有个重要论断"绿水青山就是金山银山，对丽水来说尤为如此"。近些年，丽水的生态环境并没有因经济发展而受到较大的影响，相反某些方面还有所改善。丽水因绿色而精彩，因生态而美丽，是值得停下来，敞开胸怀深呼吸的养生福地。

二是相对于其他地级市，丽水的医疗条件和医疗水平都非常不错。丽水现有 5 家市级公立医院，17 家县级公立医院，其中有 2 家三级甲等综合医院，1 家三级甲等中医医院，综合服务能力较强，能较好地满足住养老人全面医疗服务需求。前段时间经香港有关机构认证，丽水 2 家三甲医院进入全国地级市前一百强，对地方老百姓的健康保障，应该说非常不错了。

三是丽水地方党委政府对养生养老非常重视。近年来，丽水全力打造养生福地之城，并率先在国内提出打造"气养""食养""药养""水养""体养""文养"的"六养"品牌，大力发展养生养老经济。在这"六养"资源特别是前面"四养"中，气候均是最重要的元素。2014 年 11 月，丽水被中国气象学会正式授予"中国气候养生之乡"。《丽水·中国气候养生之乡评估报告》表明，与国内主要大城市、国内主要旅游城市及省内地市共 29 个城市比较，丽水在度假气候指数、人体舒适指数、温湿指数、寒冷指数及森林覆盖率、断面水质达标率、优良空气指数、物种丰度指数、国家级生态景区数等 9 项生态气候指数优势明显。同时，生态关联各项指标遥遥领先国内大城市；相比于其他旅游城市，丽水生态气候养生资源优势更为综合。林地面积、林木蓄积量、森林覆盖率为全省第一，动植物、真菌种类全省最丰富，水质量、空气质量列省内最优。

四是丽水作为"养生福地、长寿之乡"在全国具有一定影响力。2013 年，经民政部下属的中国老年学和老年医学学会的评定，丽水市被评为"中国长寿之乡"，这是全国唯一被授予此荣誉的地级市。2016 年 4 月 12 日，由丽水市牵头，联合江苏溧阳、山东文登、贵州赤水发起建立中国长寿之乡绿色产业发展联盟，联盟秘书处设在我市，截至目前已有 52 家长寿之乡、20 多名专家、200 多家企业加入联盟。联盟开展了学术交流、品牌宣传、推进绿色产业发展、互访交流等工作，扩大了丽水及丽水市绿色生态发展在全国的影响力。

五是丽水在养生养老促进方面做了许多实在的工作。2012年10月15日，丽水市成立了生态休闲养生（养老）经济促进会并隆重举行第一届会员代表大会，提出要把发展生态休闲养生（养老）经济作为"秀山丽水、养生福地"建设的重要内容，通过培育做大生态休闲养生（养老）经济，建立以生态休闲养生（养老）产业为支撑的生态型产业结构，促进经济转型升级。生态休闲养生（养老）经济促进会成立后开展了一系列卓有成效的工作：经常性地开展学术交流和学术会议，对丽水的长寿因素进行了深入研究，开发了系列养生、药膳食谱，对丽水百岁老人进行了全面统计和研究。这些工作为丽水养生（养老）事业做出了实在的贡献。

医养整合要做的事，就是要给老人养老关怀以多角度整合服务，要将"六养"整合起来，提供整体服务，这是丽水健康整合养生养老模式的新亮点。

二、医养整合的政策背景及模式探索

"十二五"以来，政府大力推行相关政策，促进医养结合的发展。2011年国务院办公厅发布的《社会养老服务体系建设规划（2011—2015年）》中明确提出，机构养老的重点是发展供养型、养护型和医护型养老设施建设。这是我国首次在国家政策文件中强调机构医养结合的发展。2013年国务院发布《关于加快发展养老服务业的若干意见》提出要"积极推进医疗卫生与养老服务相结合，推动医养融合发展"，回应了当下养老的医疗需求与医养服务结合政策实践的迫切要求。2015年11月，国务院办公厅转发《卫生计生委等部门关于推进医疗卫生与养老服务相结合指导意见的通知》，提出医养结合发展的目标和重点任务，通知发布标志着我国医养结合服务发展进入了一个新的发展阶段。

国家提"医养结合"，我们为什么说医养整合？整合养生学是在整合医学理论及实践框架下来推动，所以叫医养整合。樊代明院士认为整合要从理论、实践、教育、服务，要从深层次的整合研究中取得整合养生学的经验，并推而广之，是做一个事业，而不是做一件事情。医养整合要创造出整合养生学，既有自己的理论系统，又有可行的实践方法，还有可用的器械产品，更有全面周到的服务。

目前，全国各地都在积极探索"医养结合"的具体模式，"医养结合"更强调老年人的健康与医疗服务。面对的服务人群为以"行动自由度"来划分的健康、半失能、失能、临终关怀四类老年人。在健康活跃期一般能自己照顾自己，我们的整合养生学，期望将养老年龄前移，移到中年、青年，甚至更年轻的阶段，才能使养老事业、养生事业有效发展。以医为主，以养为主，还是医养并重，这些模式在国际及国内都比较明确。现在我们提出医养整合模式，应该说是一种引领且完全超越了原来三种医养模式。医养并重跟医养结合是不是同一个概念，从理论内涵上来讲，并重的意思是大家都可以去做，医也做，养也做，大家都可以去做，不同职业不同阶段取不同的服务需求。现在提出医养整合是需要把不同医和不同养的手段，在同一机构为同一批老人共同去服务。针对养老院、护理院中的老人，根据他们不同的年龄段和健康所需，开展不同层面的整合服务。医养结合是大家都可以去做，医养整合是大家都要做好。

丽水市人民医院在医养结合模式方面也做了一些探索。2013 年 11 月由丽水市人民医院和丽水市民政局共同合作创办丽水市颐养院，由丽水市民政局负责颐养院硬件设施的建设，交由丽水市人民医院日常运营管理。丽水市人民医院是一家开放床位 1352 张的三级甲等综合医院，医院组建一支领导能力强、工作经验丰富、业务水平高的 24 人医疗专业团队入驻颐养院，包括主任医师 2 人、副主任医师 2 人、主治医师 3 人、住院医师 6 人、副主任护师 1 人、主管护师 6 人、护师 2 人、财务 1 人、后勤保障 1 人。除为老年人提供生活照料、康复护理、精神慰藉、文化娱乐等服务外，由专业医疗团队建立颐养院诊所，为颐养院提供健康保健服务，而且为入住老人专门开通至丽水市人民医院的医疗、急救绿色通道，保证入住老人突发疾病时得到及时的救治。丽水市人民医院还利用其中医药、畲医药、针灸、康复等优势学科，组建"中（畲）西医整合协同创新中心"，同时利用浙江省丽水市颐健养生医学研究院挂靠单位优势，扩展医疗服务领域，培养养生医学专业人才，为养老机构提供融合中医（畲医）调理、营养、心理、理疗保健的模块式养生养老服务模式。

由于医养结合养老服务模式还处于摸索阶段，三甲医院直接去管理运营养老院的医养结合养老模式在实际发展中出现诸多问题：①运营成本过高，影响可持续发展。这里指的运营成本是三甲医院直接去管理运营养老院，这样成本会很高，会影响可持续发展。我们从前年开始，由直接经营退到了支持角色，只管医疗支撑。前面经营了三年，整体是亏本的，退居二线是明智选择，也使运营模式更加顺利。②专业人才队伍缺乏，养老护理人员层次过低。这不光是我们丽水，也是全国普遍存在的问题。很多养老院从事老人护理工作的，大多只经过短期护理培训，护理不到位出现的问题比较多。老人甚至家属不满意的状况比较多。为什么要尽快成立"教育培训专委会"，主要是针对这一块空缺，谁来为养老院培训合格护理人才，或管理人才，这是非常关键的领域，也是我们要尽快尽力做的工作。③医养整合形式单一，难以满足多层次需求。老人阶段不同有不同层次的需求，确实比较繁多，居家养老，社区养老，还是在养老院，以及相应机构养老，老人的需求是多样化的，医养整合服务也应多样化，我们的研究也应多样化，包括产品应根据不同需求进行开发，国家对这方面也有很多期望。

三、积极应对健康老龄化，构建医养整合体系为必然选择、关键之举

1987 年的世界卫生大会上首次提出健康老龄化作为应对人口老龄化的战略，1990 年世界卫生组织（WHO）进一步完善了其内涵。2002 年 WHO 又在已有内涵基础上增加了"保障"和"参与"两个维度，将其上升为"积极老龄化"的政策指导视角。老龄化问题日益突出，2015 年 WHO 在《关于老龄化与健康的全球与

报告》中更新"健康老龄化"定义为"每个老龄个体健康轨迹逐步改善的过程"，根据先进国家应对老龄化的实际经验高度概括与总结出"要实现健康老龄化，需要发展以老年人为中心的整合性医疗、照护与环境"公共卫生服务体系，为了区别于我国的"公共卫生"概念，称其为"医养整合体系"，包括有效整合、相互衔接的医疗卫生体系和长期照护体系。建设医养整合体系是实现"健康老龄化"不可逾越的重要一步。

与许多发达国家相比，中国的老龄化进程更快，老龄化的需求更加强烈，特别是对于长期照护和医疗卫生服务的需求，这对社会稳定和公平有很大影响。建立以老年人生活历程中各种需求为核心，以实现老年人功能发挥为目标的医养整合体系，可以为中国老龄化事业提供明确的指导方向。

目前，我国医养整合体系建设与理想体系之间仍存在较大差距，完善现有体系，构建中国医养整合体系已成必然选择。政府部门在政策、实践中做了医养结合的积极尝试与探索，如卫生管理部门要支持有条件的养老机构设立医疗机构；探索医疗机构与养老机构之间的合作新模式；建立健全医疗机构与养老机构之间的协作机制，鼓励开设养老机构和医疗机构的绿色通道等，逐步向医养整合体系迈出坚实的一步。

然而，优化医养整合体系需要借鉴各国经验，充分分析体系运作的内外部环境，结合我国实际情况，构建健康老龄化视角下医养整合体系的理想框架。我们成立中国医养整合联盟的目的就是构建以医养整合为方向的养生或养老医学体系，对健康食品、健康管理、运动、健身、医疗、养生养老机构、护理等做多方面整合。下一步我们将从以下四个方面进行深入探讨与实践。

（1）完善行政保障机制，落实各项优惠政策。现在地方养生养老政策不够完善，为地方人群养老做好服务还存在比较大的困难。包括医保、长期护理险，很多地方没有这种政策，整个地方的资源如何向养老社会服务，要做的工作非常多。有那么多养老需求，老龄化社会已经到来，但政策还没到位，由谁做养老政策制定，从国家层面新一轮机构改革看到有了新变化。老龄人群的管理，包括养老工作正逐步从民政体系向卫健体系转移，从国家层面已有了相应政策。面对目前已经发生的养老问题，怎么跟医疗更加紧密整合，需要认真探讨。养老离不开医疗支撑，这方面仍是一个重大缺陷，这是现行政策机制需要改变的一个重要原因。

（2）加强对专业养护人才的培育，制定行业准入标准。这是重点要做的工作，要制定行业准入标准，让行业服务更加规范，期望有更好的大学或医学高校能够参与到专业养护人才的培养中来。

（3）建立健康档案，加强健康自测和健康宣教工作。开展健康管理系列工作，健康体检只是一个开端，要做的健康管理工作还很多。养生工作端口要前移，要跟国家慢病防治部门形成健康管理链条。

（4）结合各方资源，探索养生养老新模式。充分整合传统养生、现代管理，以及最新养生科技前沿的成果，共同组建新的养生养老体系。中国医养整合联盟需要整合多方资源开展探索，要整合政、产、学、研、用、媒等，媒体也需要整合，媒体向老百姓介绍的，到底是什么样的健康理念，这很值得我们深思。WHO给健康的定义是由生理、心理、社会三方面健康组成，但现在媒体传播的还是比较局限，而且很多时候传播的内容是一些不够规范、不够正确的知识，是非常让人担心的。

　　中国医养整合联盟成立后开展了一些工作，这只是抛砖引玉，很多医学大家，包括很多医学研究机构都有雄厚的医疗资源及丰富的实践经验，我们期望有更多的机会能相互学习并开展合作。丽水有一句通俗的话叫"丽水走一走，活到九十九"，希望大家有机会到丽水去走一走，共同为养生养老事业做出努力。

治未病与健康管理

◎郭　清

2018 年，注定是一个不平凡的一年，今年年初我的导师去世了，我的导师对我一生的学术有重大影响，他 89 岁高龄时走了，我非常悲伤，我从杭州冒着大雪，到广州参加导师的追悼会。导师是我国这个领域最著名的专家，但他最后几年生活质量并不好。现在世界上特别关注"生存质量不好"。他不缺钱，国内外的影响力也很大。但到了最后几年，孩子一个在国外，一个尽管在同城，但没能力照顾。参加导师追悼会后我看了另外一个老师，今年 97 岁高龄，也在广州，也是这个学科领域中国最著名的专家，老伴前几年去世了，女儿远在加拿大，自己一个人孤苦伶仃，天天就躺在床上望着天花板，请了一个保姆在家里照顾。我一见他，他就很凄惨地给我讲，恨不得马上去死，是你们的累赘，活着还有什么意义。

本来只想陪导师很短时间，但那天陪了他一个多小时，从见他那一刻，他躺在床上，我一直拉着他的手一个多小时，直到我走时他的情绪才有些好转。我了解到他一月 14 000 多块退休金，但过得并不好。

两个例子说明什么问题，两位老师，他们是中国这个领域最著名的人物，但老年生活并不好。可以设想我的未来，我十多年前开始研究中国养老事业，初心很简单，希望我老了有一个好地方，能够让自己养老，能够在那里度过自己幸福的晚年。

这十多年我做了一些探索，提出健康管理，研究方向有两个，一个是健康养老，一个是健康管理。现在国家对健康非常重视，习总书记在十九大报告中指出"要实施健康中国战略"，开篇第一句话"人民健康是民族昌盛和国家富强的重要标志"，最后结束时提到"积极应对人口老龄化，推进医养结合"。李克强总理在这些年不断提出，努力把健康产业培育成为国民经济的重要支柱产业，特别提到

"要注重健康与养老、健康与物联网、健康与旅游、健康与休闲养生、健康与食品融合，要催生更多的健康新产业、新业态、新模式。"国家的宏观战略提出来了，但要实现这个目标道路是漫长的，不可一蹴而就。

中国人口老龄化的挑战，绝对数和构成比在人类历史上从未遇到过，我在过去十多年几乎走遍了世界上养老做得最好西欧国家、北欧国家、北美国家、澳大利亚、日本、韩国。结论是，没有一个国家和地区的养老压力有中国这么大。加拿大总共 3400 万人，我国现在光老年人就有 2.3 亿。美国总人口才 3.1 亿人，用不了十年中国老年人人数将超过美国总人数，这就是中国面临的巨大压力。

还有一个绝对数，中国人口多，不仅老人多，关键是构成比在上升。用一个很通俗的数据，2020 年五分之一是老人，2030 年四分之一是老人，2045 年三分之一是老人。我一直在研究这个问题，说起这些数据如数家珍，倒背如流，说起来挺轻松，遇到现实的考验就会有压力。

我有一个博士生，他做中日美三个国家同年龄组老年人的健康状况研究。告诉大家一个结论，中国最差，每个年龄组老年人疾病状况都最差，健康状况也是最差的。

年轻时我仰视导师，他们是中国那个阶段顶级的专家，我对他们全是崇敬，但当他们即将告别人世时却生活质量不高。导师 1 月份去世前，在某个养老院度过，我去看过，生活并不理想。

未来中国人口老龄化压力越来越大，以后我会怎么样？我只有一个女儿在美国，老了以后谁来照顾我。我老时中国有三分之一是老人，9037 计划、9064 计划，70%靠家庭养老，谁来养，谁来照顾，我先不说谁来照顾，老人进入高龄老年时，体能下降时，生活不能自理，成半失能状态时，谁来照顾。

我曾住过杭州的一个小区，在我那个单元楼有一位老人去世了，就在家里，三天后家人才知道，这是今天面临的巨大挑战。9037 养老模式是 90%靠家庭，7%靠社区支撑，3%靠机构。现在所有的养老机构 3%的要求都没有达到，覆盖到老年人群还不到 3%。这是多大的挑战。

我提出治未病与健康管理，在中国建立了第一个博士点，借助中医的传统理念叫"治未病"。健康管理是西方人创造的一个积极的概念，但中医治未病两千多年前就出现了，我们有没有很好去考量治未病，改革开放以来，我们取得了巨大成就，特别是中国创造的经济奇迹，在人类历史上从未有过。我们过去 40 年 GDP 的增长速度，在人类发展史上从来没有一个国家和地区创造过如此高速的经济增长。所以我们今天享受了 40 年带来的极大的物质财富，但现代文明背后有了问题。

我做了很多数据分析，结论是所有的慢性病没有一个病的发病率、致残率、死亡率是下降的，我们医疗条件不好吗？我们医护人员的技术水平不高吗？不是的，我可以下一个结论，在中国的中心城市医疗装备条件世界一流，中国医生的水平、诊疗水平世界一流。我经常跟美国比较，我们差不了多少，但今天面临的重大慢性病巨大挑战和人口老龄化的双重压力，我们能够回避吗？我们能够躲避吗？不能！

我最早研究医改时，中国医改的目标到底是什么？是解决看病难、看病贵，这是我们改革的终极目标吗？不是。看病难、看病贵是过程中暴露出来的问题。终极目标是为了健康，是为了人民健康水平的不断提高。

我做过一系列的研究，包括习总书记大健康思想的研究，包括总理提出的大力推进健康服务业发展的研究。过去十多年很欣慰的是我们选择健康作为目标，健康管理学科在过去十多年取得很大进步。实现了一个又一个的突破，学科领域的所有要素都有突破，都是从零到一的突破。我向国家自然科学基金委，不断呼吁要设立健康管理的独立代码，最后获评，现在有一批年轻学者正积极申报相关项目。

我们出版了很多书，包括学术专著、大学教材、案例实讯。还有专门针对老年人健康管理的实务培训，十多年来我们做了一些积累。

要实现零的突破，更重要的是能不能落地。中国更需要一个又一个项目落地。八年前我做的第一个落地项目，是跟浙江省第一品牌房地产公司做的"乌镇雅园"，做健康养老，经过多次的交流，做了当时中国最好的养老机构。世界互联网落地乌镇，做了中国首个学院式健康娱乐养生养老标杆性工程，这个项目很大，整个项目1500亩，全由这个团队投入，做了三年完成了，感到特别欣慰，我们是从零开始把这个项目完成了。

企业有了收获，在此基础上从1.0、2.0、3.0不断升级，但一的突破最重要。核心是四个字"颐乐学为"，老了不是等死，叫颐养天年，为什么叫"颐"，到这个地方能得到最好的健康管理服务，"乐"，都说老顽童，老人应该快乐，老人不但自己快乐，老人还要跟孩子在一起快乐，享受天伦之乐。老人退休后还有自己的追求，还有人生的目标。最近跟几个朋友讲，我30岁时再次创业，心态还不到30岁。曾经有很多遗憾，希望老后再学琴棋书画，杭州最难上的大学不是浙江大学，是浙江老年大学，很多人没到退休都赶快去报名，否则进不去。"学"，我们创造了一种老年人的学习方式，叫学院式养老，我们要给他授予名誉硕士、名誉博士，关键看他能不能拿得到，建立一种老年人的学分制，里面很多教员来自老年人本身。最后是"为"，有所作为，老年人要发挥自己的专长，自己的经验，自己的智慧，这些都是非常宝贵的。

我做了一整套系统研究，取得非常好的效果。最近《厉害了，我的国》报道的唯一养老项目，就是我们做的"江南养生文化村"，我们把治未病与健康养老的理念植入这个项目，为了迎接十九大召开，每天的新闻联播都播《辉煌中国》，其中有一集专门讲养老，介绍了这个项目。我所选择的企业家都很有情怀，这个企业家值得钦佩，到今天为止没赚一分钱，不断在亏钱。这个项目200多亩，健康管理中心、养生度假中心、山清水秀，非常漂亮。桐庐这个地方被国家命名为中国最美县城，就在县城边上，无缝对接县城，步行就可以走到县城中心，但是又有那么漂亮的山水。五年前我们设计时大家根本不看好这个，可我们把它做出来了。

全国有 20 个省的省委书记省长都去看，我还是这句话，做这个项目的企业家特别让我钦佩，到今天没有赚钱。我给他们讲，还要咬牙坚持十年，要把大仁、大爱的事业坚持下去。

2018 年政府工作报告，再一次吹响号角，今年国家卫计委更名为国家卫健委，即为国家健康委员会。健康中国上升为国家战略，全民健康、全面小康，中华民族伟大复兴需要以健康为基础，中国老百姓追求五福临门，每福都以健康为基础，中华民族伟大复兴中国梦的实现，我认为最实际的落地就是实现每个家庭的五福临门。

从台湾医养整合服务看整合养生学

◎蔡芳文

  很荣幸向大家报告在台湾推动的医养整合，医养整合是一个全方位的照顾服务，医养整合的费用怎么办？我想用医院支持养老，支持居家养老，支持小区安养的个案来阐述医养整合。

  为什么要医养整合？医和养一定要整合，才会对老人有一个好的照顾。我从事养老工作已经 36 年，双连安养中心在大陆合计已经担任 28 个养老项目的顾问咨询工作，在台湾 18 年来获得优等照顾服务机构。我认为要做好这个工作，首先必须推动医养整合的概念，必须先了解长辈们需要什么，我们照顾的老人需要什么，这非常重要。怎样去做健康管理，怎样落实推进健康促进概念，怎样做到自立生活，让每个人老了后，退休时都能比较健康地生活。

  我们的养老中心，有的长辈在上课，他们在学习，他们要成长，要拿到硕士、博士学位，台下当学生，台上当老师，活到老学到老，也可以服务到老。我们现在每周开 38 门课，这些课跟大学开的课不一样，大学的课是老师学校把课程排好，请学生选必修课、选修课。我们不这样，是老人喜欢什么课，我们就开什么专场，并号召大家一起来学习。

  老人的健康活力很重要，三五年可能变成失能老人，再变成失智老人，甚至重度失能，需要插管，甚至到临终关怀。医和养怎么整合在一起，这是我们面临的问题。我们从社区、从居家上门服务，做了 17 项医养整合服务，长辈在家里就能得到医疗单位或医院到家的照顾，这是非常重要的小区医疗，不是一定要求老人到医院来。医生可到机构去，可到社区去。我们统计安养中心有疾病的长辈共有多少位，有很多是慢性疾病，我们就讲健康管理，怎么让慢性疾病减少。双连安养中心老人平均年龄 86 岁，最高年龄 105 岁。105 岁的老人，每天早上坐轮椅参加早操，健康运动对他非常重要。90 多岁坐着轮椅也要参加运动，叫作健康促进，每天做20分钟、30分钟，这是健康管理在落地。

台湾的安养中心，每周甚至每天都有家属陪伴，家属跟他们一起生活，我们规划了家属陪伴的地方。在杭州桐庐的文化村，也规划家属陪伴，每个人身心都要健康，这是非常重要的健康管理。每个长辈，每年给他一个毕业典礼，给他戴着硕士帽、博士帽，他拿毕业证书不是为了找工作，但他有成就感和荣誉感。105岁的这位长辈，护士长帮他戴帽子，他告诉儿子、儿媳妇、孙子说他毕业了，博士毕业了，他心里比赚了钱更快乐。

90多岁的老人，好几个可以自己跳舞，原来当医生、当教授的，现在退休在安养中心过得非常好，他们为什么选择安养中心，安养中心24小时都有护理人员、社工，还有治疗师，有什么需要他们就来帮你做，每天都做自己喜欢的运动和学习。长辈们不是每天等吃饭、等睡觉、等上天堂，我希望长辈能成长且快乐。

长辈死亡时，他会选择在我们安养中心，这也是医养整合。死亡证明谁来开？如果没有医养整合，医院就无法通过内网完整的相连，甚至临终关怀，安宁缓和的DNR（拒绝心肺复苏）和ACP（预先医疗计划）等都无法实践。

我们统计了安养中心432位老人考虑的问题，这些问题必须逐一解决。包括医养整合团队的专业能力问题，社会大众对医养整合的信任问题，医养整合照顾费用由谁负担，养老的空间安排问题，在安养中心死亡后如何处理，如何满足长辈的心愿，由谁来决定等，这些都需要我们进一步研究。

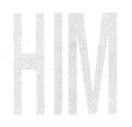

从抗衰老看整合养生学

◎王如伟

在有限的篇幅里，本文从六个方面阐述对衰老的看法。

第一，认识衰老。

对于衰老，世界卫生组织有一个明确概念，年龄增长、器官结构功能出现生理衰退的自然现象。衰老是自然转归，不必为衰老而沮丧，它受客观、主观因素影响。世界卫生组织将其分为两块，一个叫常态老龄化，一个叫成功老龄化，孙思邈就是典型的成功老龄化，生理功能和认知功能没有发生明显变化，身心敏感性不下降，但老龄化并不是非常单纯的事情。随着年龄增长总会不断发生变化。疾病是健康的一部分，老龄化也是生命的一部分。

第二，衰老的原因。

衰老或导致衰老的原因很多，大致有如下 10 个方面。

（1）惯性炎症。炎症随年龄增长而增多。例如，有些人到了一定年龄会发生过敏反应，特别是青少年发生湿疹、过敏比例很高，实际上过敏是一种慢性炎症，并非仅与变化有关，而与人的寿命有关，是随年龄增长出现的一种变化。

（2）基因突变。有一个公式叫 A＋B＋C/D，A 指正常细胞，B 是变异细胞，C 是癌细胞，D 是人体免疫功能，如果 D 很强大，B 变成 C 可能性很小，出现 C 的概率相对较小。我们称之为癌症指数，指数越低癌症发生率越小，随年龄增长和衰老呈正相关。

（3）细胞能量枯竭。大家都关注身体健康，但对有些部位的健康，如肌肉，却非常不关注，肌肉是构成人体健康的非常重要的架构，人要有一个基础，细胞能量枯竭导致心脑血管衰老，特别是肌肉组织功能的衰老。大家观察自己的身体，肌肉是不是在逐渐减少，这跟细胞能量有很大关系，因为细胞运动要靠整体发挥。

（4）氧化应激反应。对于任何年龄，自由基都会给人体带来负担，大家觉得很累、亚健康的状态，都跟自由基的多少有关，人体新陈代谢过程中产生的垃圾、自由基会对细胞产生破坏。

（5）脂肪酸不平衡。脂肪酸中胆固醇和甾醇类物质是合成激素的前体，人体中胆固醇含量低可能导致性激素合成减少，二者失衡是大问题。通过对寺庙和尚的跟踪调查，他们有很多疾病与此有关。

（6）钙化作用失调。老年人经常大量补钙，据国外研究体内有一个钙通道平衡，过度补钙或会导致心血管疾病，特别是心脏功能会发生一些不可逆的衰变，所以补钙要适可而止。

（7）消化酶分泌不足。消化酶非常重要，老年人胰腺、肝细胞、胃肠细胞功能衰减，影响特别大，养生中药调理对这部分作用显著。

（8）细胞内酶不平衡。新陈代谢中有些组织出现损伤，有些神经系统障碍或消化道功能障碍，跟酶有相当大的关系。

（9）血液循环衰竭。血管健康和肌肉健康同样非常重要，血管出现问题不仅在大血管，还有毛细血管，甚至会导致视力减退。

（10）激素调节失衡。人的激素非常重要，只有激素才能准确协调人体功能。

第三，如何延缓衰老。

从组织系统上讲，人体衰老表现是全方位的。简单讲，如肌肉萎缩，有的人咳嗽都没有力气，小便都觉得费力，很小的细节不可忽视，衰老表现是全方位的，需要从整合医学的角度去对待衰老问题。比如抽烟，抽烟危害很大，也要限酒。

近 10～15 年的医学研究中，神经细胞代谢障碍的研究有很大突破，这项研究的突破使人的寿命不断增长，衰老机制和细胞发生的变化呈正相关。

2008 年发现一个基因，这个基因对人的长寿研究起了非常大的作用。中药有一种药是水蛭，体内就有这个基因，理论上讲，只要不把水蛭杀死，水蛭是永远不会死的，因为有这个基因，这个基因的功效非常多。我罗列了大概 20 种功效，可能对人的慢性疾病，如糖尿病、心脑血管疾病，包括癌症会起重大作用。我们要养生，要跟上现代科学的发展，如何用发展的眼光来看衰老和长寿。我重点讲一下药物的内容，因为我是研究药物创新的。

从世界卫生组织提供的报告看，目前全球大概有 25 种最有希望成为抗衰老的药物在研究，包括二甲双胍、维生素 E 等。二甲双胍是一个非常普通的抗 2 型糖尿病的药物。2015 年纽约爱因斯坦医学研究院提交的一项临床研究表明二甲双胍抗具有衰老效果，其作用机制是可以减少内源性自由基结合，并在以上 10 个方面抗衰老因素，二甲双胍在 5 个方面能起到作用。可以促进细胞突变，同时延缓衰老。这个药物最有希望成为非常好的抗衰老药物，是重要的抗衰老的候选药。虽然没有最终宣布，实际上已取得很大成效。2017 年日本的一位大学的教授在美国发表的一项报道表明，二甲双胍可以通过对肿瘤细胞 CD8 数量的控制，来阻滞癌细胞的凋亡减少，发挥抗癌效果。这项药物的研究发现，不仅可以促进血糖利用、调整血脂，同时对健康有积极作用。如果进一步的实验成功，意味着将使得 70 岁老人能和 60 岁老人一样健康，意义非常巨大。

2014 年发现一个"不死之药"NMN，是一种维生素，使用这种药物，科学家让年老的小鼠恢复了活力，实验小鼠的毛皮变得更有光泽，甚至连体内的一些器官也焕发出了新生机，注射一周后小鼠细胞和年轻小鼠体细胞无差别，这项目结果非常振奋，因为 NMN 或将通过修复了 DNA：延寿、抗衰、防辐射、治癌症，此外，一些注射了这种维生素的中年小白鼠的寿命延长了 20%。

此外，李嘉诚投资的一家美国抗衰老药物公司，其抗衰老产品在临床实验中让实验室里的老鼠，在一周之内由两岁的生命体征，逆生长至 6 个月，好比 80 岁的人类重回 20 岁，虽然目前还没有进行人体试验，但这个药物是非常有希望的。

第四，大健康理念。

人的寿命按照生理条件推算能活到一百岁，活不到一百岁有多重因素，所以整合医学、养生医学和大健康整合可以改变人类对于生命和健康的认识。

根据世界卫生组织对中老人做的重新划分，44 岁以下是年轻人，45～64 岁是中年人，65～74 岁是壮年，也就是人们所说的"年轻老年人"，75～90 岁才是真正的老年人，90～120 岁是高龄老年人。所以我的故乡丽水被称之为是长寿之乡，就是在那里人们平均年龄达到 91 岁。

如何发挥健康医学的优势，正是整合养生学非常重要的内容。随着 21 世纪医学的改变，会改变我们对健康的认识，疾病是健康的一部分，疾病并非不健康，每个人要正确对待疾病。

年纪大的人有其智慧成熟，但在养生过程中容易被忽略。台湾双连安养中心的蔡芳文老师讲 89 岁老人还讲课的例子中，我们就能发现他有人生经验，恰恰被我们忽略了。养生一定要让他们融入社会，成为非常重要的对社会有影响力的人。

第五，中医养生理念。

中医所讲的养生和整合，整体观、平衡观、辨证观、预防观是我们整合养生学的重要内容。如果把自古以来传统中医文化理解清楚，整合养生学就变得比较简单了。中医养生理念是治未病，是整合养生学里面重要的组成部分。

我读过一本书叫《自愈力》，2016 年参加杭州博览会期间，邀请我做过一个大会报告，我以自己亲身体会讲述了一个案例。在做新药临床研究的过程中，都要做平衡对照，既安慰剂对照。发现了一个让我们非常震惊的现象，安慰剂有 35%～45% 有效，甚至可达到 50%，之所以会有这个效果，我相信这就是自己神奇的力量——自愈力。你得相信它，每个人都相信吃的是良心药，中华民族上下五千年，2700 多年的茶文化，每个中国人都把茶叶作为身心有益的饮料，从这个角度讲，茶叶就是全体中华民族的安慰剂。

同时相信自己，也是科学而不是迷信，相信自己有 35%～40% 的自愈力，这个定义在任何场合都管用。养生最重要的是对自己的健康要有充分信心，对我们的国家，对我们的环境，对我们的社会要有信心，这时你才真正体会神奇的用药。当然我们也要相信医生，现在很多病人不相信医生，得病后首先要承认疾病是健康的组成部分，你要让自己变得更加健康，就要和疾病处理好关系、与他共存。例如，得了某一种疾病，它就像你的朋友，医生这时就是指导如何和你身上的疾病和平共处，因此你要相信医生。

　　我曾在《小王子》书中读到这一句话，"可怕的不是长大，是遗忘，所有大人都曾经是小孩，但只有少数人记得"。这句话非常好，我们都曾经也是小孩，不要忘记如果我们能像小孩一样非常健康阳光对待社会，对待周围的人，或用这种心态看待自己，或者回忆一下小时的模样，我们的心理就会变得非常健康。

整合医学指导下的医养整合

◎ 顾一煌

主要从以下四个方面跟大家探讨整合医学的医养整合。

第一，"社会老龄化"现状。我国的老龄社会发展很快，发达国家花了一百年时间，我国只花了十多年的时间。2020 年将超过 2.43 亿，2025 年将达 3 亿，2050年 60 岁以上老人占人口总数的 34%，发展太快，我们的养老机构也要随之发生改变。一般情况下，大多数是 2 + 1 + 4 模式，但现在已经不是 2 + 1 模式了，有可能是 2 + 8 模式，这与人口老龄化和生育政策有很大关系。

中国的老龄社会有几个特点，高龄老人多，现在 80 岁以上的老人比比皆是，目前 90 岁以上或 100 岁以上的还不多，但在未来二三十年，随着医疗条件和各方面条件改变，生活方式的转变等情况会大不一样。另外，空巢老人很多，子女不在身边，在身边的他们要工作，照顾不上，独生子女上顾不了老，下要养小，目前为止没有看到非常好的养老院能让老人安心住入，或医养整合的地方少之甚少。

失能或半失能的老人增多，慢性病患病率高。一个老人平均患有两种疾病，这对养老有很大的挑战。

第二，医养结合的现状和挑战。从广义讲，养是养生、养老，狭义讲的养还是养老比较多，这是目前迫切需要解决的问题。十多年前"只生一个好、政府来养老"，现在讲"养老靠自己"，政府应该有一部分，所以提出 9073 养老模式，90% 养老由家庭完成，7% 依托社区，3% 依托机构。机构养老有几种方式，一种是养老机构和医疗机构合作，一般是政府部门办的。一种是医疗机构内设养老机构，就是医疗机构做养老的事情。当然养老机构也可设医疗机构，这个从政策上放开了。社区养老是很好的医养整合模式，目前存在一些问题。

（1）家庭负荷难支。在这些模式下，家庭很难支撑，家庭对老年人的照顾，比如去世后几天才被发现，过去当作新闻，看到觉得不可思议，但现在发现已经不是新闻了，不是不可思议了，经常会听到这样的报道。另外，受计划生育政策影响，现在放开生二胎，但现在出现一个问题，很多人生一胎后不想生二胎。

计划生育政策对人口变化的滞后性，对养老产生了非常大的影响。另外，生活节奏加快，压力增大，年轻人压力特别大，所以很少时间照顾老人，有能力的可请保姆或钟点工，但保姆、钟点工的专业技术能力有限。所以医养联盟第一个成立的是专业培训委员会。

（2）大医院人满为患。可以看到相当多的老年人，相当多病人接受治疗后回不了家，现在在医院看到神经内科或老年科，或在医院的全科，住了非常多的病人，生活不能自理，回家后没人照顾。

（3）养老床位严重不足。养老床位不足实际上是统计的现有床位，如果要养老床位能够符合要求，那更加不足。

（4）养老机构满足不了老年人就医。有多种原因，有医疗机构配备和医护人员配备不到位，养老机构跟医院合作很难做到，不像浙江的丽水，医院有一个养老机构，医院相对来说有非常好的合作渠道，老年人需要就医很快有就医通道。国家9073模式，相当多病人在发病第一时间不能很快进到医院。在北京找一个医院，一床难求，医院本身都满足不了需求。

（5）医疗机构投入大，成本高，出于效益考虑，尽量提高床位周转率，条件有限，难以提供必要的生活照料。

（6）品牌化、规模化、标准化，国家政策，服务水平，质量、可及性、效率、人员质量、支付，这都是目前存在的大问题。

（7）现在医疗存在供求矛盾。老龄化社会到来，需要长期照顾的非常多，如康复、护理等，要照顾的内容很多。疾病已由过去以传染病为主，现在以心脑血管疾病和肿瘤等慢病为主。另外城镇化、人口移动，国家供给侧改革的空间管理布局等等，都影响了医养整合的发展。

第三，国家医养整合的政策。养老不仅是个人家庭的事，也是国家的事，国家出台很多关于养老政策。怎么解决未富先老，我们老年人占世界第一，老年人占比最高，随平均寿命增长，深度老龄化，家庭养老弱化，跟计划生育有关。国家为养老制定了很多政策来鼓励。有这么多这么好的政策，我们有很好的养老条件，如何落地非常重要，浙江桐庐做了一个很好的模式可以借鉴。

第四，未来医养整合的发展。樊代明院士讲整合医学时提到：整合医学针对的变化，一是专业过度分化，一是专科过度细化，还有医学知识碎片化，解决这个问题对整合医学非常必要。整合医学是将医学相关领域先进的知识理论和临床各专业最有效的实践经验加以整合，并根据社会、环境和心理现实调整，使之成为更加符合人体健康和疾病治疗的医学体系。就是最佳效益的要求、组织和协调，这是一种大医学模式。

整合医学在发展当中，为我们带来了医养整合。养老不单为老，养老是为提高生活质量，养老要全方位、全生命周期服务，养老跟养生要紧密整合。我在临床上看到很多老人，最大的大概 101 岁，是澳门的，他去世时很安详。还有一个103 岁的老先生，去世时也很安详，当晚还自己起来吃饭、聊天，一觉睡过去就走了。还有一位老先生，去世当天下午还在为他的学生批改论文，还在给学生讲怎么做，晚上跟家里人说想睡觉，走得很安详，因为他活得健康，把养生做好了。所以养老跟养生应该整合在一起。

樊代明院士讲医养不是结合，结合只是把两个东西放到一起，不一定有结果。整合不一样，整合成你中有我，我中有你，医疗当中有养生养老，养生养老中有医疗，两者进行整合。整合后可以提高两种服务，一种是医疗服务，一种是照料服务。医疗服务解决健康保障问题，照料服务解决生活起居问题。刚才提到关键是谁提供服务、谁出钱，现在很明确，是政府，小政府大社会，由政府购买服务，政府要出钱。当然，养生养老是世界性难题，包括发达国家也不是全部由政府出钱，除了政府，社会、家庭和老人自己都要来负担。

医疗＋养老相互整合，可以提供很多优质服务，如护理、康复等。除医疗保障外，除简单的生活照顾外，养老机构还会提供其他更多的服务。如老年大学的服务，到了 90 岁还穿一个博士服，今天毕业了，他非常高兴。所以养老机构不但提供养老，还要提供学习，提供其他更多的服务。

国际上服务模式很多，美国研究更多，从 1965 年是一个阶段，从 1990 年又是一个阶段，经验我们可以借鉴，但不能照搬照用，因为我们是未富先老，时间非常短，发达国家是经历长时间，是慢慢变老的，而且是先富后老，或边富边老。

医养整合会出现很多医、药、工、护、防、体、艺、文、心、养等等，是一个全面的医养整合机构，所以还提到医学和艺术之间的关系，医学跟文学之间的关系，所以养生养老在整合医学大前提下，医养整合跟文学，医养整合跟心理，医养整合跟护理等都有很多空间，我们要理清这些关系，才能全面满足老年人，做到"幼有所育，病有所医，老有所养"。

整合药学

从整合医学角度看激酶抑制剂类
肿瘤药物的研究

◎丁　健

　　肿瘤是最影响人类健康的危险疾病。最近预测，到 2030 年肿瘤发病率和死亡率都会有明显的上升趋势，约为 50%。在中国，每分钟大约会有 7 个新病例产生，每分钟约有 4 个癌症病人死亡，"谈癌色变"依然是目前面临的重要问题。

　　目前，中国的肿瘤上升率在世界上排名前列，这与经济发展及人口老龄化有关。现在中国的病种分型与西方其他国家有很大不同，也有人种的差别。无论在国际上还是国内，肿瘤的研究都是很重要的问题。

　　这些年药学领域有很多进展，其中最重要的进展是在抗肿瘤药物方面的激酶抑制剂，可以说完全改变了肿瘤治疗的整个方向和过去的理念。至今为止，美国食品药品监督管理局（FDA）批准了 38 个小分子激酶抑制剂，其中 34 个是治疗肿瘤的，中国大概有 10 余个。近年来另一个主题是肿瘤免疫治疗，肿瘤免疫的药物大多是传统的激酶抑制剂，如心血管生成抑制剂、传统的细胞抑制药物。

　　为什么现在会有如此多的肿瘤药物研究？现今，在做临床研究的肿瘤药物有 200 多种，肿瘤有高度的异质性，这是由于肿瘤基因组的长期不稳定性造成的，肿瘤在整个发生发展过程中，需对整个环境发生适应性的改变。事实上肿瘤不是一个疾病，是一组疾病，造成肿瘤难以治愈，是因为不同的肿瘤发生发展原因不同，需要研发不同的药物进行治疗。

这些年一个非常重要的领域是对肿瘤的重新分型，国际上有一个肿瘤的基因组计划，已经开展了 14 年。最早起源是大约 20 年前在新加坡有 1 个基因组研究，但新加坡人口较少，没有产生大量的数据。之后，美国开展了 10 年的研究，一共做了 1 万多例病人，肺癌约 1000 例，希望通过海量数据的分析，对所有肿瘤做一个重新分型。世界卫生组织传统上有一个分型，如肺癌是腺癌或鳞癌；是高分化或低分化。现在认为这个分型不能指导药物研发，不能指导临床药物治疗，所以试图从基因层面、从更深层面重新认识肿瘤，希望寻找治疗的新契机。

现在越来越多的医院，在切除肿瘤后，不仅做传统的病理诊断，判断肿瘤是高分化、低分化等，还会做基因检测，用于临床治疗。

目前的科学前沿就是把所有的肿瘤重新进行分子分型，希望分子分型能指导肿瘤治疗。胃癌有一个基本的分子分型，包括基因组学的数据和其他组学的研究。现在把胃癌分成四期，如稳定性、不稳定性，有很多基因缺失或突变，大概占病例的一半。临床针对它的基因变化开始研究药物治疗，有的药物现已进入临床治疗阶段，胃癌在中国的发病率很高，目前没有非常好的药物，所以有的医生已开始按照此治疗执行了。

结肠癌分子分型，跟胃癌有点相似，也分四期，稍微有点不一样，它有代谢性。更有意思的是，现在研究发现，肿瘤发生在左半结肠或右半结肠，治疗方法和分子分型不一样。将来考虑治疗，部位不一样治疗方式也不一样。

中国人常见的肝癌，尽管发表了上千篇肝癌的研究文章，但世界上没有一个很好的分子分型。胰腺癌有分子分型，但没好药，胰腺癌为什么难治？一是部位比较深，难发现，周围都是结缔组织。还有是没有一个好的分型，有篇文章算是较有影响的胰腺癌分子分型，提出了十条关键通路，跟胰腺癌治疗有关，但仔细分析意义不大，所有的通路在肿瘤周围都会有。

做得比较成功的是肺癌的分子分型，肺癌分小细胞肺癌和非小细胞肺癌，非小细胞肺癌，可以分腺癌和鳞癌，腺癌跟鳞癌的分子分型已知将近 30 种，30 种都有相应药物在临床上应用或通过临床试验已经上市了。关于鳞癌现知有 6～7 种，尽管现在有了这么多，腺癌大概有 35%～40%，鳞癌症大概有 2/3 现在还不知道属于哪一类。

都是肿瘤，有的病人活得很长，有的活得短。有三个因素影响愈后：第一，诊断治疗早不早，当然医院也要好。第二，分子分型现在有对应的药，而且非常敏感。第三，你乐观不乐观，非常乐观，整个免疫精神状态好，肯定有积极作用。

鳞癌比较难治，没有什么特别好的药，在不同部位的鳞癌，带有同样的表型，分子特征有非常高的重叠性，可跟其他肿瘤区分，所以指出，以前治疗药物，一般针对某一种肿瘤，或某一种肿瘤的某一个肿瘤，现在看来不应该这样，就是说只要带有相应基因，不管你生在哪个部位这个药都能治疗。现在已有这样的药，我们叫广谱。我们最近发现了特异靶向药物，这个药物 FDA 马上要批准。现在发现大概十多种肿瘤都有 TRK 融合基因的突变，每个肿瘤里都很少，有的不到 1%，但只要带有这个基因，这个激酶抑制剂的靶向药物就有效，所以 FDA 不是批这个药针对哪一种肿瘤，他批准一个融合基因，只要有这个融合基因，这个药就有效，所以是一个广谱抗肿瘤新药，现在我们新药的研究正在逐渐往这个方向走。

肿瘤药物的研发，它的挑战和趋势，当然有很多问题，我今天没细讲，比如肿瘤免疫的问题，这也是一个全身性的问题。尽管我们有了这些药，但还远远不能满足临床治疗肿瘤的需求。所以，最近国家出了一系列政策，国务院两次开会都讲要攻克肿瘤，李克强总理最近到上海，参观了一家外资公司在生产一般的抗肿瘤药。从 5 月 1 日开始，抗癌新药要尽快进入医保，要加速抗癌新药的审批过程、临床试验过程以及报批进入医保的过程。这就是说现在有这么多药，但解决问题的还非常有限。

除了药物无效外，还有一个重要问题就是耐药，耐药有原发性耐药和获得性耐药。原发性耐药是没用过就没效。就是肿瘤带有某个标记，还是没效。获得性耐药是用药后，开始有效，再用没效。今天主要是讲分子靶向药物，一般在 8～12 个月内有 80% 以上的病人都会产生耐药而无效。特别是多药耐药，就是对某一种抗肿瘤药物耐药后，对其他药物也发生耐药。

获得性耐药是经常探讨的一个问题，获得性耐药中有一个基因突变，基因突变后有一个口袋，用药后会发生耐药，药物与之不能结合，其中比较典型的例子是 FGFR 抑制剂，FGFR 在敏感人群突变，但用了 8～12 个月后，这个基因又发生了突变，基因突变后，位点又变了，药物不解渴了，当然药物就没用了。大家就研制二代抑制剂，有了二代抑制剂，但毒性很大，现在又是三代抑制剂，仍然是针对这个问题。

其实，基因突变导致耐药这种形式是少数，远远不能解释非常复杂的耐药机制，耐药面临的问题是用药后，机体的生物系统进行重编程，重编程包括激酶组的重编程，激酶配组重编程，细胞因子的重编程，整个肿瘤代谢都发生了变化，这些重编程就导致药物产生不了作用。

我们研究过一个激酶组的重编程，是用一个 FGFR 抑制剂治疗引起的重编程。原本激活的激酶，用药后，引起一些激活，原来的一些激酶就产生了，药物就不起作用了。我们做的 FGFR 抑制剂有两个，有一个是 H1581，我们用了以后，发现有一个细胞因子的重编程，一个是 300 多，一个是 201，中间一个是 180，这样一些细胞因子释放后，把整个通路全部激活了，而且这些细胞因子分布差得多，没有一个特点，这就导致细胞因子的重编程终致耐药。

还有更复杂的，就是激酶通过调控细胞的代谢微环境，导致代谢的重编程，这更加复杂。大家都说学循环非常复杂，生化老师每年上课之前要花半年时间备课。为什么肿瘤代谢药物进展不大？因为细胞代谢的重编程和微环境的交互作用，导致很多药物很难直接调控。有很多旁路、很多环节，都会影响耐药现象的发生。还有在基因后面，在表观遗传修复方面还有很多报道。比如 c－Met 抑制剂，我们用激酶后，测了 70 个激酶，有 23 个被重新激活，观察配体，有十几个配体被全部激活，这就造成非常复杂的情况。

基于这样的情况，近年来我们开展了个性化药物研究。美国三年以前开始精准医学，精准医学主要针对耐药，希望找到敏感人群，找到耐药机制，建立联合用药方案。另外是怎样检测耐药。我们的个性化药物研究跟美国的精准药学基本一样，其实美国精准医学主要是做药，中国的精准医学还是做前面的测序，当然现在大家有很大争议，中国的精准医学计划现在开展很少，给的经费也很少。我们的个性化药物是研发基本疾病分子分型的普惠性药物，我们先做新药，再找它的敏感人群，再找它的耐药机制。

我们要解决的核心问题有几个：一是复杂的分子分型，分子分型我更强调与治疗有关。二是用药都有个性化差异，耐药的发生也是这样。三是药物分层，就是用药的模式不一样。四是要研发原创性药物。

整合其实哪里都需要整合，我们研究策略确需整合。我自己做肿瘤药理生物学，做抑制剂的研究，要跟很多化学家，从事小分子、大分子的要跟其他团队合作，光做自己的一部分，这个药不是一个完全的药，最多算半个药，同时我们在做生物标志物，生物标志物要敏感预测，敏感预测大部分来自基础研究成果，疗效监控，用药后为什么产生耐药，这是我们主要的任务。

很早就开始研究获得性耐药和原发性耐药。原来关注的主要是肿瘤细胞，近五六年越来越关注肿瘤微环境，包括微环境中的免疫体系、代谢等。这叫两手都要硬，由此形成了一个策略，最后为临床决策提供依据，我们叫整合用药策略。

我们的想法到底能不能实现？刚才我讲这么复杂，药用下去，所有生物系统，那么多细胞，几十个激酶激活。激酶大部分在细胞表面，总有执行分子，所有通路中，总有几条路，要么让细胞凋亡，要么阻滞细胞周期，还有切断营养来源，最终导致肿瘤细胞死亡。我把上面卡了，对下面分子做监控，可以及早知道机理，把下游的效应分子作为重点去研究，我上面挡一道、下面挡一道，是不是就能形成瓮中捉鳖。

这些年，我们的研究搭了一个大平台，希望找到核心的下游的效应分子，还做了大量的组学研究，包括生物学研究。首先是敏感体系和耐药体系一起做。希望找到一些因子，能够指导我们去找敏感病人，指导治疗效果。能够早点判断耐药，然后对耐药进行监控，最后提出一些方案，由此解决问题。

这些年我们发现了一些敏感标志、疗效监控标志，制订了联合用药策略。疗效监控标志是我们的重点，我们认为一个疗效监控标志，应该具有四方面功能。能够及时有效评判疗效；能尽早排除原发性耐药；能够实时监控获得性耐药产生；能够指导临床用药。

新药的临床试验，是连续用两次还是用一周停一周，对疗效都会产生很大影响，所以从研发一直到临床应用，都必须有一个全面的正确的策略，制订这个策略，完成这个策略，评价这个策略都需要整合药学的思维及实践，一个人或一个团队单打独斗很难拿出一个好药。

整合医学导向的中药多组分体内
代谢与药效的关联研究

◎王广基

我们从丁健院士的精彩报告中了解到他在药物发现早期就关注药物的耐药、生物标志物等一系列问题，考虑到了临床用药时最佳的给药方案，这是整合药学的典范。

我是研究西药的，研究的是细胞药物的动力学，在微观层面研究药物代谢的变化。但我对中药非常感兴趣，我的研究涉及系统生物学和代谢组学，我把代谢组学与中药整合起来，发现了很多值得和大家交流的内容，今天跟大家介绍一下中药多组分代谢药效关联的研究。

现代医学分得太细、太专，只见树木不见森林。西医头疼医头、脚疼医脚，医学一定要整合，形成整合医学。樊代明院士在整合医学发展过程中做出了重大贡献，提出了中西医并重、防治并重，让病人活得更长、活得更好的概念，他提出的整合医学，现在已经受到临床、受到老百姓的广泛赞同和接受。

一个化学药怎么研究？化学药基于靶点，从作用机制出发，发现先导化合物，研究它的药效、靶组织、靶细胞以及体内药代动力学，然后得到一个临床有效的药物。通常基于单靶点的药物效果不好，或不能持续好。因为疾病发生发展过程涉及多靶点，临床治疗需要整合药学，疾病的发生发展涉及多靶点，化药的研究只基于单靶点是不行的，我们需要整合药学。

中药跟化学药还不一样，中药基于临床有效，它是反向的，今天樊代明院士谈到这个问题，叫反向的医学研究，从功能到结构，从经验到数据，强调临床安全有效。中药几千年以来安全有效，反过来对它进行研究，发现它的靶点，发现它的药效及作用机制，因为中药是多靶点整体产生的作用。今天在辩论时，一个辩者说中药理论博大精深，辨证论治、标本兼治产生了非常好的效果，但也有辩者讲，中医药整个作用机制需要西化，中医药太复杂了，理论太深，博大精深，解释不清楚，要用现代医学和现代生物学办法，把它解释清楚，就像我们讲话一定要用普通话来讲，你用方言大家不一定听得清楚。

中药要进行基础与临床的整合，宏观与微观的整合，中西药的整合和中药理论与现代医学和生物学的整合。我们的中药尽管产生了整合作用，但理论需要现代医学和现代生物技术去解释，尽管我们多组分、多靶点治疗疾病的整合药学，经典的是老祖宗遗留下来的一个重要产物，但是要把它进行现代化，才能服众，才能走向世界。

中药的药效成分需要吸收进入体内，对多靶作用产生药效，它的作用机制是什么？用中医的理论讲得很复杂，益气养阴、生津止渴。什么叫气？什么叫阴？什么叫虚？什么叫实？一系列问题，必须用现代医学的语言来解释这个博大精深的过程。

药效输出是多方面的，体内作用的靶点是多方面的，药效学的输出是多方面的，中药药效能不能用系统生物学办法来解释？从整体出发来评价一个中医的药效。中药具有多成分、多靶点综合作用的特点，研究和阐明中药体内的药效和代谢物质的基础是中药现代化研究的一个重要问题。中药是什么？有什么物质？它的效应是怎么产生的？要把它讲清楚。

中医理论博大精深，如何用现代语言解释中医理论？比如益气养阴、生津止渴的功能，能不能用西医的神经内分泌免疫来解释呢？就此，我今天汇报以下内容。

第一，物质的问题。①中药跟化药的代谢有共通性。是一个产生质变的代谢过程，通过药物在体内与各种酶的作用下产生一系列代谢反应，我称它质变代谢。②中药代谢有特殊性，中药里有很多同系物，在降解代谢水解后，有效成分发生了变化，或有效成分的比例出现了变化，比例出现变化，导致药效变化，我称其量变代谢，与体内体外不相关。③内化代谢，内化代谢说成一个完整的语言就是内源性化合物产生了变化，这个变化会导致人体生化过程发生变化，产生一定的药效。

我们做过一个很有意思的研究，就是研究人参的作用。我们知道，人参具有双向调节作用，我在上学时对双向调节作用非常不理解，为什么会产生双向代谢作用？既能升压又能降压，又能止血还能活血化瘀，这种双向代谢作用是怎么产生的？搞不清楚。我们的研究发现人参能调整机体的功能，机体的内源性物质出现变化，它在低血压时可以升血压，在高血压时可以降血压，呈现一个先升后降的趋势。在停药后，增压的效果比较缓慢。但是，西药有明显的降压作用，一旦停药血压马上回升。中药具有双向调节作用，我们的实验看得很明显。

经过代谢组学分析，我们发现一个有趣的现象，正常大鼠随着周龄的变化，向一个方向迁移。高血压大鼠经 8 周治疗后往另一个方向迁移，给高血压大鼠用人参总皂苷后，向正常方向迁移，停用总皂苷后，体内物质组发生重大变化，从异常变化到正常变化，往正常方向迁移。为什么？我们又做深入研究，发现正常大鼠与高血压大鼠相比物质上有明显区别，其中显著差异者有 36 个，用了总皂苷后，可以把 20 个调至正常，8 个接近正常，所以人参调整了机体内源性化合物，使它向正常方向迁移。证明体内物质的变化会影响药效。

我想强调我们认知上的一个观念改变，首先药物是机体对药物的作用，服药后药物可以吸收，代谢把它排除掉，对它有作用。药物对机体也有作用，特别是中药长期服用后，可以发现它对代谢以及它的功能和效应都有很大转变。所以中药它能标本兼治，它对系统产生了作用，所以疾病治好了，标本兼治本是一个很复杂的过程。我们可以通过代谢组学研究体内的系统，总皂苷调节机体向正常组恢复的变化，可以说是它对机体功能起了纠偏的作用，所以实现了调节，达到调节血压的药效，它不光降血压，也不光升血压，实际是调节血压。

体内的内源性物质能否调节体内的物质状态呢？我们做了一个非常有意思的研究，就是通过内源性胆汁酸的代谢，发现体内的胆汁酸当 FT、F19 失灵时，胆汁酸会大量蓄积，蓄积后会产生肠炎，体内物质的调控与疾病相关，内化代谢的研究实现了中医药与系统生物学的整合。

我们看到了中药对系统的影响，也看到了它输出来的药效是什么。下面我汇报第二个内容，中药内化代谢研究的探索。内化代谢会产生什么作用？我们基本的研究方法是用代谢组学研究内源性化合物的变化情况。我们建立了一个方法，在 15 分钟可以检测 600 个以上的化合物，看体内的物质是怎么变的。我们继续研究人参皂苷，人参皂苷从动力学角度，它的吸收很差，不易进入体内，需要体内的药物浓度很低，膨胀的通透力也很低，但它能治疗中枢的疾病，例如抑郁症，它不能进入体内，也不能进入脑内，那它怎么产生作用的呢？

关于人参皂苷药效和药代不相关的问题，它没有物质，找不到它的物质，它是怎么作用的？我们设想可能是通过调控内化代谢，发挥了一个间接效应，也就是这个病是通过中药在外面的作用产生脑部的反应，所谓的脑病外治。中医经常谈内病外治，脑病外治等等。我们想可能是人参影响了外周炎症免疫系统，阻断外周炎症向脑部的传递，发挥了中枢的治疗作用，是一个间接作用。我们对外周和中枢一系列炎症因子进行了组学研究，发现在外周有一个化合物叫犬尿氨酸，正常组犬尿氨酸很低。在抑郁状态的模型组犬尿氨酸很高，用人参皂苷干预后，犬尿氨酸下来了。在中枢，我们也发现这样一个作用，在抑郁状态下，犬尿氨酸中枢的代谢会失衡，一个神经毒性的代谢产物 3－HK 会增多，一个神经保护性的代谢产物叫 KA 会降低，给人参皂苷后，它会调整这个失衡，保护性的代谢物和毒性代谢物的平衡会出现变化。

深入研究发现，人参皂苷不是进入脑内直接作用，而是通过外周犬尿氨酸的浓度水平减少进入脑内的犬尿氨酸，阻断外周炎症向脑部的传递，发挥脑神经的保护作用，它是一个整合的综合作用过程。这个过程改变了一个炎症因子犬尿氨酸向脑内传递，这个机制突破了脑病药物必须入脑的传统认识，对阐明中药独特的作用机制提出了一个新思路和新方法。

国外 2011 年 6 月发表了一篇文章，称化合物 JM6 通过抑制外周的 KMO，间接升高脑内犬尿喹啉酸，发挥脑保护作用，能治疗神经性疾病。这项研究首次突破了脑病药物必须入脑的传统认识。国外 2014 年 9 月又发表了一篇文章，称特异性调控外周犬尿氨酸的代谢可以实现间接的抗抑郁作用。所以，现在研究西药的也认可中药标本兼治、脑病外治的机制，打破了他们过去的分析还原论，抑郁症是脑内的神经递质出了问题，药物要入脑才有作用。实际上有些炎症因子，通过血脑屏障反而破坏脑内的神经系统。

我们从人参皂苷里找到了一个 Rg1 的成分，可以抑制犬尿氨酸的生成，进而抑制外周炎症向脑内的趋化，发挥脑保护作用。抑制炎症细胞通过血脑屏障进入脑内，产生对脑内的保护作用。所以通过系统生物学方法，找到了一个生物标记物，发现了一个中医药治疗，特别是人参在治疗中枢疾病的一个机制，它与神经内分泌免疫相关。

生脉方是一个具有 800 多年的古方，它有心脑血管保护作用，其中重要的中药人参有补的作用，麦冬有润的作用，五味子有敛的作用，从中医理论上讲益气养阴、生津止渴。我们现在能不能把益气养阴，气跟阴、跟神经内分泌免疫调节来联系起来，这是需要深入研究的课题。我们对生脉方进行了深入研究，把它跟心脑血管的疾病联系起来了。

第三，临床用药的整合研究。中药临床也可以整合，中药本身就是一个整合作用的药理学产物，但在临床上，中医药常常是联合用药，中药注射剂中有一个目前临床上应用很多的就是参麦注射剂，参麦注射剂说明书上有一句话，对各种癌症病人配合化疗放疗有明显的增效解毒作用。这是临床上经常应用的综合中药制剂。

临床上参麦注射剂确实有增效作用，但它缺乏有效科学数据的支撑，它是怎么配合放化疗产生作用的？我们进行了研究，动物研究发现，在裸鼠结肠癌，参麦注射剂可显著增加 5 - FU 的抗肿瘤作用，瘤内组织，5 - FU 的浓度可以增加到 3.94 倍，在肿瘤组织中 5 - FU 浓度大幅度增加，浓度增加了，药效增加了，肿瘤体积明显下降。

临床上我们也发现参麦注射剂在结肠癌病人的血浆中没有多少差异，如果参麦注射剂跟 5 - FU 和新的一个化疗辅助药物合用，把结肠癌癌组织拿出来观察，5 - FU 在肿瘤中的浓度可以增加 1 倍，参麦注射剂增加 5 - FU 的机制是什么？很难研究，为什么？参麦注射剂对于 5 - FU 相关的代谢酶没有明显差异，所以我们提出，参麦注射剂瘤体内的 5 - FU 的浓度很可能是由于改善了肿瘤的微环境，增加了药物向组织内输送的过程。

1971 年 Folkman 提出抗肿瘤血管生成遏制肿瘤生长的学说，现在已有几十个抗肿瘤血管生成的药物用于临床治疗，但往往会出现耐药，刚才丁健院士讲到了激酶抑制剂也是抗血管生成的，时间一长，6 ~ 12 个月或者 8 ~ 12 个月就出现耐药。怎么克服耐药？越来越多的临床数据表明，能够从抗血管生成治疗中获益的，大多数是联合放化疗的治疗，它在抑制肿瘤血管新生的同时改善了肿瘤血管区的灌注，有这个机制存在，它的微循环、微环境出现了变化，参麦注射剂跟 5 - FU 联用是不是也促进了肿瘤血管的正常化，提高了化疗药物向组织内部的递送。

针对这个问题，我们研究发现，参麦注射剂可以有效恢复肿瘤微环境中促进血管生成因子之间的平衡，抑制成纤维生长因子 FGF、增加血管抑素，使肿瘤血管重构趋于正常化。本来肿瘤血管异常，在动物实验中，一个肿瘤拿出来，它不像正常的组织，血管分布正常。参麦注射剂可以促进血管重构，趋于正常化。

参麦注射剂可以显著抑制肿瘤微血管的异常增生，使肿瘤血管正常化，有利于药物向肿瘤局部输送，从而提高化疗药物的疗效。参麦注射剂跟化疗药物联合用药，促进肿瘤微循环的正常化，本来血管狭窄，促进它的正常化后，使抗肿瘤药物化疗顺利通过正常化的血管进入到肿瘤细胞，产生肿瘤的增效作用，这就是中药和西药的整合临床应用。

再汇报一个中西医联合用药的整合用药范例，恩替卡韦与甘草酸在临床上的整合用药，恩替卡韦是最新的抗乙肝病毒的一线药，疗效很好，但临床长期用药后有一定肝损作用，能不能用中药保肝，临床上常用的保肝药是甘草酸，它具有抗氧化、抗病毒和免疫调节的作用，这两个药能不能联合用药呢？能不能整合起来用？我们发现，恩替卡韦和甘草酸在临床上联合用药后，肝损伤会降低 30% ~ 50%。我们还发现一个很有趣的现象，就是病毒的转阴率提高了 50%。它的肝损伤作用是我们预期的，为什么对病毒会产生增效作用呢？通过深入研究，发现恩替卡韦抑制病毒的多聚酶，有三个作用环节，一是启动 HBV 多聚酶，这个多聚酶在细胞核内；二是形成前基因组的 Mrna 反转录的负链，这个靶点位于胞质中；三是合成 HBV、DNA 的正链，也是在胞质中。恩替卡韦的三个作用环节，主要作用在胞质里面和胞核里面。我们看到恩替卡韦两小时后 88% 分布在胞质里，只 10% 分布在胞核里，还有一部分分布在线粒体里。我们发现，甘草酸体内的一个代谢产物是甘草次酸，甘草次酸对 MRP、BCRP 的外排转运体有很强的抑制作用，恩替卡韦是这两个外排体的底物。联合服用甘草酸后，胞质里的药物浓度大大增加。所以甘草酸和恩替卡韦合用，除了发挥中药甘草酸的保肝作用外，甘草酸的一个代谢产物甘草次酸还可以抑制两个外排转运体的作用，使靶点药物浓度更多，产生的药效可以增加 1 倍，起到了增效解毒作用。

这个药通过我们的研究得到了临床认可，2016 年在中国医药创新品牌系列评审中荣获了最具临床价值的仿制药。恩替卡韦和甘草酸，两个产品支撑起整个企业的经济效益，获得了药学会的科技进步一等奖，正在申请国家奖。所以，中西药联合用药，有可能会产生一个增效解毒作用，我们需要对它进行深入分析和研究。

整合医学导向的中药多组分体内代谢与药效关联研究已经迈出了可喜的一步，但中药现代化还任重道远，我们还要进一步深入发掘中医的内涵，阐明中西医整合的作用机制。总之整合医学任重道远，但前途光明。

整合药学思维下的多肽类药物研究

◎王　锐

多肽药物是一类作用剂量非常小，但作用非常明显的药物，比如我们熟知的胰岛素就是多肽药物。曾经的催产素、加压素、固态合成方法、神经肽等多肽方面的研究，多次获得诺贝尔奖，我国老一辈科学家研究人工合成牛胰岛素在人类医学史上留下了浓墨重彩的一笔。

研究药品，大家都有体会，非常艰难，必须整合，需要多学科共同努力。从医学角度，通过疾病提出问题，临床上有什么样的疾病需要什么样的药物。从药学角度，大家熟知的药理、药剂、药代动力学、毒理等在做药物研究中都要用到。从生物学角度，要给我们提供一些靶点和机制。从化学角度，要能发现新分子的实体，还要研发出在工业上可行的制备工艺，还有很多新的计算机方法，比如基于计算机的合理设计等现代信息化的手段，所以，它本身就是一个整合的过程。

多肽在治疗肿瘤、神经系统、病毒、内分泌系统、免疫系统疾病和抗微生物中都有非常重要的作用，它在生物体中发挥重要作用，多肽本身就是内源性的，存在于我们人体、动物体、植物体中。多肽药物市场，比化学小分子药物要小得多，但这些年增长迅速，临床转化率明显高于其他类型。比如现在全球销售排前十名的多肽药物，比较熟悉的利拉鲁肽，治疗糖尿病药物等。

关于多肽的功能分类，我有一个老朋友，他写了一本很厚的专著有 2000 页，已出版第三版。他把多肽分成各种类型，用功能来分，按照他的分类，第一类是多肽激素，它在内分泌系统中起非常重要的作用，比较熟悉的有下丘脑激素、释放素等，通过它研制出来临床使用的多肽药物，叫曲普瑞林，它主要适用于前列腺癌、性早熟、子宫内膜异位症等。亮丙瑞林，这个多肽药物在前列腺炎的治疗中效果非常明显，很多前列腺的外科医生、内科医生都知道亮丙瑞林，是日本武田制药 1992 年上市的。戈舍瑞林，是阿斯利康制药有限公司生产的，是重磅炸弹级的，销售额非常大，主要治前列腺癌。还有生长抑素，很多医院都在用，临床应用主要治严重的急性食道静脉曲张出血、严重急性十二指肠出血等等，有时在某种角度是救命的。奥曲肽也是重磅炸弹级的多肽药物，来自诺华公司。

垂体激素，如加压素、催产素，也是研发出来的临床多肽药物，如卡贝缩宫素，主要预防子宫收缩乏力和产后出血。特立帕肽（美国礼来公司生产），治疗骨质疏松的效果非常好，这些药是单一成分。

胃肠道及其器官分泌的激素，一个是高血糖素，这些年非常火，全球目前有六种降糖药上市，去年 12 月刚上市的索马鲁肽（诺和诺德制药有限公司生产），比胰岛素效果还要好。还有肽类的抗生素，比较熟悉的多黏菌素、万古霉素，是抗生素最后的一道防线，在其他抗生素耐药后，可以使用这种多肽抗生素，因为它的机制和传统抗生素不一样，所以不太容易产生耐药。还有一些毒素是近年非常关注的，比如蜂毒肽、蜘蛛毒肽、齐考诺肽，齐考诺肽是截至目前已经上市的非常好的镇痛药，而且它不耐受，唯一缺点就必须鞘内注射，病人的依从性差。

还有抗肿瘤多肽药物，比如恩夫韦肽等，再就是免疫调节多肽，环孢素大家非常熟悉，做早期的器官移植，做完手术后防止排异反应一般都用环孢素这类免疫调节剂来减少排异作用。

制约多肽药物研发的三大瓶颈，比如酶解稳定性差、半衰期短，血脑屏障通透性差，工业化大规模生产难以实现。在治疗疼痛方面举一个例子，疼痛是第五大生命体征，疼痛治疗和镇痛药物有几类，靶点现在都比较清楚，最主要的是阿片受体，除此之外还有钠离子通道、大麻受体等。

目前在研究的镇痛药物最好的做到三期，截至目前全球没有特别理想的镇痛药物，近五年来上市的镇痛麻醉药物，几乎都是老药新配方或新制剂，从新的实体分子上没有大的突破，足以说明其中的难度非常大。我们课题组 20 多年来一直致力于镇痛多肽新药的研发，做了一系列工作，今天不能展开讲，仅就整合药学谈其中的概念。

穿透血脑屏障是一个难题，当时受传统文化阴阳的启发，也就是中医的启发，探索氮末端阳离子化，增加它的穿膜性，随之而来的问题是脂溶性降低了，分配系数差了，怎么办？我们觉得太阳了，把它阴一点，后来就把碳末端卤化，卤化后可提高它的脂溶性，使整个分子阴阳离子平衡，这样改造的多肽，通过外周给药，能进入小鼠的脑部，而且主要分布在大脑皮层。所以我觉得整合的概念无处不有，要经常自觉地应用它、总结它、体会它。最终我们做安全性评价，每一个实验都很漫长。

我们从 1997 年开始，从内吗啡肽的发现，到现在整整 20 年中，合成了 1000 多个新的实体分子，它不是虚拟的，不是计算机模拟的，是真正用化学合成出来能实时看到的实体分子，然后做离体在体的各种实验，其中有生理活性的化合物超过 500 个，优于母体内啡肽的超过了 100 个，通过全面药效学评价超过 55 个，最终有若干个能够进入临床研究的候选药物。药物研究是一个非常漫长的投入过程。接下来研究机制阐明它为什么无耐受低成瘾，而且治疗指数非常高，便秘、呼吸抑制、成瘾等副作用大大降低。

我们有一个神经肽作为一个1类候选新药，前述的药物必须穿透血管屏障，这个我们试图不让它穿透，通过外周给药，通过分子嵌合策略来使它更低成瘾和不耐受。因为神经痛要长期用药，我们取得了非常理想的效果，而且同时降低便秘发生率，降低运动、呼吸抑制，降血压方面都有非常理想的效果。

长效治疗糖尿病的药物，我们通过 GLP – IR 和 GCGC 激活双靶点找到了 200 多个先导化合物，最后筛选出了一个叫 168，具有非常好的长效降糖效果。研究最终为了生产，生产过程中出现了很多问题，中国过去的多肽药物，原料药都靠进口，原料药就像多肽药物的芯片，等于过去多肽药物的芯片完全依赖进口，中国人自己做的质量不过关，不给进口原料药就不行了。现在一定要通过核心关键技术，我们过去 20 多年一直在做多肽药物的核心关键技术，想到有一天如果国外企业不给你卖原料药时，我们老百姓一样能用多肽药。前面我讲了多肽药那么好，为什么大家那么陌生，主要是太贵，老百姓用不起，为什么？原料药特别贵，我们通过一系列关键技术解决了多肽药物生产规模的制备技术，我们中国人自己能制多肽原料药，促使外企药价至少降 30%。

我们跟药企研发合作，上市 60 多种多肽新药，比如特利加压素目前是国内独家获批上市，它是肝硬化并发症的一线用药，国内市场占 90%。用去氨加压素止血会引起静脉血栓，老外的药止血后形成血栓，还要溶栓，我们的依替巴肽是冠脉搭桥后必须要用的溶血剂。现在应用于二胎特别有利于推迟早产，阿托西班是缩宫素的抑制剂，还有大家熟悉的胸腺素 α1，我们的产率提高了 1 倍。刚才讲到抗肿瘤，关键是免疫系统，胸腺五肽（胸腺喷丁）和抗肿瘤药物整合应用可提高免疫力，应用非常广泛，这也是我们 20 多年前（即 1997 年）国内的第一个肽类新药。

中西医整合药学之我见

◎陈香美

医学和药学本身就是整合，不管在医院在药房，在临床研究过程中西药一定要整合。

作为临床医生需要很多药物去治疗病人，药物的种类越多，高质量的药物越多，临床医生就有最好的武器。临床上治疗病人就像战士去打仗，必须要有好武器，没有好药，临床医生再有水平也治不好病，诊断清楚了，但治疗无法达到效果。我是西医医生，讲中药肯定是班门弄斧，我觉得中医水平，中药质量是最重要的。

昨天上午在北京参加了药监局临床药理评价中心关于中药对肝脏损害评价标准的讨论，从国家层面研讨这个问题，为什么中药会引起肝脏和肾脏的损害？说到底还是中药质量的问题。从几千年中国的瑰宝，不管是诗经、山海经还是神农本草经，都足以说明中草药也叫植物药，其来源既非常丰富，又非常重要。

中药的生产、加工、炮制需要质量控制。首先药物应该在某个地方是生产，比如甘肃的黄芪最有名，现在其他地方也在种黄芪，那种黄芪和甘肃产地的黄芪完全一样吗？土质、气候不一样会带来哪些细致的变化？其实并不清楚。所以现在中草药在强调道地药材，也在做药材的指纹图谱、生物分子药学等，但只是科学研究型的，真正广泛应用的中药还没完全达到这个水平。

药物的有效性到底与产地、与炮制有没有关系，在栽培过程中与当地的气候、土壤是否有关联尚不十分清楚，所以要做的研究还非常多。中药资源丰富，在东南亚地区、在我国很多地区可以广泛种植，但是不是都能种植呢？比如吉林省，长白山下长人参，挪到其他地方也能生长，但这个人参是否完全一样呢？它的品质是否优良呢？我们现在的中药市场非常之大，需求量也非常之大，很容易造成中药资源的泛滥，口上喊的是道地药材，实际上药材并不道地。

这些道地药材在不同药厂加工，采购时大家都说是道地，有严格的质量标准，但谁监控质量呢？药材从入厂、生产、输出，是否有严格的质量控制，是否真正达到了标准，并不是很清楚。中药在临床需求量这么大，现在每天的用药量，虽然没有具体统计数字，但可以看得到，中国的百姓，不管从保健品，还是在临床应用的中草药，药量是非常巨大的。

中药的特点是多靶点，但这些多靶点在何时发生效应？这些多靶点从一个复方到一个中成药，从中成药到一个单位药，在这个过程中多靶点是否完全相同呢？肯定是不同的，那又怎样认识哪些多靶点是最重要的呢？很多还需要药理学研究，还需要药材质量的研究。我们从临床上讲，需要从整体理念、个体化观点把现代医学的作用靶点整合到一起，去探讨中药、西药多层次、多靶点阻断疾病病理生理的过程，这是临床上最需要的。

中西医整合是走向世界的一个途径，单纯中医是无法走向世界的，必须要跟现代医学相整合。只有中西医整合后，才能使中药的作用机制，有效成分的含量、理化特性、生物学活性、作为靶点以及临床疗效得到证实。

中医往往有自己的处方，有经验方，现在又有很多中成药，中成药谁在用？都是西医在用，中医很少选择中成药，他们更多是用自己的一些方剂，哪些方剂、哪些中成药在哪些疾病中有更好的效应呢？确实需要多中心的临床研究，也需要循证医学的临床研究，才能得到证实。

中西医整合的典范有几个，青蒿素是大家毋庸置疑的，青蒿素使屠呦呦先生获得了诺贝尔奖，砒霜也是我国独有的，能够有效治疗急性早幼粒细胞白血病，经过几十年从基础理论到临床上得到了证实。所以，一定要疗效确切，分子结构清楚，在座有很多制药专家，很多植物药的分子结构并不很清楚，摆在中国人面前确实有丰富的中药资源，但我们对每一个药的分子结构并不十分清楚。

丁健院士、王广基院士、王锐院士从药物化学和植物药药代动力学，还有多肽药物进行了广泛深入的学术讨论，他们都是药学专家，我要向他们学习。但在临床上，大家不相信用中药能减轻流感病毒的作用，但麻杏石甘-银翘散在流感中，在非典中确实起了作用。虽然西医不太赞同，但还是认可其疗效的，因为在临床中有效，但你们要真正告诉西医作用在哪？它和西医药的不同点在哪？他们并不清楚。确实临床有效的，如果把这些药的分子结构搞清楚了，能够抑制某一类型的流感病毒，在与病毒结合上，真的发生了结构性的改变，那就更有说服力了。所以创新中药的发现，可从古方、经方、验方以及已经上市的名优中药开始，包括现在很多医院都有院内制剂，教学医院的中医科以及中医院都有院内方剂，怎样去评价它的真正临床疗效？需要一种临床方法，整合医学就是用在药学和临床相整合的一种方法，樊代明院士是广东药科大学的名誉校长，在他的倡导和领导下，由我任理事长，在郭姣校长亲自主导下，成立了整合药学联盟，专门从事这方面的研究，实际上就是一个整合医学的体现。

整合医学的理念使我们在新时代医学领域有了新启迪。整合医学渗透进医学的每一个角落，包括药学。有些专家认为必须把药学记在医药学，我们作为生命科学的人，大家都说医学包含了药学，当然也包含了临床，包含了中药药理，包含了系统生物学，其实系统生物学，我们中医的整体观、中医的辨证观，具体到药物在分子、细胞、组织、器官中的作用，从药物的摄取，在哪些部位发生了哪些效应？如果能把一个复方中药走向分子，走到器官搞清楚了，那该多好。我相信将来会实现，只有这样我们才能够知道复方药物的所以然，它到底在某个器官发生了血清药理学作用，到了某个器官真正发生了效应。我一直在思考但仍不清楚这个问题，在想它饮用汤药、复方药、中成药后，在血液中应该有浓度，这个药物在什么时候到了肾脏器官，或到了别的器官。不仅中药这方面不清楚。糖皮质激素，泼尼松在肾脏科是有效的一种药物，但它进入血液中，什么时候到了肾脏还不清楚，所以不要说中药不清楚，中成药、复方药不清楚，很多西药也不清楚，将来的整合医学一定要弄清楚。

当然这不是一天两天的事情，整合医学把我们带进了一个很高的理念，一个很高的理想，一个很高的目标，将来把各种知识整合到某个器官，就会认识到这一点，我是相信的。新的化合物、新的有效物、新的作用，中医药要走向国际，要让国际认可，必须有现代医学参与，必须有中医和西医整合，中药和西药整合，药医技都要整合，国外有巨大的经济效益一直冲击着我们，国外的研究也非常快，我们在国际上的一些研究，包括樊代明院士提到的复方丹参滴丸（天津天士力制药股份有限公司），要走向国际必须严格按国际标准加快速度。

习近平总书记说中国已经走到了世界的中央，我一直在思考这个问题。我们的医学、我们的临床医学、药学是否走到了世界的中央？我们有很多事情没做好或者没做，整合医学大会是要调动我们创新的能力和发自内心的创新动力，中国医学要和中国经济一样走到世界的中央，这非常重要，我们要努力，更寄希望于年轻的学子。

我是研究肾脏病的，讲来讲去还得讲到肾脏病，慢性肾脏病确实数量非常多，流行病学不那么准确，但发病率是日益增长。增长的原因，一是老龄化，年龄大了，以前活 60 岁就高寿了，现在活 90 岁还觉得遗憾，没到 100 岁，老人肾脏负担加重，肾脏疾病就加重，包括糖尿病增多，糖尿病肾损害增多，高血压病人治疗效果不好，到 80 岁、90 岁后肾脏病就多了，慢性肾脏病是全世界一个公共卫生问题，也是我国医疗费用开支巨大的一个问题，尿毒症病人要进行血液透析，所以整合医学要尽快加大步伐，走向国际中央，这是我们追求的目标。

从传统的医学模式到循证医学的模式，近 20 年来发生了巨大改变，循证医学有它的证据，希望有高质量的证据，形成诊疗指南和临床规范，西医专家做了大量工作，但到最后真正写指南落实在字面上的，中国的临床研究数量太少，最终还是参阅国际指南。在临床研究方面从注册的数量看，经过数据的挖掘，我们中国太少了。中国的临床研究非常少，不管是西药还是中药，最后还是要做临床研究，不做临床研究是无法使用的，我们注册的临床研究里面，80%以上都是国外的药物，中国的药物做中国的临床研究除中药外，其他的研究非常少，百分率非常低。

临床研究有循证等级，A级证据是RCT研究。RCT研究是在一个真空环境里面，必须有严格的入选标准和排除标准，我们每天在临床上看那么多病人，并不符合入选标准，也难考虑入选标准，也不知他是哪一个循证发表指南中的哪个入选标准，所以只能用循证医学的证据来指导临床治疗，这并不等于我们一定要按照循证医学去进行每个病人的治疗，因为这个病人和他已经发表的循证医学的证据不一样，就不在这个入选标准里面。现在我们盲从循证医学的结果去治疗，是不完全正确的，甚至是完全不正确的。只能参阅临床治疗，还得靠医生，指南不等于临床治疗。

临床医生要正确分析循证医学的等级，循证医学从个案到横断面、到病例的对照研究、到回顾性队列、到前瞻性队列、到RCT研究，这些都叫循证研究，证据等级RCT最高。所以临床研究要有一个完整的整合，各科的整合，首先要有一个合理的顶级临床研究队伍，要多学科整合，要多中心整合，研究者要有热情，要有充足的病人样本数，要有充足的基金支持。

我们很多专家说，做了很多临床试验，你做这些临床试验有哪些是你创新的呢？首先药物不是我们做的，顶层设计有哪些是创新思维，我们在研究方法体系上要有创新，包括循证医学的一些观察性研究，是选择横断面还是队列或是个案，是非随机的对照或者随机对照，是双盲研究或是开放性研究，这些都是方法学的问题。所以在临床研究方法，从我们的顶层设计上，最重要的是创新性，要提出临床研究的假设和即将达到的目标，这是临床研究中心最主要的贡献。对某个药物要有新的认识，比如黄连素（小檗碱）能够治疗糖尿病，这是一个创新，因为过去小檗碱没有报道治疗过糖尿病，后来用在糖尿病上，那是在顶层设计把这个药带入了临床，是一个新思维，然后去进行循证医学设计，顶层设计必须从文献中找出一些没有解答的问题，从临床上提出问题，这个药是否能在临床上得到效果呢？不断提出问题去决定临床研究的方法。解决这个问题非常重要，需要筹备阶段、实施阶段和结束阶段，整个临床研究有一个漫长的过程，这个过程包括方案、确定参加单位、伦理通过。现在中国的伦理要求越来越严，有时伦理甚至超过了国外对伦理的要求，有些临床研究要通过伦理，但过分严格伦理直接限制了临床的创新性和试验方案。

所以这些都需要在改革中不断改进，在整个过程中不断认识，我们希望药学专家围绕临床医生的需求去做，这点我相信没有讲错。我们药学专家每天努力去挖掘新的药物，去产生新的方剂，为的是什么？为的还是治疗病人。治疗病人当然要通过临床医生，所以说药学为临床服务，在实施阶段，如何选择合适的病人，如何跟踪试验的进度，如何开展随访，怎样提高依从性，以及 CFR 表格的填写，不良反应的记录，最后是数据锁定、统计分析，这些繁杂庞大的临床研究，确实需要三要素：质控、公开、合作，必须要把这些整合在一起。

高质量的临床研究一定是公开的原则，首先是国际注册，我们选的是民族企业，我又是中西医学会的会长，所以做了肾脏病领域的尿毒清循证医学研究、黄葵胶囊的研究、肾炎康复片的临床研究，现在即将开展脑心通的临床研究。从尿毒清的循证医学研究得出一个证据，这是国际注册的一个 RCT 研究，主要的两项指标是治疗前后的血肌酐和肾小球滤过率 eGFR 的变化。我们这项工作是五年前结束的，文章为什么没发到很权威的国际杂志上，差不多应该发时我退回来了，作为一个中医药的研究，我们临床研究的疗效指标是变化值，它的终点是死亡或走向透析。要做这么长时间的达到终点，必须要三年到五年，至少要三年，我们只做了半年，因为申办方没有经费，主要研究者当时觉得中药半年肌酐下降了，就说明它有效，他承认我们的肌酐下降是有效的，但他说不能得出保护肾脏功能的作用这个结论，不能够保护肾脏功能，那就不能在权威的杂志上发表，虽然临床医生、申办方以及统计学专家付出了许多努力，在顶层设计上没有考虑要真正达到终点，没有延缓走向尿毒症的指标，必须要看有多少尿毒症发生，这需要时间。

第二个项目我们比较幸运，发表在肾脏病比较权威也算临床研究最好的杂志上，国外本身就歧视我们的复方药，黄葵是单药，它是一个单一的成分，需要让我证实这个单药来源于什么、产地是什么、质量怎么控制等等，他以为是单药，就可以理解，所以和西药进行了对照研究，发表以后引起了关注，因为它能治疗二阶肾病，降低蛋白尿，延缓病人走向肾功能不全，这个研究也是做了半年时间，所以都很遗憾。

第三个是肾炎康复片治疗原发性肾小球疾病，治疗了一年时间，现在刚刚总结完，虽然有一定疗效，我自己认为它没有终点，没有走向尿毒症这个终点目标，所以有很多无奈，没有足够的临床研究费用，靠申办方去筹，那我们的临床研究只能就着申办方匹配的资源和经费去做。但我们还是走出了一条路，为中药、中成药在临床应用中的规范和循证做出了贡献，因为我们都是双盲研究，得到了一些可靠的证据。

最后一个是脑心通，现在正在做，这个下了决心，做三年的设计，样本是 2000 多例，我估计能达到国外终点事件的标准，寄希望于脑心通研究。

总的来讲，创新药物的研究首先要培养这方面的人才，临床研究不像做一个基础研究。做基础研究、动物实验，相对容易，但做一个临床研究确实不容易，因为人员需要多方合作，知识需要多方整合，中心主任的管理能力很重要，尤其要有与优势单位的合作，包括与中药学科、西医学科的合作，要懂得以疾病为导向的创新药物的研究。

药监局评价论证中药对肝脏损伤的国家评价标准，我也提到这一点，怎么把中药在解毒增效上加大力度，提出有些中药可能引起肝脏损害，也提出以马兜磷酸为代表的肾脏损害。我们也承认，单药的研究，在西方生物学研究和动物学研究里都能看到，但在一个复方中，它的剂量并不像我们做西方生物学研究和动物实验研究用量那么大，再加上复方，某些中药的毒性效应在复方组成中已经解毒了，所以盲目地把有些药物说成是肝毒性，是我们自己不自信。

习近平总书记说要文化自信，我们几千年中医药的文明文化史也要自信，自己都说对肝脏有毒性，生物碱、鞣酸都对肝脏有毒性，这么多肝毒性，还有哪些药物能用呢？西药的肝脏毒性更明显，比如他汀类药物，还有免疫抑制剂类药物，都有很大的毒性效应，但它确切地很有针对性地写出了它的毒性效应。中药哪些有毒性效应，哪些没有毒性效应，我们不能把没有的也写成有毒的，有的我们要认可，要提出来，在说明书上明确告诉肝脏的毒性效应，中成药绝大多数都写没有不良反应，所以我建议要修改适应证，实事求是，有就是有，当时不认识很多药物，像何首乌这类的药物，还有三七并不是真正的三七，真正是有肝脏毒性效应的，就应该写出来。

这些问题我们要直面，要面对现实，要使中成药的有效性进一步提高，要写出临床怎样用好药的指南，临床医生要用产生的毒性效应最低、有效效应增大到最高水平的药物，加强中西医整合研究，只有中西医相整合，才能够走出一条正确有效的道路。我们要开启整合医学的大道，医学药学要走出中国人自己的创新之路。

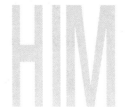

药学的反向研究

◎ 樊代明

　　你们是学药的，我是医生，医药不分家。听陈香美院士的讲座，一边听一边想，什么叫整合药学？我不讲整合药学，我想讲讲反向药学研究。我不反对基础研究，我发表 SCI 论文大致 670 篇，但这么多文章拿出来是不是对临床都有用，药学一定要做出来药，这肯定是唯一的标准。

　　怎么办？知识必须要整合，整合以后又怎么办？研制出临床有用的药品。现在的药学研究基本上学的是第一次卫生革命，抗击传染病总结的方法和经验，传染病只要把哪个环节一攻破就能成功。一个病原一个病，一个药品就搞定。现在慢性病占了 87% 以上，你用这个办法无法解决，它不是一个位点决定的，按住一个靶点，其他会起来，现在这种传统或称顺势研究，先是发病机制或者病原，然后生产一个药品到临床，然后再到指南，这个疾病不是一个位点引起的，你只搞定这个位点的问题，可能就 30% 有效，肿瘤就是这样。对其他 70% 病例没有效果，这 30% 有效的过一段时间，可能 3 个月后也无效了，100% 全部都无效，这就是现在研究的结果。

　　你把思维反过来，先不是用一个分子，也不是一个机制，先用一个组合的群体，把它搞定，倒回去再研究机制，能研究出来就是幸运，研究不出来，未必要研究，它有效就行了。上午讲了三氧化二砷和青蒿素的例子，是不是这样的研究策略。我觉得反向研究非常重要，我不反对正向，但它有片面性和局限性，我们常讲单分子，那是化学家的做法，自从有了化学，他们要把最复杂的东西进行分解，到最后就是一个最简单的分子，甚至夸克。这样简单的分子在人体不可能没有，人体是所有的分子都有的，只是少一点而已，一种单一分子对身体要么没效果，要么就是最毒。

　　为什么最毒？最少的分子在人体中本来就很少，这个分子有没有毒完全在于剂量，剂量看起来很少，但对人就是最毒。有一句话叫作是药三分毒，有病病受之，无病人受之。同样一种药针对某一靶点，比如肿瘤长了很大一个包块，上面有这种药的受体，所有的分子都跑到肿瘤那个地方去了，这叫富集，叫有病病受之，如果没有这个肿瘤，同样剂量进去，全部分布到正常人体，特别是心脏，必然对人是剧毒。

关于整合用药，一个物质有毒的，但加上另一个或两个物质就没毒了，但是有治疗作用。我们中医有一个紫金丹，紫金丹由两种东西组成，一个是砒霜，一个是豆豉（日常食用的豆豉），砒霜有剧毒，加上豆豉就没毒了，砒霜加上豆豉中的赖氨酸就形成对氨基苯砷酸，不仅没有毒，反而能够治疗哮喘，效果很好。治疗哮喘，还不是抑制引起支气管收缩的问题，吃了以后不哮喘就行了，整合药学因此而生。

整合药学究竟要做什么事？我过去讲八大整合。今天讲几个例子。

第一个例子，间接靶点，歪打正着。现代药学研究是找靶点，一个药针对一个靶点，所谓的精准药学（精准药学这个提法不太正确），药物是用来治病的，你精准到某个地方其实和治病无关，那就不能叫精准药学。或者你根本找不到靶点。慢性病就没有什么靶点，有时是歪打正着。比如肿瘤细胞耐药，而且是多药耐药性，一个耐药了，结构和功能完全不一样而且没有用过的也耐药，怎么解决？去找靶点？并不是，只要把肠道里的菌群换一下，其他不动，很快就恢复敏感，原来那个没效的药就有效了。

又比如肝炎病毒，肝炎病毒治疗到最后耐药了，无效了，一个又一个抗肝炎病毒的药生产出来，都耐药了，怎么办？其实也把肠道细菌一换，再用就有效了，这是什么道理？肝炎病毒进入人体是很厉害的，但不是所有肝炎病毒进入人体都会得病，很大一部分病人有肝炎病毒，但他活得好好的，不得病。这种人你打一两肝炎病毒进去，他只是体重增加50克。我们药学必须要会医，不会医，只讲分子与靶点，最后治不了病，没有任何用。歪打正着有时改换肠道菌群可使抗癌药重新有效。

有一位院士候选人，他做了一个药找不到靶点但有效，这是什么问题？我说师徒两个打靶，师傅和徒弟比赛。徒弟来晚了，师傅很生气，骂他，"你怎么能这样呢，起码要尊重师傅，时时处处尊重师傅嘛"，枪一响，徒弟自己没有中，师傅那个靶中了10环，但师傅还没打。怎么回事？师傅通过他的权威，影响了徒弟，徒弟尊重师傅，帮他打了一枪，因为害怕师傅打不上，这叫间接中靶，中药与靶点有时就是这么回事。中药是通过体内或细菌或其他办法，不是直接对靶而是间接对靶。你怎么能找到靶点呢？这叫歪打正着。

第二个例子，一药多用。现在找新药很难找得到，国家新药创制重大专项花了几百亿，干了六七年，最后研制成功13个新药，全是针对老靶点，其实全世界都是这个样子，现在只有500多个药靶，而且很难找到好靶了，慢性病是多靶点，你压住这个，那个又起来。一药多用是什么意思？一个药进入体内绝对不止一个作用，它有大量的副作用，副作用其实也是药品的作用。它对不同器官、不同的时相是有作用的。什么叫正作用？是人为规定的，认为它治疗这个病就是正作用，剩下的都是副作用。有时副作用可以变成正作用，伟哥就是这样发明的。

第三个例子，老药新用。我们有几千种西药，有几千种中药。这么多药可以说治疗人类大多数疾病都够了，比如治疗禽流感，多用的是张仲景的方子。阿司匹林，1000多年前我们用柳树皮、柳树根解热镇痛，后来从中研究出阿司匹林，现在超过阿司匹林这种药的不太多，200年前因为治疗心脏病得了诺贝尔奖，又过了一段时间，它能影响凝血系统又得了诺贝尔奖，一个药影响两个系统得到两个诺贝尔奖。它还可能得第三个诺贝尔奖，因为治疗消化道的结肠癌，比如抑制结肠癌息肉变癌，效果很好。最近有人发现，它治疗不孕症也有效果。一个老药有多个用途，老药不能说只干一个事，它可以一专多能。

第四个例子，南药北用，南方的药拿到北方来用，北方的药拿到南方用。北方太冷，人受不了，跑到三亚去，东北人就这样，三亚太热又回到东北。大家想一想，我们可不可以把东北抗冻的药拿到南方去用，或把南方的拿到北方去用，当然可以。又比如广东有个新会县，新会县有陈皮，止咳效果特别好，不是那里橘子皮好，因为把那里的橘皮放在别的地方止咳就不是那么好。新会那个地方，肯定是细菌与其他地方不一样，橘皮被那里细菌感染后会产生什么，我们不知道，要靠我们现代人去研究，这种思路不一定对，但新会的陈皮就是有效。大家记住南药北用、北药南用，东药西用，也可西药东用。

当然也可男药女用，女药男用，宁夏回族的回药就有这样的例子，比如女性的月经不调常用益母草，男性性功能障碍时用淫羊藿。女人更年期综合征给她用淫羊藿，男人更年期综合征给他用益母草，对很多人都有效果。所以，多一点思想，当一条路走不通时，想想对面怎么走过来的，互为前进，互为创新，只有二者整合起来才能得到真理。

整合药学发展的切身体会

◎李校堃　肖　健

　　回顾 25 年来医学研究的经历、团队发展的经历和做校领导的经历，我感觉整合无时无刻不在。我从事医药研究工作 26 年，我的体会是，药学就是整合学科，既要考虑人体生理功能，又要考虑疾病的病理改变，既要研究药物对机体的作用，也要研究机体对药物的反应。药学学科的发展需要整合，在温州我们将教学平台、科研平台、成果转化平台三位一体整合运营，将个人利益、学校利益和学科发展结合起来。

　　整合医学可以给各个学科带来活力、带来资源、带来目标。我们团队 25 年来一直从事生长因子的研究，围绕生长因子与疾病的关系我们进行了深入研究。我们把生长因子研究扩展到骨、口腔、耳鼻咽喉、肾病、眼科、神经、内分泌和心血管系统疾病中，正是由于在生长因子研究几十年如一日的努力，才使得我们在国际上该领域有了话语权。通过生长因子和疾病的整合，使得医院多个科室的医生都愿意与我们实验室合作，可以取得较好的科研成果，基础临床碰撞出更多好的想法，依托团队在生长因子领域的研究优势也更有利于申报基金项目。目前温州医科大学整合了 20 多家医院作为我们的附属医院，整合教学、科研、研究生培养，例如，瑞安人民医院整合到温州医科大学后，临床教学科研得到大幅度提升，目前在全国县级医院中排名第一。

　　我们非常注重药学和临床的整合，早在 20 世纪 90 年代，我们就与解放军总医院的付小兵院士团队整合合作，开展 FGF 的临床研究，由于在 FGFs 系列药物治疗慢性溃疡及难愈创面的技术与理论的研究方面取得了突出成果，我们作为"中国人体表难愈合创面发生新特征与防治的创新理论与关键措施研究"的主要贡献者，获得了 2015 年度国家科技进步一等奖。该获奖项目是由我国创伤医学领域与药学、医疗器械、材料学等多学科交叉的系列成果，体现了我国在创伤修复、慢病及老年病领域领先国际的救治及研究水平。

由于在温州医科大学、温州大学、暨南大学、吉林大学、吉林农业大学多所高校的任职经历，我们依托生长因子项目，开展了南北高校的整合合作。吉林农业大学具备植物、动物表达体系的优势，我们将生物反应器系统与药物研发体系有机整合，以建设生物反应器研究平台为重点，率先在国内丰富了生物反应器研究的内涵和外延，构建了农学、医学和药学相结合的新的科学领域，实现了农业、医药、工业等领域的交叉与融合，顺利获得了科技部和农业部的重大专项，获批建立了"生物反应器与药物开发教育部工程研究中心"。在温州大学任职期间，我们整合了温大生环学院和化材学院，以及温州医科大学药学院的相关学科，突出学科协同、人才协同、资源协同，联合攻关合作共赢，持续提升创新活力，成功建立具有独立事业法人单位的温州市生物医药协同创新中心，通过两年多的建设，初步建成了生物技术、化学创新药物、生物医药学术高地，以及创新中心、研发基地和产业引领阵地；为提升区域生物医药产业核心竞争力和自主创新能力，打造浙南区域人才培养中心、知识创新中心、研发转化中心贡献了重要力量，中心先后获批"生长因子与药物开发浙江省工程实验室""浙江省 2011 协同创新中心——浙江省生物医药协同创新中心"，为地方高校之间合作的协同创新中心摸索了一条整合的道路。

高校学科的发展落脚点还在于人才的培养。通过平台的整合，我们创新的教学和人才培养模式，推动了温州大学与温州医科大学课程和师资共享、学分互认等扩大教学资源的共享，充分发挥园区集聚效应。在招生方面加强各类宣传与展示活动的协同合作，统筹规划招生计划，吸引更多的优质生源；在课程共享方面，相互开放具有通识性质的公共选修课和一定数量的特色专业和优势专业课程，供对方学校学生选择，给予学分认定，同时共享校内外名家讲座；在资源共享方面，将两校的优质师资、课程、教学材料和教学环境、图书期刊等资源打通，实现线上线下资源的最大化共享。同时，双方共享教师培养资源，实行教师专业发展学时互认，并将在新专业建设方面相互支持。此外，我们还推动温大、温医、温州肯恩大学共享海外优质教育资源，共建联合研究院（学院）等，通过强强联合、优势互补，提升在温高校国际化办学水平，促进温州城市国际化进程。通过这些举措，我们为学生的专业化、国际化培养建立了良好的平台，提升并实践了"整合培养"的理念，加强了学生能力培养，构建了以学生培养为本的人才培养体系，通过这样的整合体系建设，我们也收获很多，在 2017 年的全国挑战杯大学生课外学术科技作品竞赛中，温州医科大学获得特等奖、一等奖、二等奖各两项，排名全国第三。

在生长因子研究上，我们研究了生长因子中一个最具特色的家族——成纤维细胞生长因子（FGF），尽管其基因序列不是我们发现的，但第一个 FGF 药物是我们研制出来的。我们认为整合不是把一筐东西装在一起杂乱无章地整合，整合是做到深入后、做到精准后的一种耦合式对接、齿轮式对接。整合后，才能在工程中产生科学、在科学中产生技术，在技术中产生产品。所以我们 25 年来就一直围绕生长因子基础、临床、应用做深做透。

一、生长因子在创伤修复领域的整合研发模式

我国每年创伤修复的治疗需求高达 1 亿人次以上，慢性创面的平均住院日为 21 天，平均治疗费用超过 1.2 万元，给社会和家庭造成极大的负担。FGF 作为在皮肤、毛囊和汗腺等组织修复中最为重要的调控因子之一，将其开发为缩短创面愈合时间、提高创面愈合质量的创新药物具有重要的临床意义和社会价值。我们团队解决了长期制约 FGF 产业化的系列工程技术难题，在国际上率先研制出 FGF 系列创新药物，并广泛应用于烧、创伤和糖尿病并发症的治疗。

我们在国内率先采用基因工程方法构建了重组 FGF 基因工程菌，采用发酵方法实现 FGF 规模化生产，解决了 FGF 牛脑垂体提取工艺复杂、得率低、成本高、难以规模化制备等技术难题，获得国内第一个重组牛 bFGF 一类新药。利用 cDNA 克隆技术，构建了传代稳定的高效表达人 FGF 的工程菌株，采用高密度发酵法及改良的二步排阻提纯工艺，分离得到纯度大于 99% 的目的蛋白，解决了 rbbFGF 免疫原性问题，实现第二次技术提升，成功开发重组人 bFGF 一类新药。同时在国际上首次对人源 aFGF 进行遗传改造，成功构建了高效表达的 rhaFGF135 基因工程菌株，解决了 FGF 包涵体表达以及 N 末端易降解、易于聚合变性的工艺技术问题，获得人酸性 aFGF 一类新药，实现产品的第三次技术提升。进一步从分子、细胞、动物模型及临床观察水平进行深入研究，系统阐述了 FGFs 促创伤修复、神经保护及心肌保护等药理作用机制，并首次开展大规模多中心双盲临床试验，结果证明 FGF 对大面积烧伤、慢性难愈性溃疡等疗效显著。

我们首次在国内开展外用 FGFs 的临床药理研究。迄今累计观察临床病例 3600 多例，研究观察病例涉及大面积烧伤、慢性难愈合创面（如糖尿病病人的慢性创面、褥疮、瘘管、慢性溃疡）、慢性肉芽创面以及整形手术后创伤愈合等。研究结果表明，FGFs 对来源于中胚层和外胚层的细胞（如上皮细胞、真皮细胞、成纤维细胞、血管内皮细胞、角膜细胞、神经细胞、胶质细胞、骨细胞等）具有促进修复和再生的作用，是目前疗效突出的促创面愈合新药。

FGF 系列新药先后在北京解放军 301 医院、上海长海医院、广州南方医院等 60 多家三甲医院进行临床试验研究，目前在国内外应用已经超过 100 万例。*Lancet* 杂志首次报道了我们研制的 rhFGF2 临床试验，结果表明 FGF 应用于烧创伤、皮瓣移植、糖尿病溃疡等能够显著加快创面愈合速度。对 FGF 新药临床应用近 20 年的跟踪观察，未见过度增生和异常增生等不良反应。临床应用表明，FGF 新药改变了在创伤修复过程中以抗感染为主的传统治疗方式，为创伤修复和组织再生提供了安全有效的主动修复和功能修复新治疗手段。rhFGF2 药物的临床应用已写入

《外科学》等临床医学本科教材，Springer 出版的 *Wound Healing and Ulcers of the Skin Diagnosis and Therapy – The Practical Approach* 和 Wiley 出版的 *The Foot in Diabetes* 将 FGF 列为临床医生指导用药。rhFGF2 被国际创伤愈合学会（Wound Healing Society）写入"急性创伤愈合治疗指南"，并列入国防战备用药及国家医保药物目录。

在前期所获得的 FGFs 家族三个国家一类新药证书基础上，结合 FGFs 家族成员的结构和新作用特征，成功研制了 FGF10 冻干粉外用制剂、FGF7 冻干粉注射制剂、FGF10 滴眼液、FGF21 注射液和 FGF1 凝胶剂等，在制剂开发过程中，选用抗氧化剂抗坏血酸、人白蛋白、低分子量肽、甘氨酸及金属阳离子等作为蛋白活性保护剂有效地提高了蛋白制剂的稳定性。我们对多种载药材料进行了筛选，在国际上首次成功研制适用于如瘘管、褥疮等的 rhbFGF 与胶原复合活性材料，该材料成为我国第一个上市的载药医疗器械。率先建立了该生物材料的生产工艺及活性标准，建立了特殊冻干曲线下的海绵状成型技术。该材料入选国家商务部对外国际援助目录和全军战储目录，用于国防及军事救急配备品，成为我国具有自主知识产权的重要战略军需产品。

二、生长因子在代谢调控领域的整合研发模式

为了更好地开发新药，我们必须系统而深入地开展细胞生长因子创新理论研究，探索新机制，发现新靶点和新功能，推动细胞生长因子类蛋白药物新发展。我们从分子水平阐明 FGFs – FGFR 信号传递的精确机制，指导药物新靶点的发现：①FGFs 的多种生物学效应均依赖于 FGFs 与受体 FGFR 的结合，并促使 FGFR 二聚活化后再激活下游系列信号通路。该项目成功捕捉到 FGFR3 激酶区域相互磷酸化的瞬间结构，为准确理解 FGFR 以及其他 RTK 自身激活的分子机制提供了重要信息；②设计、构建 FGFR2、FGFR3 和 FGFR4 激酶区域多个功能获得性突变体，发现受体激酶点突变导致激酶处于异常激活状态的精确机制，为特异性激酶抑制剂的设计和优化提供了重要的结构依据。③阐明 FGFR 同时结合和激活下游信号底物 PLCg 的 2:1 精确模型，为理解 FGFR 激活下游信号转导提供了重要的分子信息。

近期我们与美国纽约大学医学中心 Moosa Mohammadi 教授团队通过 8 年的联合攻关，在国际上率先解析"抗衰老蛋白 αklotho – 成纤维细胞生长因子受体 1c（FGFR1c）– 成纤维细胞生长因子 23（FGF23）"三元复合物晶体结构，相关成果在 2018 年 1 月以长文（Article）形式发表在国际顶级综合性学术期刊 *Nature*。作为 FGF 领域里程碑式的发现，该项研究驳斥了一项存在了 20 年的猜测——以古希腊神话中纺织生命之线的女神 Klotho 的名字命名的 αKlotho 是一种可以独立发挥衰老调节的因子。从解析的三元复合物结构中可以清楚地看出 αKlotho 作为一种非酶活蛋白，它的调节衰老的功能则是与 FGF23 和 FGFR1 形成复合体并协助后两者来实现的。由于已有的研究证明 FGF23 在体内的异常表达与肾病的发生发展有密切

的关系，是慢性肾病的关键治疗靶点，因此该项研究为新型肾病诊断试剂和治疗药物的设计与开发提供了清晰的结构蓝图。这项研究还颠覆性地指出肝素这一广泛存在于人体多种器官的多糖，对内分泌 FGF 家族活性发挥同样是必需的，进而明确了肝素是庞大的生长因子家族所有成员促进受体二聚化并产生相应生物学功能的"万能钥匙"。

对 FGFs 内分泌家族成员作用及相关机制的研究是我们近年的重要方向，并且围绕这个方向也取得了多个重要突破，尤其是研究并阐明了 FGF21 是通过脂联素信号通路来发挥血糖血脂调节的新机制。我们在临床率先发现内源性 FGF21 表达水平与糖尿病发生发展的内在联系，并采用外用重组 FGF21 证实了该蛋白对糖尿病的治疗效应：FGF21 是成纤维细胞生长因子家族的新成员，是一种特异性作用于肝脏、胰岛和脂肪组织的新型代谢调控因子。本研究团队通过对大量糖尿病临床样本的收集与分析，率先发现在糖尿病病人中 FGF21 处于高表达水平，这种应激性的代谢调控因子过度上调给了我们重要的启发，认为 FGF21 水平的高低与糖尿病发生发展存在紧密的内在关联性。临床的发现推动了本科研团队在 FGF21 基础研究领域的发展，我们采用基因重组的方法表达和纯化了 FGF21 蛋白并且在细胞和动物水平系统研究和确认了 FGF21 能显著降低糖尿病鼠的机体血糖血脂，改善胰岛素抵抗并且具有一定程度上对胰岛 β 细胞的保护功能。

进一步，在国际上我们率先阐明了 FGF21 可通过脂联素信号通路发挥降糖降脂作用的分子机制：FGF21 在体内糖脂调控方面的重要作用引起了国际学术界和制药界广泛的关注，但对 FGF21 降糖降脂以及改善胰岛素抵抗的准确作用机制一直缺乏清晰的认识。通过系统而深入的研究，本科研团队提出了 FGF21 的上述作用是通过胰岛素增敏激素 – 脂联素（Adiponectin）来介导发挥的新理论：首先我们通过给予 db/db 和 ob/ob 糖尿病小鼠 FGF21 发现，在给药一段时间后小鼠体内脂联素水平相比于模型组要显著提高；我们进一步构建了脂联素基因敲除糖尿病小鼠，发现低中高剂量的 FGF21 对糖尿病糖脂代谢的调控作用几乎消失，这直接证明了脂联素是 FGF21 的关键下游调控因子的理论，FGF21 通过调控脂联素的表达分泌来发挥其降血糖、调节脂质代谢、增加胰岛素敏感性等生物功能的理论也被国际细胞代谢著名杂志 Cell Metabolism 评选为十年代谢领域十大新发现之一。我们进一步研究并阐明 FGF21 可以通过激活脂联素通路以及改善自噬功能等机制发挥对糖尿病并发症如脂肪肝、心脑血管疾病的重要作用。

上述原创新研究工作系统地阐明了细胞生长因子 FGF 具有共性特征的信号传导特征以及内分泌型 FGF21 发挥代谢调控的独特精确机制，为生长因子体系新靶点的发现、新机制的阐明以及新功能药物的开发提供了充分的理论依据，牵引 FGFs 创新药物体系取得新的发展。这些基础研究工作也极大地推动了 FGF 家族蛋白作为代谢性疾病治疗新药的开发。我们团队新药开发小组已完成了治疗糖尿病新药 FGF21 的全部临床前研究，正申报中国药监局 SFDA 的临床批文并通过了

SFDA 的现场考察，有望近期获得新药临床批件。

三、整合药学理念引导下的新药开发及转化新模式

我们建立药学多学科交叉、药学和医学紧密衔接的整合体系，丰富了产品结构、提升了药物临床应用宽度和广度。该项目以生长因子类药物本身为中心，充分结合临床疾病发病特征以及病人的需求，进行医学和药学的整合考虑，研制开发了一系列新制剂和新给药方式。实现了过去单纯冻干粉制剂向水剂、凝胶剂、膜剂、生物海绵材料等的发展，丰富给药途径的同时，极大地拓展了临床适应证范围、提高了病人的适从性，使得相关药物在全国超过 3000 家医院服务超过 1 亿病人，临床占有率和销售产值过去 10 年增长 10 倍以上。

我们还建立科研与产业化、科研与人才培养紧密结合的新药转化整合体系，利用国家工程技术研究中心和省一流学科平台，与企业建立联合实验室和孵化基地，与企业联合挖掘市场和临床需求并由需求引导药物开发方向，产学研三位一体开展源头创新、技术输出和人才培养，构造了一个快速高效的生物药物开发和转化体系，围绕生长因子类药物的临床转化和产业化相比欧美均提速超过 10 年，真正体现了相关领域的国际"领跑"地位。

整合药学的理论与实践

◎郭　姣

　　整合医学或整合药学，总体来讲根本目的还是为了人类健康，对国家和民族是为了健康中国建设。药学经过几千年的发展，为人类健康做出了突出贡献，但随着疾病谱的变化，疾病越来越复杂，代谢性疾病越来越多，药学研究和分科有碎片化倾向，越来越单一，越来越向化学结构、向分子发展，这样能否对付现在的疾病，已经证实不能。所以，樊代明院士提出了整合药学的概念，我们要整合。

　　中国的历史合久必分、分久必合，呈螺旋式发展。传统的古代药学，医食同根、药食同源是合的典范，到了现代药学，学科细分是分开，到整合药学要合，是螺旋上升。通过这个合我们能达到什么目的？关键是要以人为本，有两个核心，做好药和用好药，如何才能做出好药？如何把好药用好？我们有四个整合。

　　第一个是现代药学和传统医药整合，强调药和医的整合，传统的医药更注重人的本源，天人合一，自然和人体的整体合一，人体内各个系统的整体合一，现代药学的一对一，一打一，二者整合起来形成一个以个人权益和以人为中心的整合药学体系。

　　第二个是现代医学和药学的整合，把现代医学的技术体系植入药学研究使之成为一个整合体系，将现代医学最前沿的知识整合，用到医药的研究上来。

　　第三个是把基础研究和临床应用研究整合，过去很长时间把基础研究和应用研究作为二分法，今天看来不对。我们一定要整体的整合，拿出来有用有效的药品。

　　第四个是医药与人文的整合。除了技术层面的整合外，我觉得很重要的是与人文的整合。我们的整合不反对学科的细分，不反对技术的细致，而是要把它们整合成体系，整合药学不只是 $1+1=2$，更强调将最先进的科学技术进行有机的整合，使之对病人对疾病有用。

我们广东药科大学在药学建设方面，一是内涵建设，二是外延建设，三是科学研究。我们在国内率先成立了整合药学院。现在已经开始招生，已有三个年级。培养理念主要从几个角度，厚品格、宽基础、重创新、育人文，由此设置整个课程体系，希望培养出有全球视野的领军人才。整个模式从课程设置划分了四个板块。五大课程模块有思想、生活、心理、学习、就业。本科生用导师制来推动，请名师来讲课。他们自己做了许多学术沙龙，非常活跃。

上星期请经科院的四位顶级科学家为本科生讲座，他们告诉我，我们的学生很优秀，提问非常有水平、有思路。我们已请了十几位院士到学校演讲。从不同的角度，工程的、能源的、卫生的多学科结合，还有来自国外的院士，如加拿大院士、澳大利亚院士都来为本科生讲课。

2017年"南粤大地"举行世界杯中国站比赛，我们拿到冠军，这是中国第一次由生物医药院校学生拿到冠军，以前都是清华、北大这样的名校拿冠军，今年我们拿了冠军，评选学生的生物医药项目，我们在伦敦的比赛进入全球16强。

关于外延建设，除了校内建设，我们成立了整合药学联盟，这个联盟从新药研发、生产、流通到管理全部纳入，参加的高校有30多个，包括北大和复旦的药学院、中国药科大学、沈阳药科大学等都有进入，研究院包括上海细胞研究所、中科院、生物院等，还有行业学会、医疗机构、国内企业、国外企业，外国专家也来了十几位。

关于科学研究，我们学校有22个学院，叫药科大学，药是很完整的，中药、西药、生物药、海洋药全部都有各自的药学院，我校是全国唯一有医的药科大学，我们有临床医学院，有两家直属的三级甲等医院，还有公共卫生学院、护理学院、健康学院等等，同时有食品学院、化妆品学院，我们医工、信工、药工、化工都有，是一个以药为主、药医结合、多学科、药工整合的大学。

举一个我自己研究的例子，是我们学校整合药学最好整合范例。

这个整合主要研究糖脂代谢病。糖尿病、高脂血症、脂肪肝、动脉硬化、冠心病、脑血管病，现在发病率都很高，医疗费用也很高，它既是一个健康问题，同时是巨大的经济和社会问题。一个病有这么多表现，不同的人表现侧重点不同，目前治疗是单病单治。世界上有很多标准，一个病的标准修订不完，不断在修订，国际标准修订出来，真有效吗？超出大家的想象，综合有效率才5.6%，效果很不理想，所以现在新药研发越来越多，发病率越来越高，其实疾病并没有得到有效控制。

我们要反思，为什么会这样？要把它放到整体中来看，我们提出了一个糖脂代谢病的概念，认为它以糖脂代谢紊乱为特征，由遗传、环境、精神多种因素造成，有共同的病理基础，叫糖脂代谢病，糖脂代谢病的提出就是一个典型的整合。我们检索文献，开创性研究都来自我们团队，别的团队现在已有3万多篇相关论文发表。

2015 年形成了一个世界共识，2017 年的双清论坛，我荣幸受邀报告中西医结合防控糖脂代谢病，成了双清论坛的主题，2018 年国科金医学科学部的重点项目指南就是中西医结合防治糖脂代谢性疾病的机制研究，我们的研究从开始没有这个病名到现在有这个病名，到研究、到推动、到成为整个医学部重大研究的科学问题。

我们突破以前对脾肾的认识，发现肝在糖脂代谢中的重大作用，提出了调肝启枢化浊治疗法，同时实现调脂、降糖、抗凝、保护内皮、抑制斑块的功效。

脂肪肝现在发病率很高，然后脂肪性肝炎，之后恶变，什么是关键因子，我们将宏观辩证和微观辩证相整合，建立了一个糖脂代谢病的精准辩证和量化诊断体系，这个诊断体系的应用使我们提高治疗有效率，降低了药占比，成了全国唯一的示范单位。

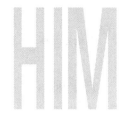

整合医疗大数据

Hepatox：中国药物性肝损伤大数据平台

◎茅益民

　　药物性肝损伤是重要的药源性疾病，临床病人出现肝损伤和所用药物有关，因为所用药本身的代谢产物对肝脏有直接的毒性作用。用的剂量越大，肝损伤风险越高，典型的代表药物是对乙酰氨基酚。

　　事实上，临床上所见更多的是特异性药物性肝损伤，这时出现的肝损伤和所用药关系不大，大部分人使用该药物并无大碍，只有少部分人会出现肝损伤，此类人群是对药物成分过敏，这时出现肝损伤和个人体质有关。

　　在临床试验阶段，很难发现药物到底有没有肝毒性，因为在临床试验阶段，一般入组只有几百人，很难发现药物有毒性问题，多在药物批准上市后，更多人应用时才被发现。此时，药监部门才会采取不同的措施，比如黑框警示。如果导致病人死亡，药监部门才命其撤市。

　　在消化科、肝病科，药物性肝损伤是临床不明原因肝损伤和不明原因肝病最重要的因素之一。在所有药物不良反应中，药物肝毒性占更大比例，约占1/3。

　　在美国，新药上市前需要评价肝毒性，需要通过 eDISH 软件，主要作用是判断药物会不会引起严重的肝毒性，这个软件的设计者是一位上海人。在美国注册的所有临床试验，必须通过 eDISH，由此判断有没有严重的肝毒性。如果有，美国食品药品监督管理局（FDA）不会批准上市。eDISH 是可视化工具，如果病人出现严重肝损伤，会被它定义为 Hy's 法则的病人，符合 Hy's 法则，意味着这些病人的转氨酶超过正常值上限 3 倍以上，胆红素超过正常值上限 2 倍以上。这要十分当心，因为这些人今后有 10% 会进展成急性肝衰竭。一个临床试验有两个 Hy's，这个药 FDA 不会批准，如果批准上市，更多人使用后会带来严重的肝毒性问题。

近两年 eDISH 更新了更多信息。对于药物性肝损伤，不同的人对药物的反应不一样，对乙酰氨基酚剂量越大，肝损伤的风险越高，但并不是每个人使用对乙酰氨基酚都会出现肝损伤，不出现肝损伤的人叫耐受者。有人用药后出现肝损伤，但继续用药，转氨酶恢复正常了，这种人叫适应者。这些人临床上需要关注，因为他们是引起肝损伤的易感人群。

从临床角度，肝损伤有的没有任何症状，只是转氨酶轻微异常；有的很严重，可致肝功能衰竭；有的需要接受肝移植治疗，甚至病人死亡。

哪些人更易出现药物性肝损伤，哪些人更易出现严重的药物性肝损伤，有没有办法预测，目前为止还一无所知。药物性肝损伤的临床表型非常复杂，目前已知，药物可致几乎已知的所有急性、亚急性和慢性肝损伤。药物可导致的肝脏疾病，比如肝硬化，脂肪肝、肝衰竭。到目前为止药物性肝损伤的诊断还是排除性诊断，药物性肝损伤的诊断非常具有挑战性，即使非常有经验的肝病专家，有时在临床上也很难诊断。药物性肝损伤从临床角度，无论是诊断、发病机制、风险因素，我们都还没有好办法进行预测，还无法满足临床需求，所以，药物性肝损伤的研究还任重道远。

但讲起来容易，做起来难。导致肝损伤的药物有 1000 种以上，更加复杂的是人群的异质性，每个人对药物代谢不同，这给药物性肝损伤的研究带来了很大挑战，这类研究需要不同领域的大合作，需要多中心参与来建立大数据，才能真正了解药物性肝损伤。

国际上早在 1997 年在西班牙建立了全球第一个专门研究药物性肝损伤的协作网络，有一个注册系统。2011 年西班牙和拉丁美洲，建立了西班牙拉丁美洲的网络，建立的大数据可以互享，开展了相应研究，在这个领域取得了一些成果。

美国在 2003 年成立了协作网络，欧洲在 2009 年成立了协作网络。实际上韩国、印度都有他们的协作网络。国外这些协作网络主要是建立药物性肝损伤的数据库和样本库，用以开展转化研究。

从研究发现，不同国家所致肝损伤的药物并不完全一致。在欧美国家，引起药物性肝损伤最主要的药物是抗生素，在我国用得非常多，且在不同学科都会用。韩国和新加坡这两个国家引起肝损伤最主要的药物是什么？草药和传统中药是最主要的药物。国外建立了这样的数据库和样本库，开展了系列研究，我们对药物性肝损伤所有的认知几乎都来源于欧美国家，因为他们起步较早。

到底哪些人从遗传背景角度更容易发生药物性肝损伤，是不是和某一些基因突变有关。在欧美国家，曾经开展大型的 GWAS 研究，也发现一些成果，比如有些 HLA 等位基因位点突变，可能跟某一药物的肝脏毒性有关；比如 5701 位点突变，如果用呋洛西林，这些人出现肝损伤的风险要增加 80 倍。去年国外做了一个 GWAS 研究，又发现了一个位点——HLA3301 位点，如果发生突变，可能和药物性肝损伤关系密切。

关于药物性肝损伤的严重程度，导致严重和致死性肝损伤在西班牙注册系统中大概是 12%，在美国注册系统中大概是 25%。

2015 年发表了到目前为止最大样本量的前瞻性研究结果，899 例病人，仍然与真正大数据差距很大。有肝病基础的病人一旦出现药物性肝损伤，其程度更重，死亡风险更高。这对中国有很大借鉴意义，因为中国是肝病大国，有很多人有乙肝背景，现在是脂肪肝背景，有基础肝病一旦发生药物性肝损伤，肝损伤更严重。大部分急性药物性肝损伤，病人转归如何？这方面的信息也来自于欧美数据库，而且是长期随访的数据库。美国数据库提示，一次急性药物肝损伤后，有 10% 左右的病人在 6 个月内死亡，或接受肝移植治疗。6 个月里面死亡的病人或者接受肝移植治疗的病人有哪些特点？它的中位数 AST 水平、胆红素水平更高，糖尿病所占的比例更高。糖尿病病人要格外当心，死亡风险会更高。引起药物性肝损伤死亡最主要的原因是药物导致了急性肝衰竭或亚急性肝功能衰竭，也有一些病人是药物导致了慢性肝病衰竭，我们在临床上碰到一个肝硬化的病人，查了所有病因查不到原因，结果发现与长期用药有关，肝硬化是药物引起的。

在美国急性肝衰竭的数据库中，至 2017 年 1 月总共不到 2500 例病人，美国急性肝衰竭中 50% 以上的病因都是因为用药，其中最主要的一个药是对乙酰氨基酚。美国急性肝衰竭最主要的病因是药物因素，最主要的药物有抗生素、草药和神经系统的药物。在数据库中，草药和膳食补充剂引起的急性肝功能衰竭值得关注，占药物引起急性肝功能衰竭的 20% 左右，减肥保健品比处方药引起的急性肝功能衰竭更多，临床结局更差。自然生存率只有 17%，要远低于处方药引起的急性肝功能衰竭，超过一半以上的病人最终需要肝移植治疗。

急性药物性肝损伤后，部分病人在半年内死亡或接受肝移植治疗，另一部分病人在半年后肝损伤还未恢复。这种病人我们认为是慢性药物性肝损伤，大概占 19% 左右。慢性病人临床上有哪些特征？可能和遗传背景有关，在美国，黑人所占比例更高，药物用的时间更长。另外，这类病人碱性磷酸酶比较高，胆汁一级型损伤所占的比例比较高。半年未恢复正常，随访到一年，有一部分人恢复了，但还有一些病人一年后仍未恢复。没有恢复的病人，是年纪更大者，或发作时碱性磷酸酶更高者。

关于组织学表现，凡第一次肝穿诊断为胆汁一级型肝损伤，如做第二次肝穿，没有例外都变成慢性胆汁一级。提示我们，临床上碰到这类病人，以碱性磷酸酶增高为主要异常，怀疑他是胆汁一级型药物肝损，这类病人更易引起慢性化，恢复时间更长。

我们在国内开展了这方面工作，2012 年和美国药物性肝损伤协作网签订了战略合作协议。我们在 2014 年建立了中国首个药物性肝损伤专业平台，叫 Hepatox。并在 2014 年美国肝病年会上被重点介绍，认为是 2014 年度的进展。

到目前为止，平台上有 800 多种药物，如果需要了解这些信息，可去这个网站上查询。我们也建立了病例上报系统，病人和医务人员碰到药物性肝损伤可以通过网络平台上报。上报系统接到不少病人自报的情况。这个平台也作为临床科研转化的综合性应用平台，有病例管理和随访模块，医生对此感兴趣可以上去注册，你拥有独立的账户，就像管理自己的邮箱一样，可以管理自己的病人。

利用这样一个平台，2015 年我们开展了相关研究，最初开展的是全国性回顾性研究，想了解中国药物性肝损伤的情况。针对 2012 年和 2014 年的研究人群，主要是住院病人。研究的医院，遍布全国 31 个省、自治区、直辖市（除港澳台），包括 303 家医院，在不到一年时间纳入了将近 3 万例药物性肝损伤病例。利用这些数据，在中国住院病人中，3 年总体诊断率为千分之一点七，每一千个人住院有 1.7 个病人诊断为药物性肝损伤，也有 15% 不到的病人因为肝病住院，原因是药物引起的肝损伤。

我们了解到，在综合医院中，前十大类可疑药物，最主要是抗感染药物，接下来是草药、中成药、抗肿瘤药物，是我国引起药物性肝损伤最重要的药物。从单个药物统计，草药占的比例最大，接下来是抗结核药，然后是抗感染药。药物性肝损伤以混合型的潜伏时间长。服用中药和服用西药引起的肝损伤潜伏期不同，服用中药引起肝损伤潜伏期更长。

30% 的病人肝损伤比较严重，ALT 超过正常上限 10 倍，意味着比较重的肝损伤。超过 10 倍为女性更多，服用中药和保健品 ALT 超过 10 倍以上比例更高。Hy 法则是 ALT 超过 3 倍以上，同时胆红素超过 2 倍以上。有 3% 的病人进展为肝衰竭或死亡。我们有 1500 多个病人做过肝穿，组织学上，药物性肝损伤呈现各种各样急性、亚急性和慢性肝损伤。慢性大概占 16%，有的药导致长期肝脏损伤。

除回顾性研究外，2016 年启动了前瞻性的研究，纳入 100 个医院，已经超过 3000 例病例。2014 年开始 Hepatox 上线后，我们的数据库已累计超过了 3 万个病例。从规模看，药物性肝损伤的数据库领先于美国和欧洲，是全世界最大的数据库。另外，我们建数据库前考虑了标准化，所以我们的数据库和欧美是直接匹配的。

我们也开始朝人工智能方向发展，在去年美国 FDA 药物性肝损伤的专题研讨会上，专门邀请我介绍中国的工作和中国的经验，我们尽管起步比欧美国家晚，但进度非常快。美国对中国的工作非常关注。

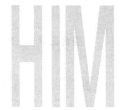

ERAS 数据库的建立及应用

◎赵青川

ERAS 的研究，外科同道对这个名词非常熟悉，就是加速康复外科围手术期的管理改革。ERAS 有什么好处？能减少病人痛苦，缩短住院日，降低医疗费用，使病人、医院、社会三方获益。但很多医院没有开展起来。腔镜要做，三甲医院100%、二甲医院50%都有腔镜。但 ERAS 怎么推进？有什么问题？效果是不是相当好，有没有想象的那么好？需要做进一步的验证。

在我们西京医院的麻醉科、数字化中心，张建中博士以胃肠外科为中心建成了大数据，想了解 ERAS 临床路径措施落实的程度。在 ERAS 推进中，很多同道认为安全性不够，比如做了胃切除，第一天能不能吃饭，能不能喝水，一喝水就漏，第一天吃饭喝水安全性怎么样，需要采集一些数据，为院方管理提供参考。

数据构成分几部分，护理病历、医生手术记录、医疗数据、医生病历、医院辅助科室的所有数据，比如 LIS 系统，医嘱单等。除此之外，我们还收集病人的感受，病人的报告，每天问三五个问题，今天吃饭没吃饭，喝水没喝水，伤口疼不疼，有时医护间记录有差错，要么漏填，要么误填，所以要注意核对，然后将这些数据合起来建成一个数据库。这个数据库总共条目字段是1200多个，包括病例、手术、体检、用药、麻醉、医嘱、饮食、检验、检查、护理。有些数据是可以填的，比方检验、检查、影像、病理，但有些数据库没有用，医生病程记录从来不填当天下地没下地，伤口疼不疼。为把数据库建好，我们做了一个结构化的病例，每一项医生必须要填。

向病人采集信息，看病人感受怎样，做了 APP 端，做成病人报告表，首先自己扫描，扫描后每天报告。数据包括院前、术前、术中、术后还有出院后，几乎 ERAS 文献中报道的能加速康复，减少并发症的所有措施，我们都把它采集到。

我们用一个月时间，正式建成数据库，从3月到4月，现在已达1127例病人。

包括胃癌、结肠癌还有食道癌，但以胃癌和结肠癌为主。从采集的数据分析 ERAS 措施现状到底怎么样。ERAS 措施列举了 22 条，术前的功能锻炼、营养状态、是否戒烟戒酒、手术前 2 小时是否摄入碳水化合物等；术中是否控制体重、预防性镇痛做得如何、恶心、呕吐、微创等情况；术后当天下地活动、疼痛程度、胃管是否拔掉，还有尿管、腹腔引流管，一共 22 条，以这 22 条观察每个科室，每个医生，每个小组落实得如何。分析数据，西安病人吻合口瘘高发。病人戒烟，要求每个医生去落实，科里反复讲，每人发手册，22 条措施，看执行情况。抽烟的病人只有 59% 真正开始戒烟，饮酒者只有 70% 以上戒酒。禁食时间 6～8 小时之内只占 60%，我们要求缩短禁食时间，一般 6 小时就可以。病人禁食时间是 8～12 小时的也很多。禁水时间大约 4 小时，也有 2 小时，比例不同。尽管手里拿着临床路径或管理指南，但落实起来还有些问题，不是每个病人都一样接受。比如肠道准备，建议无便秘的病人不做肠道准备。真正做肠道准备有 60%，按加速康复外科要求不做肠道准备的占 37%。术前两小时摄入碳水化合物者仅 40%，这样的病例很多。胃管拔出时间，75% 是一天以内，尿管拔出时间是一天以内，比以前进步很大。

术后进食量没达到要求，0 天小部分开始进水，多数是在第 4～5 天后，ERAS 手册都有，但术后禁食、禁水时间还是偏长。肠内营养液 0 天时平均 600 毫升，我的病人术后第一天都是 1000 毫升，有些病人一滴水都不喝。有些医院 7 天内不让喝水，反映什么问题？与操作手册、操作指南严重不符。

下地活动时间，要求病人当天下床半小时，术后第 1 天下地活动 6～8 小时，我们的平均数为第一天下地活动 2 小时，到第 4～5 天下地活动 4 小时，远没达到加速康复外科的要求。

看数据有好处，数据量很大，可细分到各个科室。进食时间、下地活动时间、伤口疼痛情况，不同科室之间情况不同。不同术者或带组教授，每项措施落实都是参差不齐，有些落实很到位，有些根本不落实。总体看 ERAS 的 22 项措施执行率，超过 50% 者占 94%，但超过 70% 的非常少。只有一半病人落实了这些措施，有一半病人没有落实。结肠癌超过 70% 落实措施者占比不足 3%，这很危险。

执行后会不会加速病人康复，降低病人痛苦。拿术后评分来说，要求是无痛病房，病人疼痛评分要少于 2 分，相当于少于 20 分，大部分病人平均术后 5 小时都是大约 30 分，8～16 小时到 50 分，这是中等疼痛到严重疼痛，大部分病房对病人镇痛措施还没到位。我们宣传无痛病房，无痛手术，无痛胃肠镜，无痛人流，无痛分娩，无痛开颅。拿出数字看总体执行率，可以具体到每个医生和教授，通气通便时间，生活质量，术前生活质量 80 分，术后 3 天之内是下降的。等 1 个月左右开始慢慢恢复，最多三周后开始恢复，既然是加速康复手术，3 天之内生活质量下降应该越小越好，生活质量应跟术前接近才理想。平均住院时间，总体是 5.9 天，胃手术是 6 天，结肠手术是 6.08 天。这些措施，执行到 70% 的，不足 5%。

住院时间每年都在缩短，是 ERAS 起效了引起缩短，还是与 ERAS 无关。加速康复外科可以降低医疗费用，只要是 ERAS 的分会场都说降低了医疗费用，真实研究数据拿出来，我们科是西京医院做 ERAS 的一面旗帜，培训了很多学生，办了很多学习班，给医院编了很多手册，很多指南，很多的规范，医疗费用有没有下降，而且是逐年在升高。住院费用没有显著下降，是否跟 ERAS 措施没有落实有关。还是因为物价上涨。并发症的种类比以前多了还是少了，数据库把一年的情况倒过来看，如果倒回 10 年的数据库，按年份比例就可看出趋势。术后主要并发症的种类，以肺部感染和吻合口瘘为主。再入院率 33 天为 6%，这应跟历史做比较，看执行 ERAS 后是否增加了再入院率，分析的目的在于提高和改进。

ERAS 落实比例那么低，是什么原因。比如手术记录单，按规定只填了 55%，还有 45% 没有填，这完全不涉及医疗风险，是医疗医护人员的态度问题。再看一下报告表，入院前 54%～60%，手术后第 3 天降到一半，第 7 天基本消失。病人的依从性不佳，22 条措施，不仅医务人员依从性不好，病人依从性也不好。病人依从性不佳反映医生宣教管理不到位。

考虑到措施不到位，我做了一个问卷调查，拿出 ERAS 最关键的三个因素：第一个因素是逆方向镇痛，无痛到底做没做，疼的因素预防性镇痛措施没有执行。第二个因素是肠内营养没有早期开展。从 7 个问题调查，分析医务人员依从性不好到底是科学观念不认可还是懒惰，或是管理出了问题。下床活动，要求病人当天下床半个小时，第一天 6 个小时，第二天 8 个小时，但执行率很低。术后未早期下床活动原因是什么？是对措施不了解还是知识面宣讲不足。我们要加强教育，有没有制度上的约束，有无引导或鼓励。由此可以提高 34%。早期肠内营养没有执行的，担心吻合口瘘，这是观点不同，应做一些临床研究进一步证实。有的医生担心病人早期打完后腹胀，病人不能耐受。还有部分医生认为上级没有要求，下面医生自己埋头干，在技术上要改进，让他能够耐受，不产生腹胀，这要做研究，改进手术方案。早期下床活动，疼痛达到 59%，第一天、第二天不能下床活动，说明什么？医生没有很好地完成预防性镇痛措施。我们把疼痛叫作第五大生命特征，也是人文关怀最大的体验，每个科都搞优质服务、笑脸服务。

当前普及 ERAS 的困境，首要因素是医务人员依从性不好。如何破局？要有数据采集的手段，精确到科室和小组，奖惩要到个人。管理者、院长、医教部主任、医疗科科长要制订一些考核指标。有了具体数据，是哪个科做的，哪个人做的，要么进行绩效管理，要么进行质量考评。借助大数据逐步解决理念上的异质性，就是医学观念上的异质性，对安全达成共识，再进行一些医学研究。医务人员要和研究数据的专家相整合，各负其责，最后才能达到最理想的结果。

医疗大数据研究的方向和挑战

◎蒋　昆

近年来，医疗大数据作为一个热词被医疗行业广泛关注。

那么什么是大数据？麦肯锡给出的定义是传统数据库软件处理能力以外的数据集合，或数据文件大小超出传统工具可以处理的范围。IBM 给出的 6V 定义则更广为人知，即：数据量（Volume），速度（Velocity），多样性（Variety），准确性（Veracity），连通性（Valence）和价值（Value）。《大数据时代》的作者维克托提出了一个核心概念：大数据是不用随机分析法、抽样调查这样的捷径，直接采用所有数据进行分析处理的思维方式。我们知道，人类认识自然世界习惯于归纳数学模型，简化认知过程。比如物体加速度可以通过公式计算结果，非常简单，但肯定是存在误差的。而利用大数据思维解决同样的问题时，就需采集物体运动过程中的全程数据进行测算，计算的复杂度和难度陡然上升，但还原度和准确性强于前者。

如此来看，大数据和传统的统计分析确实存在很多不同。从完整性角度比较，统计分析大量采用抽样方法，而大数据是全数据。从及时角度来讲，现有的信息系统获取数据需要在流程节点上设置计算机工作站，由人录入数据，而物联网、传感器使海量实时数据可以自动采集。从真实性角度看，录入数据难以避免人为错误，数据自动化采集则更加准确。再看多样性，现有的信息系统数据大部分属于结构化数据，而大数据时代不仅关心结构化数据，图像、影音等多媒体非结构化数据也同样备受关注。比如现在发展迅猛的语音、影像人工智能相关应用。可以说，大数据是一次认知方法的升级，大数据落地最核心的条件是大数据思维，而大数据思维实际上就是数据分析师本人的思维。

大数据既是机遇也是挑战。机遇很好理解，推进医疗大数据产业形成已经成为国家战略，政府配套了大量政策。2018 年 4 月 28 日，国务院发布《关于促进

"互联网＋医疗健康"发展的意见》无疑给医疗行业打了一剂强心针，这充分表明了国家对医疗信息化、医疗大数据的支持态度。不同机构的调研报告也都给出了医疗大数据爆发式增长的预测结论。这些当然都是好消息，但挑战也同样明确。

第一是数据获取非常艰难。仅就医疗机构内部而言，如何解决信息孤岛、烟囱都是个老大难问题。各科室有钱有人，在信息化建设方面各行其是，缺乏统筹标准最终导致已产生的大量数据难以拿到。再就是医疗机构的基础数据质量也是个令人头痛的问题。即使能拿到，质量也不错，但也可能录入不完整。比如一个科研项目，可能需要 100 个数据条目，但信息系统里可能只有 5 个条目对项目有用。

第二个挑战来自数据治理。这对数据提供者和数据采集者都是巨大挑战。技术体系差异导致系统间的互操作性，包括数据收集、清洗和分析都存在困难。法律法规差异导致数据归属和隐私保护缺乏法律遵从。比如之前讨论较多的病历归属权问题，究竟归病人还是医院？

第三个挑战是市场成熟度不足。目前还缺乏在广泛认可的机制下可供数据交换的市场，无法发挥倍增效益，大数据汇聚效率比较低。

第四个挑战是文化氛围问题。国人共享精神相对薄弱，抱着"只想共享别人的，不想给别人共享"的思路的人群不在少数。

第五个挑战是分析能力欠缺。从 IT 方面看，自然语言识别、病历后结构化、多元高维数据降维、人工智能、并行计算、云服务、可支撑大数据计算的基础设施技术架构都存在不小的提升空间。更重要的是数据分析能力有待提高。早在 2011 年，部分前瞻性较强的公司就开始关注医疗大数据应用，频繁与医院交流，希望院方能够提供思路，探索医疗大数据落地方案和公司定位。但医院是同样困惑的，需求客观存在，限于双方知识体系的差异，就是无法有效合作。连医院信息部门这样的沟通桥梁部门都存在沟通障碍，对临床专家来讲只有更加困难。要发挥医疗大数据的作用，必须培养临床医学、信息技术和数据科学交叉的复合型人才。

最后一个挑战来自组织力。医疗大数据要推广，要真正做出一个好案例，需要五种角色通力合作。一是顶层设计者，需要提出大数据研究中的关键问题，确定目标愿景。二是数据提供者，要有能力对业务流程进行改造。三是数据集成者。医疗信息化已经推进了二十多年，先行者不会想到，今天医院信息化会对数据质量和共享提出这么高的要求。近年来从国家卫计委到医疗机构都非常重视集成平台建设，致力于加强数据间互操作性，构建数据生态。对信息化建设起步较早的医院而言，这对信息基础架构是一次颠覆性的改造。四是数据分析者，要有交叉领域知识背景，精于洞察分析，善于使用统计工具。五是应用推广者，要能在不同场合发出自己的声音，实现一种健康的扩张，同时要有自控能力，不让项目走向不确定的未来，形成持续改进的闭环结构。统筹组织五种角色发挥作用的能力往往是项目成败的关键。

医疗大数据究竟能做什么？从数据分布看，个人、医疗机构、科研院所、政府是医疗大数据的主要持有者，因而最容易落地的大数据应用案例主要集中在三方面：公共卫生政策评价、卫生经济学分析和精准医疗。但这三方面单对医院机构来讲门槛都不低，数据获取很难，有没有适合医疗机构的开展医疗大数据的途径呢？

作为医务工作者，我一直有一个梦想，希望能够用最低的成本为病人提供最好的服务，达到最佳的疗效，这也是我心目中的理想医疗。但现实是一方面住院病人平均住院费用在逐渐升高，另一方面药品和耗材占成本比例近七成，病人和医疗机构都没有获益，几乎是双输局面。而成本失控体现出的问题是我国医学科研水平落后，转化能力不强。有这样一个案例，医院教授和数据科学家合作，试图找出 IgA 肾病进展为尿毒症的因素。先在各类文献数据库中利用爬虫程序进行数据挖掘，找到热点关键字。发现 IgA 肾病可能与牙周炎有关，经过设计实验，确实找到了四个菌群。这个案例在逻辑上并不完全闭合，但它给我们提供了一个新思路，大数据有可能改变传统医学研究模式，从而实现弯道超车，引领国际医学研究。所以，医学科研也许可以成为医疗机构推动大数据应用落地的主要方向。

关于研究方向和探索内容，可以简单归纳为聚焦一个方向，提升三个能力。一个方向是指医学领域挑战性问题，三个能力则是大数据汇聚能力、分析能力和服务能力。

现阶段以下方向比较有挑战性。一是真实世界研究。由于人种差异，适用于西方人群的药物和指南并不一定都适合于中国人。根据真实世界研究结果，实现病人画像，药物画像和疾病画像是非常必要和有意义的。跨医疗机构的研究项目对数据治理、数据整合、数据汇聚、可信溯源都提出了更高的要求，公有云、区块链技术推广可能迎来一个契机。

第二个方向是精准医疗研究。自然科学发展的总趋势是从宏观往微观研究，越研究越细小。而哲学作为思维方法论，则更关注从个别有效到普遍适用。开展基因大数据研究，不结合其他来源的数据进行关联分析，就可能盲人摸象。基因大数据研究分析策略已经相对明确，但如何与医院信息系统的结构化数据关联分析，建立一个更宏观的研究方法则还值得探索。

第三个方向是智能决策应用研究。我国医疗资源不均衡的问题比较突出，CDSS 作为一个可能的解决方案，一直备受关注。有了医疗大数据的支持，应用深度学习、神经网络等算法，实现更加贴近人工智能的 CDSS 已经成为可能。虽然现在的人工智能技术存在天花板，但在一些具体应用领域，比如肺结节检出、糖尿病筛查上，已经具有相当高的准确率，值得持续关注。

第四个方向是医疗大数据的采集汇聚。对于医疗机构来说，推进物联网应用建设，提升数据采集能力；建设集成平台，联通信息孤岛；建立数据仓库，强化数据汇集能力，满足越来越蓬勃发展的医疗大数据需求已经成为当务之急。

第五个方向是医疗大数据的挖掘分析。国内有几大流派，电子病历挖掘是热点，大量公司想从海量电子病历获取价值。结构化电子病历虽然便于计算机处理分析，但模板化的应用使得病历内涵质量下降，如何取舍，让人纠结。自然语言能够更好地体现临床思维，如果实现自然语言识别，再进行后结构化处理，就能鱼与熊掌兼顾。这可能成为未来的方向，一旦实现突破，将大幅提升数据挖掘的效率和质量。

大数据并不是万能的，怎样科学的看待大数据？大数据不使用数学公式简化分析过程，提升了分析难度，放大了人的能力瓶颈影响。如果只关心相关性和结果，不分析内在原因和因果关系，就可能增加决策风险。现在看来，大数据可以作为探索科研方向的辅助手段，但仍不能成为研究方法。所以目前大数据充其量只能看作是认知升级，而不是认知革命。

IT 厂商一直在推动"云大物移"技术扩散，这是一盘很大的棋。物联网技术提升数据采集效率，产生大数据；移动通信网络使数据传输变得无边界；云计算负责大数据的存储和计算；最终人工智能去协调整个过程。这是个宏伟的目标，是一场认知革命，而认知革命将会驱动医疗领域颠覆性创新。

综上所述，医疗大数据的方向和挑战可以总结为几个关键词：认知提升、知识融合、技术协同、能力提升和制度创新，而"整合"能力将决定成败。

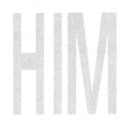

大数据、移动监测与心血管疾病防控

◎顾东风

　　传统的流行病学调查，多采用纸质版本问卷进行面对面调查，得益于移动互联网的高速发展，基于移动互联网技术开发的电子问卷、穿戴设备、健康指标远程监测等新技术的出现，极大地提升了流行病学调查研究效率，再加之穿戴设备硬件成本大幅降低，因此可以大规模投放并应用于流行病学调查研究。

　　随着全球化的合作深入推进，需要开展全球疾病负担评价，医学与健康研究领域为政府健康决策与卫生资源配置提供科学证据。国际上非传染性慢性疾病危险因素协作组（NCD - RisC）研究项目涉及了 195 个国家，8 万余个数据源，逾300 多种疾病和伤害，此为大数据在公共卫生领域中的具体应用，该类数据库通过可视化的形式展示，更有助于广泛深入的宣传和交流。

　　国家心血管病中心流行病研究部建立的队列人群资源，调查了我国南北方 20余省市人群的心血管疾病危险因素及疾病信息，旨在探索心血管疾病病因，以及如何预测心血管疾病的发病，开展了中国人群的动脉硬化性心血管疾病风险预测（China - PAR）研究。美国心脏病学会 2013 年率先发布了心血管疾病发病的风险预测模型，将个体基本信息如性别、年龄、种族、总胆固醇、收缩压、患有高血压后是否治疗、糖尿病、吸烟等指标输入模型后，即可预测 10 年之内或生活至 85岁时终生发生脑卒中、心肌梗死的风险。我国的 China - PAR 研究团队应用总样本量达 12.7 万人的最新前瞻性队列随访数据，最长随访时间超过 23 年，成功开发了更加适合国人脑卒中、冠心病的十年风险预测模型（China - PAR 模型）。该模型2016 年被评为中国健康科技十大新闻之一，随后该团队又应用这些危险因素开发了国人心血管疾病的终生风险模型，有助于快速准确地识别心血管疾病高危个体，促进高危人群以及临床医务工作者在疾病早期采取干预措施。

2010 年美国心脏协会（AHA）总结了 7 项评估心血管健康（Cardiovascular health，CVH）的重要指标，包括 4 项健康行为指标（吸烟、体重指数、体力活动、膳食）和 3 项生理生化指标（血压、总胆固醇、空腹血糖）。China - PAR 团队应用"中国动脉粥样硬化 10 年风险预测（China - PAR）"研究的前瞻性随访数据，分析了这 7 项 CVH 指标对动脉粥样硬化性心血管疾病（ASCVD）发病的联合作用强度和人群归因风险百分比，发现 62.1% 的 ASCVD 的发病归因于研究对象未达到上述 7 项理想心血管健康指标。仅保持理想的血压水平即可减少 44% 的 ASCVD 发病，因此高血压的控制是我国所有慢性病防控的一项关键指标。

大数据如何促进人群健康管理？目前，深圳罗湖医疗集团成立了医共体，共管辖 60 万以上居民。在手机中安装了软件，便可知晓辖区内社康中心的所有门诊流量、住院病人数量、需要高血压治疗的病人数量以及开药情况；公共卫生服务信息与居民健康档案、电子病例等信息均可联通。如果把该模式推广至全国，可以大力推动和发展心血管与慢性病管理，符合规模经济效益。2018 年 4 月 28 日，国务院办公厅正式发布《关于促进"互联网＋医疗健康"发展的意见》，鼓励移动互联网医疗在医学健康领域发挥关键性作用。目前我国智能手机覆盖已超过 80%，因此，利用移动互联网设备推动慢性病，尤其是心血管病的防控，将有助于大幅度降低成本以及增加健康宣传、促进和服务的可及性与普及性。例如，肥胖病人、糖尿病病人只需通过手机 APP、计步器或智能手表便可知晓自己每天的行走路程和能量消耗情况。病人还可以与医生进行互动，提升病人的自控能力和自主行为。此外，移动膳食营养监测设备也是移动互联网医疗蓬勃发展的产物，例如，受试者的衣服前配有小摄像头，用餐时可以将食品进行快速扫描并进行分析，即可得知食物中的能量、含糖量、含脂肪量以及含盐量等信息。此种应用大数据搜集的方法可以有效推动膳食干预行为的改变。

由于数据量庞大，健康大数据的挑战主要来源于如何确保数据的真实性以及进行质量控制。由于数据来源广泛，结构复杂，其整合难度大。不同医疗和健康机构之间，不同省市之间即便是个人病例档案尚不能共享，跨行业信息孤岛现象普遍存在。网络时代个人隐私的泄漏更加凸显国家必须严格管理病人疾病信息、保护个人隐私的重要性，但同时大数据将面临更加难以开放的困境。现阶段，我们花费大量人力、物力、财力保障信息安全，而这正是国内外需要共同面对的挑战。

近期国家出台的《大数据产业发展规划（2016—2020 年）》，要求医工结合、跨学科结合以及人机结合。传统的互联网公司纷纷建立互联网医院以及其他的相关产业群。5G 技术的开发，新型统计学模型的建立等新兴产业都能将大数据及穿戴设备用于我国心脑血管疾病的预防管理和控制，预期将对大数据健康产业和心脑血管疾病防控带来变革性的影响。

大数据时代的真实世界研究

◎韩西安

顾东风院士的报告给大数据时代真实世界研究提供了一个典范，给我们画了美好的蓝图，是今后努力的方向。

当前大数据这个名词到处都可以听到，淹没在世界海洋中。未来全球数据总量年增长率将维持在50%左右，到2020年全球数据总量达到40ZB，其中我国数据将达到8.6ZB，占全球21%左右，接下来从三个方面谈一下当今时代真实世界研究的情况。

第一，大数据时代有三个标志性事件。2008年9月，美国 *Nature* 杂志专刊——*The next google*，第一次正式提出"大数据"概念；2011年2月1日，*Science* 杂志专刊——*Dealing with data*，通过社会调查的方式，第一次综合分析了大数据对人们生活造成的影响，详细描述了人类面临的"数据困境"；2011年5月份麦肯锡研究院发布的报告，给大数据做出了相对清晰的定义："大数据是指其大小超出了常规数据库工具获取、储存、管理和分析能力的数据集。"大数据与数据有什么区别？首先，数据是数字和能够简单编码的文本组成，从根本上讲是具有结构化的，大数据包含各种来源的多维度的数据信息。可由结构化的，也由半结构化，甚至非结构化的数据组成。

研究目的不一样，数据一般用来探讨一般性规律，更多考虑是一种因果性，用的是逻辑和推理方法，建立带参数的模型，得到可以有效解释的结论。大数据主要利用大数据自身的特性来分析特殊性规律，找到不同事件之间的关联性。不是基于推理的方法来做相应的推断，建立的模型不含参数，准确率比较高。

举一个数据和大数据区别的例子。从历史上有很多数学家或统计学家做过这样的试验。验证一个确定性的问题，通过掷硬币以正面或者反面得出的概率是一样的，都是二分之一。从小到大，蒲丰做了4000多例，罗曼做了8万多例，8万多例是不是大数据？目前来讲有 8 万多次的试验应该属于大数据，但它只是为了去验证一个确定性的结论，正反面出现概率都是二分之一。通过八万多次的试验也没有得到 0.5。所以这种数据是大的数据，或数据大，不是大数据。同时揭示追求精确通过增加数据量是很难实现的。

大数据有两个经典的例子，一个是啤酒与尿布，另一个是谷歌与流感。谷歌预测甲型流感的爆发，我认为事实上是建立一种关联关系，从严格意义上讲，我不认为是一种预测。在大数据时代更注重让数据说话，并希望数据能给我们说真话，这个需要改变传统的思维方式，首先要从全体角度来考虑，而不是随机抽样。同时不再热衷于追求精确性，尽量淡化事物之间的因果关系，更多去讨论他们的相关关系。

谈到相关关系，历史上有一个非常著名的例子，四组图形，四组数据，如果按画的图形来看，它的趋势或相关关系是不一样的，但从理论上运作，得到的相关系数都是 0.816，说明两点：第一，数据可视化在大数据分析中有非常重要的作用，刚才顾东风院士不断地强调数据可视化的重要性。第二，数据清理是大数据的前提，从一组数据中明显看出导致一样的结果，因为存在所谓的离群值。所以它改变了整个数据的相关关系。

接下来看真实世界研究，近几年真实世界研究非常火爆，主要源于 "FDA 将真实世界研究取代传统临床试验吗？" 一文，美国食品药品监督管理局（FDA）在 "21 世纪治愈方案" 中提出真实世界研究证据可以用来支持已获批的药物进行扩大其适应证的批准以及用来支持或满足已获批的临床试验的相关需求。所谓的 "真实世界"，在业界常被误解为不采用干预性试验和随机化试验设计，在研究方法上与传统临床研究相区分。FDA 紧接着在《新英格兰医学》发表一篇文章《真实世界证据——它是什么以及它能告诉我们什么？》，一面呼应这个法案，同时向外界展示自己的两个考虑。第一，真实世界的证据不等于不采用干预性试验和随机化试验，它可以是观察研究，也可以是干预性研究，甚至可以采用类似于 RCT 设计的随机对照研究。第二，RWS 用于审批时仍然要遵循严格的科学基础。

传统临床研究与真实世界研究的比较已有很多说法，真实世界研究具有几个特点：首先它基于真实的临床实践环境。第二，受试者的选择不加任何限制条件。第三，干预措施在临床中进行。第四，基于 RWS 的研究结论可直接用于临床实践。真实世界研究代表未来的研究趋势。真实世界研究起源于实用的临床试验，也是临床的真实情况，采取随机开放性，不使用安慰剂，得出的结果有很高的外部有效性，是以病人为中心为结局的研究。

它的优势是：第一，减少传统研究的限制；第二，反映真实世界中治疗药物的临床疗效；第三，临床选择使用新药及新型设备提供客观的对比依据；第四，可以丰富指南；第五，可以更有效平衡疗效和成本间的关系。

当然有这些好处，也有一些窘境：第一，它不以药品为中心，经费来源有一定困难。第二，需要大量的研究样本，对数据多元性以及数据采集存在非常大的难度和工作量。第三，由于数据来源不一样，异质性非常强。怎样把异质性很强的数据整合在一起，对统计方法提出了更高要求。第四，证据等级受到一定挑战。面对真实世界研究，我想到了一个预言，盲人摸象的问题。面对真实世界就像六个盲人面对一头大象，每一组真实世界证据就像盲人一样只能得到大象的一部分，从数据采集，数据统计分析以及开展临床研究，往往都是得到某一部分。但我们不希望像 6 个盲人一样各执一词。这时如果有一个像统计师一样的盲人能把 6 个盲人摸到的各种情况进行合理的整合，完全能够得到一个大象的形状。就是说，如果对于真实世界的研究结果，能把各个部分得到的简单结果，通过良好的统计方法，更好的统计思维加以整合，完全有可能了解真实世界。

大数据能帮助 RWS 充分掌握研究背景，提出有创新性的研究设想和完善的研究设计。大数据可以提供可利用的多源数据和强大的统计分析，保证了数据的多元性、重要性和时效性。对于数据的分析可以采用一体化的数据管理模式，避免原始数据的错误，提高数据处理效率和准确性。定制临床研究云平台，加强研究者项目管理水平，通过各方合作提高科研效率，实现数据的实时化、标准化和格式化。真实世界的研究需要采用大数据技术。

支持 RWS 的医疗大数据需要怎样的"素质"？第一，以病人为维度的数据要集成和整合，要把不同的孤岛和不同信息来源的数据整合到一起。第二，数据要经过预处理，要对它进行规范化和标准化、结构化。第三，尽可能多地覆盖到各种维度，否则数据再大也没用。

由于多元性自然而然对真实世界研究方法的评价产生一种挑战，主要原因由于异质性，也就是它存在更多混杂和偏移。在临床试验过程中，可以通过各种手段来控制偏移的发生。但对于真实世界研究，由于数据从真实世界中直接整合进来，这是首先要面临的挑战。

著名统计学家 Fisher 曾精辟地指出：试验完成后再找统计学家无异于请统计学家给试验进行"尸体解剖"。

传统上常用来控制偏倚的方法有三种：多元分析模型、匹配、分层。再看一个例子，对于一种试验数据，整体有效率是 50%，问题就来了。把它按照男女分层，男性和女性有效率分别都高于对照组。这称之为辛普森悖论，主要原因是有混杂因素的处理，用分层无法有效解决。

为了更有效地在真实世界研究中处理混杂因素，可采用倾向值评分法来控制偏倚的产生。通过对倾向值评分的调整，可以平衡试验组和对照组的分布。这是近年来非常大的热点，用于非随机化的研究越来越多，已在《新英格兰杂志》发表了 67 篇论文，在其他杂志有几千篇。分析步骤具体不讲了，主要是在试验组和对照组间，给它一个倾向性的评分，根据分布来选取均衡的试验组和对照组。

meta 分析后的整合医学

◎杨志平

meta 分析能不能看成是大数据研究的一种方法。我理解，过去的研究技术和方法不够先进，可能经费也不够，做不了大数据的研究，于是就想到 meta 分析方法，meta 分析有什么好处和局限性，我想结合近几年的工作谈一谈体会。

meta 分析起源于 1920 年提出合并 P 值的思想，1955 年初步提出概念，1976 年正式定名为 meta 分析，1979 年第一篇比较正规的系统综述 *Systematic Review* 正式发表。meta 分析的定义是把同类、同质研究进行统计合并，以此扩大样本量，提高结果可信度，实际上是量化的综述。和传统综述相比，meta 分析针对的问题非常明确，有针对性，可重复，而且是定量的。

meta 分析在国内是冰火两重天。火是什么？国内各大高校研究生，包括临床医生对此趋之若鹜。各种培训班非常火热。另一方面有很多专家给 meta 泼冷水，他们认为 meta 分析是一种投机行为，是和稀泥。为什么？一个研究生辛辛苦苦 3 年做下来，花了几十万，也就发一篇两三分的文章，但做 meta 分析的人可能三个月就做完也能发两三分的文章。国内很多高校甚至把 meta 分析不算为研究生的毕业论文。用数据看，meta 分析现在是什么情况？国外统计和国内统计都发现 meta 分析论文数量在增长，到 2010 年 7000 多篇，2017 年已经到 14 000 了。meta 分析论文数占总研究论文数量的比例，到 2010 年不过百分之一点几。这是我自己做的一个研究，我统计了各发达国家和中国 meta 分析论文的数量增长情况。实际上不只是中国在增长，其他国家也在增长，很多人担心中国 meta 论文大跃进，不是这种情况。meta 分析大部分论文还是美国人发的。

meta 分析有两个好处，一是上手快，二是周期短，当然也是被人诟病的地方。它最大的好处是真实的，因为它的数据来源于已经发表过的文献，只是做一个二次统计分析，所以非常真实。不像做基础研究，做老鼠细胞，哪有那么听话，今天叫它出阳性结果就出阳性结果。我们做临床研究，做一个前瞻性临床试验，需要一个团队共同努力才能完成，从设计、实施、随访，是一个团队的工作。现在一个团队做一个临床试验辛辛苦苦五六年，最后交给一个研究生写，他就是第一作者，只有第一作者得到承认，这个评价制度有问题。这种前瞻性临床试验应该是所有作者都有贡献的，我们可以根据贡献区分系数，国内评价不合理。有些人可能担心，你这样说会不会出现挂名的现象。我们应该相信中国知识分子的觉悟。前瞻性的做不了，就做回顾性的。做回顾性的会发现，经常是这个数据忘了测，那个指标没有测，最后好多都做技术处理。meta 分析只是一个工具，既能生产高质量临床证据，也可仅为发表一篇论文而已。我写过一篇述评，meta 分析是中国教育和学术体系的受害者。

博士期间我做过简单的 meta 分析工作，拿到了陕西省优博论文。当时主要研究炎症性肠病，是消化科比较棘手的疾病，分两大类：一类是溃疡性结肠炎（UC），一类克罗恩病（CD）。主要目的是看并发症和复发情况。当时生物制剂刚刚应用到这个领域，主要是单抗为主。我们主要遇到两个问题：一是术前使用生物制剂单抗，会不会增加术后并发症的发生率。第二是术后使用生物制剂能不能有效预防疾病复发。

内容分了三块：第一部分内容看英夫利希单抗对 UC 术后并发症的影响。早期先做一个预试验，搜索完所有数据库发现只有 5 项研究，706 例病人，我们做了一个 meta 分析，当然没有得出确定性结论，也就是一个阴性结果。阴性结果同样可以发表论文，当时发表在消化病学比较知名的杂志 AP&T 上。很快发现英国等很多发达国家的指南中对这篇文章进行了引用，我们觉得这个问题肯定很重要。AP&T 杂志来信告知这篇文章是次年引用次数最高的 20 篇文章之一。我们持续跟踪文献，到 2012 年再次检索，已有 13 项研究，2933 例病人。重新做了一次 meta 分析，把总体并发症分成感染性和非感染性两大类，感染性并发症没有增加，非感染性并发症也没有增加。我们还做了敏感性分析，把它分成各个亚组，各亚组的结果和总体分析的结果都是一致的，而且术前 12 种用药还可能会降低感染性并发症的发生率。又做了发表偏倚的检验，发现三个观察终点都没有明显发表偏倚，所以又投到 AP&T 杂志，很快被接收了，Nature Reviews Gastroenterology and Hepatology 还对我们的文章进行了报道。

第二个部分内容用同样的方法，看用英夫利希单抗对 CD 疾病术后并发症有没有影响，方法一样的。当时发现术前使用英夫利希单抗会轻微增加 CD 术后并发症，$OR > 1$，$P < 0.05$。

第三部分内容想看 TNF 拮抗剂能不能预防 CD 术后复发。CD 是一种慢性疾病，术前找预测因子，术中改进手术参数，术后找各种药物预防都没有找到很有效的方法。找了很多类的药物，做了很多的临床试验，RCT 试验，这些 RCT 试验很多与安慰剂做对照，当时想了一个思路，能不能把所有 RCT 研究里安慰剂这一组单独拿出来做一个 meta 分析，做一个合并。实际上变相做了一个大样本的流行病学调查，因为安慰剂这一组没有进行干预，看这个疾病的自然进程。正当我们有这种想法时，有一篇文献被人发表了，而且发表在消化科最顶尖的杂志 *Gastroenterology* 上。没有办法我们只能做阳性药物，发现只有三大类阳性药物可能有效预防复发，都与安慰剂有一个共同的参照。我们当时用刚兴起的网络 meta 方法，做了常规 meta 分析，也做了网络 meta 分析，搜索文献得到了 15 项 RCT 研究，1500 多例病人。从常规 meta 分析结果可看到，光两两比较分析，无法看出到底哪个好，哪个更强。我们用网络 meta 分析法比较四个观察终点。从网络 meta 分析结果一看就一目了然了，TNF 拮抗剂在三个复发观察终点上都显著优于那两类药物。我们做了蒙特卡罗仿真模拟排序，也是观察三个终点，内镜复发上生物制剂是排在最好的，重度内镜复发也排第一，临床复发也排第一。文章最后发表了，*Expert Review Gastroenterology and Hepatology* 杂志邀请我们撰写相关领域综述，2014 年 8 月份在国际会上作了这篇文章的大会发言。

做 meta 分析有这样几点体会：从选题上，meta 分析一定要选有争议性的问题，有研究说正的，也有研究说反的，这样分析才有意义，如果大家都说这个药好，做 meta 分析意义不大。当然要选这样的问题确实很难，一查发现往往别人已经发表了，最多只是加几篇最新文献更新一下。文献检索大家常用的有几个数据库。评估研究质量和偏倚风险有几个经典的工具。Meta 分析的主要软件一个是 Revman，还有一个是 Stata。报告要规范，随机对照试验的 meta 分析有 PRISMA 规范，对观察性研究的 meta 分析有 MOOSE 规范。

meta 分析有局限性，做了这些年的工作，自己感觉 meta 分析问题挺多。主要有三个方面：第一，纳入研究质量。俗话说得好"garbage in，garbage out"，如果纳入研究的质量不是很高，你做出 meta 分析正确强度肯定不是很好。一定要在前期筛选研究时有严格标准，仔细评估研究质量。在实际操纵过程中，可用敏感性分析或亚组分析进行筛选和判断。对观察研究 meta 分析，国内已有争议了，有些专家认为观察性研究做 meta 分析不太适合，所以结论需要谨慎解释。第二，发表偏倚。阳性结果总是要比阴性结果更容易发表论文，如果一个试验做出来阴性结果很可能发表不了，所以大家检索不到。比如小样本的阴性研究，我们搜索全了，说明没有明显发表偏倚；如果没有搜到小样本阴性研究，肯定存在明显的发表偏倚；如果小样本研究搜索到了，很可能因为质量不规范，风险偏倚很高，产生了一些假阳性结果，尽管搜索到了，但 meta 分析得出来的结果还是会有发表偏倚。第三，临床异质性。我不是讲统计异质性，那可用卡方检验和 I 方判断，用随机效应模型和固定效应模型来初步判断。我主要想谈临床异质性，研究与研究之间在临床参数上存在很大差异。meta 分析最终目的是把一筐苹果打包在一起，最后不小心把梨、香蕉、橘子各种水果都打进来了，结果出来就成了一个大杂烩。西方哲人说过"人不能两次踏进同一条河流"。做 meta 分析，不知大家有没有这种感受，你完全找不到两个一模一样的 RCT 研究，总是可以在各种临床参数上发生变化，纳入标准稍微变一下，各种用药途径、剂型剂量，对照组的设置，总是可以在两个研究之间找出差异来。不可能有一模一样的 RCT 研究。一个药厂花几亿美金、几十亿美金做一个 RCT 研究。不希望拿出一个阴性结果，只要改变几个临床参数，哪怕把研究对象范围缩小一点，总能够得出阳性结果来。实际操作中当然可以用 meta 回归，可以用分层分析，这只是技术层面的处理方法。但从根本上避免不了临床异质性。

传统的临床试验，内部效度很高，通过随机方法、盲法，通过对照组设置，保证研究内部效度很高，但外部推广性很差。它只是一个很局限的人群。最近这几年真实世界研究兴起来了，可能外部性很好，很多因为是回顾性的，方法设计上有一些偏倚局限性，可能内部效度不是很高。将来趋势应是在大数据下的真实性研究，既兼顾到内部效度，又兼顾外部性。从这个意义上，meta 分析这个方法，从方法学上应有一个根本性的革新和改良。

传统经验医学时代，大家认为分散经验不可靠，不可复制。我们把科学方法引进来，最典型的是循证医学，计算群体。引进后有没有感受到，循证医学要把每一个个体进行标准化处理，如果不把个体进行标准化处理，统计学没办法算。在临床实践中，每天碰到的病人哪会是那么标准的病人，每个人的情况不一样，所以个体化医学又兴起来了。精准医学前几年又来了，好像走偏了一点，中国更多关注到分子里去了，实际上本意并不是这样。

今天上午听了报告，包括辩论赛，各种医学模式都听了，陈述正方、反方，未来趋势怎么样？整体整合医学，樊代明院士有很多报告。我只谈一点个人感受，系统论视角下整合医学到底干什么？医学是一个完整的系统，我们要完成的系统目标是维护人类健康。要完成这个系统目标，我们找了很多方法。系统论经历了三代理论的发展，第一代系统论是以控制论为基础。要想拼出完整的系统，最先要找全要素，把各个要素找全，比如把每一块骨骼、每一块肌肉、每一个分子，以及干什么搞清楚。即使这些要素找全了，我们还是无法拼出完整的系统。第二代系统论以信息论为基础，要素之间相互传递什么信息，相互之间有什么关联要搞清楚，比如分子怎么调控，症状体征之间怎么联系。但还是无法完成系统目标。20 世纪末开始兴起第三代系统论就是复杂系统理论，不光找全要素之间的联系，还要让每一个要素之间相互作用，相互反应，产生新的能量，产生新的个体，并不意味着这些要素消失，而是在另一层次上产生个体，产生新个体后完成这个系统需要的目标，这就是整合医学要干的事情。

我做了这么多年 meta 分析，感觉 meta 分析只是玩数学游戏，最多实现 1＋1 等于 2 的效果；医学要实现 1＋1 等于 10，甚至大于 10 的目标，必须也只有依靠整合医学。

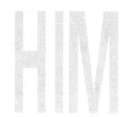

互联网 + 医院建设的体会

◎杨建纯

　　大家讲的都是从医院角度，从一个传统实体医院角度论证大数据对于整个医疗相关的作用。我从互联网企业角度看怎样借助大数据助力传统医疗的发展。这几年，特别是李克强担任国务院总理以来，将整个互联网上升到国家的战略，互联网 + 已深刻影响到我国的各行各业，医疗领域也不例外。大家知道，连接是整个互联网的最最基础，微信实现了人跟人的沟通，沟通变得非常便捷，百度实现了人跟信息的连接，获取信息非常方便。从医疗角度就是病人、医生和医院的连接，这是互联网企业最顶层的连接，通过这个连接，可以促进整个医疗升级、医药升级，一直到医保的升级。

　　我们企业第一阶段开始实现医院和人的连接，每个医院放置前驱服务器，在医生端放医生 APP，病人端有病人 APP。这种简单的应用，互联网将传统医院就诊流程以及门诊流程实现了相关优化和改造。老百姓去某家线下医院的流程放到了线上。我们将医院窗口语音化，已经形成了国家卫计委心理中心面向全国推广的标准方案，病人从智能分诊，找医生，到挂号，候诊，诊疗，检查，报告，除了医生诊疗、检查是在线下，其他都可以在线上，整个支付都可放在线上。就这一个小应用实现了整个医院窗口的优化。

　　医院窗口优化后，我们只是实现了老百姓去某家线下医院就医的便捷。这还远远不够，我们围绕医生打破传统物理空间的限制，让医生更方便地给老百姓实现相关就医。我们在 2015 年 10 月 7 日建立了第一家乌镇互联网医院，在我国的创新试验区乌镇开业，这在行业里面引起了相当轰动和振动，我们开业后确实面临很大的置疑和怀疑，甚至很多是嘲笑。因为一家互联网医疗企业凭什么由原来的轻问诊走到一个医疗核心环节。

　　2016 年上半年，在网上流传过这么一篇文章，国家卫健委对互联网医疗的文件，当时对几个行业打击非常大。但经过858天相关的探索，在2018年4月12日，国务院常务会议原则通过《关于促进互联网＋医疗健康发展相关意见》，互联网医院这五个字，作为医疗新界别，已被国家政府层，国务院文件中得到确认。4月28日由国务院正式将相关文件下发到各地，互联网医院作为一个新业态，成为我们跟其他传统医院并列的业态存在。我们作为一家企业，作为整个行业相关的推动，互联网医疗在整个电子处方、在线诊疗、医生跨点多省职业，都实现了非常大的突破。

互联网医院经过这几年发展，接诊量也稳步增长，目前每天接诊量达72000单。当然互联网医院，有两个标准我们一直在遵循。第一，必须遵循现有医疗机构管理相关条例，依托一家实体医疗机构。第二，只针对复诊病人和慢病复诊病人，相关的健康管理，我们永远不做初诊。

围绕医院的"云化"，我们在支付这一块跟四川省政府达成相关合作，四川成为我国第一个可以实现医保支付"云化"的省份，"云化"老百姓在远端跟医生有诊疗关系后，相关诊疗行为和相关用药行为的费用支付，医保可在线进行相关支付结算。医保支付的"云化"是我们在支付的相关创新，电子病例的"云化"很简单，我们跟黑龙江省政府进行相关探索，把精准预约，包括家庭医生服务全流程，都在我们平台上进行相关"云化"。

医联体要促进整个优质资源下沉，基于传统点对点物理连接，医疗资源舟车劳顿，未能帮扶贫困的地方，但通过医联体的"云化"，优质医疗资源都可通过在线方式实现远端，甚至新疆墨脱地区的医疗资源下沉。

我国问题最大的是全科体系缺乏，基层医疗薄弱，我们在全国各地以标准全科中心打造样板。以这些全科中心支撑国家各个地方，各个区域的社区卫生服务中心，以及相关卫生员诊疗能力的提升。

在九寨沟地震发生当时，我们第一时间提供了远程医疗服务。从数据共享到能力共享，"云"仅是物理变化，人工智能才能真正产生化学变化，才能真正通过大数据到云，到云计算，形成算法。最后形成智能，真正把优质医疗资源集中，形成一种算法和能力，从而支撑到薄弱地方的医疗发展。

人工智能的最大机会在医疗健康，医疗健康最大的应用市场在中国，我国有14亿人口。我们跟浙大成立了微医人工智能研究中心，围绕人工智能分两个：微医属于西医，华佗属于中医，围绕中医和西医的人工智能进行相关研究和探索。现在肺小结节平均准确率在92%，糖尿病视网膜分类准确率99%，宫颈癌筛查超过了临床医生，骨龄准确率达到99%。中医AI方面，我们开发的华佗智能医生服务了300多家医院，基本都是基层医院，累积处方量超过了180万人次。

国家中医药管理局委托我们制定互联网＋中医医疗服务标准。现在互联网医疗相关标准是国家卫健委制定的，关于互联网医院的相关规范，基本上都是参考我们微医制定的相关规范，从企业规范上升到了相关决策。

从云到端，再到智，我们的目的是要打破医院的围墙，提升医生的效率。希望能进到家庭场景，微医云经过近 8 年的发展，现在已经连接了全国 30 个省市，2700 多家重点医院，汇聚了 22 万重点专家，7400 多个专家组，7400 个专家组基本上是中国医师协会相关主任委员以上级别的医生。有 1.1 亿的实名注册用户，累计承接服务量几超 8.7 亿人次，每年为老百姓节省了大概 2000 万工作日。

互联网驱动医疗的升级，核心要把医疗资源由大城市优质地方下沉到基层，以医疗为中心过渡到以健康为中心。我们自己开发的家庭健康终端，实现数据同步、医疗同步、药同步和保险同步，基本上可以把人工智能以及前八年多的优质专家资源提供给相关老百姓。

我们在全国的医院、医联体以及中心，形成了网络服务基地，把药店升级为药准点，再加上服务终端构成了基于医疗企业，基于互联网企业的新型的家庭医生服务体系。

美国最大的企业 ESI 现在有 7500 万的签约会员，年处理超过 9 亿份处方，是世界 500 强企业。我们想对标 ESI，做一个中国的 ESI，推出自己的处方共享平台，从药企到健康消费品的供给，以后由线下医院机构和互联网医院开方，消费者可以在就近药店取药。实现真正医药分家。现在我国大力推广药品零加成，大力推广医药分家，但从现状来说，医和药还是紧密地绑在了一起。为了让医护人员最终真正获得有尊严，有体面的技术收入，而不要从药里有其他的灰色收入，核心问题还是要把医药分开，这是必须要走的一步。今年 2 月 2 日跟中国卫生协会共同发布了全国医疗大数据应用共享平台，处方共享平台，由前任卫计委副主任金小桃等一起共同见证，成立了一个技术单位。

我们的处方共享平台让医院专注在医疗，通过处方平台由药店相关配送，从而形成整个开方到医保支付，再到送药上门的闭环服务。在中医药领域，通过大数据让中医专注在中医角度，整个处方后药品供应都可通过平台实现订单相关配送，从而驱动整个药品供应和供应链的相关改革和变化。对于保险，希望通过互联网技术推动国家商业健康险的发展和促进。国家医保每年都在递进，但商业医保发展还偏缓慢。

我们推出了微医的责任医疗产品，最高保险在 80 万，传承了全程责任医生的团队，就医的安排，还有它的健康档案。责任医疗产品是什么？只要在我们额度内，就可以实报实销，我们利润来源呢？你越健康，我们利润越高，从医疗为中心过渡到健康为中心，这是我们最核心的逻辑。

我们在海南成立了自身的健康管理学院，全科医生培养，跟哈佛大学、浙大共建了中国最前沿的医学中心，在浙江萧山成立了国际医学中心，把全国、全世界顶级的医学技术引入到我国来，并使与临床相关技术同步。从医疗、医药险、云，我们一直在行动，我们一直在努力，为的是促进我国医疗、医药的闭环发展。

整合药理学研究之我见

◎ 刘昌孝

　　药理学研究用药需求，提高用药能力，满足人民的用药需求，药理学研究是非常重要的。

　　目前药理研究遵从的是1967年美国食品药品监督管理局（FDA）的路线，事实上是一个转化模式，目标很明确。从基础研究、开放研究到临床开发，都需要建立安全有效的产业化，保证药品质量。经过几十年慢慢地改变，这个路线和这个模式，从化合物到药物是万里挑一，事实上不是一条理想的路线和模式。

　　从研究思路开始，到药物的发现，要从理想变成现实，需要很多条件。分子不是药，要开发出来，怎么开发得很好？从一开始到最后的成功，每一步都是辛勤的付出。

　　药品是特殊商品，不是普通商品。要针对各种不同的病因，各种不同的需求，药物生产周期很长，风险很大，投入很大，不可预测因素多。药品需求的影响因素多，不同药物需求量差异大，是努力垄断还是努力创新，还是鼓励大家发展。从计划经济看，难以得出结论；从市场经济看，它有开发方向，产业化布局，怎么能达到有效满足需求，这些都是整个药物研发过程需要考虑的。国家药监局改革改了20年，从1998年开始，20年后又回到这个问题。粮食只要几个主要品种就能满足人民的生存问题，但药物不同于粮食，粮食只要能填饱肚子，而药不一样，它要能治疗疾病，所以需求不同。

　　我比较了中国、美国、日本产业化，不同国家有不同药厂。中国药厂有4000

多个，但我们的产品品种并不多。世界上的药品90%以上都是仿制药，去年美国FDA审批了1027个仿制药，只有40多个是创新药，另外97%都是仿制药。从整个世界市场看，有90%多是仿制药，只有9%是创新药，但仿制药中实质上有3%是创新药。我们中国药厂那么多，但中国的产品并不多。

美国用一万多种原料药制成不同规格、不同剂型、不同用途、不同组合，约30~40万个药品，约1/3是处方药，2/3是非处方药，以满足本国和世界市场。2015年版美国药典，有很多品种，很多规格，如阿司匹林就有26个品种规格剂型，共150多个产品在市场销售。我国不是品种太多，而是品种缺乏，怎么理解我国的战略部署？创新药非常难，成本高、周期长、成功率低，这就是创新药的规律。我国每年批准的仿制药多于创新药，每年20~30个，很少突破40个，但每年平均批准的仿制药达690个之多。

药品的安全性和有效性是一个重要问题。美国FDA2013年的白皮书，有9类药物临床疗效不佳，其中抗癌药疗效最差，约75%无效。2016年5月美国癌症研究所的报告，他们评价了2009年到2014年这5年间83个抗癌药，用替代终点来审核，不靠谱的概率较高。我们期待的是有疗效的新药。有人对美国创新药晚进入我国一年两年就有意见。进口没用的药给中国人吃，还零关税，在做中国实验，我们中国人期待的是有效的新药。美国曾有两篇肿瘤研究所写的权威论文，非常有名，它是根据FDA公布的材料分析写成的，大家可以去了解一下。

大家都知道沙利度胺海豹胎事件，所以安全应放在第一位。新药上市申请失败的主要原因，有151个完成临床后的新分子实体药物申请失败，如安全性、有效性、说明书生产控制等，总体约60%以上有这些问题。去年5月份《美国医学会杂志》（JAMA）发表了一项分析报告，FDA批准的药品中只有1/3因安全性风险最后被淘汰，还有1/3给予安全警示，表明新的治疗药品在进入市场后要开展持续性监测，时间一般是5~8年。

药物的生命周期由很多因素决定，好多药物在引入期和成长期之间就"死掉了"。经过两三年后，慢慢进入成熟期，只剩50%~60%，把成熟期的实验做完，再过三年五年，大概还剩30%~40%，最后是衰落期，发现问题很多，已经没有市场，自然被淘汰掉，剩下的也就10%。病人过于相信新药，喜新厌旧，其实不宜只看到新，还要看到很多风险。某个新药值不值引进，值不值得去仿制，这些问题都要认真考虑。

目前世界医药创新回报率明显降低，从2011年的10%，降到了2016年的3.7%，到2017年只有3%了。如何提高回报率？前期工作国家给予了支持，国家重大基金、创新基金、质量基金，都还没有把药品的问题解决好。中药655个药材，80%以上没做过系统研究，药材质量，用在处方里还写了很多备案，缺乏定量定性指标，国家中医药管理局，国家质量监督管理委员会，国家重大专项的基础研究应该支持这些基本数字和素材的研究。

我国在国际格局下，创新药物研发能力一直存在挑战，创新药物研究力量在不断提高，但仍然缺乏很多条件，重大专项出了成果，但数量太少。我们几代人努力了几十年，状况终于有了一些转变，但目前仍还有五大短板：一是医药企业多、小、散、乱的问题突出；二是以企业为中心的技术创新体系尚未形成；三是原料商品品种与制剂品种不相匹配，高污染、高临床、高损耗，对国家药物非常不利；四是医药流通体系不健全，不管是批发还是销售，药品价格越来越高。五是医药产品进出口结构不合理。这些问题要从深层次讨论，国家的管理部门，政府不给予支持，创新能力会降低。目前国有企业贡献大，便宜的药都是国有企业开发的，但重大专项经费有限，是民营企业给予了很多支持，民营企业慢慢变成了私营企业，这个问题需要我们深入研究。

外贸贡献小，企业结构调整的意义很大，现在效率很低。水耗、能耗、效率问题突出，降成本，降能耗，提效益的压力大。民生药品供给的安全性不容乐观。2016年60%的基本药物短缺，太便宜没人生产，也没人保证质量好。最低价中标，便宜无好药。一味降价如何惠及病人？药企对创新药物的研发热情与能力受损。急需药物面临问题很多，罕见病药、低价药物、儿科药物短缺，根据世界卫生组织要求，基本药物由政府采购。怎样评价仿制药一致性？怎么考究行业条件，哪些是企业主体？怎么去评价？现在的仿制药，里边很多产品改了剂型，改了剂量，改了用法。还有豁免品种的评价问题，我们提出来六七十种豁免药物，看看美国、日本、欧盟仿制药的评价，以生物等效性为基础，欧盟的办法非常简单，这个药卖多少年了，只要药效上通过就可以，我们用了14年时间评价几百个化学仿制药。

创新能力与贡献认识，怎么评价创新，面对智力、财力市场战略策略的竞争，如改良型创新，创新能力的评价是不一样的。中国是一个消费大国，不是一个药品大国。我们面临的挑战，环境问题、健康问题、市场问题，我们的开发思路，生产链怎么显现出创新力，药企怎么走向世界，不管怎么说要不忘本来，吸收外来，面向未来。

1999年到2014年，JAMA曾经评价美国批准的新药或能赚钱的药品，前10类药物全是仿制药物。两个"重磅炸弹"都是30年前的老药，道理很明白，就是这些药有疗效，并且便宜。中国在世界卫生组织（WHO）基本药物制度上要努力缩小这方面的差距来满足医疗需求。

我国进口的附加税很高，降低进口税，抗癌药物进口要零关税，变成3%～4%，为我们减轻负担是一个好措施，但我希望进口的抗癌药是真正有效。对国外药物的评价要看JAMA杂志，盲目进口是不行的。

2009年与2016年，卫生总费用占国内生产总值（GDP）水平和个人医疗负担绝对值的比较，我们只占GDP5%～6%，世界平均值为10%，最高的国家占到18%。我们的健康条件2009年在84位，2016年在64位，我们要缩小这个差距，中国梦才有希望。我们的管理机关分成了三个部门，卫生健康委员会，国家医疗保障局，国家药品监督管理局，是分而治之还是合而为之？我们需向发达地区和发达国家学习，提升药品研发、药品流通，健康保健的立法及实践。

多少年来，抗生素的用量一直上升。我国 22 个大城市的统计数字，其中有几个城市，占全国抗生素的 1/4。基本药物的保障，世界仿制药地位不动摇，要保证用药安全。美国过去平均每年 30 个仿制药，到去年高达 1027 个，表明美国也不是只吃创新药，我国不是仿制药大国，也不是创新药大国。中药一年才批一两个。批仿制药，国外不能少于 3 家，中国最多批 3 家。

仿制药对美国的贡献有多大？美国每年估计 2500 多亿美元，相当于我们整个国家所有药品消费的 5 倍。关于市场份额，美国仿制药占 91%，创新药只有 9%，而中国仿制药占 64.3%，创新药占 35.7%。美国是发达国家都用仿制药，中国是发展中国家却用创新药，这是一个怪现象。

关于产业链的管理，目前还有很多问题，全产业链的控制管理非常开放，对仿制药以及医生的评价质量应保持。关于风险控制系统，特别是中药风险，怎么分析风险、鉴别风险、评价风险，遇到风险后，在生产过程中如何预防风险，管理中要有远见，包括技术，都要保证企业可行，包括《中国药典》为核心的国家药品标准体系，中国要想走向世界，要提高标准的科学性，合理性和可操作性，强化标准的权威性和严肃性，由此完善质量标准体系。制定药典管理规范是监管科学的重要课题，药典管理政府部门要给予更多的重视，特别要建立一个规范。

推进监管科学，促进改革发展，有几个条件非常重要，一是政策制定直接与临床用药需求相适应，需要跨越思维。医药产业政策制定也要跨越思维，包括管理科学、社会科学、自然科学。

临床医学基础与临床课程整合的
实践与思考

◎ 曲　巍

医学教育改革是学校提高教学质量永恒的话题。各个学校有不同做法，我们锦州医科大学的改革经验与体会，一共有四个方面：学校改革的主要背景、改革实施的过程、改革主要成效和几点思考。

一、关于学校改革的背景

第一，要遵循世界医学教育改革的总体趋势，世界医学教育改革的发展趋势有几个变化：一是医学模式由生物学模式向生物—心理—社会学转变，疾病的发生不仅是生物因素决定的，也有心理和社会诸多因素；二是质量模式的转变，由过去以疾病为中心向病人为中心转变；三是医学教育理念的转变，过去强调以教师为中心向以学生为中心转变；四是内容体系的转变，从单一学科知识体系向多学科综合性课程模式转变，包括岗位胜任力体系的构建。

第二，要遵循国内教育改革的迫切需要。我国 2012 年颁布了全面提高高等教育质量的若干意见，即提高教育质量 30 条，明确要求高等教育要进入内涵式发展，要进入提高质量为核心的内涵式发展阶段，要创新人才培养模式。教学改革的核心是人才培养模式，教学改革的关键是体制与机制。坚持以提高质量为核心的内涵发展，需要不断地创新人才培养模式。

第三，要遵循医疗卫生体制改革对医学人才培养提出的新要求。临床医学综合改革的若干意见及卓越医生教育实施计划指出，强化以学生职业道德和临床实践能力为核心的医学教育改革，需要推进医学基础与临床特征的整合，推进培养学生自主学习能力的教学方法改革。

第四，要遵循国内医学教育专业颁布的标准，它是推进医学教育改革准确的依据，强调医学院校应积极开展纵向和横向的课程改革，将教学内容进行整合。

各个学校自身改革的深化和探索，为医学教育改革奠定了基础。我校教学改革一直在持续推进。从1991年开始，最早是在临床医学专业专科层次进行器官系统的课程模式改革。1999年在护理、法律、保险等专业开展了课程模式改革，2000年开始5年制本科的临床医学改革。这些改革取得了一定成果，在2001年和2005年，相继两次获得教育部二等奖。为我校进一步推进改革奠定了坚实的基础。

二、改革的实施过程

第一，按照学校的办学定位，以岗位胜任力为导向，设计人才培养目标和培养体系。强调围绕一个中心，以学生为中心；贯穿两个课堂，第一课堂和第二课堂；强化三种素质，医学人文素质、专业素质和身心素质；培养四种能力，临床思维与临床操作能力，科学研究与创新创业能力，医患沟通与团队协作能力，自主学习与终身学习能力等。

第二，构建整合的课程体系。一是学科间的横向整合，通过学科间的内部梳理，学科间进行横向整合，形成人体形态与结构，生命的分子基础等跨学科整合等8门课程。二是对基础和临床学科间进行纵向整合，通过整合由人体基本形态与结构到系统正常生理功能，系统用药，药理作用机制到系统常见的临床疾病的病因和发病机制，组织结构改变，临床症状服务检查及诊断治疗等。

第三，对实验教学内容进行整合，形成了功能学、解剖学、显微形态学、分子医学等实验教学内容体系。基于对学生自主学习能力的培养，改进了教学方法和教学形式，按照教学目标的要求和教学环节的不同，分别运用了案例式教学（PBL）和案例教学，混合式教学，参与式与探索式教学、床旁教学、虚拟模拟教学和研究型学习的方法与手段。

第四，对第一课堂与第二课堂进行联动，改革了思想政治课的教学，通过理论课专题式教学和实践课菜单式教学，突出思政课的教学效果。通过设置医学心理学、临床医患沟通学和医学伦理学的法规，举行致敬仪式等，形成了内容，强化了医学人文素养的教育。通过思想与品德素质教育平台，心理素质教育平台，还有职业与创业素质教育平台，文化和艺术素质教育平台，大学生新媒体服务平台等的建立，强化了学生的综合素质和能力培养。

第五，实施公共基础课程改革，改革计算机课程教学，强化了计算机应用能力的实用性。改革英语课程教学，实行听说、阅读、翻译和写作四种模块化教学，突出学生英语综合能力的培养。改革体育课程教学，通过选项教学，培养学生的兴趣和爱好，通过培养学生的运动技能的掌握，建立健康艺术和伴随学生终身健康技能的掌握。

第六，为了改革的需要，建立了有效的教师激政策和教师的培训培养机制，出台了教师相关的培训和培养政策，体现在职称晋升、岗位津贴等激励机制层面，充分调动教师在教学改革中的积极性。

第七，构建教学管理和质量监控与教育评价体系，成立了教学改革工作领导小组和七个工作组，推动和引领教学改革工作。我们完善了教学质量监控体系，使教学改革的质量得以体现，完善了教育评价体系，更好地评价教学改革的效果。

三、改革主要成效

通过改革，解决了传统学科课程体系，教学内容重复交叉，基础与临床脱节的问题。解决了医学中临床思维和临床实践创新能力弱化的问题。解决了学生人际沟通、团队合作、自主与终身学习能力的培养问题。解决了学生人文素质、职业精神和职业认同感的问题。通过教学改革，编写出23部教材，其中横向学科课程8部，基础与临床综合等课程11部，实验课程4部。编写了52个教学案例，形成了部分教学案例体系。教学改革的成果通过立项、学术文章的发表得到了很好的支撑，形成了一定的社会影响。学校的教学改革曾经在《教育报》报道，还在多次、多个国内的医学教育论坛进行了交流和报告。同时举办了多个场次教学改革的培训，学生培养质量有所提高，通过这样的教学改革使学生的实践能力取得了显著提高，在各种比赛、各种竞赛获得了很好成绩。

四、几点思考

第一，正确理解和认识课程整合的意义，首先要准确把握整合课程模式的概念，整合课程是把原来具有内在联系但又自成体系的内容整合在一起，打破学科和传统知识框架的壁垒，使相关的课程能够形成内容冗余度少、结构性好，整体协调的新型课程模式，具有综合运用、分析和解决实际问题的优势。医学整合课程模式的优势，体现在以器官系统为中心，以问题为中心的课程模式。我校通过以器官系统为中心的知识体系，加上讨论和PBL等教学方法和手段，完成了知识的传授。

第二，教学改革需要做好系统设计，顶层设计。一要注重学科间的横向交叉性整合和梳理；二要注意基础与临床兼顾，基础与临床纵向整合的系统性和逻辑关系。三是实验内容整合的科学性和创新型，防止知识的遗漏，关注体系完整，要目标清晰。

第三，重视整合课程教学的组织与实施。教学改革，特别是课程体系的建立，最重要的是体现在教学计划的形成和教学进度的安排上要合理，要能尊重医学教育的基本规律，符合学生的认知规律，符合知识间的逻辑关系。所以，科学合理的教学进度安排和教学计划制定显得尤为重要。需要做好学科授课PBL教学的组织与培训，器官系统课程模式的改革和PBL方法的应用，最难的是跨学科授课，医学知识的传授分基础和临床两部分。通过整合后的临床融合，大部分知识应当是临床医生独立完成教学工作。难点是临床医生能否担当这种授课的责任，是否具有授课的能力，我们很多临床医生医疗工作很繁忙，很难完成教学任务，所以教学改革难在教师。学生注重学习的教育和引导，也需要加强培训和引导，学生对改革的认同和不认同，能不能很好配合改革，学校在改革过程有否获得感，能否达到学习的更好效果，需要我们做好引导和教育。

一项改革还需要很好的激励政策和保障措施的跟进，所以一个学校的改革能否成功，关键在于领导是否重视，关键在于政策的导向是否准确，关键在于财力的投入是否到位，还有其他方方面面保障措施是否有效。

我校整合医学教育的历程

◎邓世雄

我汇报的题目响应这次整合医学大会的主题"贵在整合，难在整合，赢在整合"。从三个方面报告，一是整合医学教育贵在探索；二是整合医学教育难在推广；三是整合医学教育赢在协同。

一、整合医学教育贵在探索

现代医学的发展呈现螺旋式的上升，分科越来越细，慢性非传染性疾病给现代医学带来严重挑战。如何应对，这是需要仔细思考的问题。在过去的一百年，人们越来越健康，寿命越来越长，但医学从没像现在这样备受人们的不满。近二十年来，越来越多的声音要去寻找另一种医学，由樊代明院士提倡的整合医学，就是在寻找另一种医学体系。

整合医学教育已成为全球发展的趋势。从世界范围看，悉尼大学、哈佛大学芝加哥校区、加州大学、伦敦大学等都在开展整合医学的教学，也包括香港大学、香港中文大学。2014年国内关于医教协同，深化临床医学人才培养新改革的意见中，六部委联合提出要推进医学基础与临床整合。国内现在的医学教育仍是三段式，整合教育还在一个起步阶段，还在进行探索。分析原因，有的是看得见做不来，有的在观望，有的可能对整合医学教育认识不足，有的还在怀疑。这说明真正要开展整合医学教育还要付出很多的艰辛和努力。

从整合医学教育的现状来看，靠两种模式在推进。一种是双循环，就是基础和基础整合，临床和临床整合；一种是单循环模式，从基础到临床全线贯通，全线整合。

我校推行整合医学教育最早从实验医学开始，从实验教学开始，先在卓越医师班试点，去年在临床医学全线铺开。整合医学的核心要素是培养具有整合医学观的高水平医生。同时，在知识爆炸的当今，要提高学生掌握知识的水平和能力，从而实现早临床、多临床、反复临床来提升学生临床实践能力，同时促进学生岗位胜任力的提高。

因此，贵在整合是时代呼唤医学的发展，是国际认同的医学教育趋势，是我国政府的号召，是医教协同的关键抓手，也是学生能力导向培养的很好方式。

二、整合医学教育难在推广

在进行整合医学教育过程中，发现有几个方面难以整合。第一，整合医学教育体系的构建最难。第二，重构教学组织，整合医学教育强调基础和临床的关系，教学组织要打造传统基础医学、临床医学和各个教研室、各个科室的关系。第三，如何编写适宜的教材和大纲，大纲一定要注意职业医师考点的全覆盖。第四，课堂教学组织，要从基础到临床把一个疾病讲下来，基础的老师要参与到整个课程中去。第五，学生的评价。第六，整合医学教育对临床资源是一个非常大的挑战，如何充分利用好临床资源来实现整合医学教育，是探讨的重要的方面。

我校通过充分酝酿和讨论提出了六种方案，第一是整合课程体系构建；第二是整合教材的编写；第三是教学组织机构的重构；第四是教学大纲的编写；第五是课程设计与师资培训；第六是临床教学。

整个课程体系的构建包括以下几个方面，一要做到医学与人文的整合；二要实现基础与临床的有机整合，形成整个器官系统的教学体系；三要实现早临床、多临床、反复临床的路径；四要把预防知识、全科知识与临床知识融会贯通；五要将非药物治疗引入临床教学当中，实现体医融合，艺术治疗方面的教育。

同时我们又借鉴国外大学的经验，利用与英国莱斯特大学合作办临床医学的机会，跟莱斯特大学进行充分交流，借鉴他们整个器官系统教学经验。通过整合，我们学校整合器官系统的课程形成了 11 个体系，两门基础课程和一个临床医学导论。人体概述讲人体的结构和功能，把分子与细胞，临床分子生物学、细胞生物学融为一体，作为一个铺垫、打好基础，然后按各个系统，形成了九本教材，再加一个医学导论作为桥梁。

以教材为突破口，实现知识能力贯通融合，2012 年发现，学生和老师的积极性很好，整合医学对思维的培养，对学习主动性提高都很好，但没有教材。我们以教材为突破口，推动整合医学教材编写。2015 年与人民卫生出版社合作，推出一系列整合医学的教材，简称 9 + 2 整合医学教材。教材的编写非常重要，思路决定了教材的质量，也决定教材能不能满足整合医学教育的需要。我们通过充分论证，提出以器官系统为主线，以疾病为中心，以临床思维路径为导向，基础与临床全线贯通这样一个思维编写教材，特别注重实际，注重医学生的临床思维的训练，注重职业医师考点的全覆盖。

要重构教学组织机构，打破学院的关系，打破教研室的关系，组建以器官系统疾病为主的系统疾病组。在一个教研组里，有内科的、外科的，有基础的，有放射诊断的，有药物的……不同专业组成一个教学组。

组织教师编写教学大纲，教学大纲经过反复讨论、反复筛选，做到基础和临床的全面熟悉，职业医师考点的全覆盖。

培训遴选师资，打造整合医学教师队伍，要求教师树立整合医学教育的意识，熟悉整合医学教学的观念，无论职称高低，无论职务高低，所有老师参加器官系统教育必须要遴选。这样才能推动器官系统教学，才能实现学生培养的质量的提高。

重塑教学手段。利用信息技术做到线上线下的融会贯通，能够保证学生的学习不受时间和空间的限制。加强课程的设计，推行混合教学模式。整合医学教育推广之初，让临床医生把所有基础知识讲完非常难，基础老师要讲临床课程也很难。怎么办？梳理出来一些难点，一些知识点，临床老师讲不下去的地方，觉得很难的地方，请基础老师来，反之亦然，用这种方式解决师资问题。

整合式教学模式包括基础＋临床、理论＋实践、课堂＋课外＋翻转课堂、PPT＋微课、线上＋线下相整合。我们目前建设了9门整合医学的慕课，有375个原创的微课视频。慕课网站正在建设中。对学生的评价要关注，形成评价课内＋课外、线上＋线下、知识＋能力、医学＋人文相整合。同时搭建各类交流平台，师生的各种交流平台。

统筹安排整合医学教学资源，我们临床医学的招生大概是800人，还有订单定向，整合医学教学，对临床资源是一个非常大的挑战。我们利用新校区周边有六所主管和非主管医院，车程在一个小时之内，进行临床教学。

三、整合医学的教育赢在协同

通过整合医学教育可以全面提升学生的素质，培养医学生的临床思维，促进学生临床技能的提升。参加大学生竞赛，我校学生这几年获得了特等奖、一等奖、二等奖。通过推行整合器官系统教学打造了综合能力全面提升的临床教师团队，医院院长说，他们非常高兴的是会诊减少，过去管医疗的副院长一上班就头疼，天天处处都要会诊。通过这样的培训，会诊大大减少，教师的团队能力和医疗能力都得到了提升。通过整合医学教育，医学教育系统更加扎实，基础临床有新突破，同时也推进新建医院的中心制改革，我们建了两所附属医院，都是采取中心制方式来建的。同时也推进了教学基地水平的提高。整合医学赢在整合，学生的综合能力得到提升，教师的业务能力得到提升，促进了医教协同，促进了医院中心制改革。

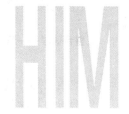

双向整合式案例教学

◎沈洪兵　喻荣彬

　　医学生的知识建构和整合能力、批判性思维能力和发现问题、分析问题、解决问题能力的培养，是医学教育改革的主要目标和重点、难点。20 世纪 60 年代，加拿大麦克马斯特大学（McMaster University）医学院最早开展"问题导向学习（PBL）"的课程改革，为现代医学教育的发展拓宽了改革思路，也提供了一种全新教育改革理念。PBL 创始的初衷是以团队为基础、以问题为导向的教学方式的变革，其理念亦发展成为"以学生自主学习、探寻知识为内在动力，交流协作、循证决策为外在渠道，培养学生各种能力"的"学习革命"。南京医科大学在临床医学专业教学改革过程中，成功引入 PBL 教育改革理念，进行双向整合案例课程教学改革。按照"精心试点、稳步推广、整合知识、能力为重"的目标和思路，以课程体系优化为先导，通过 2012—2014 年的"教改试点班"到 2015 年全部临床专业 671 名学生在一年级下学期开设双向整合案例（PBL）课程、再到 2018 年 3 个年级约 2200 名学生同步并行开展，成为学校近年来最大规模的教学改革项目之一，其准备时间长、参与教师多、标准要求高、资源投入大，效果和特色也较为显著。

一、课程体系整合

　　南京医科大学的培养目标是培养以"社会责任感、核心知识建构能力、自主学习能力、交流沟通能力、批判性思维能力、创新创业能力"等核心胜任能力为主要指标的高素质医学人才。针对传统医学课程中"重认知轻能力、重专业轻人文、重理论轻实践"等制约人才培养的环节，学校确定了"融课程，减负担；促自学，建资源；早临床，重人文；提能力，多实践"的课程改革思路。在保留以学科为基础课程体系的基础上，梳理整合课程、理顺各类课程之间的关系，针对性地增设部分整合课程和特色课程；在课程内容上，强化核心基础知识，通过案例学习引导学生自主学习拓展性知识；缩减理论课时数，增加案例教学和实验课时比重，加强实践教学；减少"讲解－接受式"教学时数，增加学生讨论、自主学习时间；开设新生研讨课和各阶段导论课程；优化选修课程设置，丰富选修课"菜单"，强化人文精神和科学精神培养和熏陶。

经过反复论证、顶层设计和教改班改革试点经验，构建了新的融通式"三阶段"课程体系，即"通识人文""基础医学"和"临床医学"三个大模块，下设思想政治理论和人文素质课程、自然科学和公共基础课程、医学基础课程、早期临床和案例教学、预防医学与科研方法、临床基本技能、临床专业理论与见习等七个子模块，通过早期临床和案例教学、临床基本技能等模块，将三阶段课程互相融合、全程贯穿。课程体系最显著的变化之一是主要课程增设了基础医学阶段"双向整合案例（PBL）"和临床医学阶段"临床整合案例（CBL）"课程，通过临床案例横向整合人文通识和基础医学知识，纵向贯通临床医学知识，将临床问题融入基础医学理论学习，采用问题导向学习（PBL）培养学生自主学习能力、职业素养、团队协作精神、交流沟通能力等。

二、双向整合案例（PBL）课程实施

所谓"双向整合"，即在培养目标、案例编写、导师组成、学习内容、考评方式等方面实施横向跨科和纵向临床贯通。横向是基础医学、临床医学、公共卫生与预防医学、护理学、药学、医学人文等的多学科交叉整合；纵向是以临床案例衔接，组织更多临床医生参与 PBL 前期教学，让学生尽早接触临床案例，在基础阶段实现整体临床思维的培养。

1. 精心试点，稳步推广

通过 2012—2014 级三届临床医学专业"教改试点班"试点，完成了课程梳理整合，在导师培训和认证、案例编写、教学评价和教学组织运行等方面积累了宝贵经验，为 PBL 全面推广奠定了扎实基础。

2. 组建团队，强化培训

2015 年，教师发展中心组织成立了南京医科大学 PBL 中心，负责全校 PBL 教学改革的总体规划和组织协调、导师培训和认证、案例审核、督导评估和教学研究，以及临床医学专业 PBL 学习方案的制订。组织编写了《南京医科大学问题导向学习（PBL）指南》，建立了"问题导向学习（PBL）"课程网站。

强化导师培训。每名导师必须经过来自 PBL 发源地—加拿大 McMaster 大学关超然教授 16 学时的理念和实操培训、国内北京大学和上海交通大学为期 2 天的工作坊培训、为期 1 天的校内培训，并编写出一份合格案例，方可认证合格。2012年以来，共培训认证七批次 447 名导师。

整合基础、临床、公卫、医政、口腔等导师队伍，组建了教学运行、案例编

写、培训考核和效果评价 4 个专题组和教学团队，确保 PBL 学习高效、高水平有序开展。

3. 学科交叉，多元整合

跨学科、跨专业、多元整合 PBL 学习，体现了我校临床医学专业人才培养的理念和特色。①案例编写。近年来学校 PBL 中心共组织编写 200 多个案例，每个案例均由 5 位来自临床、基础、公卫和其他学科的导师共同会商编写，横向和纵向整合基础、临床、预防和人文等相关内容。②学习模式。2015 级临床医学专业共近 671 名学生，分成 69 个学习小组，每组 8～10 人，每个案例 9 个学时，通过 3 幕临床案例情景，问题导向，导师引导，学生小组讨论，交流沟通，团队协作，循证决策，评价反馈，从而达到提高学生自主学习、运用概念和知识、批判性思维、协作沟通、分析/解决问题和演绎推理等综合能力。③跨学科、跨专业导师参与。每学期有来自基础医学、第一、二、四临床医学院、公共卫生、口腔医学和行政 78 名导师参与 PBL 学习指导。超过半数的导师为临床医生，有利于指导学生通过临床案例自主学习基础医学知识，激发学生学习兴趣和动力，初步实现了使学生"早临床、多临床"的目的。

4. 多元评价，持续改进

通过课程中心"问题导向学习（PBL）"网站，解决了 PBL 学习运行管理难、评价难的问题，真正实现了 PBL 学习效果的多元评价，确保 PBL 学习的质量。3 个案例的学习中，教师共完成 2500 多人次对学生的评价和反馈，学生共完成了 4000 多人次生对师、生对生、自我评价和小组评价，导师和学生可通过课程中心及时查看评价结果和意见反馈。

第一阶段学习结束，学校 PBL 中心对 2015 级 671 名学生进行了匿名问卷调查。结果显示，绝大多数学生认为 PBL 课程对自主（主动）学习能力（89.3%）、运用概念和知识能力（87.0%）、批判性思维能力（88.7%）、协作沟通能力（92.8%）、分析/解决问题能力（89.3%）、演绎推理思维能力（82.5%）等提高"有帮助"或"很有帮助"（表1）。

表1 "双向整合案例（PBL）"课程对提高能力的帮助度

项目	很有帮助	有帮助	没帮助	说不清
自主（主动）学习能力	252（37.6%）	347（51.7%）	22（3.3%）	50（7.4%）
运用概念和知识能力	199（29.6%）	385（57.4%）	32（4.8%）	55（8.2%）
批判性思维能力	236（35.2%）	359（53.5%）	34（5.1%）	42（6.2%）
协作沟通能力	266（39.6%）	357（53.2%）	20（3.0%）	28（4.2%）
分析/解决问题能力	230（34.3%）	369（55.0%）	31（4.6%）	41（6.1%）
演绎推理思维能力	198（29.5%）	358（53.3%）	42（6.3%）	73（10.9%）

为了解案例质量和学生应用效果，学校连续 4 年开展 PBL 案例使用情况调查。

结果显示，在调查的 8 个项目 ["案例完整，语言表达明晰""题目与内容符合，并注意艺术吸引力""每一幕设计的问题合理，可在指定时间内完成""能引起学习兴趣，并能逐步深入学习""难易度适当，适合本阶段学习""提供的辅助资料（实验室检查、影像、病例等资料）准确、合理""涵盖了基础、临床、护理、预防、人文以及社会学等学科知识""参考资料目录齐全"] 中非常满意和满意之和的比例 4 年来随着时间推移呈现逐年上升趋势。表 2 中呈现了案例编写要求最具代表性的两项，即激发兴趣和整合效果，调查结果表明，案例在持续修改完善中能很好地激发学生的学习兴趣，"双向整合"作用的发挥也越来越显著。

表 2　2014—2017 年学生 PBL 案例学习满意度调查结果

指标与调查时间	人数	非常同意	同意	尚可	不同意	非常不同意
案例能引起学习兴趣，并能逐步深入学习						
2014 年	120	33 (27.5%)	40 (33.3%)	35 (29.2%)	8 (6.7%)	4 (3.3%)
2015 年	180	55 (30.6%)	76 (42.2%)	32 (17.8%)	9 (5.0%)	8 (4.4%)
2016 年	756	311 (41.1%)	367 (48.5%)	75 (9.9%)	3 (0.4%)	0 (0)
2017 年	1513	789 (52.1%)	642 (42.4%)	76 (5.0%)	5 (0.3%)	1 (0.1%)
案例涵盖了基础、临床、护理、预防、人文以及社会学等学科知识						
2014 年	120	5 (4.2%)	11 (9.2%)	26 (21.7%)	59 (49.2%)	19 (15.8%)
2015 年	180	18 (10.0%)	27 (15.0%)	55 (30.6%)	47 (26.1%)	33 (18.3%)
2016 年	756	241 (31.9%)	311 (41.1%)	152 (20.1%)	48 (6.3%)	4 (0.5%)
2017 年	1513	703 (46.5%)	656 (43.4%)	123 (8.1%)	18 (1.2%)	13 (0.9%)

三、总　结

课程整合、PBL 是医学教育的发展趋势。南京医科大学以整合式案例为载体，基础阶段开设双向整合案例（PBL）课程，临床阶段开展临床整合案例（CBL）课程，在整合知识，培养学生自主学习、交流沟通能力、循证决策能力等方面显现出成效。PBL 教学改革是一个建设性的、自导的、合作的前后关联的过程，关键在于改变教师教学观念，从传统的以教师为中心、以灌输式为主要教学方式、以知识为主要教学内容的模式，转变为以学生为中心、启发式探究式教学、以培养自主学习能力和胜任力为目标的全新教学模式，这其中需要做大量的培训、宣传和学习和引导；同时，临床教师工作压力繁重，如何有效调动他们的教学积极性，保护教学热情，从"传道授业"到"立德树人"，还需要在政策和资源上给予支持和保障。

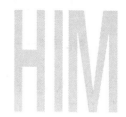

医学课程整合的三个关键要素

◎彭义香　蔡瑞鹏

为适应国际医学教育课程改革趋势，建构学生整体医学知识结构，培养学生临床思维能力，培养学生自主学习能力，并优化教学内容，我们依据世界医学教育联合会（WFME）制定的本科医学教育国际标准、国际医学教育组织（IIME）颁布的全球医学教育最基本要求（GMER）以及中国本科医学教育标准的要求，强调以学生为中心，明确学生、教师和学校三方责任，在工作学习中灌输国际医学教育的办学理念。学生以学习为己任，通过自主学习、自我规划，充分挖掘自身的潜能；教师则起帮助、引导和导向等作用，增强学生自主学习的动力；学校则通过提供自主选择的课程、自主选择专业的权力和自主学习的环境，贯彻以学生为中心的理念。

以上三个标准均对医学生提出了共同的要求，包括职业素质、终身学习能力、信息管理能力、人际沟通技能、团队协作精神、批判性思维能力、科学研究能力和群体预防意识。为了建立以学生为中心的人才培养模式，我们树立学生为学习中心（Student‒centered Learning）的教育理念、进行课程整合（Integrated Curriculum）的课程体系改革、引导自主学习（Self‒directed Learning）的教学方法、探索形成性评价（Formative Assessment）的评价方法改革和建设基于互联网（Web‒based E‒learning）的学习教育环境。我们的改革以 PBL 教学法改革为突破口，通过器官系统为基础的课程整合模式，带动评价体系的改革，并提升教师的教学能力。

一、实施计划

仔细比对中国医学教育标准——临床医学专业（2016 年），就整合这个关键词进行搜索，共有 17 项，该标准提出医学院校应进行横向和纵向整合，并对横向整合、纵向整合都提出了明确的要求，同时提到了整合性学习。随着临床医学专业认证的蓬勃开展，医学课程整合遍地开花。

1. 改革技术路线

为及早适应医学教育标准的实施，我们按照时间轴，设计了一个切实可行的改革路线图，从提出必要性，可行性分析，到试点改革，再到确立以器官系统 PBL 为基础的医学课程模式，建立教学基本规范，交叉教学团队，制定人才培养计划，通过医学整合课程改革和学生学习能力和效果评价，不断完善医学整合课程、教学基本规范、交叉教学团队以及人才培养计划。

改革的重点和难点是我们的教师是传统教育出来的，他们如何去适应课程整合的转变和转化。为此，我们制定"三步走"的整合方案，先易后难，先横向后纵向，通过一系列的改革铺垫，使课程整合水到渠成。

2. 改革发展历程

回顾我们的改革，从 PBL 教学法为突破口开始，历经早期接触临床，建立临床模拟中心，实施 OSCE，招募和培训 SP，再到整合课程的确立，并参与执业医师两阶段考试实证研究的设计与实施等。

3. "三步走"方案

通过前期的改革铺垫，我们最终确立了改革的方案，第一步实施基础医学临床导向教学，第二步实施基础医学和基础医学、临床医学与临床医学之间的整合，第三步实施基础医学课程与临床医学课程整合，形成基础与临床相互融合的课程体系，建立以器官系统为基础的课程模式。

该方案自 2004 年开始，历经十多年，形成了较完整的实施方案，实际上第三步还没有结束，还要往前走。

4. 改革三要素

课程整合既有单循环，基础和基础整合，临床和临床整合，也有双循环，基础的临床导向，临床和基础器官系统模块之间的衔接，其中需要重点处理好三个关键要素。

（1）更新教学理念与方法。我们刚开始的课程整合实际上是被动的，最早我们是引进 PBL 教学法，通过 PBL 教学法的实施，发现课程整合成为了瓶颈，到最后不得不去进行整合。很多老师发现 PBL 教学法要深入下去，好多内容都要进行整合。要主动首先就得改变思想。从教学理念到教学方法（如三明治、PBL/TBL、教学查房、临床技能训练等），从教学技巧（包括微格教学、沟通技巧、声音技巧、变化技巧、板书技巧）到教育技术（MOOC、E - learning、PPT 制作、手写板等），然后从医学推广到文科，到理科。特别到后来，我们的教师发展中心，起初就是以医科为主，通过医科去撬动工科的教学方法改革。

1999 年我们开始 PBL 教学法改革，从教学基本程序到教师角色，PBL 教学案例编写，新体系形成，到实施方法等，最后都复制到课程中去了。我们的初衷是要提高学生的临床思维能力。过去认为思维能力培养是劳心费神，最难找到抓手的，因为其似是而非，需要更多的言传身教，或可遇而不可求。通过 PBL 教学法的实施，既提升了学生的思维能力培养，又更新了教师的教学思想理念。

（2）明确课程整合主线。我们早期的课程整合以疾病为主，到后期发现单纯从疾病进行课程整合存在许多问题。病人到医生的诊室来，绝对不会说自己是什么病，只会告诉医生我哪里不舒服。到后来不管是基础整合、临床整合，都需要症状整合。症状从哪来？《诊断学》教材中的症状这一篇就是讲述每个系统最主要的症状，通过这些症状确定各系统的常见病。但必须从症状开始，因为它符合临床基本的思维习惯；因为它会逐步培养学生的临床思维能力。思维从开始就要养成习惯，如果形成了惰性，或不良的习惯时，再去纠正过来将要花更大的力气。所以在课程整合中我们强调一定要符合临床思维的基本习惯。

（3）强化项目与团队的建设。强化项目与团队建设要强调课程整合的负责人，对团队负责人我们有明确的遴选条件，负责人就是责任人。团队负责人应有很高的教学工作热情，确保不会半途而废；要有教学管理基础，确保较好的协调能力；有科学研究基础，确保有较好的研究能力；要有团队协作基础，确保有较好的沟通能力。作为团队责任人要做好分工，团队成员中有写 PBL 教案的，有组织集体备课的，有组织课程评价的等，逐步完善后，形成一整套标准的程序，要把责任挺在前面。我们先后有 379 名教师作为团队成员参加研究与实践，我们探索以教学改革研究项目的形式，通过申报与评审，给予团队负责人以经费支持。同时将所有的研究项目进行分类，比如人才培养计划、教学大纲、教学日历教案编写等，都必须找到合适的责任人。

二、改革实施与成果

通过改革，我们构建了以器官系统—PBL 为基础的医学整合课程，形成了以器官系统—PBL 为基础的医学整合课程教学模式，形成了以能力为导向的评价体系，建立了医学整合课程一系列教学基本规范，并建立了一些整合课程教学团队。

从 PBL 教学法到全程实践教学体系，到基础医学与临床医学的整合教学，这个全程实践教学体系从早期临床实践到基础医学实践，最后到临床实践。我们现在探讨把临床实践与毕业后教育整合起来，这是现在正在思考的问题。实际上，到毕业后教育，有很多基本项目跟临床有联系，怎样能将二者整合起来完成，大有文章可做。基础医学与临床医学的整合教学，需要以能力为导向的评价体系。实施三阶段考试，基础医学阶段、临床医学阶段和临床实践阶段。教学基本规范，包括培养计划、教学大纲、日历、教案、教材、PBL 教学体系。还有建立团队，最后通过医学教育认证得出一个总评价。

　　最近教育部在过去提出新工科的基础上，现在提出新医科，新医科最主要的就是要全面整合，形成整合医学。不敢说我们过去已经很到位了，或者说已经很成熟了，虽然旧的还没完成，新的内容又来到了，精准医疗、转化医学，包括医学人文的整合永远在路上，医学课程任重而道远。

我与南京中医药大学整合医学院

◎顾晓松

　　我对整合医学的认识有以下三点：第一，整合医学的概念；第二，整合医学的内容；第三，整合医学的方式。

　　第一，整合医学的概念。什么是整合医学，要站到历史的观点看，而不是站在现在自己的学科角度去看。现在的医疗设备越来越先进，检测指标越来越多，学科越来越细化，临床专科越来越窄。重大疾病的诊断与治疗不能满足病人需求，尤其是肿瘤与慢性病，医学的许多方面亟待提高。

　　西医研究肿瘤的发生与治疗，据了解，一个新药和传统药比较，生存期延长 3 个月或延长 6 个月，延长 6 个月就是好药。中医药治疗，很多病人在医生监护下多活 6 个月至 1 年，甚至更长时间的也有，这些都是采用的整合医学治疗。

　　现代医学从各方面提出挑战，应从疾病开始，发生和发展，诊断特别是早期诊断，治疗手段和策略，病程和转归，都需要临床医生的认真考虑。

　　第二，整合医学的内容。培养医生，关于疾病的局部观与整体观，个体与心理、社会环境、生态环境，人文和哲学对疾病都有影响，对医学都有影响。还有传统医学，如中医，我国的传统医学必须与现代医学相整合。

　　第三，整合医学的方式，最关键的是新技术、新方法、新药，特别是现在的细胞治疗、免疫治疗、生物物理治疗、智能医学、精准医疗、互联网医疗。今后要发展大健康、全民健康。未来要向"医学、健康、信息化"新医学模式发展。

　　整合医学的目标是要提供新知识、新理念，培养新型医学人才，创建新的诊断与治疗方法，培育新的医疗模式，提升诊断与治疗水平，为人民健康提供实实在在的享受感和幸福感。

　　关于传统中医与中医现代化，整合医学院的学生怎么培养？我们的思路是什么？传统中医靠望闻问切与中医辨证诊疗，现代医学有很多内容与先进技术，他们会吗？会看一个检测报告是远远不够，还必须要知道检测的原理，这就是培养研究型人才。但这还不够，现在新技术又出现了，生化指标、代谢组学、基因检测，还有大数据、互联网、精准医疗、智能医学。现在要培养什么样的人才？我们要培养复合型人才——医学工程师，有些知识不仅我们医生懂，老百姓都会查找，在互联网上把一个病名输进去就知道基本病理，诊断与治疗方法，哪些药有效，哪些药有副作用。

人才培养是中医现代化的基础，现在还属于探索阶段，相信 5 年、10 年、15 年后才可以看到现在做的事情在推进中国医学教育的发展，在推进人类健康事业的进步中发挥了重要作用。人才很重要，南京中药大学的校长、书记很重视人才培养，南京中医药大学确定了人才培养六个并重，传承和创新并重，中医经典和现代科技并重，中医思维与科学思维并重，临床实践与科学研究并重，师承与院校教育并重，医学与人文并重，他们的临床教学名列全国前列。

中医学的学生要更自信，选择中医学是很好的举措。传承与创新，继承与发展，理论体系方面，诊断与治疗方面，都可以付诸实践。如北京博奥公司，总经理是程京院士，发明的一种康复设备，用摄像头扫描仪扫描角膜，根据上下左右象限颜色与血管判断疾病。这基于建立在传统基础发展起来的现代技术，这种理论体系与现代理论体系的整合就会出现创新突破。

中医治疗是复方和单方，现代医学是多靶点和分子结构。传统中医是复方，君臣佐使整合治疗和调理，先调病因再调症候，中医这种治疗，这是整合医学。中药里拿到一个化学成分，比如青蒿素，只是一个方面，可以用现代技术阐述机理。但中医汤剂复方的君臣佐使也不能简单拼凑，这是中医的程式，暂阶段尚不清楚，可保留争议，但是关键要看临床疗效。要相信整合医疗、整体治疗，这是一个最根本的基础。

中医学、中药学历史悠久，几千年的传承与发展到现代。我们的先人是在治疗确实有效才能传承下来，并作为知识，作为经验。所以，一定要用整体辩证思维，并作为它的核心思想，要使它成为整合医学的基本内容。PBL 教学已经开始整合，现在国内很多地方都在尝试，包括临床医院。中医院最先开始的，按照病来选门诊，而不是按内科、外科分了，我们的教学人才要跟上才能真正适应社会的需求。

南京中医药大学的整合医学中的中医学，教学方案的基础就是按照中医传承的临床医学的要求，这个不变，在这个基础上，把基础医学、临床医学、现代医学，生命科学、生物学、中医学都整合进去，因此南京中医药大学成立了基础医学学院、生命科学学院，现代医学和新兴学科充分融合与交叉，我们还注重给学生开选修课，基因组学、蛋白组学、代谢组学，还有大数据、生物医学信息学等，慢慢熏陶学生，9 年后出来中医很好，西医也懂，这样就能培养出整合医学人才。

同时我们要教育学生建立良好的价值观，要塑造一种精神，大医精诚，修身立德，以宏慈善，走向未来。南京中医药大学的校训是自信、敬业，校训是一个大学的精神和文化的精髓，学医最重要的是要以人为本，要实现人生价值的特质与内涵。科学求真，人文求善，艺术求美，追求卓越，我们的学生在大学期间就应培养形成他们的良好价值观。

新型中医人才培养的途径探索，南京中医药大学第一届整合医学学生培养出来，就是中国中西医整合非常好的高层次博士生，将来到全国的省级以上医院和科研院所，推动中国中医药学医学走向现代。这些学生中医医术很好，君臣佐使都很清楚，又掌握现代医学知识，同时具备医学研究的能力。

南京中医药大学政策很好，本科阶段是基础与专业中医学，到硕士、博士阶段分流，根据学生的志愿，将来有的做临床医生，有的做医学研究，并送到国外进行培训国际化，授予医学博士学位，授学位前在学校 9 年期间必须完成中医住院医师规范化培训。

中医学的前景很好，整合医学是一个新生儿，需要大家呵护。走整合医学之路，推进现代医学发展，培育新型的医学人才，创新探索前行。

浅谈整合医学教育中的整合思维

◎朱汉祎

进入新时代，国家越来越重视投资于人才，在教育优先发展战略和健康中国战略并举推动下，医学教育正处在一个关键的改革节点。近期国家高频度出台了教育领域和卫生领域的一些政策，从 2017 年的"教育现代化 2030"到 2018 年 4 月提出的"教育现代化 2035"，从教育信息化"十三五"规划到"教育信息化 2.0 行动计划"，还有从"卫计委"到"卫健委"，包括新医保局的成立，这些改革都将对医学教育产生非常重大的影响。

特别是随着信息革命的发展，我们在思维模式、信息素养、知识结构和治理方式上都需要全面的思考和审视，主要汇报三个方面：一是基本情况；二是对教育的思考；三是面临的挑战和策略。

一、什么是教育 3.0?

教育 3.0 引起了广泛关注，成为教育热词，从基础教育延伸到全教育领域，并衍生出在线教育 3.0、教育装备 3.0、学校教育 3.0 等一系列新提法。关于教育 3.0 的特征，可以总结出很多方面：教学媒介上，要将传统媒介（语言、图片、实物等）与现代体感技术、AR、VR 相整合；教学类型上，要从多媒体教学转向沉浸式教学；学习形式上，主要表现为以学习者为中心的个性化在线学习，当然需要保留传统的面授形式；知识结构上，要从金字塔式知识结构变为网状式知识结构；主要标志技术上，表现为信息技术与移动互联技术；认知方式上，是基于人类社会、计算机和物理世界三元整合的大背景。

二、教育 3.0 背景下的整合医学教育改革与探索

教育改革是培养未来医学人才的关键，面对教育 3.0 时代，我们的做法是适应

四种变化，开展四项探索。

一是适应社会分工的变化，探索学习策略的调整。现行的学校教育来源于工业大生产时代，特别强调知识系统的传授和技能的熟练掌握，人工智能正在深刻改变社会的分工。最新报道腾讯觅影 3 种疾病的筛查率已达 90%，进入临床预实验阶段，更新迭代速度是以指数级方式迭代的，我们医学影像专业未来的培养方案和教学模式将面临挑战。

未来医生不会消亡，职业内涵需重新定义，人工智能将与共生方式长期存在，有两点值得关注。首先从人的角度要更加重视可转移的技能和素养，联合国 2012 年的全民教育监测报告中提到了对技能的分类：①基础技能，包括阅读、写作、计算等；②可转移技能，包括有效沟通、创造力、责任感、分析问题的能力等；③职业技能，就是各种工作需要的专业技能。未来 70% ~ 80% 程序性、经验性的劳动会被机器取代，所以，在强化医学专业知识技能整合的基础上，我们要更重视基础技能和可转移技能素养的整合。

我们做了两个方面探索：第一是加强通识教育和医学人文素养。我们设立了通识教育分委会，学校成立了通识教育部这个机构，建立了 4 个书院，借此推动在学校和书院两个层面上推动通识教育流程体系的建设。把叙事医学作为提升医学人文素质教育的一个主要路径，设定了叙事人文医学研究中心，面向规培学生中设立了 2 学分的叙事医学教育必修课，在本科生书院中融入了叙事医学讲座和读书活动，希望从这个角度提高学生认知能力。第二是更加重视学生信息素质的培养。不仅要求掌握信息、利用技术这种素质的培养，还要利用技术开展合作，了解在线交流的礼仪，包括数字的权力和相应责任。我们建立医学信息素养教育平台，开始采用翻转课堂的形式，采用一人一机，边讲边练的方式，针对本科生、研究生、继续教育进行分阶段教学，每个月都会有预约讲座，学生根据自己的研究状况，根据自己的学习需求，向图书馆提出预约申请，学校会按需求灵活安排讲座内容。

二是适应教学资源的变化，探索学习方法的优化。随着终身学习的兴起，大量社会机构和资本迅速进入教育领域，以学校为中心的传统医学教育格局正在悄然改变。2014 年涌现了一批医学教育企业，新东方等传统的教育企业也迅速地转向医学教育。这些教育资源和平台，有些老师也许不是特别了解，但是每一个经历过执业考试的青年医生都非常熟悉。

我们正从封闭走向开放，线上和线下资源正在整合。正式学习和非正式学习已成新常态，混合式教学必将成为主流。我校从 2015 年开始混合式医学教育改革，主要体会：一是整体设计，把混合式教学作为教学方法改革的突破口；二是系统支持，研发了爱课教学支持系统，把理念和要求变成系统的功能和流程；三是教师主导，建立了混合式教学教师共同体，开设 50 余场学术沙龙；四是梯次建设，投入 100 万元分三批，三年建设 100 门课程，并逐渐推广。

通过整体设计、制定计划、堂内互动，整合资源，师生互动互评，形成流程，对每一课程的学时数、学分数怎么减少，怎么开展，都有明确要求。通过平台支持，保证了在校教学这个层面推动整合教学；通过课程减负保证师生真正有意愿去推动改革；通过学生参与保证师生的良性互动；通过优化评价保证资源的动态分析，现在我们有55门课程，在建还有130多门，服务的学生有8000多。

三是适应知识结构的变化，探索学习体验提升。知识结构已从传统金字塔学科模式变成了基于学习体验的网状知识结构，这种结构更利于学生创新，更加强调通过实践学习，激发学生学习的动力。基于项目、挑战和研究的学习，能帮助他们获得更多主动学习的体验。我们认为整合医学是一个非常强大的理论引领，需要更多形式去实践，而不应该限定某一种方式。目前有50余所院校已经开展课程整合，但这个数量只占全国开展医学教育院校的十分之一，只占开设临床医学专业院校的三分之一。所以我们既要推进课程整合改革，也要考虑"沉默的大多数"。基于临床的项目、挑战和探究学习就是非常重要的整合医学训练方法。

面向临床路径是初心，整合思维训练是重点，强调实践中学习是整合教育的关键。北京协和医院依然保留了学科教学的模式，四川大学华西医院也还在强调学科教学模式，但北京协和医院开设了面向临床的基础研讨课。通过长期严格的临床实践，通过三基三严训练，"熏"出来一批具有极强整合思维能力的优秀人才。所以要从学习体验的角度去推进整合教学改革，整合教学对于院校是可想、可为、可谋。

目前对整合医学的学习体验不够关注，突出反映的两点：一是基础知识与临床的分离，突出表现在考试。考试是最具有导向作用的教学环节。从2015年开始，我们投入100万元建立了临床思维题库，近2200道基于临床病例临床能力训练试题，起到了一定作用；但我们基础学科怎样面向临床提高教学质量，仍是改革的难点，也是痛点。二是对临床实践管理重过程，轻体验。长期以来，我们对临床实践教学偏重于过程管理，对学习者角度对临床学习体验的关注不够。从2014年起研发实习支持与评价系统，覆盖56个实习基地，以学习档案袋理论为指导，科学解构实习任务，强化通过学生的临床学习体验加强实习质量管理。这里有同学的点赞，也有教师的点评，充分利用社交的方式促进学习，还可以通过学生的学习体验反映医院的教学资源情况。

四是要适应改革理念的变化，探索学习管理的升级。教育3.0推动学习管理转变为对深入学习行为的引导，影响主要四个方面：一是在教育思想观念上，基于大数据的驱动，对学习者进行个体或群体的画像，进行准确的指导干预。二是从教学管理单元上，有精细的控制，在内容上从课程章节变成知识点。三是从师资管理上，从学科教研室的纵向梯队，向多单位跨学科过渡。四是在学生管理上，从班级管理逐渐延伸到个体服务。

教学环境的改变，教学管理要与互联网整合，通过"软硬结合"构建智慧学习环境，实现教学过程中数据全自动的采集和分析。我们研发的四个系统，即教务管理系统、题库系统、实习支持系统、教学支持系统，构建了管理信息化平台。

三、面临的挑战

整合医学教育面向质量化建设，挑战仍很严峻。一是面临社会分工细化的挑战，协作组织越来越大，个体在社会体系中的分工越来越细，部分科室有从传统医院架构剥离分化的趋势；二是面临医疗资源重新布局的挑战，随着国家分级诊疗制度的推进和医疗保险制度的完善，医疗资源与教学资源将出现明显的层级分布；三是面临院校质量文化建设的挑战，1998 年扩招以前只有 198 所院校开办医学教育，2012 年统计为 590 所，中间还有部分医科院校并入综合性院校，院校的质量文化还需要不断强化和积淀；四是整合医学教育需要有效载体和平台，多学科整合需要平台和载体的驱动和牵引，期待出现像机器人大赛这样的整合医学与其他多学科中综合性项目。

整合医学教育需要跨学科，目前对整合医学教育谈得较多是基础与临床的整合，这是远远不够的。对于工学、理学、经济和社会学等学科在整合医学教育领域的整合还很缺乏平台和载体。理工科的教育整合，他们有了 STEM 课程，工科正在整合机械制造、数控、传感，一起来做机器人大赛。我们希望也有这样的平台给整合医学教育助力加油。让我们共同面向未来，共担医学教育的责任和使命，携手同行，推进整合医学的改革发展。

整合医学教育中形成性评价体系的构建

◎卿 平

四川大学华西医学中心（简称华西）从 2004 年招八年制，从此，我们就在课程方面进行了改革试点，从部分课程开始。从 2009 年一直到 2011 年，我们把八年制、五年制，还有非临床专业，所有的课程纳入改革，现在没有设立内科学和外科学，全是按照器官系统进行临床教学。华西有一个特点，教学的组织架构临床医学院和华西医院是一家单位，所以不存在两个学院合作和沟通的问题。我们从 2012 年开始进行基础与临床的整合，把部分基础课程整合到临床课程中去。经过这么多年，我们不断反省，不断收集意见，不断改革。

我们有一定的机制促进临床医生回归基础，自觉到基础的解剖等课程上去，把临床案例、临床知识，临床需求带到基础课程中去。我们的课程框架是纵横交错，这个"纵"和现在中国医学教育标准上的"纵"不一样，我们的"纵"是以能力为基础，实际上是按照时间画线的。比如关于职业素养的课程有很多，针对不同的教学目标，针对健康与社会还有科研能力，把其课程化。

我们的横向整合以器官系统为基础，有一些基础课程，总论中只有部分内容提出来形成总论课程，分论部分都按器官系统划分到相应课程中去，我们一共有十多门这样的课程。与很多同行专家交流，他们觉得华西的优势是临床医学院和医院在一起，我们做临床医院内外科的整合，不是难点，反倒更好推。比较难推的是临床＋基础，如果这方面组织架构不能满足教学的需求，我们会从实际保障教学质量去考虑，回到传统的学科课程。

关于形成性评价，到不同学校去和老师们座谈，收到的信息是不一致的，什么才叫形成性评价？现在关于形成性评价分了几派，观点都不能相互说服对方。目前有 80% 的专家认为形成性评价可以评分，有 20% 认为可以不评分，关键是要反馈。形成性评价可以是教师评学生，也可以是自评和互评。有一半老师支持这个观点，还有一部分认为采用非正式考试或单元测验的形式来进行，有40%～50%的老师认为就是过程评价，相当于期末考试。相对于毕业综合考试，有40%的人认为其实就是期末考试，如果把这个过程看得长一点，它也是特殊的形成性评价。有20%的专家认为不应评分，或者说即使评分也不能进入综合成绩。约20%专家认为评分后，一旦纳入到课程的考核，这个学生就变得功利了，它是为了分数，而不是为了促进学习去的。

形成性评价在推行过程中有许多什么问题。学生多，很难做精准对比、个体评价；来自医院的老师，约60%的老师临床工作太忙，完成教学已不错了，更精细的形成性评价实施比较困难。如随堂测验，原来发纸质版的效率太低，老师不愿做，成绩收不上来，走形式，形成性评价实际上对学生学习和老师教学有否促进，能否提升教和学很难说，自评比较困难。

我校做过一些系统整合课程，我们是在五年制中，实施了这个系统整合临床课程，按内科学和外科学分类。大体的课程安排，五年制现在扩招后有230人，一个年级分成两轮，一轮100多学生上课，有300多老师参与这个课，上下两个学期。在整个方案中，形成性评价涉及的方方面面基本上都在过程当中，我们把它当成期末考试，床旁考核占10%，病例分析占10%，TBL模块，每个系统完成后联合进行一个PBL测验，并给学生进行反馈，学生个人的职业素养和任务，平时作业考核，还有临床思维的考核，共占60%。期末的笔试只占40%。我们是多节点，去年秋季学期，从第一周要求课程负责人在第一次上课必须跟同学见面，特别要说清楚怎么考他们，同学们马上就崩溃了，这个课太难了，每周几乎都有要求，都有不同的考核，有在线的考核、小组任务、循环TBL、在线骨骼TBL、在线血液TBL、在线口试复习题发布、在线作业，一直到期末考试。期间包括教师对每个学生的评价和学生的互评。按原来的传统，没有计算机，没有手机，没有网络，海量数据几乎不可能汇总到一起，也反馈不了。现在有手机了，有很多软件，我们把新软件用到课堂上来了。问卷型，包括考评系统，我们搭建了华西的企业微信号，每个老师都是实名制，还有课程中心等。我们有一个制度，研究生助教，学校专门花了一大笔钱，每年一千万聘了很多研究生，几乎医学课程都会配助教，帮助老师来推行课程中很细的考核。

2011年，我们较早在全国开展随堂测验，用互动的投票器，现在很多学校都有了，只要说第二天要考试，今天随堂测验，全部都来了，很管用。用手机学习，现在基本上成了常态，在课堂上早上8点学生到得比较齐，没有人缺席的。一般都是这时做随堂测验，早上8点钟去扫描。我们还有一个办法，一个二维码10秒钟更换，有的拍下来发给寝室还在睡觉的小伙伴，这已经没用了。你得马上做题，完成后手机上马上可以看到反馈，当场反馈给个人，随堂测验多少分，这些都会记入平时成绩中去。

　　TBL、PBL病案讨论，更多也是用在线案例在做，还有TBL讨论，完成个人测试半个小时，讨论半个小时，然后对答案，统一答案就是反馈，也是一个学习过程。

　　我们还有一个环节，每个同学都要经过期末的口试答辩，是一个题库，上面有简答题，必须要去背，会背目的就达到了。有分析题，抽到哪个系统进去专门有两个老师给你提问，每个同学必须完成，他们觉得这个考试投入的精力更大，要海量去记，还要说得出来，这对他们锻炼很多。

　　小组分任务，小组给他分配感兴趣的话题。同学的选题，自己用PBL去分工，去合作，做一个东西，发到宣传部，宣传部发现是一个很好的科普短文，马上就推到全国了。师生双向的评价反馈，开学前老师必须集体备课，第一节课要说到考核的细节要求，我们三百多位老师，都会按这个设计来，学生开学宣讲。老师怎么评学生呢？三百多老师要评两百多学生，精细化，都有日志，每一次哪个小组在哪一个科室见习，要精细化，每次照片都会有教学秘书准备好，老师即使是第一次带课，他都认识这个同学是谁。发到网上、手机上就更直观了，老师进去后他可以选择时间，选择哪个班次评价对应见习的同学，可以给他等级的评价。评完后一看这个同学是9.43分，非常高，这个同学每一次都很紧张，要表现好，要不迟到，由此改变他的学习行为。

　　还有学生评老师，这已不是形成性评价了，是质量管控的一个方面。学生评老师认不认真，从侧面反映他的职业素养，我们的每个老师300多人都可以被同学精细化评价。还有同学互评，老师也可互评和自评。TBL最大，一个小组10个人，有的同学没发言，可以跟着受益，我们让每个同学都必须发言。还特意去关注成绩，可以申诉，复议等，每个手机可以查到期末总成绩，期末笔试多少分，每项考核项目多少分，在年级当中排多少位，满分多少，给他一个反馈，让他自己去反省。

整合医学人文学

提高人文素养，增强人文服务

◎石耀辉

　　医学的目的最终是为了人，是基于人的学问。黑龙江省医院顺应时代的潮流，落实政府放心、病人满意、员工幸福、社会认可、百姓健康的五位一体发展战略，努力为社会提供更满意和更人性化的医学和健康服务。

　　改革开放40年，医学服务的数量和质量都有了飞速发展，有些方面已接近或超过发达国家水平，但社会中普遍有一种感觉，病人的就医感受改善不明显，医疗服务在社会中的认可度不高，医患矛盾经常成为社会热点问题，困扰医患双方。导致上述状况的原因很多，也很复杂，一个重要的原因是在医疗服务领域缺乏人文精神和人文素养，忽略了医生在医疗服务中最基本的因素，过度迷恋技术，过度信任设备，过度追求经济效益，没有真正做到以人为本，没有真正做到以病人为中心。我们黑龙江省医院以健康为中心，以问题为导向，从政府、病人、百姓、社会、员工五个维度着手，提出了五位一体发展战略。提升医学人文素养，关注员工幸福，努力为黑龙江人民提供全方位，全周期的优质、高效、便捷、适宜的健康服务。病人的就医感受是民众对健康、疾病、生命质量等方面的要求，也是对医疗卫生和保健产生的期望。我们从病人的视角，从改善病人就医感受出发，全面提高病人的就医感受，让病人满意，这是医学人文精神最直接、最具体的体现。树立大健康观念，把以疾病为中心向以健康为中心转变，努力为人民群众提供全方位全周期的卫生与健康服务是健康中国的一个重点。黑龙江省医院是黑龙江省卫生与健康行业的龙头单位，作为医院应该率先倡导大健康理念，在过去传统的医疗服务的基础之上，积极开展健康管理、健康处置等工作。积极营造良好的舆论氛围，赢得社会认可，将政府放心、病人满意、社会认可、百姓健康落实到位，进行健康传递，在社会营造良好的舆论氛围，将以人民为中心的发展理念转变为广大群众的切身感受。员工是医院提供健康服务的主体，是实现政府放心、病人满意、百姓健康，社会认可发展战略的具体执行者，员工的人文素养、幸福指数直接关系到医院发展战略的实现。要着力发挥广大医务人员的积极性，要关心爱护医务人员的身心健康，增强医务人员的职业荣誉感，所以，提升员工的医学人文素养，关注员工幸福是医学人文服务的基础。五位一体战略前四个体现了公益性。推进五位一体发展战略是新时代明确医院发展定位，调整医院战略布局的需要，是以人民健康为中心，从传统的粗放式管理模式向精细化、人文化管理模式的转变。

首先转变观念，增强向心力。全院上下结合医院实际，准确把握新时代社会的主要矛盾，对医院的未来发展进行了深入的讨论，实施五位一体发展战略，把医院建设成为运营高效，特色鲜明，在新时代为全省人民提供全方位、全周期优质健康服务的现代化医学中心。强化举措，增强执行力。我们以坚持文明优质服务，改善病人就医感受活动为切入点，启动实施五位一体发展战略。全院成立了22个工作组，做到全员知晓，全院参与，全院动员。通过各种渠道，广泛进行宣传，营造浓厚的活动氛围。拓宽视野，向先进医院，医疗机构学习，并结合医院的实际精准发力，从12个方面开展工作。一是在全院范围内形成人人学礼仪，重礼仪的良好风尚，纠正损害群众利益的不正之风，同时以病人为中心，为病人提供一站式诊疗服务，加大加强卒中中心救治力度。强化急诊绿色通道建设。利用互联网优化医疗服务流程。成立了病人服务中心，为院前、院中、院后的病人提供无缝隙全程服务。大力开展医疗安全，医疗质量的督导检查。将原来体检中心扩建为健康管理中心，新建了健康促进中心，加强了后勤服务管理，扩大后勤工作智能化和社会化覆盖面，设立了人文大讲堂，对全院职工进行人文调查，根据需求有目的地开展人文方面的培训。召开职代会，倾听员工心声，回应职工合理诉求。同时做到优化细节，增强亲和力。在很多护理单元设立了礼仪镜，温馨提示卡等，为病人家属提供诚信座椅。手术室开展手牵手，牵手送温馨活动。在门诊部设置充电桩、读书角等便民设施。整个病房做到忙而不乱，每个科室都有自己的特色。通过推进五位一体发展战略，我院正在全面提升医院服务能力，体现人文情怀，努力在新时代为全省人民提供全方位，全生命周期优质、高效、便捷、适宜的健康服务，助力健康中国目标早日实现。

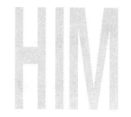

我国健康产业发展之我见

◎ 刘勇刚

　　我是一名职业军人，有 36 年的军龄。从部队干部岗位上退役，退下来后一直在反思，后半生做什么？我想做一些有益人民健康的事。我给自己定位，前半生是在战场上和训练场上度过的，后半生仍然要在战场上。相同点前半生和后半生都在战场上，但前半生是在杀敌，后半生要消灭疾病，如人类亚健康。不同点一个是爱，一个是恨，爱是对人民的热爱，恨是对威胁国人健康的疾病的恨。在医学领域和健康领域我还是个"小学生"，要向专家学者学习，请大家帮助和指教。

　　健康产业的发展是一场革命。健康是有史以来追求的永恒主题。我国健康产业是由医疗性健康服务和非医疗性健康服务两大部分构成。与此同时，健康新兴业态正在不断涌现，包括医养结合产业、医疗旅游、高端器械的研发制造等。现如今人们健康越来越让人感到担忧，我国真正符合联合国教科文组织健康标准的只占 15%，疾病人群占 15%，更可怕的是亚健康人群已经占到了 70%。正因为健康状况出了问题，国家下决心要打造健康中国，并将其提升为国家战略。当前人们健康问题是什么原因？我认为有三个瓶颈要突破。第一是健康理念没有根植于广大民众心中。毛泽东同志在建国初期就提出医疗要以预防为主，现在治未病的意识仍然比较淡漠，都是有病了才去治，防病意识非常薄弱。解决 13 亿人的健康问题，绝不能只靠吃药打针，应以预防为主。第二是缺少民众认可的健康品牌。为什么有那么多百姓到国外大量购买保健品和药品，说明国内的健康产业存在问题——粗制滥造、夸大疗效。第三是国家在政策上的支持力度，以及政策导向的问题。目前我国健康产业大部分是中小民营企业，在享受政策优惠上常常处于劣势，企业科研机构的科研水平低，直接导致了研发新产品比较低端，进而影响到科研成果的转化和转化质量。同时医疗保障的体系存在导向问题。人们到了有病后才到医院看病，住院才能通过医保报销，平时进行保健不能通过医保。人们平时舍不得在健康养生上投入，得了病后再去医院治病。

关于实现健康产业快速发展的路径，我认为有以下几点。一是传统的医学模式正由生物医学模式向生物—心理—社会医学模式转变，正在从科学医学模式向整合医学模式转变。我们在实现健康中国这一战略的过程中，要积极努力地将医疗产业提升为防治养相整合的健康产业。作为健康产业的从业者与医务工作者都应发挥排头兵作用，引导群众向关口前移。与传统的医疗行业相比，健康产业出售的是健康方案，健康是人类永恒的主题，拥有更为健康的身体，过上更为长寿的生活，是大多数人的目标。在健康理念上必须转变传统观念。人体的五脏六腑比喻为养在鱼缸里的11条鱼，一条鱼有了病时会有几种选择，一是扔掉，避免传染其他鱼，这种西医的做法。这个方法不可取，按照中医理论，人是一个完整的整体，不能只做头疼医头的事，应该分析它为什么得病，得的什么病。二是往鱼缸撒药，有病的鱼会好，其他健康鱼吃药反而会得病，在医疗事件中，这种状况比比皆是。三是改善水质，水质得到了有效改善，病了的鱼会好，没有得病的鱼也不会再得病了。我们水质相当于每个人的血液，把血液调好了，很多疾病都可以避免。我们提出一个理论叫病从血来，血好才健康。实现健康产业快速发展的路径，要更新观念，健康不仅是身体上没有疾病，而是身体上、心理和社会上的完好状态。我们研究院首次提出打造人体全方位抗氧化生态系统，具体含义就是在生理上、心理上和环境上同步抗氧化，心理上的抗氧化要远远重于生理上的抗氧化。有很多病通过调节心情是可以自愈的。

应对困境我们做了哪些工作？随着对抗氧化事业的深入研究与探索，构建全方位抗氧化生态产业，生态健康等一整套生态系统的建立，与多方国内外学者专家达成共识。第一，将健康理念向世界传播，我们公司南下东盟，北上欧盟。2017年6月份参加了欧洲金三角养生大会，在会上做了报告和演示，得到与会专家的高度评价。在瑞士的中国大使馆帮助下请当地的中医和西医做论证，都认为我们走的路径完全符合健康产业的要求。2018年初我们到了马来西亚，在吉隆坡政府会议办公厅向很多马来西亚的医学专家，健康专家作了介绍和汇报。他们同时体验了我们抗氧化健康调理的方法。今年我们又到了波兰，具体推进研究院在欧洲总部的工作。

第二，用生物高科技产品防治未病。健康产业从业者要自身做有特色的健康产品，要创造独特丰富的健康品牌，不能随波逐流。健康产业需要从自身发展的实际需要出发，积极提升健康产品和服务品质，创造品牌，加强运用高新技术，不断推动产业结构优化升级，从而提高健康产业发展水平，打赢健康产业自主品牌攻坚战。科技的迅猛发展是推动健康产业发展的又一革命性理念，为破解人类的难题带来希望，这将大大降低健康产品和服务成本。关于细胞与分子的研究日益深入，人们逐渐认识到细胞生物学不仅是生命科学的重要基础，也与医学有着密不可分的关系，可以说细胞生物学的发展促进了生命科学的进步和医学技术的提高。通过生物科技进行积极的产品转化，逐渐拓展企业发展的良好势头。

第三，建立全方位人体抗氧化综合调理系统。世界上慢性疾病大部分发病原因尚不完全清楚，研究院制定出适合民众体质的抗氧化调理方案，有望成为各种慢病干预方式之一。我们还在不断探索，从打造抗氧化生态系统的研发战略出发，整合全球资源，沿着"一带一路"开拓前行，一定会迎来抗氧化事业开花结果的好时节。

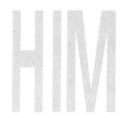

大健康与医学人文教育

◎段志光

"没有全民健康就没有全面小康",这是当前我国医学发展,包括医学教育面临的最大挑战和课题。在我国医学教育中具有重要地位的人文教育该怎么办?我们该如何培养何种人才?

第一,医学人文教育遇到抵触。现在的医学院校,在校生中医学类专业生占50%左右,医学相关类专业生占40%左右。教学中面临一个新问题,对医学相关专业和非医学专业学生进行医学人文教育,他们有抗拒心理,他们将来不从医,进行医学人文教育有什么用。这其中还有一个重要的问题,现在医学人文教育,90%的精力还是强调防止医患矛盾。现在医学教育要从以疾病为中心转变到以病人为中心,到以健康为中心。在这样一个大背景下,医学人文教育怎么做?《"健康中国2030"规划纲要》界定非常清楚,比如健康中国的战略主题是八个字,共建共享,全民健康。我们的工作要从以疾病为中心扩展到人的全生命周期。我们的行业要从医学扩展到健康,面对的服务对象要从病人扩展到全人群,所以我们的工作不能局限在医疗卫生,更不能局限在治病上,而要涉及全社会的方方面面。在越来越多的挑战面前,医学人文的教育是沿着医学和健康的道路前行。

第二,大健康与医学人文的关系。这是去年大会上报告的。关于医学人文的教育,至少在我国大陆的医学院校,共识正在形成,但还有不同意见,尤其是系统性人文教育还有待探讨。2010年英国诺丁汉大学提出健康人文的概念,我称为狭义的健康人文,而大健康人文则是广义的健康人文。即对人的健康境遇和生命过程优化中的影响因素,给予个体或群体全方位、全流程、全要素的健康促进并凸显人性关怀。大健康人文包括医学人文和健康人文,但医学人文和健康人文有交错,比如在亚健康状态时就有交错。去年2017年6月举办了全国首届健康人文学术研讨会。此后将近1年时间,我们又向前推进了一点,现在健康人文虽然以问题为导向，不是一个学科，关注的重点不是学科，但它本身需要从学科的角度去考虑，要对它的内涵发展有深刻理解。我理解大健康内涵结构是三合一，首先要有善心，这是基本素质。只有在善心引导下，技术才有可能实现。其次要有知识，还要有能力。再次是外延关系问题，比如现在对学生主要围绕疾病的恢复来进行知识、技术和能力培养，健康本身不管概念和定义怎么界定，至少分为两个方面，一是健康维持，一是健康恢复，现在更多侧重在健康的恢复上，忽略了对健康的维持和恢复。健康从层级角度分为六个层次。一、个体健康人文，是大健康人文最基础的目标，核心问题是自己要对自己负责。二、家庭健康人文，特别在中国社会，是一个最基本、最核心和最基础的环节。三、社区健康人文。四、城市健康人文，过去城乡差别很大，现在交通发达了，几乎没有区别。五、国家健康人文，这是大健康人文最重要的目标。六、全球健康人文，这是大健康人文最高级目标。大健康人文的内容结构。

　　第三，大健康人文的基本关系。医学人文关系的探讨在医患关系是医学伦理学、医学心理学多学科核心的概念，医患关系是主体关系。我们的服务对象要从以病人为中心扩展到全民健康，健康人文的基本关系能不能像医患关系那样，从主体角度提一个基本关系。到现在为止还不太成熟，愿意跟大家讨论。1995 年世界卫生大会提出一个目标，为人人享有卫生保健而调整医学教育和医疗实践。遗憾的是 20 多年过去了，至少我国大陆医学教育还没进行大的改革。2016 年《"健康中国 2030"规划纲要》明确提出，医学教育要为国民健康而改革。现在整个学校从顶层设计的角度，并没有上升到国民教育层面和国民健康层面。总体来讲，医学教育的改革是迟缓的。

课从云端来，谈互联网+
医学人文教育

◎魏　琳

4月18日新闻联播用了2分20秒专门介绍慕课，其实在此之前，我国带国字头的媒体已连续介绍过慕课。我国的慕课已达全球第一，在线拥有的课程已达5000多门，学习人数超过7000多万人。不管在哪里，只要有互联网，你就可共享慕课，不再为讲课难而烦恼。讲慕课，很多老师说很熟悉，其实还有很多人不熟悉。高等教育有那么多精英，我们所拥有的知识，我们所拥有的健康理念能不能传达给13亿人，需要借助更多的方式和方法。今年1月15日，教育部召开了新闻发布会，公布了第一批490门国家精品在线课程。去年7月份就如火如荼开展了申报。490门课程中有468门是高等教育，22门是职业教育。我数了医学的52门中，医学人文只4门，分别是医患沟通、人文与医学、死亡文化与生死教育、医学伦理学。其实在我们的互联网上，不仅是这四门获批的，还有很多，比如医学伦理学、生命伦理学、生命科学与伦理。在网上见到的医学人文的慕课课程，加起来是8门。我们未来还有无限的空间。

本文分三个分题：第一，课在云端；第二，课从何来；第三，请来云端课。

首先看课在云端。云端有课数种，课有什么不同。打开交大的主页，你会发现一个精品课程。进入爱课程网，首先看到国家精品在线，资源共享课，还有就是慕课。首先是精品公开课，在全国做了5年，已经结束了。还有资源共享课，我们拥有陕西省精品视频共享课。这些在线课程，云端课程各自有何不同。很多老师申请过精品课，特点是成果展示，对老师授课视频以及视频规格没有。这些老师在教学战线做出很出色和很有特征的东西，在精品课后就有了公开课和资源共享课。我认为公开课就是网络版的百家讲坛。资源共享课的特点发生了内容转换，它俩有一个共同特点就是视频有了要求。对内容，对视频录制格式，就是技术和讲授内容都有一定规范。这门课共同的特点是别人看。但慕课不同，慕课彻底转换了形式，虽是一样内容，但是真正的学习。

第二，课从何来。很简单，是制作课程的老师以录制视频为基础，在视频基础上配置了讲授课件、练习题和分享。医学伦理有一个目标，第一件事情要进行教学分析，第二件事情要进行视频录制，第三经过严谨核查后上传到网上。慕课不是放在网上一成不变。国家的要求是每年更新 20% 内容。

第三，请来云端课。国家如此努力倡导，为什么做这样的事，做这样的事情会给教育带来怎样的变革。首先，多媒体教学老师认识到它的伟大性，看到了它巨大的力量。如果只用眼睛看，只能记住所看内容的 20%，如果只用耳朵去听，能记住 15%，把耳朵眼睛加起来，能记住内容的 65%；如果把多方面感触加在一起，学习就变成了互联网，带给你的空间可能就无法想象。信息技术的强大在于两个字，突破。首先是突破了固定教室的范围。大礼堂能坐多少人？大教室能坐多少人？普通教室能坐多少人？但慕课可使每一期上课的学生有两三千人，甚至更多。有的课程甚至一次上课超过十几万，也就是打破了围墙，打破了人数，也打破了大学整个范围。我同时可学北大的课，也可上清华的课程。这样，教学真正实现了开放、共享，使每个人都能享受到优秀的教育资源。给每个学习者带来的是学习个性化的展示，学习可由自主决定了，我想学什么内容，想在什么时候学，想跟谁一起学，自己做决定。这部分内容看一遍会了，看两遍都不会的内容可以继续学习。在互联网上，在学习的同时，有无数个人在 PC 那端和我们在一起。怎么实现 PC 一起？在你手机上的右上方有个加号把它点开，给我发点鼓励的话；在你思想抛锚时，给他来点 666 是什么感觉。医学伦理学习会有很多社会观点，可以让所有同学来展示自己的观点。授课内容怎么用？三个方式用，首先是本科教育，本科教育已使用 SPOC 教学；其次是规范化培训；再就是继续教育。只要报了我的课，我们不关闭，随时点开都可以看到。我们在学校用了小规模、限制性和在线课程，针对学生所需。首先，教师用助教，在大面积开启时，助教人数会增多。其次，教师需要学生。老师进入课堂，学生在网上已事先看了他的理论，进入课堂要讲没讲的内容，然后进行答疑和论坛。第三是组织考试。助教干什么？组织讨论，发布信息，在每次上课前，既然是医学人文，总会给你更文艺的课程提示。学生要干什么？主要是在线自主学习，在线完成作业及在线参与讨论。对学习带来的结果有否变化，可通过两种方式得到反馈。第一种方式是学习行为的跟踪。第二种方式是过程化的考核。

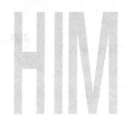

医学人文与医学实践

◎李亚军

　　医学是一门人学，和其他自然科学相关。除了医疗技术，更重要的是哲学、社会学、心理学等。梁晓声对人文的概述，"根植于内心的修养，无须提醒的自觉，以约束为前提的自由，为别人着想的善良"。医生都想成为好医生，但有些医生医术很高，但见症不见病，非医也；见病不见心，中医也；见人能见心，上医也。想成为好医生，成名医是加法不是乘法。技术＋人文＝好医生。医生给病人开出的第一个方是关爱。做医生的使命和职责在大医精诚。医生应有的素养是德。美国著名的生命伦理学家，他对医学的定义，不仅是技术，还有艺术，是最人文的科学，是最经验的艺术，是最科学的人文。美国有一位诺贝尔奖得主说，医学在本质上具有两种，既是一门科学，又是一门人学，需要人文精神的滋养。美国医学人文教育之父阿诺德，20世纪70年代后发现很多美国医生非常崇拜技术，CT问世大家更崇拜，但对人文素养缺失，他带着学生查房，发现医生见病不见人。他很茫然，从此把毕生的精力从事人文教育，所以成了美国人文教育之父。他关注不仅是疾病，更重要关注病人的家庭和生活。现在的医学界，好多人对技术的茫然追求，将医学和人文撕裂。2014年一个病人把耳鼻喉科医生杀了，还说至今心情很好，不为自己的所作所为害怕，相反，只有坚定、荣耀，加上蔑视。去年发生非常轰动的产妇跳楼事件，这个事件缺乏人文关怀。几年前，有个产妇大失血叫医务人员，医务人员拿着手机，多次叫不动，最后产妇大出血而死。中国和美国最好的医院是北京协和医院和美国梅奥医院。梅奥医院是全球一流的医学中心，是美国知名的医教研一体化的医疗集团。梅奥医院关爱病人，尊重病人，满足病人，是该院的核心。病人第一，是他们的核心价值观，梅奥医院不仅是治病的地方，更多是医治肉体和情感的地方。北京协和医院不仅技术好，医生的医德，人文素养也比较高。北京协和医院2016年播了一部微电影《国家相册》，说的是三位大医生，被称为好医生，他们有很好的人文素养。张孝骞写的病例普通人都能看懂："产妇额头上有豆大的汗珠"，他看到的不是病，看到的是人，这就是协和的人文。最早创院一张图片是小病人和老院长互拜。人文关怀非常重视语言。语言、药物、手术刀，医生治病的三大宝。语言排在第一位。沟通法则，70%是语言内容，38%是语气，55%靠肢体语言。肢体语言沟通非常重要。跟病人之间沟通，有些医生一直低头，头都不抬，不看病人一眼。请大家看一下日本著名心理学家写的书《医师接诊艺术》。

整合医学体育学

整合医学体育学之我见

◎郭建军

整合医学跟体育有什么关系，回答这个问题，对于我们每一个从事体育工作，或在读体育专业的人都非常重要，对我们的研究、我们的就业、我们的择业都会有很大影响。

第一、体医整合发展背景。过去体育是体育，医学是医学，今年国家把卫生和计划生育委员会（简称卫计委）改成了国家卫生健康委员会（简称卫健委）。因为时代的改变，现在的健康领域发生了根本变化，体育和医学不得不融合，不能不整合。

我们每个人、每个家庭周围都有慢性病病人。我国的慢性病呈爆发式增长，较难控制，花费较高，效果不理想，而且慢性病越来越年轻化。而慢性病的爆发，并不是因为我国老龄化导致的，例如儿童高血压，我国已连续开展了4届儿童高血压高峰论坛。因为儿童的生活方式改变，缺乏运动，所以高血压等慢性病越来越年轻化。慢性病需要的药量大，需要终身吃药。庆幸的是通过运动营养调整，可以防止这些疾病，即非药物疗法。无药可治不代表无法可治，这个方法就是运动。

慢性病是威胁健康最大的疾病，运动对糖尿病、高血压、肿瘤都适用，但关键在于医生对运动不熟悉，整个医学教育体系中没有关于运动与健康的教育。现今我国社会主要矛盾已经转化为人民日益增长的美好生活需要和发展不平衡、不充分之间的矛盾，尤其在健康领域。我们每个人都需要健康，但谁来指导你的健康？体育专业的人对疾病不熟悉，医疗专业的也无法胜任，只有医疗和体育相整合，才能完成这个任务，现在缺一个重要环节或重要专业——体育与医学专业，所以我们要体医融合。

第二，体医融合相关政策。现在国家非常重视，体育和医学必须整合。2014年李克强总理说要"恢复体育健身与医疗文化的融合发展"。2016年习总书记说"要推动全民健身与身体健康深度融合"；不是一般融合，而是深度融合，深度融合就叫整合。现在关于医学和体育的政策很多，但到目前还没有真正的整合。

2014年国家开始推动体医融合，但一直没得到大家的重视。2017年国家开了一个"体医融合工作座谈会"，会上特别强调体医融合，势在必行，迫在眉睫，国家体育总局跟国家卫健委达成共识，而且非常重视"实现体医融合是落实习近平总书记关于体育工作和健康中国建设重要指示的迫切需要"。许多病人等着运动指导，也有很多健康人等着运动指导，这是改变中国人民族体质的重要举措，所以国家很重视。

很多政策写"体医融合"，但今天写的是"医体整合"，体医融合和医体整合是什么关系，我的理解是体医融合是国家政策，但政策落地需要有技术的支撑。体医融合同样是一门技术，需要长期积累。

整合医学远早于体医融合，整合医学是樊代明院士提出来的，他倡导整合医学，写了很多这方面著作。2016年8月中国整合医学联盟宣告成立，中国整合医学联盟中包括医体整合、医医整合、医护整合、医工整合、医养整合等十几个整合联盟，在这个联盟中，有医体整合联盟。2018整合大会不仅只有医院院长、医科大学校长，还有文学家王蒙，艺术家金曼。整合医学大会为什么要请文学家、艺术家，他们与治疗疾病有关吗？连他们都有关，我们体育就更加有关系了。在医学指导下怎么促进健康，这就叫整合医学。我们医体整合是整合医学的一个分支。

整合医学是整合各专业的先进知识和技术，是建立在现有专业分工体系上的理论聚合和实践升华。体育科学研究所成立已60年，研究体育应该很专业，但体育研究专业要和医学研究专业整合在一起。各专业的先进知识和技术，包括体育专业，也包括艺术专业，需要有机整合。我在体育总局工作很多年了，1992年到体育系统，一直认为自己对体育挺了解的，但跟医生合作后发现不是那么回事，我是从体育看体育，人家是从医疗看体育，各自从不同的角度看，就会发现有很多问题，所以需要对运动有一个完整的认识，才能做好健康工作。

我们的体育首先以掌握运动技能为目的，要提升国家健康服务能力，原来碎片化的健康服务支持和技能，必须加以整合。原来卫健委提供他的服务，体育总局提供我们的服务，各提供各的，现这两种知识和技能都需要整合。

我们服务团队是碎片化的，过去人家是医生、护士，我这是运动指导师、教练，现在二者必须整合。整合资源，整合团队，我们有那么多运动场、训练场，有那么多体育馆，也要整合，一起为健康服务。

体医整合的核心思想是解决医疗问题，解决健康问题，以此为导向组织锻炼。高血压病人、糖尿病人怎么锻炼？现有运动处方，运动处方是什么人定的？首先你必须先了解这个病，针对这个病的特点制定一个运动方案。如果你对这个病根本不了解，敢制定运动处方吗？如果你说了解，了解多少？高血压社区医生说他了解，医科大学的学生说了解，协和医科大学说了解，协和医院的大专家也说了解，到底谁了解得更全面，当然我想三甲医院协和医院会了解得更全面一些。问题是如果你漏一点病人出了问题谁负责，所以由我们体育专业的直接出运动处方有风险。但医生也不一定知道该怎么做，所以我们现在叫双培训，第一要培训医生了解体育，第二要培养体育了解医疗，大家共同来做好这个工作。

体医融合有关运动知识需要整合，纵向整合和横向整合。什么叫纵向整合，婴儿为什么要运动，老年为什么要运动，去年出台了婴儿运动指南，受到大家关注。儿童运动，老年痴呆的运动和帕金森病的运动等都需要整合。纵向整合是从小到大，横向整合是一个人身上多种疾病，有心脏病、糖尿病、肾脏病，还有骨质疏松病，这些都需要整合研究。

学校体育教学也要从技能教育向健康教育转化。教育部要求学生掌握一到两项运动技能，在七项运动技能中掌握一到两项，但掌握运动技能不代表你能健康，掌握健康运动技能会给体育教育带来新的要求。这确实极其必要，为什么学生体质多年没有大的改变，因素很多，和教育目标不同有很大相关性，所以要从原来的技能教育向健康技能教育转化。

2016年重庆医科大学率先成立了体育医学学院，目的是培养和研究不同人需要什么运动，例如婴儿需要什么运动，老年痴呆需要什么运动。2017年我们成立了体医整合研究中心，去年底成立了中国医体整合联盟，有樊代明院士、中国医学科学院院长王辰院士、哈尔滨医科大校长杨宝峰院士，三个院士带头，西安体育学院也是副理事长单位。

运动在不同领域叫名不一样，比如运动，对于一个病人叫锻炼身体，对于一个病人来叫跑步，你跑步叫锻炼身体，他跑步叫康复锻炼或心脏康复，所以运动、康复、训练很多是相通的。体医运动主要是研究各自的作用和各自分工的合作机制，到底医生做什么，体育做什么，一起合作又做什么。

体医整合要做的工作国家规定为以下四个内容：①共同进行国民体质监测；②共同建立国民体质大数据；③共同服务群众健身；④共同发展健身康复产业。

关于中国体医整合联盟，我们科研所是理事长单位，西安体育学院等是副理事长单位，希望大家了解这个联盟，加入这个联盟，将来的使命是要掀起以"养育、养生、养老"三养文化为内核的健康革命。

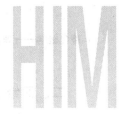

运动与健康促进

◎ 苟 波

世界卫生组织关于健康的定义："健康乃是一种在身体上、精神上的完满状态，以及良好的适应能力，而不仅仅是没有疾病和衰弱的状态。"人们所指的身心健康，也就是说，一个人在躯体健康、心理健康、社会适应良好和道德健康四方面都健全，才是完全健康的人。

体育对身心健康都有帮助，可以健身、健心、健脑。通过体育教育，对团队精神的培养，对人适应社会、遵守规则，包括品格塑造都有很大作用。体育在人的整个成长过程中作用很大，不单单对病人康复有作用，对健康人可以健身以及对品格塑造都有很大帮助。

一、世界卫生组织提出健康的 10 条标志

（1）精力充沛，能从容不迫地应付日常生活和工作；

（2）处事乐观，态度积极，乐于承担责任，事无巨细，不挑剔；

（3）善于休息，睡眠良好；

（4）应变能力强，能适应环境的各种变化；

（5）对一般性感冒和传染病具有抵抗力；

（6）体重适当，体形匀称，站立时头、肩、臀位置协调；

（7）眼睛明亮，反应敏锐，眼睑不发炎；

（8）牙齿清洁，无空洞，无痛感，齿龈颜色正常，无出血现象；

（9）头发有光泽，无头屑；

（10）肌肉、皮肤富有弹性，走路轻松。

二、四维健康观

（1）身体健康。WHO 最近把人体的躯体自测健康通俗概括为"五快"，即"吃得快""便得快""睡得快""说得快""走得快"（注："吃得快"是指食欲好，并不是狼吞虎咽，吃饭主张细嚼慢咽。"便得快"是指大便时间短、频率正常，身体的代谢废物更易排出。"睡得快"说明自主神经功能良好，睡眠好对疲劳消除，体能和精力恢复有重要作用。"说得快"反映了思维敏捷、口齿伶俐。"走得快"反映人的运动功能良好）。

（2）心理健康。心理健康指个体内心世界丰富充实与和谐安宁的状态。"三好"："良好的个性""良好的处事能力""良好的人际关系"。

（3）社会健康。社会健康也称社会适应能力，可以有效地调整和平衡人与环境之间复杂多变的关系。

（4）道德健康。道德健康是人们在保护和增进健康的实践中形成的道德思想、原则和规范的总和。

1978 年，WHO 又在阿拉木图宣言中重申了上述概念，并指出"健康是基本人权，达到尽可能的健康水平，是世界范围内一项重要的社会性目标"。"人人为健康，健康为人人"是 WHO 的一项战略目标。强调从社会公共道德出发，维护人类的健康，要求生活在社会中的每一个人不仅要为自己的健康承担责任，而且也要对他人的群体健康承担社会公德。

三、亚健康状态

所谓亚健康状态，是指无器质性病变的一些功能性改变，又称第三状态或"灰色状态"。因其主诉症状多种多样，又不固定，也被称为"不定陈述综合征"。它是人体处于健康和疾病之间的过渡阶段，在身体上、心理上没有疾病，但主观上却有许多不适的症状表现和心理体验。

通常在排除疾病原因之后，在以下 30 个项目中，有 6 项者即可初步认定处于亚健康状态。精神紧张，焦虑不安；孤独自卑，忧郁苦闷；注意力分散，思考肤浅；容易激动，无事自烦；记忆减退，熟人忘名；兴趣变淡，欲望骤减；懒于交往，情绪低落；易感乏力，眼易疲倦；精力下降，动作迟缓；头昏脑涨，不易复原；久站头昏，眼花目眩；肢体酥软，力不从心；体重减轻，体虚力弱；不易入眠，多梦易醒；晨不愿起，昼常打盹；局部麻木，手脚易冷；掌腋多汗，舌燥口干；自感低烧，夜有盗汗；腰酸背痛，此起彼伏；舌生白苔，口臭自生；口舌溃疡，反复发生；味觉不灵，食欲不振；反酸嗳气，消化不良；便稀便秘，腹部饱胀；易患感冒，唇起疱疹；鼻塞流涕，咽喉疼痛；憋气气急，呼吸紧迫；胸痛胸闷，心区压感；心悸心慌，心律不齐；耳鸣耳背，易晕车船。

严重亚健康可明显影响健康寿命，造成早衰，甚至突发急症导致早逝（过劳死）。有调查表明：40 岁左右人群死因分析，2/3 的人死于心脑血管疾病，1/10 死于恶性肿瘤，1/5 死于肺部疾病、糖尿病等。

四、慢性病对健康的危害

1. 慢性病发生状况

慢性病在我国发生率非常高，前几年资料提示慢性病呈井喷趋势，三高、肥胖出现，很多人需要终身吃药、终身带病。如果不提前预防，不早期干预，很多人就会终身带病。我国肥胖发生速度非常快，每 4 个成年人有 1 个胖子，比 10 年前翻了 1 倍。我国遭受慢性病威胁的人数众多，主要原因是对慢性病潜在危害性的重视程度不够。超重和肥胖：2 亿 + 0.9 亿；高血压：1.5 亿；高脂血症：1.59 亿；高血糖：0.56 亿；骨量减少：0.9 亿；脂肪肝：700 万（城市）。

2. 人类疾病谱变化

从流行病调查结果可以看出，20 世纪早期，死亡主要是传染性疾病，前 3 位都是传染性疾病。现在死亡率主要是肿瘤、脑血管疾病、心脏病，都是慢性病。肿瘤也是慢性病，肥胖与这些疾病有直接关系，而且死亡率非常高。因此，防治慢性病工作是促进人类健康和延长寿命的重要工作。

3. 慢性病的诱发因素

在慢性病的诱因中，遗传因素只占 15% 左右，社会因素占 10%，气候因素占 7%，医疗条件占 8%，个人的生活方式占 60%。实际上，许多慢性病是"生活方式病"，主要受到以下因素影响，如膳食营养不平衡、饮食不安全、酒精、吸烟、运动不足、过度疲劳、焦虑、低体重、超重/肥胖、环境污染、卫生状况……

五、健康管理

健康管理是以预防和控制疾病发生与发展、降低医疗费用、提高生命质量为目的，针对个体及群体进行健康教育，提高自我管理意识和水平，通过健康信息采集、健康检测、健康评估、个性化管理方案、健康干预等手段持续加以改善的过程和方法。

健康管理是对个人或人群的健康危险因素进行全面管理的过程，其宗旨是调动个人、集体和社会的积极性，有效地利用有限的资源来达到最大的健康效果。健康风险评估是健康管理过程中关键的专业技术部分，并且只有通过健康管理才能实现，是慢性病预防的第一步，也称为危险预测模型。它是通过所收集的大量的个人健康信息，分析建立生活方式、环境、遗传等危险因素与健康状态之间的量化关系，预测个人在一定时间内发生某种特定疾病或因为某种特定疾病导致死亡的可能性，并据此按人群的需求提供有针对性的控制与干预，以帮助政府、企业、保险公司和个人，用最少的成本达到最大的健康效果。

1. 健康管理的目的

健康管理的目的是要做到以下 4 个方面：①学会一套自我管理和日常保健的方法。②改变不合理饮食习惯和不良生活方式。③减少用药量、住院费、医疗费。④降体重、降血脂、降血糖、降血压，即降低慢性病风险因素。健康管理是从低危到病变早期、到临床症状、到疾病发生，最后出现不同预后。干预后期，到要临床干预时已为时过晚。但通过运动干预，配合医生进行体医整合工作可以做到亡羊补牢，最好从早期预防，做到未雨绸缪。

2. 慢性病三级预防

一级预防（病因预防）：合理膳食、适量运动、戒烟限酒、心理平衡、生活规律、定期保养。二级预防（三早预防）：早发现、早诊断、早治疗。三级预防（临床预防）：预防伤残、延长寿命、降低病死率。生活方式管理是新兴的个人健康管理中一个重要策略。健康生活方式是需要培养的，培养的主动性在于人们自己！生活方式管理的观念就是强调个体对自己的健康负责。

三级预防中，一级预防包括健康的四大基石，从膳食、运动、生活方式、心理平衡进行干预。二级预防是早发现、早诊断、早治疗。三级预防是临床预防，预防伤害、延长寿命、降低病死率。生活方式管理是健康管理的重要策略，这几年在健康管理方面发展较快，包括医养结合，以后可能会成为健康产业较大的支柱产业。

健康生活方式需要培养主动性，包括锻炼，实际上掌握在自己手里，过去有一句话叫"命自我立"，就是说"自己的命运掌握在自己的手里"。先天性的一些无法改变的因素对人体健康影响中占的权重比较小，更多的因素来自于后天生活方式的影响。因此，只要通过努力，每个人都可以改善自己的健康状况，当然，要改变生活方式，首先要从观念改变，强调每个人对自己的行为、健康负责。

维护人体健康的根基：合理膳食、适量运动、戒烟限酒、心理平衡、生活规律、定期保养，其中，"戒烟"是针对所有人的，国内外都提倡，任何时间、任何年龄禁烟都会有好处，可减少肺癌和其他癌症的发生。"限酒"认识上有不同观点，以前有中医认为，适量喝点酒可以活血化瘀，有医学研究认为，少量喝葡萄酒，可以减少心绞痛发生。现在研究主流观点认为，喝酒对心脏病症状的干预作用并不明确，但喝酒对健康带来的害处更多，所以建议尽量少喝，尽量不喝。"合理营养"与"适量运动"的道理一样，都要讲究"适度"，吃要适度，运动也要适度，所有事情超过一定的度，都对健康不利，所以，从观念上要把握总的方向和原则，"运动不是万能的，但不运动是万万不能的"。

六、运动与健康促进

1. 运动对健康的作用

2007 年，卫生部、全国爱卫会和中国疾病预防控制中心在全国范围内发起了以"和谐我生活，健康中国人"为主题，以"健康一二一"（日行一万步，吃动两平衡，健康一辈子）为行动精神的"全民健康生活方式行动"。

研究认为："合理饮食与运动是干预慢性疾病最有效、最经济的方法。"饮食与运动对健康的作用，需要通过较长的时间来体现，保持健康的生活方式需要持之以恒。在任何年龄阶段停止吸烟，即使是 80 岁以上，都有助于改善肺功能，减少发生肺癌的机会。已有研究认为，积极干预可以收到以下效果：高血压发病率减少 55%，脑卒中、冠心病发病率减少 75%，糖尿病发病率减少 50%，肿瘤发病率减少 1/3，平均寿命延长 10 年以上。由此可见，使用科学的管理方法对慢性疾病进行健康管理、干预，可使慢性疾病的发病率明显下降，延长寿命，促进健康。

从运动系统、呼吸循环系统、内分泌系统、免疫系统来看，运动对人体是一个综合性作用，不是通过某一种运动，也不是只练某一个部位，一定要从人体整体性出发。

2. 运动的形式

有人提出一些最佳运动方式，如最好的减肥运动——游泳、慢跑、健步走、羽毛球；最好的健脑运动——下棋、跳绳、瑜伽；最好的抗衰老运动——慢跑、健步走；最好的健美运动——体操、力量练习；最好的抗高血压运动——散步、瑜伽、气功。

也有专家认为"走是最好的健身方式"，其实，对不同的人来说，有些人喜欢跑步，有些人喜欢游泳，有些人喜欢打球，原则上，要选择自己喜欢的运动，只要能安排合理，就是最好的运动，可以说"没有不好的运动，只有不好的安排"，运动要讲"个体化原则"。

锻炼身体的"3、3、6 原则"：坚持 3 周锻炼能初步形成习惯；坚持 3 个月能形成稳定的习惯；坚持 6 个月就能形成牢固的习惯。

在我国，2/3 的人属于运动不足，需要更多地参与运动以达到促进健康的目的。另一方面，还有极少数人经常运动，出现运动过度或运动成瘾，这类人就要更关注运动安全问题。例如近年来马拉松爱好者数量激增，经常参加马拉松运动者，可引起多种运动损伤问题，如髋关节痛、腰腿痛，跑步带来劳损性问题比较多，最严重的是猝死，每年马拉松都有报道猝死发生。这几年防控工作做得越来越好，体检预防也做得越来越好，发生问题明显减少。美国很多专家进行研究，认为一般的健身跑，3 公里就可达健身效果，3~5 公里不会出现太多伤病。一周跑 92 公里以上，平均每天跑 13 公里以上者，运动损伤发生率就明显增加。因此，普通人参与锻炼要量力而行，在跑步过程中，需要"聆听自己身体的声音"，根据自身对运动的反应，及时调整策略，以降低运动伤害事故的发生。

3. 运动金字塔

在运动过程中，建议最多参与的还是以基本运动为主，如步行、爬楼梯。有人认为，爬楼梯对膝关节不好，尤其是有膝关节炎的人可能会加重症状。但对正常人，如果运动适量，控制在合理范围，爬楼梯对心脏和下肢力量锻炼是非常好的方法，主要看锻炼合理与否。其次，应该适量参加一些跑步、球类运动、柔韧和力量锻炼等。一定要减少静坐生活方式的时间。目前，很多人在办公室、教室、家里，一天静坐生活方式时间远远超过 8 小时，如打通宵游戏，一晚上都坐着。长时间静坐的生活方式带来健康问题比较多，颈肩腰腿痛跟长期静坐生活方式有很大关系，还会影响心肺功能。

4. 运动处方

首先要树立"终身体育"的观念，建立良好的生活方式，通过运动锻炼促进健康。运动锻炼主要涉及有氧耐力、力量、柔韧性、平衡与协调能力等。由于个人体质不同，所能承受的运动负荷也不相同。因此，运动要量力而行、循序渐进。要想做到科学锻炼，就需要在"运动处方"指导进行锻炼。

运动处方自 20 世纪 50 年代提出，于 60 年代被世界卫生组织（WHO）采用，并已得到广泛的认可。运动处方是由康复医师、康复治疗师（士）以及体育教师、社会体育健身指导员、私人健身教练等，根据病人或体育健身者的年龄、性别、一般医学检查、康复医学检查、运动试验、身体素质/体能测试等结果，按其年龄、性别、健康状况、身体素质，以及心血管、运动器官的功能状况，结合主客观条件，用处方的形式制订对病人或体育健身者适合的运动内容、运动强度、运动时间及频率，并指出运动中的注意事项，以达到科学地、有计划地进行康复治疗或预防健身的目的。简章地说，运动处方就是以处方的形式规定运动的内容和负荷。运动处方主要包括以下要素：

（1）运动内容（有氧运动、力量练习及核心力量、柔韧性、平衡、协调、灵敏等）。

A. 有氧运动美国弗雷明汉心脏研究项目，对超过 5000 例对象进行跟踪调查，发现经常运动的人平均比不好运动的人多活 4 年，很重要的原因是经常运动者的心脏病发病率低。例如走路、骑车、慢跑、游泳等有氧运动有助于降血压，软化动脉血管，降低胆固醇，从而保护心脏。坚持跑步对心脏功能的增强，有较为突出的作用，跑步也被称为"最好的抗衰老运动"。研究认为有氧运动主要功用有：可增进心肺功能，调节血压、血脂和血糖水平，改善糖、脂代谢和调节内分泌系统，减少脂肪、提高骨密度等。

推荐方案：一周 3~5 天的中等强度有氧运动，每次至少 30min，中等强度即保持一定的运动节奏，在运动中感到有点气喘，没有多余力气说话或唱歌。

B. 力量训练可使骨骼、关节和肌肉更加强壮，有助于延缓身体运动能力的衰退。举重是保持身体机能良好的最佳运动之一。力量训练主要针对大肌肉群，采取多环节活动，根据目的是增肌、增加肌肉耐力，还是增加爆发力，根据锻炼需求进行相应训练，负荷的安排包括间歇时间都有很大差异。力量训练对人很重要，尤其对老年人比较强调增加力量锻炼。推荐方案：针对全身的大肌肉群进行锻炼，每块肌肉完成动作 12～20 次/组，一共 3 组，每周 2～3 次。

C. 柔韧性锻炼可使关节活动范围加大，有助于运动表现和预防运动损伤的发生，可以通过体操、舞蹈、武术、瑜伽等方式来发展柔韧性，可以在每次运动前的准备活动，运动后的放松过程中进行拉伸练习，就可以有效发展柔韧性。

D. 平衡性练习可减少跌倒致伤危险，也有助于提高运动表现，可以通过平衡垫、平衡球、太极拳等发展平衡性，在活动中穿插少量平衡性动作练习即可。

（2）运动负荷（强度、数量——时间、距离、重量、次数、组数、间隔时间等）。运动强度指运动时单位时间内承受的负荷量，可以通过练习的速度、远度、高度、难度、重量或练习的密度等指标来衡量，更多的是以完成一定强度要求的负荷数量来反映负荷强度的情况。运动强度是运动处方定量化与科学性的核心，是锻炼安全与否的关键。

锻炼时应当达到和保持的一定运动强度，如心率达到每分钟多少次、规定时间内完成力量练习负荷多少公斤、走和跑时适当的速度和坡度、踏蹬功率车的需要达到的功率等。只有达到规定的运动强度，才能对机体产生适宜刺激，保证运动处方目标的实现。常用的反映运动强度的指标有：心率、吸氧量、梅脱值（MET）、主观疲劳感觉量表（RPE）等。

心率是评定运动强度最简便易行的指标。一般情况下，心率与脉搏是一致的，可以通过摸桡动脉、颈总动脉、心前区来测定心率，也可以使用心率表来测试心率。通过测量运动后即刻心率可以了解运动强度及身体对运动负荷的反应、机能状态等。通过了解运动后心率恢复速度，可以了解身体对运动负荷的适应性，疲劳恢复情况。通过检查晨脉（清晨起床前，清醒、安静、平卧位的脉搏数）可以了解是否存在过度疲劳和运动后恢复情况。

靶心率（THR）是指锻炼者在进行体育锻炼过程中，应该达到并且保持的目标心率，是反映运动强度的重要指标。有条件者，可以根据运动负荷试验的结果来推测靶心率。如果没有条件进行运动负荷试验测试时，可以用简易公式推算靶心率，比如用公式 "220－年龄" 计算出最大心率（HRmax），然后取其相应的百分比作为靶心率，一般人的 THR 可以取 70%～85%HRmax；健康水平较低，不经常运动的人，THR 取为 55%～65%HRmax；经常进行锻炼，健康水平较高者，THR 可以达到 90%HRmax。

应用靶心率简易推算公式的缺点是年龄相同的人群，得到的靶心率相同，并不能很好地反映锻炼者的个体差异。有条件者最好通过运动负荷试验，测定受试者的最大运动能力及最大心率，再根据受试者的锻炼对象的目标和具体情况，进一步确定其靶心率，也可以用 MET 或者 RPE 来反映运动强度。

常见休闲活动的梅脱值（MET）

项目	平均值	范围	项目	平均值	范围
走	2.4		钓鱼岸边钓	3.7	2~4
远足		3~7	激流中		5~6
跑 134m/min	8.7		高尔夫机动车		2~3
146m/min	9.4		背包走或推车	5.1	4~7
161m/min	10.2		拳击台内	13.3	
179m/min	11.2		对练	8.3	
201m/min	12.5		游泳		4~8+
230m/min	14.1		划船		3~8
268m/min	16.3		素质练习		3~8+
篮球比赛	8.3	7~12+	爬山	7.2	5~10+
非比赛		3~9	自行车上班		3~8+
足球		5~12	16.1km/h	7.0	
排球		3~6	台球	2.5	
乒乓球	4.1	3~5	保龄球		2~4
羽毛球	5.9	4~9+	柔道	13.5	
网球	6.5	4~9+	滑冰、滑旱冰		5~8
跳舞		3.7~7.4	滑雪、滑降		5~8
有氧舞蹈		6~9	越野		6~12+
跳绳 60~80/min	9		上台阶		4~8
120~140/min		11~12	乐器演奏		2~3

主观疲劳感觉量表（RPE）

自我感觉	RPE 等级	最大心率
	6	
Very, Very Light（非常非常轻松）	7	<35%
	8	
Very Light（很轻松）	9	
	10	35%~54%
Fairly Light（尚且轻松）	11	
	12	55%~69%
Somewhat Hard（有些吃力）	13	
	14	
Hard（吃力）	15	70%~89%
	16	
Very Hard（很吃力）	17	
	18	≥90%
Very, Very Hard（非常非常吃力）	19	
	20	

（3）运动频率。运动频率主要指在一周中参与运动的次数。根据不同的人群、健身目标，锻炼频率有所不同。一般健身人群推荐：一周进行 3 ~ 5 天的中等强度有氧运动，每周 2 ~ 3 次力量锻炼。

（4）注意事项。提出在锻炼时需要注意的一些事项，如心率不得超靶心率、进行力量练习时注意预防意外事故等。

总体而言，运动处方的内容中，有氧运动、核心地方训练、柔韧性、平衡性训练、协调性训练，这些因素中不同的人有侧重，不完全一样。相对来说有氧是最重要的因素，跟慢性病关联度最高，接下来是力量和核心的训练，这对很多疾病发生，尤其是颈肩腰腿痛运动系统相关的疾病影响很大。柔韧和平衡对健康起直接的影响作用。协调对运动表现影响更大，对运动损伤的发生有影响，虽说在运动时这些因素都要考虑，但更多强调的是有氧和力量。美国运动医学会的运动指南重点强调的是有氧运动，比如每次 30 分钟，每周至少 3 次，推荐是 3 ~ 5 次。集中起来每周锻炼 150 分钟，中等强度就可达到一般健身目标。不是练得更多就会获得更多的益处，不同年龄和性别，运动能力和运动基础不一样，运动时需要有个体化的运动处方指导。现在经常说每天 6000 步是门槛，不是走到 6000 步就完成任务了。如果要减肥，起码要走到 12 000 步。推荐值是针对多数人的平均值，只是一个范围，但具体到个人身上会有一些变化，需要个体化指导，不能一刀切。美国运动指南主张大肌肉关节活动每周 2 ~ 3 次。我国去年推出中国人的健身指南，在有氧和力量锻炼基础上，增加了柔韧性锻炼、平衡锻炼、协调锻炼，还增加了其他一些项目，相对更细化了一些。锻炼时间每周 150 分钟对青少年或成年人只是入门标准，对青少年主张最少 300 分钟，而且其中要有 150 分钟的中高强度有氧运动，这有利于青少年身体素质的发展和提高。

针对不同年龄人群而言，老年人锻炼方式是维持健康，青少年是打基础促进健康，一定要打好基础，中年人才有本钱，老年人才可更好做养生。"养生"这个概念很多人过于强调"保养"，甚至不去运动或尽量少动，其实，这样越养老，衰老得越快。美国的运动专家库珀指出：越老越要动，越要锻炼，越需要力量训练和有氧训练，锻炼的人身体功能更好，生活自信心和运动表现越好，生活质量才会越好。

运动处方中核心是运动负荷的安排，包括强度、时间、距离、重量、数量、间隔时间，要用这些锻炼因素去衡量运动负荷大小。整体的锻炼要求 4 点运动，有氧运动提高心肺功能，可以调节血压、血脂、血糖水平，改善糖代谢、脂代谢、内分泌系统，可以起到减脂的作用。力量训练可使肌肉骨骼更强壮，有助于延缓衰老和运动能力衰退，可以说"力量是其他运动的基础"，实际上力量训练对我们很重要。我国老年人缺乏力量训练，很多老年人通过广场舞，通过健步走，心肺能力提高了，但力量锻炼通过走只对下肢力量有帮助，对腰腹、上肢没作用，所以，一定要做相关补充，否则是不全面的锻炼。

柔韧性锻炼，年纪越大，柔韧性越不好，损伤发生率高，给运动带来负面影响。柔韧性不好老年人容易出现摔倒，跟平衡也有关系，老年人平衡能力下降，跌倒风险很高。老年人跌倒死亡率很高，出现髋关节骨折概率也很高，髋关节骨折做完手术后需卧床几个月，心肺功能下降明显，吸入性肺炎发生率非常高。老年人防跌倒，一是力量训练，力量训练好，腿脚有力，跌倒可能性小。力量训练好，骨密度比较高，摔下去也不一定骨折，平衡训练与力量训练有很多是相通的，有互相促进的作用。

从运动处方考虑，要全面发展，虽说有氧运动侧重维护心脏，促进心肺功能，推荐还是要适度，有氧运动每周 3~5 次，每次 30 分钟，达到中等强度就行了。有氧运动根据强度可以选择其他一些特性的项目，例如走路、游泳比较稳定，对关节影响比较小。如果想练有氧运动但关节不好，可选择游泳、骑自行车更好，用太空漫步机锻炼关节受伤少，同样起到有氧锻炼作用。跑步、健美操、国际操是高冲击项目，对发展肌肉力量，对健美作用更大，适合青少年、成年人，适合关节比较好的人。中等冲击项目一般选择乒乓球和网球。

现在调查，不运动的人，关节炎发生率为 13.2%，比例较高，反之，适度锻炼的人关节炎发生率仅 3.2%。运动员练得狠，关节炎发生率比正常人高，但比单纯养生的人低，约为 8%。人的功能器官、关节、肌肉也好，一定程度上是用进废退，用过了是一种耗损，但适度运动反倒可以促进新陈代谢，这样对整个功能和结构的健康都有好处。从选择运动处方项目角度讲，游泳、跑步、骑自行车适合大众，要根据个人，有些人喜欢某些运动，也可根据需求按运动处方制定更好的方案。

健步走推广比较好，参与人最多。调查发现，走路的人心血管死亡率会下降非常多，一般来说主要是健步走，就是迈开大步，甩着胳膊走，这样上肢也会参与。还可以使用健走杖，这样对老年人更好，有安全性。上肢参与多，锻炼效果会更好。从健身的好处讲，简单易行、经济、活动量容易增加，疾病发生率降低，效果明显，改善体重，改善睡眠，对心情、免疫力、延年益寿起的作用都很明显，这方面数据支撑分析比较多，可带计步器来计量，也可戴运动手环。

健步走对心肺、柔韧性、体重、睡眠、消化有很大帮助，而且基本不导致损伤。跑步、游泳、骑自行车对健康都有好处，不同方式起不同作用。运动也需要通过评估，针对性进行锻炼，才能起到更好的锻炼效果。因体质不同，个体所能承受的运动量也不相同。因此，运动要量力而行、循序渐进。对于很多慢性病的治疗，运动锻炼都起着举足轻重的作用，如高血压、糖尿病、冠心病等。但运动锻炼也是一把双刃剑，只有运动锻炼得当，才能对健康起到积极的促进作用。要想做到科学健身，就需要在专家指导下，按"运动处方"进行锻炼。

对于时间不充裕的人来说，可以采用"碎片化时间锻炼法"，例如上班或课间 2 分钟，进行 1 分钟俯卧撑，1 分钟靠墙半蹲都可进行锻炼，只要能挤出一点时间，只要动着就行。坐位工作过程中，也可以通过握拳、伸腿、转腰、肌肉绷紧，随时都可以动一下，只要想训练，都可以挤出时间来锻炼。

七、合理营养

1. 中国居民平衡膳食宝塔

膳食营养不合理，会带来很大不利影响，可以根据膳食营养宝塔的原则方法，根据自己的身高、体重和减肥、病理进行适当调整。

健身圈里有很多口诀，可以参考。如什么都吃，适可而止；体重超重，疾病增多；腰带越长，寿命越短；心跳越快，死得越快；饭前喝汤，苗条健康；常喝保健汤，健康每一天。

2. 合理膳食的十个网球原则

每天不超过 1 个网球大小的肉。

相当于 2 个网球的主食。

保证 3 个网球的水果。

不少于 4 个网球的蔬菜。

建议再加 3 个 1 原则：1 个鸡蛋，1 斤奶，1 小把坚果。

3. 健康生活观

重点是三分治、七分养，不要等到有病再去找医生，重要的是通过保养预防疾病的发生，要形成健康的生活观，不要被错误生活方式毁了自己的健康，也不要漠视和错过让自己更健康的机会。平时积累健康的经验，努力去锻炼，努力调整生活方式，在工作中，在服务中，你会有更大平台或空间施展自己的能力。

聪明人：投资健康，活到 120 岁。

明白人：储蓄健康，活到 90 岁。

普通人：带病生存，活到 70 岁。

糊涂人：透支健康，早衰早亡。

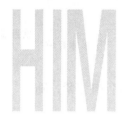

从整合医学看体医融合的探索和实践

◎孙晓敏

我 2010 年在日本留学，2013 年 4 月份在早稻田大学获运动学硕士学位，2016 年获得博士学位。同年回国，入职西安交通大学公共卫生学院和全球健康研究院。在 2017 年 4 月份接触体医融合，时间比较短，在推进过程中的一些感悟。

第一，慢性病防控与体医整合。世界卫生组织 2016 年发表的数据显示中国 86.6% 的死因是慢性病，主要有心血管疾病、癌症、慢性呼吸系统疾病和糖尿病。我国一直在医药体系投入大量经费进行防控研究，但是发病率一直居高不下，医药负担处于上升状态，并且发病年龄越来越年轻化。传统医疗干预方式已不能有效保障我国全体人民的健康，加强慢性病全方位管理，构建体育与医疗融合的模式，研究安全、有效、可持续的实施路径，实现对慢性病的系统管理和干预已经大势所趋。体育系统与健康医疗系统，从成立初期一直到现在都保持独立，不利于健康的进步和发展。开展体医资源整合、话语权整合、技术整合，来推动以预防为主的医学变革，势在必行，刻不容缓。

第二，陕西省试点工程。2017 年 4 月份陕西省试点工程启动。国家体育总局、国家疾病控制中心社区处和陕西省体育局的领导和各合作单位代表参加了启动仪式。当天下午就去了指定的多家社区督导交流。"体医深度融合防治慢性病陕西省试点工程"是由国家体育总局体育科学研究所体育融合促进与创新研究中心发起，中国疾病控制中心慢性病社区处、陕西省体育局、西安体育学院、西安交通大学第一附属医院、西安交通大学全球健康研究院及西安多家社区医院共同参与的一个多单位共建的项目。国家疾病控制中心根据他们的优势，主要组织督促和评价体医融合在慢性病防治干预中的效果。国家体育总局主要组织专家团队进行健身教练、医护人员培训，指导病人运动和安全保障。其他参与单位都有非常详细的责任分工。

第三，运动营养临床干预的初步实践。我们与西安交通大学第一附属医院内分泌科崔巍主任、西安体育学院苟波教授合作，在国家自然科学基金和中国博士后基金的支持下，正在进行维生素 D 联合有氧运动或力量训练的干预对胰岛素抵抗改善作用的研究项目。试验对象是 2 型糖尿病病人。如果正常人群训练，可能会出现危险状态。例如在运动训练中可能会遇到部分受试人员出现低血糖或低血压等症状。所以需要医疗机构的参与，主要负责遴选病人，包括对风险进行评估，保证运动安全性，提供急救措施等安全保障。另外，第一附属医院下设有区域医疗联合体（简称医联体），可以提供充足的志愿者，同时也为干预过程中的志愿者依从性提供了保证。但是医院的医生对各种训练、种类、方法、强度等不熟悉，需要有专业的运动指导师来指导项目的志愿者进行合理有效的运动，以有效控制和减少在运动中出现的骨折、扭伤、低血糖等不适反应。在这一方面，西安体育学院的苟波教授团队拥有丰富的经验。

第四，全球健康研究院与体医整合研究设想。体医融合在全民健康中的作用非常重要，该如何实施呢？如果在三甲医院有一个运动指导康复小屋或成熟系统，那么推进运动临床干预试验的速度会大大加快，受试者也更容易接受，参加积极度也更高。如果在科研单位有一个体医融合平台，让拥有运动学或医学专业背景的人员进行沟通合作，我相信体医融合工程推动起来会更快、更方便、更有效。

"全球健康研究院"是比较新的词，大学医学部里成立的全球健康研究院是近几年发展起来的新兴学科。西安交通大学全球健康研究院于 2016 年 9 月 18 日成立，10 月份开始在全球健康研究院院长王友发教授的指导下开展工作。王友发院长是营养流行病学方面的专家、中组部"千人计划"专家、陕西"百人计划"学者、西安交通大学领军人才，作为学术带头人获得的一个最大项目是由美国国立卫生研究院资助的，总额为 1600 多万美元的研究儿童肥胖的项目。全球健康研究院在已有基础上已经成立了 4 个研究中心，正在筹建空间地理健康实验室、体育医学融合实验室、地方病研究实验室和医学大数据研究实验室，其中体育医学融合实验室是非常重要的。

体育医学融合实验室的负责人之一就是国家体育总局体育科学研究所体育融合促进与创新研究中心的郭建军主任。郭建军教授和王友发教授都是毕业于北大医学部的高才生。非常荣幸能与两位非常优秀的专家共同从事一项有利于全民健康的体医融合工程。我希望这个实验室能够有一点润滑剂的作用，帮助医学和体育两班人马实现有机整合，促进双方面互相发展。例如体育专业毕业的博士生和研究人员，对公共卫生感兴趣就可以到医疗机构当研究人员，而医学专业的人如果对体育方面想深入了解，可以在体育学校做兼职研究人员。我在早稻田大学留学时，他们正在进行一个针对 40 岁以上的毕业校友的健康促进研究项目。我当时所在的研究室负责其中的一个非常重要的部分，主要进行健康诊断和实验室健康指标的检查。参与人员中就有一个拥有医师资格的教授，他负责观察志愿者运动过程中心电图和血压变化，还有恢复期的血压和心电图变化，告诉志愿者平时运动应该注意什么、怎样提高运动强度、怎样进入回复状态等。项目志愿者的接受度非常好，参与项目的积极度也大大提升。

目前实验室计划邀请国家卫生健康委员会，国家疾控中心，国家体育总局，省体育局、医院机构、体育学院的相关专家参与建设。除了国内的单位，我们也正在积极联系国外的大学院校和研究所，例如日本早稻田大学等。

整合医学影像学

人工智能与整合影像医学

◎王威琪 邬小玫

　　影像医学是"眼见为实"的学科。X线发明者伦琴是历史上第一位诺贝尔奖得主。这位先生非常书生气，他说去瑞典接受诺贝尔奖颁奖实在太麻烦，希望诺贝尔奖委员会给他寄去奖章和证书，但这不行的，一般领奖后还要做报告，他却没做报告，就打道回府了。1979年CT发明者也获得了诺贝尔奖。这两个诺贝尔奖得主不是医生，却具有理工背景。以往X线从一个方向照射人体的这个过程，实质上是一个方程中有多个未知数。数学上一个方程有多个未知数，就会产生不定解，影响疾病的诊断。他们想到把X线照射这个单方向改成多方向，即旋转一下，在数学上就构成含有多个未知数的多个方程式，于是就有确定解了。嗣后再进行图像重建，这就是CT的原始设想。

　　历史上的关于物理学与影像医学的关系，要特别说一下皮埃尔·居里，他发现了压电效应，与超声有关。居里一家非常厉害，家庭中的5个人获得了6次诺贝尔奖，特别是居里夫人获得了两次诺贝尔奖，而且这两次诺贝尔奖是不同领域，一个是物理，一个是化学。在同一领域获得两次诺贝尔奖就已经很了不得了，而她是在两个不同领域。她的两位女婿都是诺贝尔奖得主，大女婿约里奥·居里是"中国原子弹之父"钱三强的老师。手机的芯片使用的是集成电路技术，因为有了当年量子物理学家才有了今天的集成电路。德国的海森伯是量子力学的奠基人，我的老师王福山先生是海森伯的学生。在第二次世界大战后当时在德国连买面包都困难，而1945年后的中国，生活状况要比战后的德国好一些，我的老师王福山先生还寄食品给远在德国的海森伯充饥，可见他们的师生情谊非常好。

另外，磁共振、显微镜都对医学起了很大作用。影像医学反映的是微环境，一般是解剖结构，后来有功能成像，进一步发展到分子成像。分子成像并不是在空间分辨率达到分子尺寸。在第一位申请 973 分子成像时，有的物理学家说射线的波长还没到分子尺寸呢，如何有分子层面的空间分辨力。后来我解释，分子成像的分辨力是在活体的功能方面，这一点得到评审会主席周光召先生的支持。现在影像医学进一步发展了影像组学，实际上是大数据 + 人工智能（Artificial Intelligence，AI）。

影像组学是多模态影像的数据，再加上基因和临床的大数据，利用 AI 来实现临床的辅助决策。

影像组学和传统的医学图像处理有所不同，数据上不一样，特征上不一样，方法上不一样，应用上也不一样……

医学中大数据的来源，首先是临床和实验室数据；第二是医保政务和医学文献；第三是公共卫生和网络医疗；第四是药学和生命科学。大数据有 6 个特征，称为 6V，即容量大（Volume）、速度快（Velocity）、易变性（Variability）、多样性（Variety）、真实性（Veracity）、有价值（Value）。数据大并不一定是大数据。大数据是今后医学研究的一种新方法。

1956 年，在美国小镇达特茅斯开了两个月的会，会议正式提出了 AI 的概念，即让机器能像人那样认知、思考和学习，即用计算机模拟人的智能。AI 经历 60 多年三起两落的过程后，现已进入一个大数据为基础的新阶段。AI 已不是简单地模拟人类智能，而是以大数据为基础，探究人类智慧活动的机理和规律，构建系统和硬件，使其能进行人类智力的工作，还进一步对人的智能进行拓展。它基于两个技术进步，第一是大数据，第二是计算机的计算能力。60 年前没有走到这一步，因为这两个技术不如今天成熟。

AI 链有三方面：一是基础支撑，有数据提供和计算能力。数据提供有很多方面，包括传感器，芯片，大数据，生物识别比如指纹、人脸、虹膜等；计算能力则包括数据服务（数据挖掘、监测、交易、处理等），算法系统和云计算。二是核心技术，即机器学习、计算机视觉、语音处理。三是应用场景，比如工业机器人、服务机器人、智慧医疗、智慧医疗、智慧安保、智慧金融、智慧安居、智慧营销、可穿戴设备等。

目前，AI 研究主要在应用和智慧医疗方面，在此我主要讲应用方面。

AI 可在很多场合应用。目前看到的是在两个场合应用颇有效果，一是无人驾驶，一是医药领域。

无人驾驶在军用方面当然需要，例如坦克、炮艇、飞机，在民用方面尤其要注意安全问题，例如交通，拥堵情况下，无人驾驶是很困难的。2018 年美国优步（Uber）公司的无人驾驶就发生了交通事故，所以我们要关注无人驾驶的交通安全问题。中国工业和信息化部制定了这方面的规范；有媒体报道无人驾驶电动卡车在天津港试运营成功，满载可达到 120 公里；上海的一款电动汽车可以续航 500 公里，差不多是上海到南京的距离，而且它有一个特点，即自动找到停车位停车，这在全球是第一款。

AI 在医药中的应用方面有疾病筛查、基因分子标记、病理分析及预后预测。

首先讲影像，AI 在医学中的探索，较突出是医学影像。以复旦大学的医学超声学为例，将影像组学引入超声图像，乳腺癌的超声诊断正确率可达到 93.48%，以后还要向分子诊断、治疗方案选择、预后方案预测迈进。

机器人方面，从速度、力量、体力，向更为敏感、更为灵巧、更智慧的方向发展。机器人有工业机器人、服务机器人。服务机器人有家庭型也有专业型，医疗服务属于专业型。所谓手术机器人是指由医生主仆式的远距离操作机械手。手术者是通过立体视觉系统和动作定位系统进行操作。由医生来操作机械手，还是与医生的水平有关。胸外科、泌尿外科、妇产科等都在应用。

在此，我们列举了六个主要方面的可穿戴核心产品：运动检测及计量器、生理参数监测仪、生化参数检测器、行为心理监测仪、无创治疗仪、可穿戴康复设备。可穿戴设备是把被动的疾病治疗变成主动的健康管理、维护健康。

AI 能否看病治病？有媒体报道说有医院建立了 AI 临床医生。可以覆盖 200 多种常见病，初步达到了主治医师的水平，也就是说 AI 看病尚不及非常有经验的医生，但可普及到缺医少药的地方。AI 是真正的智能吗？现在还没到达真正的智能，要依靠基础科学进步。最直接的基础学科就是脑科学，目前人脑还没搞明白，没有搞明白怎么去创新 AI？21 世纪的脑科学是最前沿的知识，脑科学要认知脑、保健脑、模仿脑。AI 在模仿脑的方面还有很多工作要做。

要注意 AI 的两面性，一方面它给社会进步带来了巨大的推动力，另一方面也带来一些问题，它对人类的社会秩序造成了挑战，不要说社会和经济，就说病人的隐私怎么保护，医疗诊治出了问题到底谁来负责？当然，更令人关心的是，随着 AI 的发展，医生会不会失业？

AI 超强的学习能力弥补了医生时间和经验上的不足。但医生的重要性、独特性，难以被 AI 替代。医学是一门科学、技术和人文、艺术综合的学科。研究显示，科学家、艺术家将是最难被 AI 取代的职业之一。人类有灵巧的双手和聪慧的头脑，而医生则是将此二者完美结合的典范之一。面临 AI，一方面是对医生的挑战，另一方面也是医生的机遇，是与时俱进接受新技术的机会。当然，真正要担心失业的，是不求上进者。

AI 能否代替音乐工作者？应该不会，因为机器表演没有融入感情。吹号会吹得脸鼓起来，拉二胡表演时会摇头摆脑，演出效果就好，但机器到现在还不能这样。

中国对 AI 的发展高度重视，我们的融资已经走在世界前列。AI 是技术和社会变革的驱动力，但到底能走多深走多远，也要以解决实际问题为准。我们要培养下一代年轻人，国内有大学已经通过审批设立了 AI 医学工程本科专业。医药是帮助人类、拯救人类，特别是在新时代，解决新时代的矛盾医药大有作为。医药行业至关重要，不可取代，无法替代，医药卫生永不衰落，永远兴旺。我们大家都要为此努力奋斗。

人工智能在神经系统疾病
影像学中的探索

◎卢光明

前面人工智能（AI）报告，给我们很多启发。人工智能在医学影像中大有可为，我就讲一下具体的应用。我的报告主要分三部分：一是神经影像 AI 的潜在价值；二是神经影像 AI 的应用现状；三是神经影像 AI 的思考和展望。

关于 AI 的潜在价值，我也分三方面来讲：一是 AI 的发展过程；二是 AI 在神经系统疾病中的挑战；三是 AI 在神经系统疾病中的适用特点。

从 1956 年 8 月开始，采用计算机处理，通过逻辑推理方法实现初步的 AI，但由于当时没有大数据，计算机性能也不好，所以没有进行下去。到 20 世纪 80 年代，出现了知识工程的导向，可以把我们了解到的知识输进去，进行分析处理，但这同样也受到很多主观、客观的影响。目前，AI 进入了新时期，主要是机器的深度学习。从技术上，有新发展的高通量计算机、大数据，同时有新方法，比如深度学习等，加上面临的场景比较多也比较好，大家愿意在医学上投资。目前全社会方方面面都在开展 AI，关键是它在技术上有很强的自主学习能力。这是 AI 的发展简史，分了上述几个阶段。

关于 AI 在医学上的应用。2016 年发表了关于 AI 在糖尿病和视网膜病变中的应用，在皮肤癌中的应用则是 2017 年在 *Nature* 上发表，针对的是角化细胞癌、脂溢性角化病、恶性黑色素瘤及良性痣。AI 的方法与医生诊断很类似，准确性可达90% 以上，类似于主治医师的水平。现在学术界、产业界和国家的大政方针都在积极推动这项工作。医学上把 AI 的应用分成八大板块，医学影像是很重要的一个板块。在八大板块中，医学影像辐射了好几个板块，比如辅助诊疗、疾病风险预测、药物挖掘及健康管理等，它都具有重要作用，所以医学影像对 AI 的应用具有枢纽作用。

为什么医学影像可以很好地用 AI 做研究，或者做应用场景。磁共振、图像、数字减影血管造影（DSA）、数字平片，这些都是数字化的资料，都可用 AI 进行分析。现在多模数据和功能数据的产生，达到了改造阶段。通过热点分析数据存在很多困难，所以要用新技术解决这些问题。

医学影像在 AI 应用中需求的数据量很大，病人数量还在不断增加，医学影像和我们工作量同步增加。影像数据每年增长 40%，医生工作量的增长只有 4%，远远满足不了发展的要求。这也呼唤新技术来减轻我们的负担，更好地实现适时诊断。

AI 在医学影像中的作用（例如 21 世纪初有 CADe，现在则变为 CADi），不单纯是辅助检测，而是要辅助诊断。在辅助诊断之前，要对数据进行处理，包括数据的展示风格等。通过精确的医学诊断，我们可以开展全面的医疗服务，包括治疗方法的选择等。部分工作能够减少重复劳动，把更多精力用到如何判断、如何认识疾病、如何提高疾病的诊断水平上。

AI 在应用上主要有几方面：首先是用于筛查和诊断。现在做得最多的是肺部结节，为什么肺部结节做得多，因为肺癌是世界上第一高发癌症，既然发生率很高，就要高度关注。年龄大的人群很容易发生，因此就要进行查体，查体时癌症的发生率有多高？其实查得多，但检出的肺癌总数比例很低。针对这种情况，就可以采用筛查。简单问题做筛查，通过 AI 方法，不管对骨折还是肺结节进行分割、标注相对比较容易，可用于筛查。不像脑肿瘤，做筛查的难度很大。

在神经系统、心血管系统疾病中需要对影像信息进行挖掘，寻求影像诊断和精准治疗可通过 AI 对疾病进行不同分类，观察临床特征。现在 AI 为医学影像的诊断，为医学工作提供了很好的支撑，医学影像为 AI 应用提供了很好的场景，所以把技术和场景整合起来，一定很有前景，这个前景主要是减轻工作压力。

当然，在神经系统中应用 AI 时也受到了挑战，所以现在推广得不是很顺利。首先，神经系统疾病的临床症状很复杂，临床需求也很复杂。比如卒中的范围、期相、半暗带等，肿瘤的边界、大小、定性手段，还有分子亚型，都是极大的挑战。在医学影像的图像中，有同病异征、同征异病，肉眼看起来都差不多，但有的是脑肿瘤、有的是 MELAS 病、有的是脑梗死及脑炎，如何把它们区分开，AI 在此就可发挥作用。神经系统疾病的影像数据特点是多维度的，维度多，空间分割及标注的难度就很大。

关于神经系统疾病影像中 AI 的适用特点。AI 只适于筛查，但范围有限，比如卒中、囊肿转移，可以做筛查，在卒中中的应用目前已有文件可据。精准诊断分两块，一是基于临床标注，寻找影像指标；二是基于影像的自身特征，以协助进行临床亚型分类。

AI 在图像识别和分割方面具有重要价值，AI 通过深度学习或神经转接，可以对图像进行识别和分割，提供自动检测的能力。比如对 PET 的衰减校正，也可做一些精确的工作，所以对 AI 的应用提出了一些自动化要求。我们可在临床应用图像自动识别技术确定和诊断，比如看到大脑中动脉的高密度点，就确定它是脑梗。也可以利用这些技术，进行神经系统疾病的筛查，尽管范围有限。微软公司研发的脑梗死判断软件，通过 AI 方法，可以很快地把信息和检查结果发送给开申请单的医生，准确率可达 88%，美国 FDA 已经批准使用。

e - ASPECTS 评分预警，主要用于急性卒中早期梗死观察，可进行自动分区、判断严重程度及要不要做治疗等。

利用 AI，我们基于临床标注进行精准诊断，对一些种类的疾病可做出训练模型，用于确定属于哪一类疾病，同时在模型鉴别后，把新数据输入进去，进行验证或用之进行判别。例如看到高密度区，通过 AI 方法，用上面的模型检查它属于出血，正确率可达到 92%，为什么达不到 100%，因为卒中、肿瘤也可以导致出血，另外还有概率在里面。

胶质瘤诊断于 2016 年推出了新标准，除组织学诊断外，还有分子分型。能不能通过 AI 方法做些工作？有人做过研究，对 111 例 3 型胶质瘤病人用 T2 FLAIR 图像，初选出很多特征，再从 671 个特征中筛选出 110 个特征，进行 IDH1 突变型和野生型的判断，敏感性、特异性都可达到 80% 以上，这对临床肿瘤分子的选定、指标方法和化疗药物的选择都有价值。

阿尔茨海默病（AD）是老年人高度关注的一种疾病，可以通过 MRI 进行筛查和诊断。如何利用 AI 方法去判别也做了很多研究。例如把磁共振和脑记忆整合起来，通过特征性使用把它圈起来，然后对比 AD 病人和正常对照组，再将轻度认知功能损伤（MCI）转变为 AD 者和不转变者进行对照。通过三种形式来做，诊断率可达 90%，MCI 和对照组为 75%。此外，我们还采用了其他方法，例如采用波尔兹曼学习机的方法来区分 AD、MCI 病人及正常对照，可以显著提高诊断准确率，可以少用一些临床药物；还可采用脑记忆检查进行人群分类，此过程 AI 具有一定价值。

癫痫的分类诊断研究是我们与复旦大学一起做的。我们把癫痫组和正常对照组放在一起，通过静息态功能与支持向量机（SVM）整合起来，看到底有没有癫痫，准确性超过了 80%，这种方法也非常具有价值。还有一些疾病较难诊断，像垂体瘤与 Rathke 囊肿鉴别起来比较困难，我们也用它来分析，也能解决一些鉴别诊断方面的问题。

对于胶质瘤的生存预测也很有价值。通过现有的一些技术，从 T1 增强图像和 FLAIR 图像中截取一些特征，进行多元系数回归，用这个模型进行分析，作为一个独立因素预测存活率可达 67%，比单纯临床因素还要高，证明它具有很好的价值。

癫痫术后发作的控制预测，对癫痫治疗后是属于假性进展还是真性进展，我们可通过 AI 方法，对它进行观察，可以鉴别出是真性进展还是假性进展。

在疾病状况下，我们的认知功能会有损害，所以实际年龄可能比生理年龄要老一些。我们也可通过 AI 方法去发现对脑部有损害的因素及疾病因素对认知功能造成的损害。

一般而言，临床上只是通过影像来观察特征或提取特征，而我们可以通过 AI 的分类方法，把癫痫分为四类，把抑郁症也分为四类。

要做好 AI，就需要标准的大数据、标准的搜集和管理、黑匣子的解读、算法实现泛化性，这些都需要我们很好地研究，只有这些问题搞清楚了才能用之于临床。

中国与美国放射学科规培的
现状与问题

◎程敬亮

　　中国和美国的学前教育及大学前教育，从学制上完全相似，只是语言、内容不同。但到了大学就有很大差别，美国是由高中到综合性大学或文、理、工科大学，毕业后再考医学院，医学院毕业后经过严格规范化培训才能成为医生。中国是从高中直接进入医学院，毕业后直接成为临床医生或医学院毕业后再选读硕士、博士之后再成为临床医生。在美国，一般情况下首先要上 3 ~ 4 年综合性大学或文、理、工科大学，大学毕业后经过 1 ~ 2 年的社会实践再考医学院，当然，大学毕业后也可直接考医学院。医学院毕业后授予医学博士学位，依据所选的专业不同，要经过 3 ~ 7 年的严格规范化培训，才能成为真正的临床医生。

一、在美国如何进入医学院？

　　美国综合性大学或文、理、工科大学毕业后，在美国医学院委员会的组织下进行全国性考试，除需要考试成绩和严格的面试通过外，还要看 4 年大学成绩及学校声誉、工作研究经历、志愿者活动、科研经历，同时还需要有推荐信，综合评估才能进入医学院，其新生录取率不足 5%。由于入门困难，再加上学制和培训时间较长，医生是一个治病救人的高尚职业，因此，美国的医生非常受尊重，社会地位高，薪水也高。

　　进入医学院后，有四年的培训学习，前两年是基础课，基础课结束后要通过第一阶段的美国执业医师考试，然后进入临床课程及见习，这个阶段结束，要进行第二阶段的美国执业医师考试，通过考试才能获得美国的医学博士学位（MD）。

二、美国医学生的规范化培训

拿到 MD 后并不能直接当医生，必须进行规培。美国医生的规培至今已有 130 多年的历史，美国的规培已形成系统化的培训（规培），不是由政府来完成，而是通过毕业后医学教育认证委员会来执行，执行的是美国国会政策，并对毕业后医学教育培训机构和培训项目进行认证。

美国毕业后医学教育认证委员会下设毕业后医学教育联络委员会，联络委员会又下设美国医师协会、美国医学专业委员会、美国医院协会等五个委员会，分别执行各方面的规培功能。医学生从医学院毕业拿到 MD 后，要通过国家匹配项目，即毕业后要向培训机构进行申请，申请后还有考试，要通过双方同意，才能进入培训机构，规培结束要通过第三步考试，获得医师执照才能行医，但获得医师执照后可以进一步选择专培。

美国的规培已实现同质化，各医学院和附属医院都有权力参与规培。美国放射专业规培最典型的例子是哈佛大学医学院，学员进入培训基地后第一年是临床轮转实习，第二至五年，全职进行影像学习，除专业训练外，还有科学研究的训练及放射疑难病例培训。美国放射学住院医师培训内容，有各种各样的形式，岗位培训、疑难病例讨论，在美国是一对一带教。要想成为培训机构（中国叫规培基地），首先要申请，写自评估报告，然后现场审核、认证决策，成为基地后还要接受周期性复核评审。这样的认证，是为了评估、改善、确认接受培训机构和培训项目，确保培训质量。由各州政府及相关委员会完成评估任务。2012 年，美国出台了新的认证体系，主要是临床学习环境审核，看能否培养一个好的住院医生，能否提供配套的硬件软件，还有自我学习考核，不定期进行现场访问及持续性循环认证。美国规培对临床学习环境的调查，主要是随机和不定期现场访问，一般是 18~24 个月一次，检查培训基地是否合格，是否具备培养优秀专业医师的条件。每次要进行培训项目年度自我评估、信息材料填报及认证审核。2016 年美国毕业后继续教育委员会，又出台了新的评估体系。在不同时间节点进行能力评估，包括培训早期、培训中期及培训末期评估。主要评估六大培训能力，是否把学生教会了、教到位了，培训的主要内容包括对病人的关怀、实践学习和提高、人际关系及沟通技巧、职业素养、基于系统化的理论和科学实践。

美国的规培费用主要由联邦政府支付，联邦政府分配给每个州，再分配给各规培医院和规培生；而中国现在主要是被规培单位出钱，政府和规培单位少出。2017 年美国住院医师的收入是每年 5 万~6 万美元，根据所在州及规培是早期、中期、晚期，工资有所不同。在美国做规培医生时，工资水平就已经比较高了，基本上属于美国的中等收入水平。

三、中国住院医师规范化培训发展历程

北京协和医院在 20 世纪 20 年代就开始了住院医师的规范化培训，当时称为住

院医师负责制和总住院医师负责制，这可能是中国住院医师培训的雏形。到 2015 年，在我国六部委的支持下，在全国全面展开了住院医师培训工作，现在每个省（自治区、直辖市）和大医院都在进行规培。上海规培做得最早，较为系统，我国很多规培政策就出自于上海，上海市在 2010 年就率先开展了住院医师规范化培训，采用统一模式、统一准入、统一考试，住院医师规范化培训与临床医学专业硕士学位或博士学位衔接，规定本科生培训 3 年，硕士 2 年，博士 1 年，培训时间各医院也可适当调整。

由于我国目前医学教育学历层次差别极大，有中专、大专、本科，还有七年制、八年制，使得早期的统一年限规培非常困难，目前我国执行的主要是"5 + 3"规培模式。"5 + 3"的培训比较适合我国现在不同学历的状态，经过 3 年培训，通过相关考试，本科生或研究生能够拿到三证（学位证、规培证、医师执业证），下一步要拿到四证，即再加上研究生学历证。

中国规培的培训目标，主要是医疗技术水平的提高，同时要具备较高的职业道德、职业习惯、一定的教学能力和科研能力，在这方面和美国差不多，美国是六大能力，中国现在是五大能力。培训内容和美国不同的是政治思想工作。我国规培的入门条件是本科和本科以上学历的医学院学生，具有执业医师资格，有培训需要的医师，比如大专学历有意愿也可以申请参加规培，这是中国的现状。现阶段，我国规培有 34 个专业，美国是 27 个专业。现在我国的规培生几乎都是单位人，先就职于单位再进行规培，规培生的薪水主要来自被规培的单位，少部分来自规培单位和政府。在美国，规培生都是社会人，规培结束才另找工作。

我国规培基地目前要具备的条件是三级甲等医院，但新的讨论稿已改成三级医院，不再是三甲医院。对于规培医院的资质、设备情况、制度建设等各方面都有明确要求。硬性条件要求规培基地有图书室、模拟医学实训中心等。

上海市影像专业的规培时间是 3 年，第一年以影像基地轮转为主，第二年以临床实践为主，第三年又回到影像或放射专业进行轮转，但各个基地不完全一样。郑州大学第一附院代表着河南的情况，医院提供的规培条件很好，比照 2014 年国家卫计委制定的《住院医师规范化培训内容与标准》，很多方面都超过了国家要求。医院影像专业有 468 名正式员工，影像科有 420 张床位，拥有 DR 12 台、CT 20 台、DSA 23 台、MRI 18 台，还有术中 MRI、CT 和术中 DSA。另有示教室、图书室、介入操作及临床技术培训中心，完全可以满足住院医师规培的需求。规培时间是 36 个月，影像专业是 33 个月，非影像专业 3 个月，要经过 CT、MRI、超声、核医学和临床轮转。第一阶段在影像科要轮转 9 个月，然后要进行超声科轮转，核医学科轮转；第二阶段是 18 个月的影像科轮转。科室每天都有疑难病例讨论和小型学术会议，每周一次大的学术交流会议。

美国规培的管理、培训标准、培训过程已达到同质化，他们做得已经比较完善了。中国的规培刚刚全面铺开，有些问题亟须研究解决，如培训基地、培训师资、软件平台、经费支持严重不平衡问题。几点建议：一是要政府和医师协会共同主导规培工作。二是规范毕业前医学教育，统一入门标准即 5 年制医学本科教育，在校学习期间不分专业，规培再选专业。三是完善培训制度，特别关注培训学员和师资的诉求权力。四是政府加大支持力度，增加规培生薪水，使规培生逐渐成为社会人，而不是单位人。五是要注重专业能力和职业道德的培训，职业道德要提高到相当高度。六是强调规培导师的责任，真正做到一对一带教。

相信在各级政府的支持下，在中国医师协会的直接领导下，在各规培单位的共同努力下，我国的规培工作特别是影像专业的规培一定会实现规范化、同质化、科学化和体系化。

痛性腕踝关节的影像学表现

◎孙　钢

　　在临床上，我们经常会遇到这样一些病人，其病情在影像片子上模棱两可，例如：是尺骨撞击综合征还是月骨无菌性坏死？是屈腱撕裂还是腱鞘炎？是痛风还是焦磷酸钙沉积？到底如何诊断？如何治疗？对于年轻医生来说真是束手无策。一个病人，如果有关节疼痛，应该诊断为什么病？有时真的很难。特别是运动员、健身爱好者、特战队队员，他们行走、跑步、超强度训练，很多人来了拍片没问题，回去后却持续疼痛，严重影响到身体状态，事实上这类疾病没有很好的办法来确定治疗，对我们来说是很大的挑战。

　　我介绍第一个病例，49岁男性，腕部疼痛，向下活动更明显，MRI发现月骨坏死。第二个病例，37岁，也是腕部疼痛，看起来也是月骨有问题，而且很明显，但临床诊断是先天性变异。尺骨和桡骨间的关系异常，是住院医师规培中非常重要的指针。尺骨阳性变异、尺骨阴性变异及尺骨中性变异，称为尺骨撞击机综合征。病人如果有硬化，首先诊断为尺骨撞击综合征。选拔优秀运动员或部队选拔特战队员，如果有这种先天变异，应慎重考虑，将来他有可能出现腕部疼痛，势必影响特战队员或运动员的手腕功能。

　　关于三角纤维软骨综合体，如何判断这个疾病？这个疾病在常规X线检查中很少有阳性表现。在判断纤维软骨受损中，不经过培训即使年资较高的医生也有可能误诊。作为年轻的住院医师或主治医师，如果能发现这种病变，功底就基本过关了，特别对于从事骨关节影像诊断的医生而言更是如此。严格地讲，这种情况少之又少，因为骨关节疾病诊断太难。

　　还有个病例，26岁男性，左手疼痛非常明显，诊断为手指屈腱滑车撕裂。攀岩运动员、特战队员非常容易出现这个问题，一旦发现可疑情况一定要注意这些疾病，不能误诊。这种病现在在运动员中越来越多，健身爱好者中也越来越多。

还有一个病人，有外伤史，有外伤史就应注意有无感染。焦磷酸钙沉积病不太常见，最常见的是痛风。痛风如何鉴别？焦磷酸钙沉积应该在什么地方？大家应该知道。我只是提醒大家要有焦磷酸钙沉积这种病的印象，这样就不会漏诊。碱性的钙沉积与焦磷酸钙沉积不一样，诊断比较容易，在临床特别常见，很多人说是痛风，但治疗效果总不好。年轻医生经培训后，就可确定不是痛风就是碱性钙沉积。

男性41岁，左足后跟放射性疼痛，根部有一隆起。要将跟腱炎和其他跟腱疾病区别，就要用测量片测量，应该如何测量？很多医生可能对脚步的测量已经淡忘了。诊断跟腱疾病，一个是止点性跟腱炎，一个是非止点性跟腱炎。诊断和治疗是完全不一样的，这点尤其要注意。

19岁病人内踝疼痛肿胀两个月。我们要知道足踝关节的解剖，左侧内踝疼痛，如果选拔运动员或特战队员，就要判断这个人是否适合，是否有很典型的副舟骨？

再来看一个病例，29岁，外踝关节疼痛，解剖基本正常，对韧带非常重要的是正常和异常的对比。第一诊断是什么，大家要非常清楚，首先是尺骨阳性变异；第二是否有外伤，是否有腱鞘炎和滑车撕裂；第三是痛风还是焦磷酸钙沉积；第四是否有跟部增生。如果没有严重的肌腱损伤，就不会表现出内踝关节疼痛。

关于踝关节撞击综合征，这种病的诊断现在越来越多，但很多人对疼痛性疾病的诊断，误诊漏诊也非常多，疑难病在其他医院诊断不出来，你给出正确的诊疗方案，病人病情缓解非常好就会记住你。虽然疼痛是小病，不影响人的生命，但对人的精神状况、心理状况影响特别大。

从整合医学角度看肝细胞癌的影像学检查

◎严福华

我国乙肝病人数量巨大，而且现在生活条件提高，非酒精性脂肪肝、药物性肝损害及自身免疫性肝炎等却越来越多，各种慢性肝病都是肝癌的高发因素。高危因素多了，肝癌的发生率并无下降，所以我国仍然面临严峻挑战。

在世界范围内亚洲地区是肝癌发病最高的国家，包括韩国和日本，他们研究肝癌非常深入，国际上有多个肝癌相关的指南，如欧洲、美国、亚洲等肝病学会或者协会，对肝癌筛查和诊断的观点并不完全相同，因为肝癌发生的背景因素不一样。全世界的肿瘤发病率调查分析，肝癌的高发区在亚洲，而且男性居多，致死率排第三位。2017年中国癌症中心有报道，但它用的数据是2012年的，仍和全世界的流行情况一样，男性发病率远远高于女性，致死率占第二位，我国仍然是肝癌大国。肝癌诊断主要靠影像学，在高危因素背景的基础上，影像学有"速升速降"的血流动力学表现就可以诊断为肝癌，这个理论是日本人做了大量研究得出的，从良性的再生结节到肝癌的发生发展过程中，肝癌的动脉血供逐渐增加，门脉血供逐渐减少，还有第三种血供参与发生过程，所以在影像学上才能看到在动脉期明显强化，到门脉期密度或信号强度下降的表现。

从病理包括血流动力学上都有病变存在的基础，所以影像学才能把这些病理改变反映出来。目前各种指南推荐做多期动态增强扫描，即包括了动脉期、门脉期和延迟期或是平衡期的扫描，现在机器扫描速度很快，延迟期一般应做到4~6分钟，实际上很多单位都做不到。一般检查大多数的医院都只做动脉期和门脉期，也能满足大多数病例的诊断需要。但有些病灶血供非常丰富，延迟扫描时间不够，看不到完整的强化特征的话，鉴别诊断就会有困难。

磁共振除动态增强外，传统的T1W、T2W再加上扩散加权成像（DWI）是必不可少的检查技术。关于质控问题，扫描的质控非常关键，在我院做肝脏磁共振影像检查还不止这些序列，对肝脏来说，这些序列必不可少，因为可以反映病灶内部的组织成分特征和水分子活动的情况，对诊断很有帮助，再结合动态增强检查，对肝癌的检出和定性的准确性都有明显提高，多种序列的整合，有助于进一步提高诊断的效能。

肝癌在发生过程中，除动态增强能反映血供变化之外，还有很多组织学特征的改变，比如再生结节内大多数会有铁沉积，但到了肝癌阶段，铁就消失了，这种现象可以观察到，李若坤等也有文章报道，实际上它的分子机制是什么并不清楚。另外，水分子活动情况也发生了变化，这也是我们把 DWI 作为常规检查序列的原因，因为水分子活动受限，主要是由于细胞密度的增加，当然还有内在环境，包括 pH 值等因素的影响，但细胞密度是主要原因。有病理方面的研究结果显示，从良性再生结节到低级别不典型增生结节、高级别不典型增生结节、再到早期肝癌，细胞密度会发生不同的变化，病理上可以区别开来，这更为 DWI 肝癌的扫描提供了理论基础。

此外，细胞膜表面受体的变化，是肝细胞特异性对比剂成像的理论基础，诊断肝癌有很多手段，我们强调综合判断。

我国 2011 年制定了第 1 版《原发性肝癌诊疗规范》，当时强调 CT 和 MR 的增强扫描。现在技术在不断进步，第 2 版是 2017 年通过国家卫计委发布的，第一版《原发性肝癌诊疗规范》、欧美国家以及日本、韩国的相关指南中提到，高危人群的筛查依靠超声结合甲胎球蛋白（AFP），但目前大家对 AFP 的作用有不同看法，因为很多早期肝癌病人 AFP 水平并不高，超声的敏感性实际上还不如 CT 和 MRI，但考虑到经济方面的因素，还是用超声结合 AFP 作为筛查手段。如果在筛查中发现结节，就进入诊断流程。我国在 2017 版《原发性肝癌诊疗规范》里并没有特别强调 AFP 的作用，因为约 40% 的肝癌病人的 AFP 并不高，所以目前在诊断标准里对 AFP 并没有做特别强调。

超声也在不断地发展，现在超声动态增强也越来越普及。我国在 2017 版把超声造影作为一线检查技术，但在其他国家，对超声造影还持保留意见。我国是肝癌大国，积累的经验多，所以把超声造影、CT 多期增强、MRI 多期增强，都列为一线检查技术。DSA 只作为治疗手段，因为我们无创性的影像检查技术已经能够满足临床诊断的需要。

在诊断流程方面，按病灶的大小加以区分，有的指南是以 1cm 大小来区分的，有的指南是按 2cm 来区分，我国也是按 2cm 大小区分的，因为病灶越大，诊断相对容易，但小病灶需要用不同的影像学方法来相互印证。穿刺活检对肝癌来说并不提倡，第一是穿刺有风险，取到的组织标本量很小，病理科医生有时很难做出诊断，所以现在并不特别强调穿刺活检，这更加体现了无创性影像学检查技术的重要性。

对于病灶大小，过去说小于 1cm 不做诊断，只做随访，实际上影像技术在不断进步，对 1cm 以下的病灶无论是检出还是定性，准确性都明显提高，所以现在对于 1cm 的病灶，通过两种影像学方法相互印证，就可以做出诊断。这当中体现了影像学技术的进步，使小病灶的检出率和定性准确性有了明显提高。有美国学者用肝移植标本的结果做对照，比较 CT 和 MRI 对小病灶的检出率，对小于 1cm 的病灶检出率非常低，仅 30%～40%，但仔细研究文献发现，里面有一定的缺陷，没有做 DWI，也没有采用肝胆细胞特异性对比剂增强检查的数据。传统的影像学在小病灶检出方面，有一定的局限性，2017 版《原发性肝癌诊疗规范》特别强调了综合诊断，包括一些功能成像技术。当然在功能成像技术里，DWI 是最为成熟的，像灌注等很多都还是在做研究，并不能作为常规诊断。

早年我们做过一系列病例的对照研究，结果显示，DWI 能增加小肝癌病灶的检出率，这篇文献被韩国的肝癌相关指南所引用，强调了 DWI 能够明显增加小肝癌的检出率，在动脉期强化的小病灶，DWI 上显示有非常高的信号。在日常工作中，DWI 对病灶的显示最为敏感，先看 DWI 图像有多少高信号灶，然后再结合别的序列和动态增强，有助于快速、准确地鉴别囊肿、良性肿瘤还是肝癌，这样可以提高工作效率。

以往很多文献结果显示，DWI 是用于定性诊断的，在病灶检出方面价值不大，我们做了系列病例研究后，发现它对病灶检出更有意义，常规的序列甚至动态增强都没发现的微小病灶，在 DWI 上很容易发现，因此很早就把 DWI 作为常规的检查序列了。有很多医院不做 DWI，我认为这可能会漏诊一些病例，实际上它的扫描速度非常快，可以作为常规检查的序列。

有个病例，T1W 和 T2W 以及增强扫描的门脉期，都没发现什么问题，动脉期上仔细看才见一强化小病灶，但不明确是病灶还是血管断面，DWI 就可以清晰地显示出一个非常小的病灶，因为在 DWI 上，病灶和血管断面的鉴别非常容易，手术证实这是一个只有 3mm 的小病灶，所以我们强调把 DWI 作为常规检查技术。但需要注意的是，DWI 并不能单独用于诊断肝癌，它只能作为一个重要的补充手段，需要结合其他传统序列。

还有一个病例，在 2016 年 3 月做的 MR 检查中，所有序列都没能发现病灶，但在 2016 年 12 月的 MRI 上，DWI 上隐隐约约可见到一个微小病灶但不能确定。2017 年 9 月和 12 月的 DWI 图像上显示得更加明显，后来做了手术。只有 6mm 的小病灶，用腹腔镜切除，保留了完整的手术视频。由于 DWI 对病灶的检出很敏感，因此在高危人群定期检查中能及早发现肝癌病灶。有时动态增强也可见到强化的病灶，但并不一定是真正的病灶，因此 DWI 就有重要的价值，因为假强化灶在 DWI 上信号不高，和肝实质呈等信号，因此易于鉴别。在肝硬化基础上，由于血流动力学的改变，会出现很多异常灌注，特别是很多都位于肝包膜下，有时更搞不清楚到底是强化病灶还是异常灌注，但在 DWI 上能加以鉴别。过去 DWI 我们一般做 b 值为 500~600 的，目前在肝脏做到 b 值为 800 比较合适，b 值太高图像的噪点很大，而且变形较为明显。目前我们做 3b 值的 DWI，发现小 b 值（一般为50）DWI 的图像质量很好，对病灶的检出更加敏感，因此把 3b 值的 DWI 作为常规检查，这样可进一步提高小病灶的检出率。

此外，还有两个病例，病灶里都有脂肪成分，动脉期病灶强化都很明显，门脉期强化强度都是下降的，周围都可见到包膜强化，平衡期也都是低信号，但手术证实一个是血管平滑肌脂肪瘤，一个是肝细胞癌。在日常工作中，这种病例也并不少见，因为血管平滑肌脂肪瘤特别是上皮样血管平滑肌脂肪瘤，含脂肪很少甚至不含脂肪，但血供非常丰富，也会出现"速升速降"的强化表现，我们要提高警惕。有什么方法加以鉴别呢？看看时间-信号曲线的变化，发现在动脉期血管平滑肌脂肪瘤的信号强度更高，此外，两名病人都用的是肝胆细胞特异性对比剂，在肝胆细胞期，两个病灶都是低信号，不吸收肝胆细胞特异性对比剂，但血管平滑肌脂肪瘤病灶的信号会更低，通过这样的比较，可给我们提供有价值的补充信息，对鉴别诊断更有益。

说到肝胆细胞特异性对比剂，目前常用的有博莱科公司的莫迪司，还有拜耳公司的普美显。普美显的肝胆细胞期 20min 延迟时间就够了，而莫迪司则需要40~60min，因此现在用得更普遍的是普美显，它的胆道排泄率为 50%，也可用来做胆道成像。因为肝细胞表面有 OATP 受体，胆管上皮细胞有 MRP 受体，因此它可以被肝细胞吸收，经胆道排泄。肝癌由于肝细胞被破坏，表面受体的数量下降、功能减低，所以不吸收肝胆细胞特异性对比剂，因此肝癌在肝胆细胞期是低信号的。一些良性的病灶，像局灶性结节增生是明显吸收的，在肝胆细胞期是不均匀的高信号，因此可用来鉴别。腺瘤比较特殊，有的不吸收，有的吸收较少，有的明显吸收，这完全与肝细胞膜上的受体变化密切相关，有很多人做了这方面的研究，不同分子分型的腺瘤在肝胆细胞期的表现各不相同。但对肝癌病人来讲，90% 以上都是不吸收的，这是肝癌诊断的理论基础。

典型的肝癌在动脉期强化，门脉期信号强度下降，肝胆细胞期呈低信号。从良性的再生结节到肝癌的发展过程，肝细胞表面受体也在发生着变化，因此有助于鉴别不典型增生结节和良性的再生结节。例如这个病例的 MR 检查结果显示，病灶非常小，动脉期没有强化，用"速升速降"来诊断肯定很难，但 DWI 信号很高、肝胆细胞期是低信号，即使只有 6mm 的小肝癌也易于诊断，最后经手术证实。目前，有很多人用肝胆细胞特异性对比剂做转移性肿瘤的检查，因为转移性肿瘤是非肝细胞性病变，它在肝胆细胞期也呈低信号，边界非常清楚，对肿瘤的分期有一定价值。

我国在 2016 年制定了普美显临床应用相关的专家共识，在 2017 年又推出了莫迪司临床应用相关的专家共识，内容很多，充分肯定了肝胆细胞特异性对比剂在肝癌诊断和鉴别中的价值，我国把它作为一个可以进行一线选择的检查手段，特别是在高危人群中可以应用。肝癌的表现多种多样，基于病理的细胞学和组织学的分类有各种表现，所以肝胆细胞特异性对比剂可给我们提供额外的帮助，也提高了诊断的信心，但肝胆细胞特异性对比剂也有一定的局限性，价格很贵，现在普美显只在少数省份进入了医保名录。操作也很复杂，动脉期伪影的问题还没有解决，所以作为常规手段有时会受到影响。此外，经外周静脉注射以后，其廓清的过程并不太清楚，我们要用经典的"速升速降"来诊断是有一定困难的。另外对图像的判别各家有各家的诊断标准，实际上也要做一些多中心的研究形成共识，因此还有很多内容值得进一步深入研究。

在国际指南方面，虽说欧美国家肝病不多，但美国肝病协会和欧洲肝病协会很早就制定了肝癌的诊断指南，而且在不断更新。有 2015 版也有 2016 版，总体上充分肯定了无创性影像学检查方法在肝癌诊断中的作用，强调了多学科的合作，现在定期有 MDT 讨论，一起为病人做诊断和治疗方案的选择。亚太的指南以韩国为主导，和韩国的指南差不多。有很多国际的肿瘤联盟，例如 NCCN，制定了 30 多个肿瘤的诊断指南，对肝癌同样也有指南，NCCN 最新的指南强调，要多种影像学检查和多期动态增强检查技术用于肝癌的诊断。美国肝病协会根据 1cm 大小进行分类，欧洲与之大同小异。但基本上都明确了多期动态增强检查的重要性。亚洲特别强调肝胆细胞特异性对比剂的作用，亚洲是肝病高发区，积累的经验肯定比欧美国家更多，日本的指南也是大同小异。亚洲更强调在高危人群中进行筛查，进行动态监测，可以提高肝癌早期诊断的敏感性。对病灶的大小则没有共同的标准。欧美国家则强调活检的重要性。另外在影像检查技术方面，欧美国家没有推荐肝胆细胞特异性对比剂作为一线检查手段，当然欧美的病人人群和经验跟亚洲国家有所不同。日本、韩国和中国都是病毒性肝炎高发区，肝硬化特别多，所以在基础疾病方面有所差别。

关于筛查方案，以亚洲为主导的共识或指南，都推荐普美显作为一线检查方法，中国和日本还推荐了超声造影。

最后介绍一下我们的经验，我们有肝肿瘤的 MDT，定期进行讨论，强调常规的动态增强 CT 和 MRI 检查，与指南推荐有所不同。我们认为应首选常规的非特异性对比剂检查，如果表现特殊不能诊断的，再做普美显增强检查。普美显作为一线检查有一些局限性，会影响诊断和判定。另外，我们也不推荐常规进行活检，对有条件做局部治疗的病人，介入科在做射频消融时自己改制了一个套管针，可在治疗前取活检，保留病理诊断。现在很多大病医保没有病理诊断就不给报销。通过这样的手段解决了病人的困难，又能有明确的病理诊断，同时也可以放心开展治疗。我们认为是非常合理的检查和治疗流程。

此外，根据病灶大小选择适宜的检查技术非常重要。小病灶用普美显有优势，对 1cm 以下的，可以把普美显作为一线检查手段。对不确定的病灶，可以进行定期随访，很多时候随访是一种非常重要的手段。随着病灶增大，表现会越来越典型，所以用一种影像学检查方法即可确诊，直接进入治疗环节。根据指南我们又进行了细分，把治疗结合到一起。通过 MDT 就能当场给病人非常明确的意见，该住院的住院，不住院的定期随访，从提高了效率。对于一些大的病灶，我们已经积累了丰富的经验，在诊断方面非常有把握。

　　总之，中国作为一个肝病大国，肝硬化非常常见，因此筛查非常必要。根据血流动力学改变，多期动态增强检查是常规手段，但是延迟时间要合理掌握，否则会影响诊断。有些新技术，要灵活应用，不是新技术都好，一定要结合传统的诊断方法。此外，诊断要与治疗结合，影像科医生除了会诊断之外，对治疗方案及治疗后疗效的评价均应了解，这样才能成为真正好的影像医生，临床医生才会信赖你，才离不了你。

精准放疗新实践

◎于金明

放疗有三个阶段：第一是循证医学阶段，解决精准与平衡，精准与平衡这种医学观点一直指导了我们几十年；第二是个体医学阶段，从个体再发展到个体群，从优化到完善，个体医学有循证医学，相互离不开；第三是精准放疗阶段，追求疗效最高、损伤最小，精准放疗依赖于分子研究和大数据。放射的核心是个体，放射的目标是追求精准。为什么要精准放疗？放疗经常受到社会非议，说放疗、化疗是过度治疗，我们希望通过精准医疗指导放疗。放疗科本身是从放射科开始的，但在预期时间内有更多优势。

放疗分几个阶段：先是1.0的二维放疗，属于传统放疗；2.0是精确放疗，把三维的物理和解剖因素加在一起；再升级是精准放疗，是3.0版本，把分子和影像内容加到里面。

先讲传统的放疗。1983年我参加工作时，用的是二维光机，设计落后，技术落后，不精确、疗效差、损伤大，要不就是肿瘤组织遗漏了，引起肿瘤失控或复发，要不是正常组织误照，产生严重的放射损伤。发展到2.0版本是在1995年，首次提出精确放疗，这是当年的目标。3.0版本是精准放疗，针对血管增生的样本区，用分子基因水平指导。我们把4级显像做出来了，外面用PTV勾画，中间用HTV勾画，作用相当好。对于肿瘤的微环境，我们可以把血管显像做出来，知道哪个肿瘤的PTV里血管最丰富，就给它不同的剂量照射。我们画了一个PTV，比较了用RCT，发现血管显像的PTV多。我们先做了很多细胞和动物实验，然后再做临床研究，现在可以指导临床治疗。所有这些，都离不开放射或影像科的技术。

放疗联合影像，放疗照射肿瘤，除本身的疗效外，还可以使很多基因发生改变，去年完成的一篇文章中，一组放疗加传统化疗，结果除了OX是0.061外，其他指标中放疗靶向都明显好于放疗加化疗。对于食管癌而言，不能手术切除或不能耐受的病人，放化疗是精准的方案。肿瘤治疗有两个靶点，1889年就知道这个理论。要把肿瘤消灭掉，有两个选择，第一是把肿瘤细胞消灭掉，第二是把微环境改变掉，即种子和土壤学说。我们有很多办法，放疗、化疗、靶向治疗等，都是通过杀灭癌细胞起作用的。免疫治疗比较简单，作用在淋巴细胞，通过淋巴细胞杀癌，因此免疫治疗很重要。病理学家断定肿瘤治疗的未来是放疗，肿瘤疫苗的先驱者则断言未来靠免疫。很多疾病治不好，彻底治愈则要靠免疫，即预防接种，麻疹、天花等都是靠免疫被消灭的。免疫可能是将来肿瘤的突破点，不过免疫可能对外来病原有效，对自身的慢性病作用如何还有待研究。

肿瘤的常规治疗手段中，化疗最差，靶向治疗效果不错，而免疫治疗疗效太低，病人的5年生存率仅15%左右，免疫+是一个方向和趋势。免疫+什么？免疫治疗的三个要素：第一是肿瘤；第二是淋巴结，还有淋巴细胞，要产生抗体；第三是血管，把抗体输送到不同部位。我们可以相加，使更多的抗原释放，增加免疫力。在不同的阶段用不同的方法，这就是免疫+的概念。化疗加免疫，有时可看到指标明显改善；然而免疫和放疗联合是把双刃剑，放疗对免疫是破坏性的，它可以抑制和杀死免疫细胞，但另一方面它可以刺激免疫。如果放疗和免疫整合，产生一系列复杂分子效应，两个主要效应已在美国被研究过，放疗加免疫就会起到1+1大于2的作用。

放射线照射在肿瘤上，细胞就死亡，释放抗原，抗原加上疫苗等，就会取得效果，淋巴细胞产生抗体，T淋巴细胞会不断杀死转移灶的癌细胞。精准放疗需要多学科、多专业和多领域的整合，这离不开理科、文科，也离不开生物学科。要将多方面的研究结果渗透到放疗中，我们需要解剖的、生物的、分子影像的知识，需要人工智能、大数据、个体化的放射方案，才能发挥疗效，才能减轻损伤和降低费用。肿瘤放疗自身解决不了根本问题，一定要做到放疗+。第一放疗要+精准医疗，现在已到了分子和基因水平，没有精准医疗不行；第二放疗要+人工智能，从循证到个体到精准医疗，再到智慧医学，直至整合医学，人工智能智慧医学一定要整合到精准医疗中去。放疗和免疫整合起来就不再是局部和区域的治疗手段，它的疗效会大大提高。放疗+免疫的整合一定是将来肿瘤治疗的主要方向。

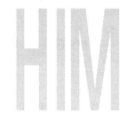

弥漫间质性肺部疾病及 CT 诊断思路

◎王　健

本次报告，我主要介绍基本理念及自己工作中的体会。准备从三个方面探讨，第一是弥漫性肺实质性疾病（DPLD）的分类；第二是诊疗思路；第三专门介绍间质性肺疾病（LLP）的高分辨率 CT（HRCT）的诊断。

谈到疾病，必然要讲到什么叫间质性肺部疾病，基本概念有一些问题，一会说弥漫性间质性肺炎，一会说弥漫性间质性肺病。是不是间质性疾病只发生在间质，这个概念应该明确。实际上平时理解的间质性疾病，不仅仅是间质，还有上皮细胞、血管内皮细胞等实质，实际上应称为弥漫性肺实质性疾病（即 DPLD）更恰当。

DPLD 的分类按照 2002 年美国胸科学会和欧洲呼吸学会的共识推荐的分类方法，可分为四类。第一类是已知病因的弥漫性肺部疾病，包括药物诱发和环境损害所致的；第二类是特发性间质性肺炎（IIP）；第三类是肉芽肿性 DPLD，比如结节病、Wegener 病等；第四类是其他类型的 DPLD，包括淋巴管肌瘤病、嗜酸细胞性肺炎等。在此重点讨论第二类，即 IIP。

IIP 是最容易引起误会和混淆的一类，每次讲课我都越讲越糊涂，加上缩写更糊涂。这个疾病是 Liebow 于 20 世纪 60 年代首先提出，随着人类对这类疾病认识的提高，后来做了一系列修正和删减。到 2002 年，美国胸科学会和欧洲呼吸学会做了分类，2013 年又重新进行了分类，2015 年制定了实践指南，实践指南相对分类没有太大变化。

分类方法很明确，特发性间质性肺炎又包括三类，主要的是第一类，第二类罕见，第三类是不能分类的。第二类罕见比较容易理解，基本上很难见到，包括淋巴细胞间质性肺炎和可能逐渐演变成的肺部淋巴瘤两种，。第三类是不能分类，不能分类是特征不明显，资料不全，或治疗后病理发生了改变，完全不符合上面一系列的分类方法。我们谈后面两类，主要谈特发性间质性肺炎。它又分为三种，第一种是慢性纤维化，第二种是呼吸相关的，第三种是急性和亚急性。2013年开始特发性纤维化这个词已经不用了。

特发性间质性肺炎需要与临床表现、临床病理、影像三方面结合，最后是相对应的间质改变，平时见得最多的病理学上主要表现为寻常性间质性肺炎。诊断思路有三个步骤，第一是对病变、对影像学表现进行分类；第二是分部位，哪些病变在哪些部位出现得多，包括大型部位；第三是要整合临床诊断。关于肺部病变的影像学分布，按影像学表现分为高密度、低密度、结节肿块及条形和网状病变。哪些病变是高密度的，哪些病变是低密度的，低密度的有肺气肿、肺囊肿等。第一，分布范围有上肺的、下肺的和全肺的。根据疾病特点，分布范围不同。第二，是周围为主还是中央为主，二者表现也不一样。第三，是否分布在特定区域（即在小叶水平）。

例如，上肺的分布有哪些特征，下肺分布有哪些特征，双肺分布又有哪些特征。了解了分布特点后在分析过程中就把它局限化。

中心分布有哪些，周围分布有哪些？中心分布和周围分布为什么有差异？这主要与病理改变不同、病理基础不同有关。

在胸部的前部还是后部，分布差异也不一样。在小叶内的分布，比如小叶间隔或小叶内，根据小叶内的分布，又分为三类，第一是淋巴周围分布的；第二是小叶中央分布的；第三是随机分布的，三者表现也不相同。小叶中央分布不在下胸部，淋巴周围分布是顺着淋巴丛区域分布，不同病变的侵犯不同，其表现也不同。淋巴管周围分布中，结节的发生与肺内淋巴引流相关，因此肯定与胸膜相关。小叶间隔分布，则与肺门旁支气管周围结缔组织，以及小叶中心区域支气管周围的结缔组织相关，看到这样结构，可以说属于淋巴管周围分布。看到胸膜的小结节病灶，提示是淋巴管周围分布的病变。结节病是明显侵犯淋巴结所致淋巴瘤的分布改变的病变。乳腺癌的淋巴结转移，是非常典型的小叶间隔改变。而随机分布、不均匀分布或胸膜分布最常见原因的是结核病。还有一个特点是小叶中心分布的病变一般在距胸膜5~10mm的区域。

刚才主要讲了临床特点、CT表现和多学科诊断。其实还要结合临床，比如老年病人，有吸烟史及蜂窝改变，可以诊断为寻常型间质性肺炎和特发性肺炎；如果是青年人，可考虑过敏性肺炎。青年病人如果见到纤维化无关的气道异常结缔组织，网格状改变可能是结节病。

纤维化特发性间质性肺炎是特发性肺纤维化，吸烟相关的是呼吸性气管炎或相关的间质性肺炎等，这两类诊断鉴别困难，因表现差不多，有的认为是一个病的不同表现或不同时期的表现。寻常型间质性肺炎在临床上见得最多的主要以双下肺或以蜂窝状为主，寻常型间质性肺炎主要以网格状的纤维化为主，见到这种纤维化则提示病变进展。

以前认为非特异性间质性肺炎与吸烟相关，但如今看来与吸烟不一定有关，它的主要表现与寻常型间质性肺炎表现有区别，其主要病变以磨玻璃样为主，属于纤维化表现。如果采取纵向评估，通过激素治疗后，可以看到磨玻璃样表现消散，这对评估病变进展有积极的一面，因此进行随访很有价值。

吸烟相关的呼吸性细支气管炎间质性肺病（RBILD）和脱屑性间质性肺炎（DIP）的 HRCT 特点，主要是小叶中心磨玻璃样结节，空气滞留，伴有小叶间隔增厚等。进行纵向评价，在疾病发生过程中磨玻璃样表现增多，肺气肿发生增加。DIP 与 RBILD 有重叠，病理表现是肺部巨噬细胞更加弥散，可能与吸烟相关。主要特点是磨玻璃影，可以形成小囊肿，胸膜下网状影，分布以下肺外周为主。

急性和亚急性特发性间质性肺炎，也称为隐源性机化性肺炎，病人常有 4～6 周的亚急性流感样症状史，CT 特征是机化纤维化为主的表现，有反晕征。急性间质性肺炎，发病很急，会出现大片磨玻璃影。纵向评估的特点是进展迅速。

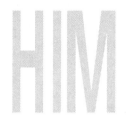

整合医学时代核医学多模态
分子影像的发展

◎张永学

多模态分子影像学具有整合医学的特征，是当今医学影像发展的热点领域。多模态影像整合，包括 SPECT/CT、PET/CT、PET/MR 等多模态分子影像设备的发展与应用，将分子功能影像与形态学影像整合在一起，优势互补，极大地提高了影像质量。

分子影像诊断与核素靶向治疗的整合，实现了诊疗一体化（theranostic）是当今核医学的发展方向，如 ^{68}Ga/^{177}Lu – DOTATATE 用于神经内分泌肿瘤诊疗、^{68}Ga/^{177}Lu – PSMA 用于前列腺癌的诊疗等都是诊断与治疗整合的典范；多功能分子探针的整合可以提高分子影像的特异性和敏感性，反映组织不同生物学行为的多功能探针的整合应用，是当今改善分子影像诊断效果的有效方法，从而为肿瘤的无创性生物分型，指导肿瘤的生物靶向精准治疗提供重要依据；此外，分子影像也是基础医学与临床医学整合研究的重要桥梁，能从分子、细胞、动物到人体进行多尺度、多模态、多参数成像；在当今信息化时代，临床医生与人工智能（AI）整合也是未来发展的重要领域，可以将临床医师尤其是影像学医师从繁重的超负荷劳动中解放出来，其结果还能与大数据库进行比对，提高了诊断质量，有可能实现不同等级医院、不同资历医师诊断水平和质量的同质化，缓解当今基层医院医生短缺的问题。最后是医院与网络整合，大型医院＋远程医疗＋移动医疗的整合，这更是将来影像学发展的重要方向，是解决看病难问题的重要手段之一。

现代医学的发展非常迅速，医学的发展已不仅是诊断疾病和治疗疾病的层面，大医院病人为什么越来越多，现在技术水平应该说都提高了，治疗水平也提高了，为什么病人还越治疗越多？究其原因是没有找到根本所在，多数病人进入医院就医时疾病已经处于中晚期，难以彻底治愈，因此病人余生就离不开医院。如今功能医学和智慧医学的发展，指明了今后的方向，就是在人体还没发展成为疾病状态时就能发现疾病，及早干预，从亚健康向健康转换，尽量不要走到疾病状态，这就是近年来提出的"治未病医学"，它是以防病为主、治病为辅理念的具体体现，也是未来医学发展的方向。精准医疗提出后，将过去的 4P 医学发展到 5P 医学，事实上这些都与整合医学的理念不谋而合，将基础与临床、诊断与治疗、防病与治病有机地整合，这才是将来医学发展的根本方向。

本次整合医学大会的主题是贵在整合、难在整合、赢在整合，我想分子影像也一样，怎么解决难在整合，怎么把该整合、能整合的整合到一起，需要进一步认真考虑。医学怎么能与社会、环境、心理，再与健康整合，医学影像学如何与疾病预防、诊断和治疗整合？影像学医生都要有用武之地，都要发挥重要作用。

一、不同模态影像的整合

整合医学时代核医学技术发展的策略是什么？大家都知道核医学的特点是既有诊断又有治疗。近年来核医学显像设备都整合了 CT 和 MR 装置，而多模态、多参数、多尺度分子影像是今后发展的方向。多尺度影像可以从细胞水平、动物水平到人体水平对机体的生物学过程进行可视化。多模态分子影像仪器大家都很熟悉，仪器发展对影像学科的发展具有重要作用。可以看到，随着 SPECT/CT、PET/CT 和 PET/MR 的应用，核医学与放射学的整合非常广泛，学科交叉越来越多，因此，两个学科从仪器到医师都得到了整合，其影像也是两个学科的融合影像，事实上已经成了一个团队，不远的将来两个学科肯定会成为一个大的学科。

目前核医学使用的 PET/CT 基本都配备了 64 排以上的螺旋 CT，和放射科的 CT 完全一样，此外国内已经安装了近十台世界上最先进的 PET/MR，其 MR 也基本上是 3.0T 的高端配置，分子影像与解剖影像的整合，使得过去的许多盲区如今看得更清楚。现在常规的 SPECT 也配备了 CT，SPECT 和 CT 整合在一起。有了 CT 后，核医学的影像质量大大提高了、定位也更加准确，过去看不清的影像，现在已经看得很清楚了，这正是整合医学的理念在逐渐改变核医学和影像学的内涵。

二、诊断与治疗整合

核医学另一重要领域是核素治疗，现在治疗最多的是甲亢、甲状腺癌、骨转移瘤、粒子植入治疗等，将来的发展是核素靶向治疗。近年来，^{177}Lu-PSMA 治疗前列腺癌、^{177}Lu-DOTATATE 治疗神经内分泌肿瘤显示出了良好的前景，在欧洲已进入Ⅲ期临床试验，非常有潜力，是实现诊疗一体化的重要放射性药物。我们还要不断寻找新的治疗靶点，研发更多的诊疗一体化药物，挽救更多癌症病人的生命。如何把诊断和治疗整合在一起实现诊疗一体化，是将来核医学发展的方向，随着新的治疗药物研究，未来在这方面可能会有大的发展。

在核医学诊断与治疗整合中，将分子探针注射到病人体内可以做显像诊断，同时在给予治疗剂量的靶向核素后也可以实施治疗。许多前列腺癌病人使用 ^{177}Lu – PSMA 治疗 3 个疗程后进行再次显像可以看到转移灶完全消失，血清前列腺特异性抗原（PSA）水平恢复正常。除此之外，^{177}Lu – DOTATATE 治疗神经内分泌肿瘤也具有惊人的疗效，神经内分泌肿瘤有广泛转移的病人，经过 2～3 个疗程治疗后，病灶可能完全消失。因此诊疗一体化的发展，将来可以给这些肿瘤病人带来福音。

三、多功能分子影像探针的整合

任何单一的分子影像探针的价值都是有限的，不可能解决所有的疾病诊断问题，因此多功能分子探针的整合应用是多模态分子影像的重要补充，可反映病变组织不同的生物学过程和特性，这一点在核医学分子影像的应用中体现得淋漓尽致。目前的 PET/CT 脑成像，可以看到病人的葡萄糖代谢变化，也可反映受体的表达等，这对于神经退行性疾病的诊断具有重要作用。帕金森病（PD）病人过去常规应用氟脱氧葡萄糖（FDG）显像多表现为正常，缺乏特异性征象，但应用多巴胺受体或多巴胺转运体显像诊断 PD 就比较明确了，绝大多数病人都可以确定是否为 PD，现在每天做 PD 显像的病人很多，要排 3～5 天才能做得上。过去神经内科比较棘手，没有有效的诊疗手段，现在有了特异性诊疗方法为临床解决了难题。

过去临床对于阿尔茨海默病（AD）的诊断与鉴别诊断也缺乏有效的方法，引起痴呆或认知功能障碍的病因较多，有效的鉴别有助于临床治疗决策，现在我们可以通过 ^{11}C – PIB PET/CT 脑显像观察到 AD 病人脑皮质有广泛的 β 蛋白斑块沉积，对于 AD 的诊断具有特异性。对于肿瘤病人也一样，例如病人做 PET/CT 发现一个结节病灶葡萄糖代谢不增高，是良性还是恶性？是原发肿瘤还是转移瘤？脑部恶性肿瘤病人术后或者放化疗后是否有残留或者复发？仅仅依赖 FDG 单一显像剂很难给出明确结论，而结合氨基酸代谢、胆碱代谢、核苷酸代谢或者乏氧、凋亡显像等多种探针显像，绝大多数病人即可得到正确的判断，尤其是结合 PET/MR 显像中 MR 的血流灌注、弥散加权以及波谱分析等多参数影像的改变，更有利于肿瘤的诊断和鉴别诊断。因此，利用多种分子影像探针和多模态、多参数显像能够为临床解决很多疑难问题。

鼻咽癌复发或治疗后残留有时诊断很难，局部黏膜增厚可能是复发，也可能是炎症，也可能是放疗后改变，临床上难以区别。这种情况下结合 FDG 和蛋氨酸代谢 PET 显像对于鉴别复发与残留非常重要。对于神经胶质瘤病人也是一样，当 FDG 显像不能确定残留与复发时，也需要应用蛋氨酸代谢显像，为临床制定下一步治疗决策具有决定性意义。

多功能分子影像探针的应用还有助于脑肿瘤的生物学分级和再分级，而不同的分级关系到病人的治疗和预后。有一例神经胶质瘤病人术后病理为 Ⅱ 级，而应用 FDG 和蛋氨酸代谢显像局部代谢均增高，在双高情况下该病人术后再分级可能是Ⅲ～Ⅳ级胶质瘤，因为Ⅰ～Ⅱ级胶质瘤 FDG 代谢显像一般是不增高的，只有Ⅲ～Ⅳ级才增高，临床上这种情况比较常见，由于肿瘤的异质性，术后病理不一定能够反映肿瘤的全貌。PET/CT 对肝脏恶性肿瘤的诊断也是比较棘手的问题，临床上单一的 FDG 显像约有 40% 的病人难以得到明确诊断，如果结合多功能探针可以得到不一样的结果，分化较差的肝细胞癌 FDG 显像阳性率较高，而部分高分化腺癌 FDG 显像常常为阴性，此时胆碱代谢显像或乙酸代谢显像常常是摄取增高的，两者具有很好的互补作用，提高诊断阳性率，也有助于肝癌的生物学分型。

分子影像的优势可以实现体外无创性病变的分子分型，核医学可以在活体进行全身成像，看到受体、基因、抗原的表达情况，为病人选择合适的治疗方法提供依据，称之为"体内活检（in vivo biopsy）"，不用穿刺即可得到某些病灶的组织学类型，由于肿瘤的异质性，原发灶与转移灶之间，不同的转移灶之间其生物学类型可能也不一样，这往往是导致治疗失败的重要原因，而临床上并不是每一个转移病灶都能获取到组织学活检结果。例如乳腺癌病人，原发灶与转移灶的雌激素受体表达、人表皮生长因子受体 - 2（HER - 2）的表达关系到病人是选择内分泌治疗？生物靶向治疗？还是放化疗抑或综合治疗？这直接关系到病人的治疗效果和存活质量。

四、分子影像在基础医学与临床医学整合中的作用

核医学在基础研究方面具有特色，核医学分子成像利用分子水平的示踪技术可以为基础医学无创性示踪某些生物分子在活体的空间和时间分布与代谢过程，能够从细胞水平、器官水平和整体水平动态观察机体物质的代谢变化，能够从小动物水平到人体水平进行整合研究，被示踪或研究的物质可以是寡核苷酸、多肽分子、基因与报告基因、抗原或抗体，也可以是某些新的靶向治疗药物，从而显示基础医学与临床医学的整合研究是转化医学研究的重要工具，因此分子影像为基础研究与临床医院研究之间架起了一座桥梁。

当前生物靶向治疗受到临床的广泛关注，也使某些肿瘤病人看到了生存希望，但是在治疗之前需要确定病人体内有没有这个基因或有没有这个靶点很重要，这是治疗前必须回答的问题。因为肿瘤具有异质性，通过核医学的分子影像，我们可知到底哪些病灶有靶向表达，为临床筛选适合靶向治疗的对象提供了有效工具。

五、医生与人工智能的整合

基于影像组学的人工智能诊断也是将来发展的方向之一。我国医学影像技术的深入发展需要建立中国人的影像数据库，通过影像组学分析可以获得病灶肉眼看不到的信息并量化，这些信息能够方便地与影像大数据库比对分析，辅助影像学医生进行临床诊断，不仅将临床影像学医生从繁重的简单劳动中解放出来，为

病人提供诊断、预后和治疗决策，而且还有助于避免医生受主观认识的影响导致误判，提高影像诊断质量，有可能实现不同医院医生、不同资历医生诊断质量的同质化。

六、医院与互联网的整合

医院＋远程医疗和移动医疗，这也是未来的发展方向。用一个手机或平板电脑就可写报告，用不了多长时间就可以实现，因为信息化发展太快。现在对核医学特别重要，核医学从业人员不到 1 万人，正高级别的医生只有几百人，如果核医学科普及到所有的三级医院，核医学高级的医生至少缺少七成以上的高级医生，如果核医学影像的发展要普及到县和地区，我们人员缺口更大，特别是有经验的高质量医生更不够，怎么办？将来把互联网医疗和人工智能整合到一起，大医院与基层医院建立专科合作联盟，基层医院只需要配备合格的规范化培训的住院医师或主治医师以及技术过硬的技师就行了，大医院的专家可以通过远程诊疗和移动医疗进行诊断报告签发。未来全国核医学的专家团队可以分为东西南北中几个大区，每个团队负责一个区域的移动报告、远程医疗，利用核医学大数据云平台、核医学互联网平台、影像组学分析平台及人工智能辅助诊断平台实现全国的核医学影像诊断一体化，有法律顾问做保障，线上与线下相结合，对每一个区域每一个小的基层医院点对点服务，基层医院每年只需要向联盟支付一定的年费即可，没有高级的影像医生同样可以开展高精尖的诊疗服务项目。加上人工智能和大数据库应用，将来大医院的高级医生能管理一大片的医院，病人再不会从县医院跑到大医院就诊，这样才能真正解决大医院看病难、病人越来越多的问题，也是真正实现大医院与小医院诊疗质量同质化的问题，也是我国今后医疗卫生政策发展的方向。

医学影像的发展趋势，应该是多模态、多参数、多尺度加上特异高效的分子探针，加基于影像组学的人工智能，加上移动报告和远程医学来实现精准个性化诊疗。通过互联网的平台，能够做到机器学习、深度学习、智能建模、智能决策，解决很多以前解决不了的临床问题，解决大医院、小医院医生同质化的问题，这一天应该在不久的将来就会实现。

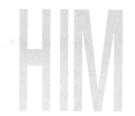

血管性耳鸣影像学的整合医学研究

◎王振常

　　我的一个病人，患有搏动性耳鸣 10 年，他的耳鸣客观的，坐在旁边都能听到他耳朵在响。病人十年内到过不同医院、不同地区多次就诊，一直没有明确诊断，更谈不上针对性治疗。影像片子上可看到问题，能看到憩室，重扫看得更强，而且连接静脉，出现异常血管，血管局限性增粗，形成静脉瘤，异常粗大。经过多学科讨论，耳鼻喉科联合神经外科夹闭异常血管，搏动性耳鸣消失。该病人患病已有十年，医院觉得很有价值，就在《北京青年报》上刊登了，说医院解决了疑难病例，结果医院连续来了一批又一批耳鸣病人，耳鼻喉科设了一个专业小组专门接待耳鸣病人，影像科就开始了耳鸣影像检查的研究。

　　血管性耳鸣表现为搏动性耳鸣，在中国发病人数大概有 900 万。耳鸣虽然不算大病，但会严重影响人们的生活质量，影响心情，影响情绪，甚至导致抑郁，因此应予以重视。

　　血管性耳鸣一直是临床难题，难在哪儿？病因不清楚，没有针对性治疗方案。既然叫血管性耳鸣，是血管异常吗？什么异常？我们重点关注颞骨区血管，颞骨区血管在边缘有颈动脉、岩上窦、岩下窦，在颞骨内是颈内动脉，还有一些异位血管。先来看乙状窦，乙状窦在颞骨形成乙状窦沟，乙状窦沟与憩室间有骨壁联系。在颈静脉球窝周围也有各种各样的憩室，包括横窦、乙状窦、颈静脉球。通过电压镜可见静脉窦腔狭窄，似有东西缺损，还可看到岩上窦，可在岩上窦沟看到颈内动脉，在颞骨分为升段、水平段，进入海绵窦，周围有颈动脉辅管，辅管也很完整，周围有很多憩室，这些是正常血管的表现。如果血管异常一般有哪些异常？动脉有骨管的异常，有颈内动脉位置异常，有颈内动脉分支异常，有颈内动脉本身的动脉硬化，还有颈动脉腔的改变，形成动脉瘤。有的病人一侧颈动脉管没有骨壁，就会形成搏动性耳鸣。颈内动脉位置异常，临床表现同样为搏动性耳鸣。颈内动脉在颞骨内不应该有分支，异位加分支的异常，也会表现为搏动性耳鸣。

发生搏动性耳鸣的病人中动脉粥样硬化较多，颞骨段颈内动脉异化也很多。颞骨段的血流形式对血管壁的冲击力容易形成动脉硬化，从而形成搏动性耳鸣。现在的生活条件改善，50岁以上的人动脉硬化很常见，但病人并不一定都有搏动性耳鸣，需要进行分析。颈动脉腔的异常，可形成局限性颞骨段颈内动脉瘤，主要表现为搏动性耳鸣。有个病人患有10年的搏动性耳鸣病史，颞骨段的颈内动脉明显扩张，面神经和听觉神经相关会受到影响。如果扩张的动脉压迫到面神经会造成面部痉挛，如果压迫听觉神经，会造成搏动性耳鸣。我们统计了一批老年人，更多的是累及了听觉神经，使这些老年人听觉下降。其中有一部分是动脉硬化压迫听神经造成听力下降，表现为搏动性耳鸣。有的骨壁没有通道后室，也表现为搏动性耳鸣。颈动脉球窝正常，但旁边有异常区域，也会表现为搏动性耳鸣。颈静脉球窝有骨壁缺损伴有憩室，憩室向内侧会有各种各样的表现，颈静脉球窝除了外侧性高位和骨壁缺失，还可有内侧性高位受压迫，也会造成搏动性耳鸣。

乙状窦正常情况下是完整的，一侧缺损可致搏动性耳鸣，我们可做一个骨壁重建术，骨壁重建后搏动性耳鸣就会消失。有些病人的乙状窦有一个憩室形成，临床应先做憩室手术，再做骨壁修复，术后搏动性耳鸣就会消失。

上述这些情况，如果只做电子CT检查，虽能看到骨壁缺损，但窦腔和窦壁间有没有其他问题？因此要做一个增强CT检查，才能明确窦腔是什么问题，如果与憩室间没有骨壁，这就是造成搏动性耳鸣的最大原因。

检查用不用MR？最早除了做CT检查外，还要做MR加DSA，其实用MR什么也看不到，尤其是看血管和颞骨结构的关系。后来我们就把MR淘汰了，不再要求做MR检查，针对搏动性耳鸣只做CT检查。还有一种情况，检查可见憩室，但没有搏动性耳鸣症状，原因是什么？因为骨壁很完整，没有憩室。有无憩室，周围都是骨壁，只是一种变异而已，不出现搏动性耳鸣症状。

有一支静脉，从岩上窦回流到乙状窦，并通过前半规管，这支静脉与淋巴液循环相关。没有骨壁间隔，也表现为搏动性耳鸣。乙状窦血栓形成也主要表现为搏动性耳鸣；不限于乙状窦，静脉窦的血栓形成，最主要的表现也是搏动性耳鸣。我们医院有一组人员专门做静脉性搏动性耳鸣的研究，样本量已达3000例，半数以上表现为搏动性耳鸣。此外，还有窦静脉的变异，正常情况下骨壁完整，一旦有局限性扩张就会出现搏动性耳鸣。从颞顶部的静脉回流到乙状窦，血管和憩室相通，这是正常的血管异位，骨室完整，MR检查是流通信号，增强后发现是静脉，静脉本应沿颞骨边缘回流到乙状窦，结果它在骨室打了折，也出现了搏动性耳鸣。这个病人出现搏动性耳鸣已经很多年，自己形容就像水桶倒扣在头上敲水桶的声音，长期在那种噪声下生活，可惜最后因经济原因未进行手术治疗。

对单侧搏动性耳鸣，推荐上午检查方法是颞骨双期增强MRI，既检查动脉又可检查静脉，还可检查血管与颞骨的关系。观察单侧搏动性耳鸣，关键看骨壁是否完整。骨壁不完整可进行手术重建，我们做了300多例手术，有效率可达81%。目前全国很多影像科同行，都在开展这项工作，

我们研究来源于临床，搏动性耳鸣是临床常见症状，但通过我们的研究可促进搏动性耳鸣的临床诊治。通过影像学的诊断和研究，对搏动性耳鸣进一步的细化和深化，在临床产生了一系列方法，有骨壁重建、乙状窦支架植入等，而且影像学针对多发病常见病的研究手段得以提高。

我们是影像专业人员，但不要局限于影像专业，而应更多地关注疾病。我们要研究机制的发生发展、转化、诊断和治疗的规律。在这个过程中，检查方法还要创新，在检查路径上也要有创新，将耳鸣分为单侧搏动性耳鸣、双侧搏动性耳鸣、单侧非搏动性耳鸣、双侧非搏动性耳鸣。对不同的检查路径，我们发现了搏动性耳鸣的关键征象，并进一步明确了它的发病机制。从效果上，拓展了影像学的应用价值，刚好契合"整合"这一大会主题。我们整合了疾病的研究全过程，然而，好多问题仍得不到明确解释，比如大脑的机制，骨壁为什么会缺失，这种骨壁缺失是先天的还是后天的，随着年龄的增长为什么骨壁会逐渐缺失，为什么骨壁缺失大部分发生于女性。我们还没有开展多中心研究，没有形成有规模的、能够在国际上有重要影响的研究成果，这些工作我们还在继续进行。因此，研究思路仍然要符合整合医学的思想，只有整合研究才能让我们有所发现、有所发明、有所发展。我特别赞同樊代明院士提出的贵在整合、难在整合、赢在整合。

整合医院管理学

物联网医院实践中的整合管理学

◎李晓康

医疗质量和安全是医院管理的永恒主题，质量是生命线，安全是底线，都非常重要。但是，大医院也面临很多难题，例如人员有限、任务繁重、制度众多、流程复杂、质量和安全管理目标非常高等。管理者一直在思考怎样用对的人在对的时间做对的事情，这几年也获得了很多突破。20年前医院管理实现了电子化，10年前实现了信息化，如远程医疗、掌上医院，现在正在逐步向智能化管理推进。

物联网是实现医院智能化管理的重要途径和方法，也可视为重要环节，打通了人与人之间信息的实时交互。物联网最开始运用于企业，通过智能感知实现了物与物、物与人之间信息的实时交互。物联网对医院的管理对象、管理流程、诊疗流程、护理流程、安保流程进行整合，通过物联网技术，实现实时感知交互，以此提升管理的能力和效率。

物联网在质量和安全管理上有独到之处，它可以实现所有对象的全覆盖，可以通过物联网管理每个人和每件物品。物联网可通过智能实时感知获得大量数据以实现科学决策。所有物联网数据都来自源头，没有经过人为再加工，实现了管理上的闭环。

要建成物联网医院，首先要建立一张网，即物联网的感知网络，就是在信息化基础上增加很多感知设备。第二，要建一个中心平台。把行为数据、感控数据、手术数据、护理数据等全医疗数据输送到一个中心平台以供分析决策。第三，在各个医院搭建一个可视化管理平台。管理者一眼便可以看到每个人的行为，如各科室各组室的行为，有门诊考勤、手术核查、报警等。

物联网医院建设的实践，是从2014年开始的，我们与百事佳科技联手，不断探索，在2014年成功研发了手卫生的依从性管理系统。手卫生是医院感染最重要的环节，但往往难以很好地落实。中国的手卫生依从率只有43%～52%，客观原因较多，如洗手的观念不强、洗手方法不规范等。我们研发的智能化手卫生依从性管理系统中手卫生行为监测有4个要点和5个关键时刻。5个关键时刻是指接触病人前、无菌操作前、接触病人分泌物或体液后、接触病人及医生被污染的物品后。我们建立了位置感知、闪灯提醒、时间记录、洗手次数等，进行全流程的监管，包括了每个ICU实时手卫生的依从率、全院的依从率、洗手的次数、接触病人的次数及每个人的行为。对手卫生依从率进行了前后对比，发现在运用系统后，其依从率明显提高。依从率最高的群体是护士，由41%上升到88%，护工由30%上升到70%以上，医生依从性较低，最低的是科室领导这个群体。我们将手卫生大数据与医院感染进行了对比研究，发现呈负相关，手卫生依从率越高，医院感染发生率越低。这提醒我们管理者，不能小看洗手这件事，通过洗手可以降低医院感染发生率，其具有重要意义。

2015年我们成功研发了智能工卡管理系统。人工智能工卡的研发主要是为了18项核心制度能够落地，主要功能有身份信息、智能感应、实时定位、紧急报警。还有后勤一卡通，吃饭、进门、洗衣服、停车都可以刷卡进行。但是只开发这款卡不行，必须在医疗区域建设一张物联智能网。智能卡和智能网络可以核查18项制度的落地情况。例如，重要的手术核查时，通过智能卡可以判断某个手术室医护人员来说是否同时到位，核查的时间、位置是否与病人一致，这样可以有效避免医疗上一些不必要的错误。门诊考勤，只要进入门诊区域信息随时可见。人工智能卡报警，如消化病医院报警，信息传到监控大厅时，报警人的信息、所在办公室及卡的移动情况均可知，根据其移动轨迹可以指挥安保人员及时处理，对于医务人员是一个非常好的保护系统。

2016年我们研发的物联网系统，能够实现自动盘点、效期管理、环境监测、异常报警，快速出入库。例如一般军队对仓库管理很严，智能仓储管理系统下仓库所有箱子的信息都能显示。每一个箱子上面都有闪灯系统，设为抗震模式或洪灾模式。选抗洪模式，有35个箱组，红灯就会转动，人员可以直接找那些箱组。快速出入库时，从库房门口出去时会显示背包里的物品。这样管理库室非常精准。

2017年我们成功研发了智能化输液系统。通常护士输液工作强度较高，且无法及时发现输液结束，有时还容易引起医患矛盾。智能化输液系统可以有效解决这些问题，对于输液速度、设备问题都可以进行管理，当滴速过慢或液体少于15mL时系统就会报警，在护士站和走廊面板上均有报警平台，而且报警依从一定的顺序。这可减少护理人力成本，提高病人的满意度。

我们还在研发特殊病人管理系统。特殊病人是指缺乏行为能力、老年痴呆、精神疾病病人及儿童群体等。给他们佩戴一个智能手环，在病区门口设一个电子围栏，病人出门时就会自动报警，可以有效保护这个群体。创伤急救管理系统，应用物联网把很多学科迅速调动起来。还有特殊药品和耗材管理、日间手术管理等。

物联网系统已经上线和正在上线，目前已经上线的有 4 个系统，准备上线的有 5 个系统，希望物联网系统技术能在医疗领域全面发挥作用。我国对物联网医院建设非常重视，中华人民共和国国家发展和改革委员会批复由西京医院承担国家物联网重大示范工程，物联网医院建设在医疗质量和安全管理方面起到了很好的作用。第一，真正打通了管理链条的最后一公里；第二，实现了全要素、全流程管理；第三，实现了实时、客观、可视化管理；第四，物联网数据是真正的大数据，对持续的质量改进非常有意义；第五，物联网实施可降低成本。

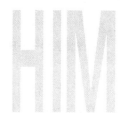

医院和学院建设的整合发展

◎万学红

从历史上来看，医院和教学一直紧密联系在一起。1938 年华西中央 3 个大学合办过医院，1993 年以前，学院跟医院是分开的，但其中一段时间两院院长是同一个人，副院长是各自的，也有各自的人力资源部、人事部和组织部，到 1993 年整合到一起，华西临床医学院的院长和副院长即为华西医院的院长和副院长，医学院没有任何行政机构、人事科等。两院合一，完全整合，只留不同的名称。

最近这些年，国内很多知名大学的附属医院都在院名前加上了临床医学院的名字。我们每年招收 480 名本科生，700 名研究生，他们的开学典礼和毕业典礼都是医院院长参加。1993 年前，华西医院规模很小，只有 1000 张床位，到现在发展到 4900 张，如果没有医院和学院的一体整合，就达不到现有的规模。我们有 32 个国家重点专科。在我从事人事工作时，华西医院员工共 8700 人，编制内不到 2000人，规培人员有 2000 多人，作为规培医院我们从 18 年前开始面向全社会招收住院医师，这些人大多数在接受培养之后要离开，我们跟他们签的是教育培训合同，只有助学金没有工资，起初借鉴于美国。但如此大的工作量，只有将学院跟医院整合在一起才能完成。我们有 1000 名左右的规培护士，每年招 400～500 人。规培系统也在教学系统里，属于教学，医教在一起才能完成工作。

根据国家七部委的政策，省卫计委（现卫健委）开展了骨干师资培训，先后有 12 个省市的卫计委与我们联系，希望把骨干送到华西接受培训，但华西医院无法单独承担该工作，因此我们与医学院整合了教学资源，共举办 29 期培训活动，涉及 3024 名骨干师资，每期 50 个学时，持续 5 天。

一体化统筹实施人才队伍建设，促进医疗、教学和科研高效优质发展，其根本在于必须要一体化统筹。四川大学从 2012 年开始，每年对 30 个学院进行主要工作成效排名。该成效评判包括 5 个指标，即师资队伍、本科生教育、研究生教育、科学研究和国际交流。学校 2013 年提出人才战略，包括六个全覆盖和六大工程。在刚开始规陪期间，华西医院保留了一部分没有拿到博士学位但表现优秀的医生，在医院工作期间在职提升学位。华西的这项工作已经做了几十年，在 2001—2010 年医院招聘了很多出色的本科生，但近几年我们招聘医生时要求必须有博士学位。2016 年 9 月份，我们作为博士后培养大学试点单位获得全国博士后管理委员会批准，只要是博士生导师都可以招收博士后，去年招收 102 名，未来计划招 100 ～ 150 名。

2000 年开始每年拿出 2000 万人才培养基金，但由于 40 岁以下的年轻人难以承担出国费用，在 2012—2013 年只有 10 余位医生出国学习。从 2014 年开始我院先后评选了 4 批院杰出青年到国外学习 2 年，期间医生待遇完全不变。我们对政策进行了及时调整，现在用基金出国 3 个月以上，发去年本人同期绩效奖金的 60%，国家留学给 1800 美元的生活费。过去很多医生出国后学习到了专项技术，但没有相应的麻醉护士和手术护士，后来改为以团队为单位，学成归来后可以迅速开展工作。

华西医院出国学习 3 个月以上的总人数，每年都有 100 多人。如今教师出国学习人数增多，现有的 17 个固定项目中很多成果来自于这些教师，是因为他们在国外建立了一定的关系。近年来每年都有被哈佛大学等名校录取的研究生，这给我校带来了很好的声誉。据前段时间统计的数据，在全国范围内报考我校的临床医学专业人数最多。

我们相当重视海外培训医院，2001 年在印度尼泊尔招收第一批学生，现在每年从约 32 个国家招 600 名学生，不仅为他们讲授课程，还包括小组讨论、病案讨论、查房。目前研究生在读的有 69 位，分别来自 10 多个国家。近年我院医生到国外演讲后，还吸引到一批国外的学生来我院学习。但研究生生源国还有待扩展，我们也正在制订进修生的规划。

医院跟学院统筹规划，处处发挥作用，我们在制订医院人才战略目标时，要兼顾华西医学院和医院。医院学院一体化整合，是人财物完全的一体化整合，只有一个财务处，这很特别，对医教研有明显促进作用。人力资源配置和人才队伍建设从医院学院一体化发展的战略高度来规划，才能促进共同的发展。

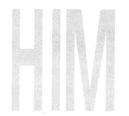

全民健康背景下的医学学科整合

◎耿庆山

    临床医学的发展"贵在整合，难在整合，赢在整合"，医院管理本身就是不断整合的一个过程，整合是医院管理的一个手段，是一个永恒的主题。不论怎么讲医院管理都离不开整合，包括医改，大国医改进行了 40 年还未达到理想效果，足见整合的重要性和可持续性。学科整合不是小事，每个学科都是医院的绩效单元和重要组成部分。学科建设做不好，医院肯定无法发展。

    我谈学科整合的时代背景是什么？是因为李克强总理在 2016 年 8 月 19 日全国卫生与健康大会上讲到：医疗支付方式的改革，是整个医改的"牛鼻子"，支付方式要尽快从按项目付费走向按病种付费。会后我回到医院就开始琢磨这件事，付费方式变了后，学科不跟着变一定跟不上时代，而且会被时代淘汰。医院学科被淘汰比科研教学不成功被淘汰更快。广东今年年初定的是按病种分值付费，计划提出 4000 多个病种，最终结果是什么？CT 等大设备的检查、药品耗材使用都成为全成本投入，做太多检查、乱开药、滥用耗材将使医疗服务没有利润空间。如果院长不知道哪些学科能带来效益（社会效益和经济效益），只听科主任提出的意见，医院将无法运营。我们强调社会效益，但也必须正视经济效益。整合要强调医学人文和医学科学的整合，没有人文的医院是没有温度的医院，没有医学技术的医院是没有高度的医院，医院既要有温度也要有高度，没有高度便是无本之木，无源之水。把人文和医学放在一个平面上来讲是不合适的，二者是道和器的关系，是价值理性和工具理性的关系。

    我的主题是讲医改背景下的医院学科整合。从 2017 年到现在政府出台了相当多的文件，旨在推动医院的学科建设。政府有一个总的规划，大医院要有大医院的样子。举个例子，住院病人按 ICD10 分类，达不到医院部门的预期，程度达不到要求就不能收，降低门诊量影响并不大，但如果由于医院效益下降而导致医院留不住人才才是致命的。现在对于医院来讲机遇和挑战同在。在分级诊疗背景下大医院把基层的病人不论大病小病都收到大医院来，疑难杂症收来没有错，错在将普通病人也收来了。医院要想使病人满意、政府满意，关键是医疗付费机制改变后，我们要做到未雨绸缪。

广东省人民医院的老年医学在复旦医院排行榜第五名，但如果把药品加成拿掉它是亏本的。如果把药品加成拿掉，可能会出现检查增多的现象。如果实施按病种分值付费，做 CT、MR 等都是全成本投入，必然难以维持运营，而老年病是多脏器病变，社会需要老年医学学科，老年病人也需要。举个例子，两个医生，A医生凭自己的经验做判断认为不用做 CT、MR 等检查，快速发现问题解决问题出院，执行按病种分值付费很可能会盈利；B 医生如果技术不精，"十八般武艺"都用上，必然会亏本。这也是一种整合。作为三级医院，建议院长们好好研究DRGs，按病种分值付费，无论做多少应该根据支付能力量入为出。我认为，今后我们的管理难度会增加，人力资源成本也必然会不断增加，广东珠三角很多企业去了越南、泰国，就是因为我国的人力资源成本增加了。

2018 年我们体会到，大家都习惯了药占比，马上会出台耗占比政策。整个业务收入增幅控制在10%以下，这标志着单靠医院规模扩张来推动医院发展的时代已经过去了。这还不够，还要通过媒体公开公布单次住院病人的费用、门诊处方费用，大幅度控制成本，这涉及不该做的检查还能不能做、不该开的化验单还能不能开的问题。

未来中国的医院，从小而全转变成强而精。全科医学专家提到英国用 20% 的医疗资源完成了 80% 的医疗任务。我们的全科医生还不成熟，他们真正成熟起来了，大医院的日子就"难过"了。香港医生的名片上写心血管内科专科医生，在下面又注明是全科医生，不久的将来大陆的专科医生也会在名片下面注明自己还是全科医生，这叫整合，需要未雨绸缪。

无论怎么整合，品牌是一个永恒的主题，要打造品牌。真正收大病难病需要对学科进行优化。例如，我们医院比较成功的学科整合案例是吴一龙教授提出的单病种管理，已做出一定的成果。专门针对肺癌专科，RCT 研究加上化疗、介入、放疗、手术，把内外科整合到一起成立肺癌科。如此一来，一个常见病容易做到最大限度节约资源，提高效率，也可以不断提高病人的满意度。我院肺癌治疗就是这么做的，后来乳腺癌也这么做，慢慢发现这是对的，其实这就是整体整合医学。决策者需要知道，哪些病适合整合，哪些病不适合整合，应该怎么做？像消化科常见病、多发病也可以做内外科相关学科的整合。

广东省现在正开展高水平医院建设，实施"登峰计划"，"扶强不救弱，扶苗不扶荒"。广东的"登峰计划"最后锁定国家级人才队伍建设，省长表态要培养院士，没有院士要引进院士，引进人才，这也是整合。人才是有限的，最终的竞争会不断加剧。当然，我认为这个竞争是良性竞争。

最近我们向省政府申请，医学科学院模式变为非政府、非事业、非企业，职能完全下放，去行政化、去编制化，让科学家在这里做事创业，希望全国各地的医学大家能在这里做实事，我院会将其做成真正的"孵化器"和"加速器"，政府搭建一个平台，最终使医院的高度更高，而不是把短板加长。我们搞一体两翼计划，一体在广州天河科技园，政府出资提供房子，做生物医药的产学研基地，生物医学工程基地，实现政、医、研、企、资的深度整合。政是政府参与，医、研、企结合，这种整合是小试牛刀。整合尝到了一个甜头，我们正式挂牌成为华南理工大学附属广东省人民医院，医科的人和工科的人合作才发现有特别多的话题。我们搞创新俱乐部，整合的生命力非常强，很多项目很快落地，各司其职。另外，我们实现了华为、华大、华工的合作，加上腾讯，跨界合作，这个过程中不断有大的产出，作为整合的典范分享给大家。人文和科技整合方面，2015 年 4 月 30 日我们创建了广东省人民医院白求恩学堂，专学医学人文，并将课堂变成流动课堂，可以到科室、班组、部门，这个课堂产生了不小的影响力，中国医师协会邀请我到北京去做经验介绍。如何让医务人员成为有益于人民、有益于社会的人，是我们永恒的追求。

我院通过白求恩学堂报道一个男护士在手术室怀抱着即将做手术的小孩在做术前记录，被媒体炒成"暖男"，媒体的力量值得琢磨，特别是自媒体包括网媒。对于媒体应对、线上线下互动、服务营销，这些知识同样要整合。医院管理的每个环节都需要整合，因为管理学是从生产劳动中分离出来的，分离的过程本身就是整合。

"自身强大才是真正的强大，大家好才是真的好"。我们要学会"抱团取暖"，特别是在互联网时代，在全民健康的大背景下，团结就是力量，整合才能共赢。

整合医学实践之我见

◎连　斌

在樊代明院士的倡导和带领下，整合医学的理念已被广为接受，并在实践中得以运用。在此背景下，医院管理如何顺应整合医学的发展趋势是摆在我们每个医院管理者面前的崭新课题。本文对整合医学背景下如何管理医院、运营医院，以及建设和发展医院进行了阐述。

人们对世界的探索和对事物的认识，往往追求两面性。一方面追求深刻性，另一方面追求全面性。追求深刻性离不开分化，追求全面性离不开整合。分化和整合辩证统一，既相互制约又相互促进，没有分化就没有整合，分化是整合的基础，整合是分化的结果。在分化基础上的整合和在整合基础上的分化是现代科学发展的基本规律和趋势，也是医学和学科改革的依据。科学发展到某一个阶段会出现太重视分化而忽视整合的现象，因此大力强调科学的整合是正确的，但也不能轻视分化，否则科学和学科发展会成为无源之水、无本之木。医学现在朝着这两个方向发展，一方面分化，一方面整合。在当前，分化显然占据主导，整合居于劣势，分化和整合处于严重不平衡。

医学除了具有科学技术的一般属性外，还有其特殊性，即以人为研究主体，又直接服务于人，因此比其他任何科学都强调人文关怀。20世纪以来，科学技术突飞猛进，医学也迅速发展，现代化的诊疗设备、技术和药物层出不穷，改善了人类的健康状况，但"科技万能""技术至善主义"的张扬使医学出现非人性化的倾向，医学对象不再是病人而是疾病，病人不再是完整的富有情感的人，而是一部需要修理或更换零件的机器。无论是医生还是病人，都沉浸在现代技术的"迷信"当中。技术至善导致医学的异化，医学已背离了其应有的价值标准和行为规范，违背了"科技以人为本"的原则。现代医学非常依赖高精尖设备、高新技术和昂贵药品，这种依赖导致医学的异化，医学专科化割裂了人的整体性，技术化忽略了人的心理，功利化淡漠了人的情感，市场化使一些医者丧失了医德。所以，整合医学应运而生！

整合医学发展的基础是基于协同医疗的发展、医学模式的转变和健康管理的兴起。整合医学是将医学各领域最先进的知识理论和临床各专科最有效的实践经验有机整合，并根据社会、环境、心理等因素进行调整，使之成为更加适合人体健康和疾病治疗的新的医学体系。整合医学的理论体系包括3个方面：整体观、整合观和医学观。在这样的背景下，医院管理者可以从以下4个方面进行思考和采取行动。

一、重新认识医学的本质

一百多年前，特鲁多在他的墓碑上留下了至理名言"有时去治愈，常常去帮助，总是在安慰"。一百多年前医疗技术并不发达，很多疾病无法治愈，所以我们总是去安慰，我们总是给人以关怀和希望；一百多年后，医疗技术越来越发达，很多疾病可以治愈，但我们却忘记了初心，科学与人文出现了断裂，技术进步与人道主义出现了疏离。

1. 如何重新认识医学的本质，主要有6个方面。

（1）医学的人文社会属性起始于医学诞生之时，远古时代更多的是关怀。

（2）医学的对象是人，人具有社会属性。

（3）医学为人类的需求服务，人类的需求具有社会属性。

（4）致病因素的社会性是医学本质属性的依据之一。很多致病因素，像生活环境、环境污染、社会性精神压力等等这些致病因素都具有社会性。

（5）医学的工作目标是医学社会性的最终体现，医学的工作目标对社会经济的发展具有重要影响。

（6）医学措施的社会性是医学人文社会属性的集中表现，医学的措施具有社会性，如突发公共卫生事件的应对和健康教育等。

2. 重新认识医学的本质，要把自然科学和人文社会科学整合在一起。

（1）在观念上，要牢牢树立3个观念。①敬畏观念。医学敬畏生命，而不是生命敬畏医学。医学是生命的仆人，而不是生命的主人。这样的观念应在医务人员中宣传推广。台湾一位院士提到很多医生训斥病人。很多医生都是高学历、高职称，社会地位很高，医生与病人之间医学知识的不对称，非常容易让医生处于居高临下的状态。如果没有这样的敬畏观念，我们会迷失方向。②终极观念。弘扬生命的价值是医学的最终目的，医学就是让陷于肉体和心灵痛苦的人获得自由和解放，这是我们的终极目标。③感化观念。通过关怀感化每一个生命，从而唤醒人对生命真谛的觉悟。

（2）在行为上，要尊重病人的隐私，尊重病人的人格，尊重病人的权利，满足病人的需求。

（3）在环境上，为病人提供舒适的设施，温馨的环境。这方面现在很多医院都做得很好，特别是很多新建的医院。

二、重新界定医学的范畴

医学包括预防医学、保健医学、康复医学、临床医学这4个方面，我们最注重临床医学，把最多的资源投到了临床医学，临床医学专家具有比较高的社会地位。而其他方面则相差甚远。因此，大家都愿意做临床医生，不愿意做预防、保健和康复。

现在的医疗卫生服务体系是一个以医院为中心，以专科医疗和高新技术为主要手段的卫生服务体系，表现为新技术、新设备、新药品的应用，也导致了医疗费用的快速增长。2012—2016年的医疗费用增长非常显著。但是2000—2010年，中国癌症的发病率和死亡率没有较大变化，快速增长的医疗费用并没有改善癌症的发病率和死亡率。而2003—2013年，慢性病的发病率从12.33%增至24.52%。只重视医疗不关注预防，病人越治越多，一些三级医院门诊量一二百万的比比皆是，医生工作繁重，但结果却不理想。所以，尽管医院的效率很高，但这种微观高效解决不了宏观低效的问题。

因此，临床医学应过渡到健康医学，从关注诊断方法、治疗方法，把"主战场"放到医院，依靠医保系统来支撑。聚焦健康，关注早期监测、早期干预，把"主战场"放到社区，要依靠保健系统来支撑。临床医学要和预防医学紧密整合起来，要以大健康理念为引领，从关注疾病向关注健康转移；以大数据分析为方法，从个体向群体转变；以大范围服务为内容，把以治疗为主向以保健为主转变。

作为三级甲等医院，要做到以下5个方面。

（1）注重临床流行病学的研究。要从病人个体扩大到患病群体，不仅包括疾病的诊断和治疗，同时也包括疾病预后的评价、预后因素的研究，还包括疾病病因和危险因素、疾病分布规律的研究。要大力开展临床流行病学的研究。

（2）开展疾病的早期筛查、早期诊断、早期发现、早期治疗。其早发现、早治疗的效果和晚期发现、治疗完全不一样。例如，肝癌如果能早期发现，治愈可能性较大，晚期发现则只能进行姑息治疗。

（3）对病人和人群进行健康教育。通过讲座、报刊、电视等传统方式结合微信、微博、移动医疗APP等现代手段，进行健康教育。

（4）专家教授和医疗资源下沉到社区。通过健康讲座、巡回医疗、技术帮带，把"主战场"放到社区。

（5）借鉴国际经验。美国提倡"照护提供价值链"。例如慢性肾病的病人要定期去医院接受饮食指导、运动指导和肾功能监测。当肾功能出现问题后，要进行常规检查，找专科医生。必要时进行药物治疗干预。干预有效后进行康复治疗，主要包括营养辅导、疗程追踪、用药微调等。康复结束后进行健康管理，管理肾脏的功能、治疗方法、药物对肾脏影响的副作用，以及其他疾病，如糖尿病、高血压等对肾脏的影响。所以，美国的医院不仅提供诊断治疗，同时也提供预防、康复和健康管理。

在美国有这样一个岗位：社区资源专员。什么是社区资源专员？就是病人出院后持续医疗服务以及健康和生活管理资源的总协调人，他们的工作包括：①为需要帮助的病人提供生活、法律、保险以及财务等社区资源的协调和服务。②确保老年病人的生命安全、心理和生理健康。③为病人提供健康教育的资源和资料，并负责建立社区资源信息库和网络。④与个案管理师及社会工作者一起合作，为病人提供跟踪随访服务。

三、重新构建学科体系

当前的学科体系遵循以解剖结构和系统为基础的分科原则。外科主要以解剖结构为主，分心胸外科、泌尿外科、甲乳外科、脑外科、骨科等。内科主要以系统分类为基础，分心血管内科、呼吸内科、消化内科、神经内科、内分泌科等。东方肝胆外科医院是一个专科医院，治疗的80%是肝癌病人，我们怎么分科？分肝胆外科，以手术治疗为主；肝胆内科以西药治疗为主；生物治疗科现在暂时未成立，以前生物治疗科提供细胞免疫治疗；放射介入科主要做栓塞；超声介入科主要做射频微波治疗；中西医结合科是中医治疗；放疗科做放射治疗。每个科都有门诊和病房。

科室以治疗的技术、方法或设备为依据来确定各个科室，优点在于很容易形成某个局部的比较优势，降低培训的费用和成本，人才的成长周期比较短，学科或亚学科容易得到快速发展，这也是东方肝胆外科医院能够快速成为这个专业领先者的原因之一。但它带来的问题是，肝癌病人到东方肝胆医院来就医，往往不知如何挂号，那么多科室都是治疗肝癌的，不知道应该去哪个科室。病人得不到一个比较完整系统的治疗方案，也得不到最好的治疗结果。虽然MDT有所改善，但这种分科割裂了人的整体性，导致诊疗碎片化，医生的视野偏于狭隘，医生往往都有专业偏好，会基于自己的专业考虑问题，往往先考虑自己的治疗方法能不能做，但没有人考虑什么是最好的和完整的治疗方法。

这几年美国提倡整合医疗单元，以疾病为中心来定义，把整个医疗服务周期所需要的医疗专业、技术、专业化设施放在一个单元，而不是像前面提到的以特定服务治疗检查或者设备来定义。这种整合医疗单元构建是以病人为中心，以最佳医疗结果为导向，医疗单元涵盖整个医疗照护周期，这些专业技术人员都共同在专属区域工作，一个医院可能形成十几个或几十个这样的整合医疗单元。

重新构建学科体系，它的意义在于满足病人需求，维护病人利益，提高医疗服务质量，推动学科发展。我们提出一些建议或思考，供大家参考。

（1）以症状为主体。例如眩晕中心，由于眩晕涉及很多科室，病人到医院往往不知在哪个科就诊，其可能与神经内科有关，也可能与神经外科、骨科、心理科、心血管内科有关，我们把这些学科整合到一起，形成眩晕中心。

（2）以病种为主体。如冠心病，可以把心血管内科、心血管外科、导管室、CCU、超声心动图这样的学科整合到一起。

（3）以多学科协作为形式。如多发性创伤，可能涉及骨科、脑外科、胸外科等，可以把这些学科整合到一起。

（4）以器官系统为基础。如肾脏病中心，把肾内科、泌尿科、肾移植科等整合到一起。前面讨论学科整合时，也考虑到整合会带来很多问题，是一个颠覆性的挑战，可能会给病人带来很多益处，也可能会增加医疗成本。如果每个中心都配备一台超声，磁共振将来怎么做，可能会有很多问题，值得探索。

四、重新优化诊疗流程

病人到医院来看病，最害怕的是反复排队，等待时间长，"三长一短"大医院很难解决。优化流程的目的，主要是为病人提供顺畅、方便、及时、优质的医疗服务。优化原则是关注病人、注重价值、节省时间。可以从以下几个方面考虑。

（1）搭建综合治疗中心。像脑卒中中心、胸痛中心、创伤急救中心、危重孕产妇急救中心、危重新生儿急救中心。一方面是流程的整合，其实也是学科的整合。近年苏州市全面启动实施健康市民"531"行动计划。"5"就是建立胸痛、卒中、创伤、危重孕产妇和危重新生儿等5个城市疾病协同救治中心。以疾病为中心、以区域为单位，整合院前院内、影像、外科、内科、介入等专科力量，实现多学科协作的无缝对接。"3"就是通过大医院和社区上下联动、医防一体、专科协作、信息支撑的工作路径，建立恶性肿瘤、心脑血管疾病、高危孕产妇和新生儿等三大疾病危险因素筛查机制。"1"就是充分发挥社区卫生服务机构功能，加快建设成为集综合健康教育、综合疾病筛查、综合防治指导的社区综合健康管理服务平台。筛查机制的立足点在社区，综合管理健康中心立足点也是在社区，5个中心在市级医院。

（2）打造智慧型医院。充分利用互联网、移动医疗技术，实行手机挂号、智能分诊、医生查询、检查报告查询、医院导航、手机支付等，可以极大程度方便病人。浙江省医疗卫生系统提出的"最多跑一次"改革活动很值得借鉴。

（3）设立个案管理师岗位。目前美国有个案管理师，但国内还没有。医院除了医疗团队和护理团队外，还需要依靠跨部门、跨学科的多元化团队进行配合，为病人提供诊疗服务，而个案管理师就是协调这样的团队为病人服务的"大总管"。病人到医院，所有的事由个案管理师帮助协调，个案管理师协调医生、护士、社会工作者、营养师、康复师、保险理赔专员、病人运输、病房环境，甚至国外的病人就诊时还有翻译服务和志愿者服务等，极大程度方便了病人。

整合医学要求重新认识医学的本质，把自然科学与人文科学进行整合，医学要回归人文关怀；重新界定医学范畴，把临床医学与预防医学进行整合，聚焦健康保健；重新构建学科体系，把医院内部的二三级学科进行整合，提高医疗质量；重新优化诊疗流程，以病人价值为导向，对流程进行整合，提供便捷的医疗服务。所有的整合都是以人为本，以病人为中心。

整合医学实践体会

◎王小年

2001 年，我在美国参加一个项目研究，由中国、俄罗斯、美国、印度 4 个国家的专家组成的团队讨论了一个很简单的问题：女性在哭泣不止时怎么办？当时我们确实没有很好的处理方法。美国在心理研究方面颇有研究，提出一个简单有效的方法：你把手放在该女性的背上，她会马上止住哭泣。我们对很多现象进行了大量的理论探讨，但更多的时候我们需要做的是有目的指向性的行动，甚至是一个简单的行为。

3D 整合医学由西京医院李永奇教授提出，我对此印象深刻。3D 整合医学主要涉及中医药学、精神心理医学和西医学，是三个维度也是三个践行整合医学的途径。我院在 2017 年和 2018 年分别在病房和门诊开展了 3D 整合医学的实践，得到了政府的大力支持，我院成为 3D 医学研究示范医院。我们建立了一个病房专门开展整合医学的流程，对可开展的病人，在其自愿的基础上进入流程。

2017 年 4 月至 10 月，我们发现一个特别的问题，即轻、中、重度焦虑病人比例高达到 96%，心血管内科病人 94% 有轻度以上抑郁，体质偏颇占 65%，以气虚、阳虚、阴虚为主。我们对这些病人进行了干预，轻症心理问题的病人由本科室大夫、护士进行有效心理疏导，对中、重度以上障碍或疾病的，由我院精神科医生采取干预。但同时需要注意一些问题，例如心血管内科主要的心理问题是抑郁而不是焦虑，而神经内科的病人则是焦虑而不是抑郁。内分泌科几乎每天都会给病人开六味地黄丸以扶正气，但大部分糖尿病病人以阳虚气虚为主，而不是阴虚。

妇产科住院病人的心理问题发生率比较低，但在生产前后一年的时间，尤其产前抑郁和产后抑郁比较高。防治围生期抑郁是非常重要的工作。怎样解决孕产妇的心理问题？简单的说服教育和对话心理治疗不易被病人接受且效果欠佳。可采用沙盘游戏治疗，通过空间排列来建构美好的意向，达到治愈，对于孕产妇和儿童效果很好。在妇产科前置胎盘和大面积出血会引发妇产科比较严重的临床问题，直接导致孕产妇死亡。我们用中医的方法进行干预，每一个高危孕产妇产检配一个中医医生，在进行西医规定检查的同时另外配一个中医医生对高危孕产妇进行检查，通过号脉等中医疗法对其气血虚衰等症状进行治疗。每年产后出血在孕产妇死亡里占一半，主要原因为很多并发症难以纠正。现在，血压不高的产妇均给予红参汤，以促进产妇产后复原和乳汁分泌。整合医学在妇产科得到了比较好的印证。

神经内科在整合医学也有实践，例如长期腔隙性梗死，有时表现出躯体发麻，西医无法解决，但结合中医和心理治疗可以获得很好的疗效。

我院皮肤疮疡科，由于破溃创面难以康复，大多数病人都存在精神萎靡的现象。所有糖尿病合并的溃疡都存在如何治疗复发、怎样预防截肢，甚至已经截肢的如何预防更高位的截肢等问题，这些问题用单纯的西医方法和精神心理方法很难解决。临床医生用整合医学的方法针对病人抑郁状态和阳气虚衰进行治疗，补益精神，病人创面恢复明显加快。在怎样预防、扶正固本，减少再次创面的破溃，预防再次发作和再次坏死方面，整合医学给我们增强了信心。

3D 整合医学之路要一直走下去，有一个专家把 3D 整合医学比作蜡烛燃烧，蜡烛燃烧可产生光明。西医是蜡烛的实体，更多考虑蜡烛的材质，点着后蜡烛有光则是精神心理思维行为的表达。中医的特点贵在整体，既有整体也有局部，我们可从局部调理整体。同时，3D 整合医学的开展，也为我们减少药物和耗材负担起了重要作用。

互联网医疗服务新模式

◎朱蜀秦

传统的医疗服务一直存在一些争论，特别是核心医疗和非核心医疗服务。如何用互联网方式去拓展、延伸传统的非核心医疗服务，就需要探索互联网医疗服务新模式，这与整合医学非常相关。

众所周知，我们当前面临一个普遍的问题就是优质医疗资源紧缺，这也是互联网医疗服务的背景。如何通过互联网方式满足病人的需求？随着我国老龄化日趋加重，而生活水平逐渐提高，民众对高质量医疗服务产生了更大的需求。国家也出台了一些相关政策，如大力推进分级诊疗、家庭医生签约等，今年4月12日李克强总理提出互联网＋医疗健康政策。现在互联网已经覆盖了我们的生活，在医疗方面催生了一些医疗服务，如网上挂号、在线问诊，以及在三甲医院和基层应用较多的远程会诊。目前很多医院陆续开始做互联网医院，如微信公众号或医院APP开发，可在上面挂号。病人在网上在线问诊、买药，完成全部流程，但如果需做抽血化验或影像检查时，病人又转到传统的线下医疗机构，需要从预约挂号开始，甚至要为专家号等耗费大量时间和精力。如何弥补这个互联网＋医学检验的缺口？如果通过在线问诊即初步问诊后，能够把检查、检验先做完，拿着检查结果再去三甲医院做专家诊断，就诊效率会提高。

预计2020年我国老龄人口将达到2.48亿，其中有3000万80岁以上的老人，这些人的失能率达50%，他们最需要的医疗服务应该是上门定期检查服务。随着二胎政策的开放，家庭医疗服务需求增大，对高质量的医疗服务需求很迫切，要求健康医疗前移。肿瘤病人早期好治愈，健康需求也要前移，如果定期做体检就能早发现、早治疗。据某三甲医院统计，其去年门诊增长量7%，体检中心增长量10%，充分说明大家已逐渐有了这个意识。

面对社会现状的需求趋势，医院如何将互联网＋医疗健康政策落到实处？例如，定期复查行动不便的病人。通常这类病人去医院的成本很高。如果他清楚诊前咨询，提前完成化验，由护士上门抽血，再去找专家就诊则效率会更高。对于需要纸质报告的病人，可以提供递送服务。对医院流程不熟悉和需要陪诊服务，是非核心医疗服务的关怀。

面对大量的问题，作为公立医院本身已不堪重负，还要解决延伸服务，如果有一个可以随时下单预约的小工具，随时有护士接单上门服务，加上标本配送、电子报告的推送，就能为病人提高效率。

整合营养学

整合营养学之我见

◎陈君石

营养性疾病不像化学性疾病，后者病因唯一，营养性疾病则不一定。克山病有年度波动性和季节波动性，我们无法仅用稀缺来解释，最好的结果是有效干预。所以在生命早期，营养不但对健康生长发育重要，其好坏还决定着成年后的近期和长期状况，近期是成长发育的儿童期，长期是成年后的各种疾病。生命早期1000天的营养状况，决定了这个孩子的未来。如果他能活到成年，就决定了成年会不会发生超重和肥胖，听起来有点不可思议，但证据确凿，毋庸置疑。还有更多证据证明，这1000天的营养状况决定了其成年后的高血压、糖尿病、冠心病等一系列慢性病情况。至于儿童期的生长发育、身高等内分泌有关的改变，比较容易理解。

早期营养对成年后的健康和疾病有莫大的关系，医学要解决糖尿病、肥胖、心脏病、癌症、老年病等这样一些疾病，不整合营养学是不可能的。从营养学角度来看，不是为了营养而营养，还必须跟医学整合，在疾病防治中发挥营养学的作用。

我们应该怎么努力？我们的现状是怎样的？我们在医学和营养整合当中有什么问题？努力方向要建立在现状——也就是存在的问题上。现存问题是认识，尽管医院有营养科，但营养和医学似乎是"两张皮"，跟老百姓讲也是"两张皮"，甚至不客气地说，跟医院院长去讨论也是"两张皮"。政府部门的认识也不完整，但跟地方政府官员讨论营养很重要。要想他们理解营养，他们自身的认识很重要，他们可能认为营养不能看病。所以认识带来很多问题，包括在临床工作中营养学不被重视，在医院的地位不高。这在医院工作的一线临床医生更有发言权和体会。根据 5 年前不完全统计，全国范围内在临床营养工作能称之为营养师的只有 2000 多名，对于我们国家来讲这个数字远远不够。所以现存的问题是在医学范畴内对营养学的重视还不够，这个认识要改变，不是改变某一部分人，而是改变全社会的认识。当然更重要的是政府领导要做出改变，其次是医院领导层要改变。

现在要把医学和营养学整合，没有政策、体制的支持是不可能的。最近在政策方面有很大好转，中央文件《"健康中国 2030"规划纲要》里面有一段专门讲营养和膳食。去年年底国务院发布了《国民营养计划》，里面明确提出了营养的重要性，其中包括前文讲到的医院里病人营养状况的问题。这个政策对于营养工作者，包括人群营养、病人营养、临床营养，都是空前的好政策。

新中国成立以来，首次对营养如此重视，所以迎来了营养的春天。但具体政策尚不完善。医院的营养科应在什么地位？应该有具体政策。在我们的体制中，不管是公费医疗还是医疗保险，静脉营养是可以纳入医保的，但是从经口食用或从胃肠道灌入的大部分情况下并不能报销。儿童营养问题有一系列的体制问题。糖尿病和营养紧密相关，而妊娠期的糖尿病非常重要，营养也会起很大作用。在发达国家不论有没有糖尿病史，妊娠期间必须测量血糖，而且在家测量血糖也是被医疗保险覆盖的。而在我们国家现在只提供一个血糖机和试纸，在这一系列政策和体制上我们需要做出努力。我们需要新技术、新工作模式，把医学和营养学很好地整合起来，新技术、新工作模式才能发挥作用。

联合国可持续发展目标（SDGs），一共包括 17 个目标，其中就包括改善营养。2014 年在罗马召开的第 2 届世界营养大会明确了什么叫营养不良。第一，蛋白质能量不够，也就是没有吃饱；第二，维生素、矿物质不够，也就是隐性饥饿；第三，超重和肥胖。在妇女、儿童、慢性非传染性疾病，包括传染病、紧急事件中，营养是实现其他目标的前提。营养还是其他目标的促成者，所以凡是跟健康有关的目标都有营养的贡献。《"健康中国 2030"规划纲要》中列出的指标都跟营养有关，没有营养这些目标都无法达到。

去年国务院文件发布的国民营养计划，包括 6 项重大行动：①生命早期 1000 天非常重要；②学生营养；③老年人群的营养；④病人临床营养行动；⑤贫困地区营养；⑥吃动平衡行动。

最后讨论一下医学与营养整合的中国工程院重大咨询项目——"整合医学发展战略研究（2035）"。我今天给大家介绍的"医学与营养的整合"课题依托单位是中国疾病预防控制中心营养与健康所。目标有以下几个：①了解、分析医疗机构中病人、老年人和婴幼儿的营养状况，包括当前的营养状况和存在的主要营养问题。②要掌握医疗、卫生机构对重点人群营养的服务能力，有什么架构？有什么资源？营养显然是服务，服务的能力怎样？③找出存在的问题，要把营养服务或营养支持整合到现行医疗卫生体系中去，存在什么问题和障碍？排除这些障碍怎么解决？要提出一些战略性的建议。④提出研究医学和营养整合的战略方案和关键实施路径，战略怎么落地。

我们选择了3个人群：①生命早期1000天，包括孕妇、乳母、出生婴儿一直到24个月内。②老年人。现在老年人的健康隐患较多，而按照世界卫生组织的标准我们已经进入了老龄化社会。老年人现在的健康问题、社会问题已经给医疗系统，甚至整个社会造成了很大的负担。③病人。病人出院时可能已经被治愈或很大程度上缓解了，但大部分病人的营养状况并不理想。例如大多数非肥胖者的体重降低了；本来没有贫血的，出院时反而发生了贫血。

现在我国医院营养科人员配备中，专门的营养医生或营养师很少，有相当一部分是快到退休年龄或退休后的护士。在美国，医院营养科的主任一定是这个医院领导决策层的成员，包括医院的预算编制，没有营养科主任参与是不行的。现在我国诊断和治疗病人的水平与发达国家差距并不大，甚至有些我们比他们还先进。但在营养支持方面，差距可以说很大。到现在为止我们还没有一个独立的中国营养师学会，在发达国家营养学会和营养师学会是并列的，我们只是在中国营养学会有一个临床营养的专业委员会。我们的住院病人，有多少是归营养师管的呢？有多少慢性病、糖尿病治疗方案是营养科的人员参与制订的呢？这些全是差距。所以我们这个课题研究希望通过一系列的研究内容和手段，把所有的信息进行分析，然后提出问题，提出建议，写成一个报告。

我们的课题组由我牵头，但真正工作的是这次主持会议的赵文华研究员。我们分设3个课题组，由3个人负责。这个会议的组织者赵长海主任也是课题组的成员，肿瘤医院营养科的主任也在课题组里面，临床力量相当强大，甚至中国医学科学院肿瘤医院的孙燕院士表态愿意参加这个课题组。所以这是一个很不错的团队，我们要在明年年底交出一份答案。

膳食、营养、身体活动与慢性病

◎赵文华

凡谈营养，就不能抛开身体活动，身体活动不是运动，是肌肉带动骨骼运动的所有活动。相对于运动，身体活动是一个更广泛的，与我们生活、健康息息相关的活动。过去，由于职业活动把吃的所有食物消耗之后能量还不够，所以体力活动由职业决定，现在则不同。

关于慢性病的流行情况，曾经结核病是扼杀生命的疾病，但现在则变成冠心病、心肌梗死、脑卒中，或者某种癌症。疾病谱发生了翻天覆地的变化。1959 年高血压流行病学调查，15 岁以上的人群患病率是 5.1%。从 2000 年开始组织营养与健康调查，2002 年 15 岁以上人群高血压患病率约 18%，18 岁以上人群是 18.6%，这个数据在 2012 年上升至 25.2%。

我国对糖尿病有全国代表性人群覆盖范围调查，也始于 2002 年。在我们的调查中，如果空腹血糖在 5.5 以上，需要再做一次 2 小时糖耐量。但是由于客观原因，全国只有 5500 人做了 2 小时糖耐量检查。得出大城市患病率是 6.07%。2012 年我们和上海瑞金医院联合做了中国糖尿病研究，与中国慢性病监测相结合，得出全国糖尿病患病率为 9.7%（空腹血糖 + 餐后 2 小时血糖）。目前中国广泛接受判断糖尿病的标准是空腹血糖 + 餐后 2 小时血糖，而没有糖化血红蛋白的指标。但我们公布糖尿病时应该给出空腹血糖患病率、空腹 + 餐后 2 小时患病率、空腹 + 餐后 + 糖化血红蛋白患病率。由于糖尿病患病率快速上升，其已成为重要的公共卫生问题。

现在有约 86.2% 的人死于慢性病，中国肿瘤报告 2014 年慢性病患病率为 380.4/10 万。位居全球前 4 位的慢性病是肿瘤、心脑血管疾病、呼吸系统疾病及糖尿病。是什么让中国的疾病谱在过去短短的四五十年里发生了翻天覆地的变化？在走向疾病之前，有哪些生物指标或危险因素？有很多社会因素、经济因素、文化因素等，这些因素积累到一定程度，就会发生心脏病、卒中、肿瘤、糖尿病、慢性呼吸系统疾病等。现在还无法治愈任何一种慢性病，其最终一定会导致死亡。慢性病还有一个特征，一因多果，一果多因，即多种危险因素导致一个结果，一个结果又与多种危险因素相关。例如，不健康的膳食、长时间静坐的生活方式与心血管疾病、肿瘤、糖尿病都相关；超重肥胖与很多疾病相关，而不健康的膳食和长时间静坐的生活方式又与体重相关。

社会因素对健康的影响非常重要，包括快速的工业化进程和老龄化。今年陕西省上半年的 GDP 增长了 8%，老龄人口在最后一次全国人口普查中已占到全部人口的 13.32%。所以必须要解决老龄化问题，健康要从老龄化做起。

慢性病的决定因素除了社会因素、遗传因素之外，生活方式非常重要，而且这些因素是可变因素。"基因给枪上膛，是生活方式扣动了扳机"，这句话是由英文翻译而来，很好地回答了为什么仅仅几十年就彻底改变了疾病谱。

膳食、营养和身体活动，三者一定要放在一起讲，身体活动不足和膳食结构不合理对患慢性病有协同作用，但积极的身体活动和合理的膳食对慢性病的预防也具有协同作用。

每天摄入肉类越多的国家，结肠癌的发病率越高。美国的队列研究观察了脂肪摄入与冠心病的风险，饱和脂肪摄入量与能量占比增加会增加冠心病风险；反之，不饱和脂肪摄入可降低风险。这个研究还发现反式脂肪酸占到摄入能量 2% 以上时，对心血管健康有影响。2002—2012 年我国 7 ~ 18 岁儿童青少年肥胖率从 2.1% 上升到 6.2%，大城市达 7.5%，农村 5.0%。成年人的超重肥胖也不得不引起高度重视，肥胖 12%，超重 30%。特别是中心性肥胖，在中老年人群达 30% ~ 40%。

缺乏身体活动或身体活动不足是死亡的第四大危险因素，6% 的死亡是由身体活动不足造成的。更可怕的是 21% ~ 25% 的乳腺癌和结肠癌、27% 的糖尿病及 30% 的缺血性心脏病是因为身体活动不足造成的。身体活动干预促进健康的证据很多。身体活动可预防很多疾病，降低很多疾病的风险。2002 年的调查数据发现，看电视时间最长的人群和膳食里能量来自脂肪越高的人群，其超重肥胖、高血压、糖尿病、血脂异常的风险都是最高的。我们的膳食发生了什么变化？一是结构变化。我们不再以粮食作为主食，粮谷类或碳水化合物占每天能量的比例每 10 年下降一个台阶。另一个变化是膳食里面脂肪占能量的比例每 10 年上升一个台阶，城市人群有 30% 突破了推荐量的上限，农村人群 29%。对膳食结构这种急骤变化我们该怎么办？膳食脂肪或肉类食品是不是吃得越多越好，应该怎么看？人均膳食能量的变化，为什么一定要把身体活动放在一起？不论城市还是农村人群，过去每 10 年能量下降一个台阶，但幅度不一样，城市下降略快。20 世纪八九十年代调查了北京城市、北京农村、广州城市、广州农村男女职工的身体活动变化，其职业劳动上的能量显著减少。经常锻炼的人群是老年人，特别是 59 岁以上的老年人，但年轻人依然不多，他们大部分时间坐着不动。2002 年不动的主要行为是看电视，现在是玩手机、电脑。失衡是一个不争的事实，不是能量的绝对上升，而是活动的绝对减少。

我国大庆市在很短时间建成了一个现代化城市，就在城市化进程中，他们做了一个非常好的干预，对空腹血糖受损或糖耐量受损的人群进行为期 6 年的营养和运动干预。干预的分组是饮食组、运动干预组和饮食组 + 运动干预组，与对照组相比，研究结果表明，生活方式干预对糖尿病有益，而且这种作用能长达 20 年。干预组与对照组相比发病率减少了 43%，糖尿病高危人群发病时间推迟 3.6 年。

芬兰北卡慢性病综合干预非常成功。芬兰是北欧国家，东边靠海。六七十年代的芬兰处在二战后的快速恢复中，整体水平比我们高。但他们发现在芬兰北卡冠心病死亡率是世界之首。他们选择干预最重要的危险因素——吸烟和高胆固醇，方法为改善膳食，策略为以社区为基础改变生活方式。干预前芬兰人习惯以牛奶当水喝，不吃蔬菜，在面包上涂抹很多黄油，干预后吃蔬菜人群大量增加，喝脱脂奶的比例上升了。北卡项目启动 5 年后，芬兰全国以北卡为例进行了干预，干预 30 年后其冠心病的死亡率下降了 85%。

2016 年启动国民营养计划起草工作，2017 年 6 月 30 号发布了国民营养计划，说明国家已经发展到了以人民健康为本，以大健康为本。在这种形势下，如何让营养为健康助力，我们营养人或相关人员应该主动去和相关学科整合，这种整合越早越好。现在 8 斤以上的婴儿比例大概占 10% 以上，这本身就是慢性病的危险因素。婴儿在 6 个月内坚持母乳喂养也是一个非常重要的环节。幼儿、学龄前儿童、青少年最好培养他们正确的饮食习惯、生活方式，积极参与身体活动，这是预防超重和肥胖的关键。最近有队列研究表明，小时候肥胖的孩子到成年后肥胖的概率很高。

成年人要管理好自己的生活方式，最重要的是要会吃、会动，才能远离慢性病。老年人群的关键是生活质量和生命质量，饮食是非常重要的组成部分。而积极的身体活动一定是和营养一生相随的。所以开展了运动式良医，培养临床医生给病人开运动处方，指导人群进行身体锻炼，要让病人知道怎么康复，而不是生病后就要卧床休息。

在大形势下，我们一定能实现健康中国，我们不仅要增长寿命，还要让生命更有质量。要做这些，营养和积极的身体活动十分重要。

营养改善助力成功老龄化

◎张　坚

国家民政部每年都抽1%的人口样本监测老年人口变化情况，我国老龄化程度已经非常严重。2017年的最新数据显示，60岁以上人口是2.41亿，占总人口的17.3%。我国老年权益保护法还是以60岁为界，但很多国外组织推荐的文献，对老人的年龄界定都在65岁。中国65岁以上人口有近1.6亿，世界卫生组织关于人口比例老龄化的定义是6%，我们已达到11.4%。而且高龄老人已到2600多万，每年新增100多万80岁以上的高龄老人，这和整个社会变化有关。我国人口出生率在下降，生育率也在下降，但死亡率却在上升。这种趋势的变化很难改变，将来的形势会越来越严重。

对于老年人，只用年龄增加、预期寿命延长评估是不完全的，我们更应该知道一个健康老年人的状况。老年学里有一个成功老龄化的概念，以前讲健康老龄化，现在从整个社会来讲不完全是以健康为准，而是讲成功。成功的定义，包括身体的健康功能不丧失，也包括心理健康，以及积极地参与和享受生活。现在大众宣传的概念有3个层次：身体健康、心理健康，以及要有一个梦想。

社会学家将老龄化的历程分为过渡期、活跃期。过渡期顺应老龄化，一个人老龄后意味着从原有岗位退下来，他的生活起了很大变化，有一个顺应过渡期，能不能很好度过这个时期非常重要。其次，要充分利用活跃期让他积极生活。现在的概念总是在谈养老，但基于现在的老龄化人口，只谈养老社会承担不了。一个人从生命的不同阶段走向最后状态，营养贯穿生命的全过程，营养是生命的源泉。对老年人来讲，要想办法用营养把生命的活跃期延长。

营养的挑战主要是现实概念上的挑战，我们研究所在1986年成立了老年营养室。以前围绕心血管相关疾病，当时称为"四病"：心血管、糖尿病、骨质疏松和高血压。医院治疗后，我们开始用各种有效的营养成分围绕病人开展调理。当时的情况与现在提到的大众慢性病防控概念有些差别。与那时相比，现在的状况更加严峻、复杂。例如，高血压在55~65岁的人群中发病率达60%。糖尿病也是这样，随年龄增加而增多，因此慢性病在老年人中的情况非常严峻，防控措施对老年人很重要。血脂也随年龄增加而增高，当把男性跟女性血胆固醇率分开分析时发现，18岁青年男性高血胆固醇率高于女性，到40岁后女性高于男性，到60岁后女性继续上升，这时男性的高血胆固醇下降并低于女性。血脂异常包括甘油三酯、低密度胆固醇的异常，我们发现都有类似的规律和情况。近期有一篇关于使用他汀类药物的文章，从临床上来看需要对老年人使用。但是，有一些人在老年期血胆固醇会下降，因为胆固醇70%~80%都是肝脏合成的，到老年后合成能力下降。所以到老年期很多数据要重新判定。

营养不良包括两个方面，一是超重和肥胖，二是传统的低体重和贫血。近20年的变化，可以看到体重过于消瘦的情况在明显下降，说明我们的膳食结构有改变，饮食质量提高了，当然也与活动减少有关，因为体重是摄入和消耗平衡的过程。老年人群食物摄入状况怎样？以平均能量需要量做参照，老年人的不足率仍然比较高，蛋白质的不足率达不到平均需要量，微量营养素以叶酸为例，不足率近98%。

现在儿童期、青年期的肥胖率在上升，老年人的超重率在城市这10年下降不明显，但对超重的定义存在争议。老年人的肥胖率这10年是下降的，城市比较明显，但农村在上升。女性从19.1%下降到16%，男性从17%下降到10%。老年人群体重的变化，在不同的地域、性别，几个慢性病相关的危险性指标变化趋势不同。近20年贫血率发生了很明显的改变，现在65岁以上的老年人1.58亿，占总人口近11.4%，80岁的人群在增加。以75岁的数据看，低龄老年人的低体重率下降明显，75岁以上的高龄老年人群贫血问题很严重。通常贫血问题较严重的是婴幼儿和女性，但研究发现高龄老年人群中发生贫血的比例男性高于女性，这与身体状况有何关系？需要我们认真考虑。

关于肌肉减少症，肌肉的力量与整个生理功能和自理能力密切相关。营养是肌肉减少症重要的问题，肌肉合成需要蛋白质，特别是优质蛋白质。欧洲营养学会建议以体重60kg为例，为防老年肌肉衰减综合征，对健康老年人的蛋白质需要已经提到至少每公斤体重1.0~1.2g。老年人的健康很难有一个明确定义，因为80%老年人可能都患有至少一种慢性疾病。对营养不良或有营养风险的老年人，其蛋白质摄入量更高，可以达到每公斤体重1.2~1.5g，这是从肌肉减少的角度来考虑的。但对饮食摄入方面存在争议，很多老年人有特殊需要，这方面的研究工作比实际需求还差很多。如何给老年人提供一个合理的指导意见？对肌肉衰减的问题只局限在临床人群而忽视社区是不够的，特别是高龄老年期还要引起重视。

现在老龄化只讲战略研究，要多考虑老年人在老龄社会下的服务。最近我们开始建设一种老龄友好型城市和社区，西安也应该纳入到城市规划建设中。很多城市建设中都以年轻人为服务对象，而很少考虑老年人群。例如，红绿灯变化较快，天梯通道过陡等，都没考虑到老年人的情况。我们更要关心老年人的饮食和医疗卫生服务，对老年人的食物、营养需求要重新进行衡量。

在战略上，前期也做过一些工作，特别是国民营养计划中有关老年人的改善行动计划。对老年人营养和临床的结合是最紧密的，但在生活中没有很好的结合。例如，没有数据反映老年人的营养状况，前面列举的数据都是整个大人群的监测数据，是拿一个营养标准来反映全国的形势变化，但这个形势变化并不能代表65岁以上或80岁以上高龄老人的情况；如何控制老年人的血脂、血压，要分析监测数据。

我们要想办法改善政策环境，在改善环境中我们还推动了国家卫健委发布的老年人膳食指导行业标准，包括大众和养老机构的。要推动这个工作，应纳入比较规范化的活动中去。例如，养老机构可以结合到一些服务中，进行膳食整体的供应和设计。膳食指南，除全人群外，还特别为老年人增补了几条，如食物要细软，餐次要多。我们在老年人的指南中，特别提到了预防营养，权威观点与此有冲突，很多人反对服用营养补充剂，但我们还是认为补充剂对老年人特别是食物摄入量有限的情况下是必需的。最终，我们针对这个问题提出了预防营养缺乏。途径有很多，包括饮水和营养补充。不强调减少食物，而是保证充足的摄入和心理上的愉悦。

除了制定规范，如何有效推广还存在问题，因为目前的效果很不理想。对有些标准，如特定的医用食品标准，虽然主要针对临床，但很大一部分将来也会用于老年人。例如，可以通过这个指导给老年病人生产一些出院后使用的产品。如果有适合糖尿病的特殊医用食品，就可以作为代餐的一部分。我们认为医和养的结合，需要中西医相结合。西医的诊断具有明确的标准，准确率高，而中医相对来说比较个性化。我们可以借助西医进行营养筛查，这已列入国民计划进行营养筛查的制度。要给基层的卫生服务机构提供具体的办法，可以进行指导和规范的配餐。我们在去年推出了营养不良风险评估的行业标准，虽然有很多不完备，但要先进行尝试以引起大家的关注。我们借助了临床上关于营养风险的筛查标准，可以在临床和社区都进行调查和干预。针对初步筛查结果提出一些方案。

关于老年人群的营养，现在已经作为医学和营养整合中的一个重要部分。老龄化是经济高度发展的结果，我们应该积极、从容地面对。在老龄化过程中，只有医学和营养良好的结合，让最好的资源发挥它的作用，才有可能成功应对挑战，促进社会和谐发展。

从整合医学看中医与营养

◎辛　宝

　　中医食疗，源于传统文化的传承，具有其学术特色。整合医学大会把中医放在非常重要的位置，但什么是中医食疗？中医食疗这个学科已经存在了很多年，但定义仍然不明确。现在出版的各类教材中的定义也不一致，有中医营养学、中医饮食营养学、中医药营养学、中医营养与食疗、药膳食疗学等。

　　食疗到底是不是营养？食疗是不是药膳？食疗与食养有什么区别？药膳这个词最早记载于《列女传》，是药和膳并称的一个词，指药物和膳食，所以药膳不是中医食疗，药膳只是食疗的表现形式。从这个意义上讲，中医食疗界定存在的问题也影响到应用发展的方向，在很多人的认识中，认为药膳就是食疗，但药膳并不是食疗的全部。食疗治百病也只是一个说法，严重影响了食疗的应用发展。

　　有很多名词都是从中医食疗的界定上而来的，例如，"古代医家、古代医术、中医认为、以形补形、饮食禁忌"等，导致传统中医典籍"躺枪"，如食疗界最爱引用的《黄帝内经》等。这些名词严重影响了我们的专业性，从这点上看，概念的界定有利于体现学科的专业性。我们过分强调饮食习俗、民间说法，却不把它与中医食疗区分开来，其实存在很大问题。中医不是"万金油"，中医的思维方式不该成为营销的狂欢。就中医学界而言，应该反思自己是否言之有据，本着对学科负责的态度，我认为现在不应该再去延伸中医食疗的概念，应该先准确界定什么是中医食疗。

　　中医食疗的界定存在的问题也影响它应该具备的特色，即整体观和辨证观。食疗是从食物的整体作用出发，强调食物对整体的作用。从这个意义上讲是整体膳食观念，体现了文化认知。中医有辨证观，不能百人一方，不是每个阳虚的病人都可以吃当归，中医的食疗方严格意义上是方剂，体现了中医的专业特色。中医食疗界定存在的问题也影响到学科的发展。低门槛进入，高收入回报，使得整个学科存在鱼龙混杂的现象。现在很多平台以营养师的名义做中医食疗营销，已经严重影响到食疗的发展和学科专业性。

所以我们必须提出食疗的界定，这有利于规范中医食疗发展的体系。首先，有利于区别中医食疗与其他名词的概念；其次，有利于规范中医食疗应用的方向；第三，有利于规范应用人员的界定。这对我们有重要的价值和意义。我提出三个层次的食疗概念，从大食疗观层面而言，分为食养、食疗和食治。食养强调传统的食养与现代的食养结合，更多是从健康人、健康膳食层面上关注。食疗是以中医为核心，更关注临床。食治，中国文化中的治并不单纯是治疗的意思，还有平衡协调的意义。食治来自于孙思邈的论述，体现的是病后康复、调理康复的应用。这三个概念都可以从古籍中找到出处，食养在《黄帝内经》中，食疗、食治在《千金方》中。食养的适应人群是健康人，针对的是健康膳食，更多的是强调食物的膳食结构，无论从中医层面还是现代营养层面，做一个有机整合，主要应用方向就是健康教育、膳食指导和膳食搭配。食疗应放在临床中，基于中医的药性理论，中医食疗严格意义上是中医的方剂，不是普通的饮食应用。因此，必须在专业背景下由专业人士进行辩证食疗，进行食疗品的开发，并且与临床的治疗膳食结合，开发相关的应用产品，它的使用范围以治疗为主。食治更多是强调康复，包括老年人的应用。所以食治严格意义上是针对慢性病人群的缓解期和康复期，是针对老年人的。这样界定有利于更好地规范我们的发展方向。

我认为中医食疗在学科的界定包括理论和应用，可以把做食养的人、做食疗的人和做食治的人区分开。例如，传统食养，食养层次上文化特征比较明显，平时的饮食习惯、饮食嗜好、饮食禁忌问题都可以归在其中，不需要有太多的要求。膳食指南、膳食结构、膳食方式作为食养的内容。而且以营养、安全、合理、均衡为评价指标，但要逐渐规范其体系，与现代膳食指南结合。可以在中医膳食的基础上传播理念、强化认知、改变行为、倡导健康的生活方式，进行全人群干预，以健康教育为主。食疗的体系具有非常明显的中医特征，需要有中医专业背景或经过系统中医培训的医生结合临床来做，起到的作用是辅助治疗或直接治疗，注重疗效，这是从应用层次对食疗人员的准入界定。食治注重康复，考虑个体的体质特征，强调膳食的综合干预管理，强化应用补充，强化生活质量的改善，可由康复医师、营养师与中医整合团队进行。这样的划分才有助于中医食疗应用人员的界定和学科的专业性，我们希望更多的人参与中医食疗，也更希望用专业的眼光和视角看中医食疗。这个界定有一个好处，后续的培训也会系统化、规范化。我们应该开发中医食疗诊断学、中医食疗方剂学，建立中医食疗其他相关的学科，去强化中医食疗的应用。

食疗的营养整合，对中医食疗学科有重要意义。中医营养的整合对三个层次的中医食疗，对整合医学的发展都有重要意义。一方面是体现整合医学最好的实例，是学科整合发展的体现。中医食疗的文化适用可为营养发展提供机会，现代营养的宏观膳食模式研究将促进中医食疗的进一步发展和整合。我们不应单纯提倡表面的融合，更应强调中西医实质性的整合，要取长补短。食疗的文化适用性，将为整个营养的发展，包括传统营养的发展，整个营养计划的发展做出很多贡献。中医和营养的结合需要传播理念，中医食疗和中医文化就是很好的敲门砖。最近我们和西安交通大学的团队在进行慢性病相关的干预研究课题申报，我们认为先要把中医文化作为一把打开"一带一路"国家之门的钥匙，然后再去展开整个战略。营养完全可以把中医文化作为一把开门的钥匙，去进行发展。

我曾讲过"三种中医膳食模式对慢病防治的作用"，比补充任何维生素都重要，膳食模式是营养的关键。应该强化对现代膳食模式的研究，研究中医膳食模式对人体健康的作用。从这个角度上如何整合？要开发以中医为核心的中医食疗剂型并整合到膳食模式中。要体现整体的膳食管理，而非单一饮食，临床营养要体现中医食疗的特色和内容。我们一定要整合中医食疗的剂型与整体的膳食模式，无论是现代营养还是中医食疗，实质上研究的都是食物的选择标准，食物结构是食物选择标准的综合体现，"吃什么和怎么吃"的问题最好从膳食模式上研究。建立合理的膳食模型是饮食健康的最高理论形态，无论是《中国膳食指南》，还是现在推崇的最佳膳食饮食，都可以看出膳食模式是营养与健康的关键。在这个体系下中医典籍中有 3 种膳食方式的搭配或结构是值得我们学习的，包括《黄帝内经》谈到的"五谷为养，五菜为充，五果为助，五畜为益"的养充益助膳食模式。还有中医的配方理论所谈到的"君臣佐使膳食体系"，就是结合因人制宜、因时制宜、因地制宜的"天地人和膳食模式"。这种膳食模式一旦做起来，把一些方剂整合到膳食模式中进行慢性病干预，一定有益。

三层次食疗将成为整合的饮食管理。食物取材、制作过程、饮食行为及其效应体现，将都成为三层次食疗体系的内容。食疗的核心是饮食系统的健康管理。对于食养模式而言，有一个构成元素，如蔬菜、水果、肉类，一个组合法，既可根据中医的五味调和理论，也可根据现代营养学的均衡膳食理论，去进行膳食的合理配制，做中医食疗配餐。剂型上可以体现中医特色，在整合层面上，临床应用体现中医特色，以现代营养学为参照，以经典中医理论为主导，结合中西医实践为关键，强化整体以食为主，注重脾胃，因时、因地、因人制宜，做出一些相关的食疗制剂应用。例如现在正在研发中医食疗的功能性主食，就是一个非常重要的方向。

从中医食疗的发展方向上，我们将以传统食养整合传统饮食文化，再与现代营养健康教育相整合，促进全人群对中医食疗概念的正确认识和界定。以规范食疗应用研究临床慢病防治中中医食疗膳食模式的干预效果以及相关的应用标准。以食治来促进中医相关干预剂型在康复及慢性病调理中的作用，共同强调中医食疗的发展，让中医食疗达到雪中送炭而不是锦上添花的作用。

整合医学是未来医学发展的方向，同样，中医食疗学与营养的整合也是大趋势，我们要把中医学、营养学，包括临床文化、中医学药学进行整合，形成特有的理论。我们团队在研究中医食疗学相关的学科理论体系，包括饮食理论、饮食食物鉴定区别、中医上的界定问题，还有食疗制剂的问题都会逐步系统化。在我们共同的努力下，中医食疗学与现代营养学的整合可能会发展成为一个学科，将成为整合医学最完美的实践之一。

从整合医学角度看康复中的营养问题

◎袁 华

　　作为一个康复科的临床医生，如何自发、主动地跟营养学进行整合？康复科病人的吃、喝、拉、撒、睡非常需要重视和干预，本文主要讲吃和拉的问题。

　　先讲吃的问题。很多康复科的病人认为大病初愈后一定要加强营养，但这种情况下过分追求食物的摄入会适得其反，因为很多病人还不能过分进食。吞咽过程非常复杂，是一个系列活动，需要口、咽、喉、食管肌肉，12 对脑神经、2 对颈神经配合，在脑干、大脑皮层的完美控制下才能完成，是人体最复杂的反射之一。无论是嘴、下颌、软腭、咽喉、食道括约肌还是神经，一旦出现问题，吞咽、进食都会出现困难。有可能是局部器质性疾病，如口咽部肿瘤、食道癌，很容易发现他吃不下的原因；也有可能是神经系统疾病，脑卒中、脑出血、偏瘫；还有一些精神性的疾病，如痴呆、厌食等。

　　我们经常遇到卒中和帕金森病人。尤其这些病到后期，一半以上的病人都会有进食障碍，如果不注意，会引起营养不良。临床表现从一开始流口水、饮水呛咳，到后期一吃东西就咳嗽，需要吐出来，这些都提示病人存在吞咽障碍。如果长期忽视，进食障碍会引起营养不良，好多吞咽障碍伴有构音不良。最重要的是吞咽障碍容易带来吸入性肺炎，并发症非常多，住院期延长，生活质量严重下降。我有一个病人，因为不能进食，喝水呛咳严重，非常烦躁，是脑出血后认知功能有问题，不能耐受鼻胃管。一开始我们计划间隔性插管，吃饭时插进去，喂完饭再拔出来，但病人不接受，其家属认为损伤了病人尊严。在这种情况下，最后换了一个医生，只有不能干预时才能有效执行下去。咳嗽非常频繁，在 X 线检查可以看到吞咽的过程，大部分食物都顺利进入食道，但因不能及时关闭气道，食物和水从气道进入肺里，辣椒、醋都会引起化学性炎症，比一般单纯的营养餐更剧烈。脑卒中卧床时间长，吸入性肺炎发生率非常高。

欧美指南指出，必须在发病24h以内，检查第一次经口摄入食物、水或药物时有无吞咽障碍，从而决定是经口还是饲管来给药或食物。康复评估有一系列的标准，从简单到复杂的日常检查，还有临床功能的评估及仪器。在日常检查过程中，由护士执行，先给5mL左右的水看能否顺利吞咽，如果可以，就给标准的30mL温水，看能否在5s内完成，如无呛咳，则认为初步筛查没有吞咽功能障碍。判断从口咽前期开始，看到苹果开始分泌口水，嘴巴准备好要咬它，从这个期一直到口期、咽期到食道期，究竟哪个期有问题，康复科有专门评定的标准。吞咽造影检查，就是在标准食物中加入药品，在X线检查下可从卧位、正位、侧位3个体位来观察吞咽过程有没有吞咽障碍。这是金标准，能够非常清楚地判评吞咽在哪一期有问题。但缺点是必须要有康复科的治疗师和影像科的医生配合，在大医院操作相对比较困难。

发现吞咽障碍时，除了早期干预和给予营养液等，我们还有一些专门的办法。这些方法可分为直接和间接法，直接法是增加吞咽的容易程度，间接法是训练受损肌肉或训练神经吞咽协调过程，来增强病人的自我吞咽能力。直接治疗有体位调整和食物、进餐的改善，一般采用坐位、半卧位。如果是一侧偏瘫，一定要采用健侧卧位。体位调整存在个体差异，稀状食物最容易导致呛咳。很多家属喜欢用吸管，病人不用坐起来，但由于流速太快，很多病人只要有轻微吞咽功能障碍就容易发生呛咳，所以一定要避免用吸管。根据不同病人可选稀流质、浓流质、糊状、半固体，恢复比较好的可达到固体饮食，这是食物的形状。

可选一些粗糙冷质地的食物有意刺激容易引发吞咽反射，摩擦比较少的可方便食物从口顺利进入咽肌。从糊餐、软餐、碎餐，最后才可进正常餐食。食物调配在康复科就像一个大作坊，每人都有一个搅拌机，尤其是蔬菜的叶子，可能会贴在病人的食道壁，有窒息感，我们可用搅拌机打碎。如果食品比较稠，可根据检查的结果调节最适合病人的稠度，方便其吞咽。康复医学在我国发展比较缓慢，日本、美国都有固定的专门餐，可以选择适合自己的餐。所以最好根据备餐检查的结果，选择刚好适合那个黏稠度的食物。在我们吞咽障碍指南里也写了上述方法推荐给所有的病人使用。

现在康复有很多是专门改造的餐具，如切口杯，一般的杯子在我们喝到最后时需要头部特别后仰，不利于吞咽功能产生，所以要选择切口杯。推荐一口量，一般第一次在5mL左右，最多不超过20mL，太少无法刺激吞咽反应，太多又无法一次吞咽下去，容易导致残留。

间接治疗是康复医学的强项，包括感觉训练、运动训练、电刺激、外界刺激和环境刺激。感觉训练是为了增强口面部肌肉通过感觉来刺激正常的吞咽反射。包括专门的K点刺激，是日本治疗师发现的。如果刺激K点容易先张嘴，然后自发引出吞咽反射。对嘴唇不好的进行嘴唇练习，对搅拌不好的可以进行舌头练习、下颌练习、面肌练习。神经肌肉电刺激诱发吞咽，并用低频电锻炼肌肉的能力。

如果是皮质中枢问题，吞咽中枢在大脑皮质，在运动皮层靠近手的地方，可以通过中枢直接刺激吞咽中枢来促进恢复。如果还不行，可以进行导管球囊术，就是把导尿管倒过来用，导尿管是把尿放出来，这里是把导尿管倒过来用，把它塞进去后打气，在食道上口还原肌打开，东西就可咽进去，很多脑卒中病人是上位中枢损伤，总是很紧打不开，可以把导尿管插进去把球囊扩张，打上水把它撑开，撑几次就打开了，可以迅速解决病人进食后马上吐出来的问题。

再讲拉的问题。前段时间，一例病人脑外伤术后 1 个月来我院进行康复治疗，来专科前在 ICU，每天几次不成形便，为功能康复转科。转科后第 3 天开始腹泻次数明显增加，一天超过 20 次，最多达 30 次。病历记录在转科前 12 天，曾有 9 天使用头孢。腹泻到 30 次比较少见，非常严重，大便常规没有白细胞、红细胞，也没蛔虫卵，血常规正常，轻度贫血。菌群分析发现分布二度失调，已到病理性波动了。做了难辨梭菌毒素检测后，发现结果阳性。第一个是阳性，很庆幸第二个不是阳性，第一个是普通菌，第二个是高毒性，第二个致命能力是第一个的 16 ~ 23 倍。如果第二个是阳性会发展更快，很快就会引起伪膜性肠炎，重度巨结肠，怎么办？诊断非常明确，是抗生素相关性腹泻，这在医院是非常常见的一种腹泻，跟抗生素使用有关，无法用其他原因解释。基本上所有抗生素都会引发这个问题，但不同抗生素可能引起腹泻程度不一样。很多病人补充一点益生菌可能就好了，过几天身体也能自我调节好。但这个病人一天拉 30 次，脱水了怎么办？我们必须要重新回顾一下抗生素相关性腹泻的来龙去脉。

在人类进化过程中，有很多的细菌跟我们一块儿从远古到了现在，在人体大概可分为，一类对我们有利，还有一类是病原菌，正常情况下病原菌并不引起疾病，因为它不占优势。而当使用抗生素时，尤其是大量或长期使用时，原来占优势的菌群被抗生素杀死，它失去阵地后，原来有害的细菌就会加速繁殖，原来不致病的现在就致病了。正常肠道，越往下阴性杆菌，特别是厌氧菌越多。杆菌和球菌的比例，应该是 3∶1 ~ 10∶1。菌群在正常比例范围，人就能正常的消化吸收，并形成粪便。如果用了抗生素，正常菌群被抗生素杀死，或发生移位后会一度失调，去除病因后恢复正常比例。但也可能二度失调，这就完全逆转了杆菌和球菌、厌氧菌和需氧菌的比例。到三度失调时，就非常严重了。前文提到的病人，以前很少查难辨梭状芽孢杆菌，它是一个厌氧菌，定植肠道，是条件致病菌。20 世纪30 年代发现，但 40 多年后才发现它与抗生素相关性腹泻非常相关，20% ~ 30% 的抗生素相关性腹泻及 70% ~ 75% 的抗生素相关性肠炎都是它引起的，如果是伪膜性肠炎，几乎 100% 都是由艰难梭菌导致的。它在正常情况下不致病，但在菌群失调时会大量繁殖并释放 6 种毒素，其中有一种肠毒素使肠细胞膜发生脱落，细胞水肿，细胞毒素会引发炎症反应，病人出现轻微腹痛、腹胀，大便性状改变，分泌增加。引发肠黏膜大量脱落，形成伪膜性肠炎。从轻到重，临床表现最开始可能是腹泻，其后白细胞大量增加，还可出现低蛋白、低血糖，到最后甚至出现低血压、休克、体温急剧升高、肠梗阻、中毒性巨结肠等。如果发展到复杂型，致死率非常高。所以只要腹泻考虑这个疾病，常规检查艰难梭菌。诊断有急性腹泻，大便性状改变，都不是最主要的，但涂片有菌群失调，细菌毒素测定，基本上就可以肯定了。

康复科医生必须增加自己的知识贮备，因为遇到的问题往往比较复杂。不要忽略其他的疾病，考虑一个病，一定要排除其他可能原因。无论是菌痢还是食物中毒，器质性疾病或功能性疾病，其他疾病必须排除，有菌群失调或有难辨梭菌阳性才能明确诊断。一般可以停用抗菌药物，同时维持体液和电解质平衡，很多临床医生一拉肚子就会用抗动力药，认为肠活动太剧烈。其实这时排出去是好事，细菌产生的毒素要排掉，不排出去很快会促进重度巨结肠的形成，我们对这种病跟普通腹泻处理不一样。保守治疗无效会采用药物治疗，甲硝唑和万古毒素是一线药物，还可加用微生态制剂。对这个病人我们给甲硝唑500mg，每天3次，共10天，微生态给了久久畅。以前很多单菌种的制剂临床效果不好，增加益生元，实际上是合生元的东西，10天后完全正常。把过度增长的艰难梭菌用甲硝唑灭掉，同时补充正常菌群，让肠道恢复正常状态，才能在短期内达到治疗腹泻并恢复健康。

康复要管吃喝拉撒，康复病人、康复医生、康复护士，还有我们的理疗师，要专门学习吞咽的解剖和功能。营养师和影像学医生对我们非常重要，所以在康复学领域自发体现了整合医学。康复是希望病人早日回归社会，回归家庭，这就是康复的标准化，要实现这个目标，整合医学势在必行。

整合整形外科学

从整合医学角度看瘢痕治疗

◎夏照帆

瘢痕是烧伤、皮肤、整形领域都很关注的问题，也是治疗上的难点，国际上有一些专家在这方面做了很多研究，但成效不大。2002年欧美的整形外科专家制定了"国际临床瘢痕管理意见"，2014年进行了更新，新版收录了目前常用的瘢痕临床治疗数据，在旧版基础上更新完善了瘢痕预防和治疗的方案。

近几年，新的治疗方案不断出现，包括光学治疗、局部粘贴、博莱霉素等，但是，欧美人的体质毕竟和中国人有很大区别，他们的治疗方案是否适合中国人，还存在很多疑问，我们应该制定适合中国人的瘢痕防治指南。

12名烧伤、皮肤、整形领域的专家曾达成过一个有关中国瘢痕治疗的专家共识。我们从中国人在人种上的特殊性出发，注重循证医学证据，考虑临床可操作性，参考"国际临床瘢痕管理意见"，也综合了国内专家的意见，推出了符合国情的瘢痕诊疗建议供临床医生参考。

这个共识大概分为四个部分。

第一部分，对瘢痕形成机制的认识，只有对它的机制有深刻认识，临床上才能有好的治疗策略。我们花了很多时间，查询了大量相关文献，对于瘢痕到底是什么、怎么发生、如何防治尽管有很多见解，但还是没有确定的结论，也缺乏特别有效的治疗方案。综合已有的文献，影响瘢痕形成的因素有很多。宏观方面包括种族、性别、年龄等人口学特征，以及皮肤张力、损伤程度、有无感染等；微观方面，包括形成瘢痕的细胞，特别是成纤维细胞、肥大细胞，组织再愈合过程中的空间结构，以及其他有关方面的研究。

总体看，瘢痕形成的机制还不完全清楚，但相关探索还在不断深化，认识也在不断深化。可以肯定瘢痕的形成是多角度、多层面，多种复杂因素共同作用的产物。

第二部分是对瘢痕的分类。参考了国际指南，特别加入了中国特殊的瘢痕分类方法。2014年的国际指南把瘢痕分成6类，成熟、未成熟、线性增生性、广泛增生性、小瘢痕疙瘩、大瘢痕疙瘩。这种分类的优势是，其直接反映了瘢痕形成的病理过程和病理性瘢痕的本质，比如瘢痕疙瘩、增生性瘢痕，因为瘢痕治疗取决于瘢痕的分类；但也存在问题，临床上观察到的有些瘢痕没有归纳进去，如萎缩性瘢痕、挛缩性瘢痕等。

我们对分类做了一些补充，主要根据瘢痕的颜色、质地及解剖组织学和外形进行分类。根据颜色和质地分成成熟性瘢痕和未成熟瘢痕；根据解剖和组织学特征分为萎缩性瘢痕、增生性瘢痕、瘢痕疙瘩和瘢痕癌。对补充分类中的瘢痕，我们给出了描述和定义，如增生性瘢痕，一般由烧伤、创伤造成，有线性，也有广泛片状，也是临床上较常遇到的瘢痕；瘢痕疙瘩通常高出皮肤表面，而且通常原始局部损伤不明显；萎缩性瘢痕、瘢痕癌最近也比较常见，武汉的一位教授搜集了100多例，值得我们重视。

第三部分是对瘢痕的评估，可供临床参考。目前国内外应用最广的瘢痕评估量表是温哥华评估量表，操作比较简单，不需要其他设备，主要指标包括色泽、厚度、血管分布、柔软度，在国际上很通用，在中国香港地区也应用广泛。还有一种运用最为广泛的瘢痕评估量表叫视觉评估量表（VAS），检查者可用肉眼获得信息，再根据图像进行评分，包括血液供应、色素、病人可接受性、观察者舒适度、轮廓等。这两个量表的主观性较强，还有一个观察者与病人评估量表（POSAS），主体除观察者外，还有病人，把医患双方都做了考量，结果更加客观。

这些应用比较广泛的量表，主观判断的程度还是偏大，未来希望能够增加客观指标的权重，用超声波或借助影像学、光学、声学等物理指标，使对瘢痕的评价更加客观。

第四部分是瘢痕的防治。瘢痕的防治有三个原则。第一，因为发生机制不明确，瘢痕应该在早期防治；第二，单向治疗不能解决的问题，采用联合治疗；第三，充分治疗。在临床上治疗瘢痕时要强调这三个原则。所谓早期治疗，是指伤口创面表皮化后就开始治疗。病人会不会形成瘢痕？形成瘢痕的风险有多大？对瘢痕的风险应进行分层，从目前的文献看，有很多指南对瘢痕形成风险进行了分层，但无具体分层建议，也无分层防治的具体措施。我们的风险分层提出了很多风险因素，根据这些因素把病人分为高风险、中风险、低风险三类。高风险的病人通常是既往有病理性瘢痕，有家族史，还有两个以上的危险因素，低风险病人形成瘢痕的可能性较小。通过风险分层，医生会对病人有一个基本认识。

根据分层，对三个层面的病人给予分层治疗。如高风险者推荐将硅酮制剂、洋葱提取物制剂、相关中药制剂单用或联合应用，对活动度大、面部或潮湿部位，硅凝胶制剂可能优于硅胶片；对一些充血严重的瘢痕，除上述预防方案外，建议加用瘢痕激素治疗；对一些小面积瘢痕，但预防前期效果不佳，且瘢痕生长迅速的病例，也建议联合使用瘢痕激素治疗。

除对瘢痕的分类，还要考虑其他因素，全面考虑病人的瘢痕发生风险，才能确定具体治疗方案。比如对增生性瘢痕的治疗，这次共识增加了光电技术，在共识中对于未成熟的或红色的增生性瘢痕、手术引起的线性增生性瘢痕或烧伤引起的片状增生性瘢痕，我们更加强调增加光电治疗的权重。

中国人的体质发生瘢痕疙瘩的概率介于白人和黑人之间，我们应该有一个中国特色的治疗瘢痕疙瘩的推荐意见。首先要考虑病人的年龄因素，制定治疗方案时要区分成人与儿童，目前所有治疗共识都主要针对成人，缺乏对儿童的针对性推荐意见。手术切除是治疗瘢痕疙瘩的方法，但在治疗时应该全面考虑术后复发的危险性，从早期就开始预防复发，如早期应用放射治疗及一些抗肿瘤化学药物。

非手术治疗可以作为小型瘢痕及严重性瘢痕疙瘩的优先治疗方法，抗肿瘤的化学治疗药物可用于瘢痕疙瘩注射治疗和预防复发，放射治疗是预防瘢痕疙瘩很有效的方法。对儿童应该选择相对保守的方法。

萎缩性瘢痕在临床上也常遇到，以痤疮感染后瘢痕多见，建议联合多种方法治疗，而且要制定个体化治疗方案，治疗者要有熟练的手法。激光治疗可作为萎缩性痤疮瘢痕治疗的首选方案，点阵激光疗效较好；凹陷为主的萎缩性瘢痕可采取注射填充法，还有化学剥脱术，不过后者比较复杂，要根据具体情况选择。

瘢痕癌在临床上并不少见，手术是瘢痕癌的首选治疗方法，术后创面修复需要考虑瘢痕癌的部位、面积、深度、病人情况及治疗者的经验。总的来说瘢痕癌转移目前不是特别多见。

对瘢痕的评估和治疗是一个完整的连续过程，对不同个体，在不同治疗阶段要做出正确的评估，这是保证治疗有效的基础。这次我们提出的共识只是学术指导性的，所以还需要继续搜集证据，以更多的循证医学证据为基础，以制定更好的指南。在未来的指南中，中医药作为国家传统的文化瑰宝，在临床应用时应予以更多考虑，期待后续有更多这方面的新成果。

激光技术已在临床上广泛应用，但也有很多问题需进一步研究。现在适合激光治疗的主要有有色瘢痕、色素沉着、色素减少等，增生性、扁平性、萎缩性的瘢痕也可选择激光治疗，其在面部、颈部、四肢应用比较多。激光治疗分为点阵激光、射频消融治疗、强脉冲治疗。剥脱性点阵激光治疗后皮肤重塑性较好，缺点是穿透皮肤的能力比较差，会形成持久性的红斑和色素沉着。非剥脱性点阵激光，优点是不会造成表皮破坏，较少发生感染，但疗效不如剥脱性点阵激光。射频消融治疗主要针对比较深的病变，且对病变组织进行切割，对周围组织的热损伤很小，而且能够使瘢痕组织的血管闭合，缓解局部疼痛瘙痒症状。

强脉冲治疗痛苦小、恢复快，加上染料后变成脉冲染料激光治疗，效果会进一步提高。因瘢痕病人是一个完整整体，所以推荐流程化治疗方案。

体表外用制剂常用的有洋葱提取物、抗肿瘤药物，如丝裂霉素 C、咪喹莫特，这些都可做成外用药物。关于丝裂霉素的文献都是小样本和非对照研究，其效果还需更多大样本和对照研究支持。咪喹莫特可以通过诱导体内细胞因子起作用，如肿瘤坏死因子，可以做成凝剂进行局部治疗，目前有用咪喹莫特治疗耳廓瘢痕疙瘩的报道，但有一定的复发率。

瘢痕局部注射药物用得最多的还是糖皮质激素，用氟尿嘧啶也有一定效果。物理治疗都是比较传统的方法，我刚当普外科医生时做过冷冻治疗，病人痛苦较大。硅酮制剂和压力治疗需进一步探讨。现在还出现了黏性微孔低致敏性的纸胶带。

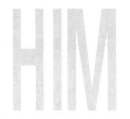

整合再生康复医学

◎付小兵

继去年整合医学大会上的"完美的修复与再生"报告后，我对整合医学又有了新的体会，即再生康复应该是一个多学科交叉融合的整体。最近我在考虑把再生医学和康复医学整合起来，形成再生康复医学，可能会对整形、修复与再生都有帮助。

世界卫生组织（WHO）对健康和损伤有完整的定义，强调身体、心理、社会的完整，心理、生理不健康也包括在损伤范围内。中国的残疾人数量很多，还有2亿多慢性病病人，因此对康复医学的需求量非常大。康复医学对疾病的治疗有重要作用。过去我们对康复医学的了解很狭隘，以为只有颅脑损伤和截瘫后才需要康复，其实任何疾病治疗之后都有康复的过程，整形也属于康复领域。

再生医学起源于神话故事，最早在希腊神话中就有普罗米修斯的肝脏被秃鹰啄食后能够完全长出来的描述，我国古代神话故事西游记中孙悟空的脑袋被砍掉后能重新长出来，这些传说显示了人类对再生的向往。在动物界，特别是低等动物中可以看到这种完全再生的现象，如蝾螈和斑马鱼等可以长出一个和损伤前一样的组织。人类能不能够像动物一样生长出受损的组织？以前的研究表明，许多方法和技术可以帮助人类逐步实现这一梦想，其中很重要的一项是整形技术。

事实上，人体的一些组织和器官在损伤较小时基本可以完全修复，如肝脏损伤。过去有报道称切掉1/3后肝脏可以再生，现在切掉1/2甚至2/3组织的肝脏仍能再生。几十年来基础医学、生物学、临床医学的进步，推动了整个再生医学的发展，再生医学逐步从神话转向科学。国际上每年都有重要杂志刊登再生医学的专题，可见再生医学在医学领域或生命科学领域所处的重要地位。

康复医学的发展相对滞后一些。早期人们主要靠机体自身修复损伤，真正意义上的修复开始于两次世界大战后，有大量受伤军人虽经过治疗，但留下了残疾，医生开始思考怎么让这些战士的组织功能恢复到一定状态。最早的康复治疗是机械疗法，使用机械手段，如按摩、加压及其他一些力学方法促进组织修复。过去人们对康复的现象关注较多，但对机制不太了解。

新的康复医学时代，对康复的理论、技术和方法都要有深入的了解。早期康复手段的介入较晚，到疾病后期才介入，后来发现早期介入疾病的治疗可以促进组织损伤修复和再生，加速病人康复。可以想到，过去很多疾病的康复效果不好，可能是由于康复介入太晚，提前介入康复效果应该会更好。

再生医学涉及疾病从损伤到修复和再生的全过程，康复医学把整个治疗手段延伸到疾病早期，把康复和再生重叠起来，所以再生康复医学就是将再生医学和康复医学的理论、技术和方法加以有机地整合，以达到损伤组织的完美修复与再生。再生是康复的基础，康复是重建再生组织功能的重要手段。再生康复医学的本质就是使受损的组织结构和功能恢复到受伤以前的状态。

理论上，人类完全可以达到完美的修复与再生。受一位艺术家的启示，我认为科学与艺术也是完全统一的，例如，我们看到的蒙娜丽莎油画，是达·芬奇在500多年前创作的美丽女性。但随着时间推移，画会老化，这就需要文物工作者去修复它。文物工作者修复文物的工作与医生治疗疾病是一致的，都是把不美的变美。

再生康复医学的基础理论包括修复再生、康复医学理论体系，是两个学科的交叉整合。再生和康复的整合，不是叠加，而是整合和融合。再生为后期康复提供了基础，康复为再生组织的功能重建提供了手段，是一个整合互补的过程。再生康复医学的技术手段实际上就是再生医学和康复医学的技术手段，包括声、光、电等；应用范围也是一致的，疾病和损伤的治疗和后期的功能重建是完全一致的。可以说它涉及人类健康的每一个领域。

再生康复医学提出的时间不是很长，国外最早应用再生康复医学的是干细胞研究者，他们将干细胞与整形外科和理疗技术结合应用。我国很早就注意到把再生和康复结合起来，并逐步形成了再生康复医学。组织修复与再生过去是3个"R"，即切除（resection）、修补（repair）和替代（replacement），后来发展出第4个"R"，即再生（regeneration），到2011年发展出第5个R，即康复（rehabilitation）。损伤的完整治疗应该包括切除、修复、替代、再生，一直到康复。一个再生的组织如果没有功能重建，则不是完美的修复与再生。我们较早认识到了这个过程，把再生和康复整合到了一起。

从对组织修复和再生认识的发展过程来看，20世纪90年代我们的研究主要集中在愈合速度上，是速度型修复，以创面愈合为目的，对瘢痕形成考虑较少。到2000年左右，我们开始关注修复质量，修复速度更快，组织瘢痕更少。到现在我们提出要达到完美修复，将速度和质量完美统一。组织修复和再生认识的发展过程和社会发展是完全一致的。在20世纪八九十年代我国主要解决基础的温饱问题，那时整形外科医生的工作重点是解决功能问题，对美容的认识也较少。2000 年后，随着生活水平的提高，老百姓对美的要求也高了，因此更加关注修复质量。到现在，人民的生活水平日益增高，对美的追求也更高，同时也有较好的经济基础，追求完美修复与再生成为必然。医学的发展和社会的发展是同步的，社会发展到某一程度就会产生相应的医学需求。

临床上已经有很多例子证明再生康复医学是一个新兴、交叉、整合的新学科。声、光、电等是再生康复医学的常用手段，不同波长、不同能量的光，适用于不同的再生和康复要求。光可以消炎镇痛，还可以促进损伤组织修复，再生康复医学就是要把光具有的消炎、镇痛、促进愈合、加快修复的功能协调起来，达到再生康复协同效应。不同形式的电表现出不同的治疗作用。生物电的早期作用是促进修复与再生，到后期可以促进脊髓修复与再生。理疗科和康复科常用电来促进组织康复。力的作用也是这样，力学在早期组织再生中可以调节细胞分化，调节组织生长、修复等，特别是对运动后再生影响非常大，它和骨骼肌的分化与干细胞衰老有密切关系。适度运动后，再生增强；人在剧烈运动时可把干细胞送入循环，参与修复和再生。

还有综合手段，如有计划的锻炼、物理治疗、干细胞治疗，既可以增强神经修复与再生，也可促进后期康复，这样的例子很多。作业训练属于康复医学的范畴，但也是再生的重要基础。很多研究表明，康复手段的介入能促进移植组织早期存活，再生修复等。现在整个康复概念已经发生了很大变化，多层次、多靶点、多方位的康复对再生组织功能重建产生了很大的影响。

人从出生到死亡，是一个逐渐走向衰老和功能减退的过程。科学家预测，一般到生理年龄 70 岁左右身体机能开始衰退，修复再生能力变差。如果有再生康复手段可把开始衰退的时间延迟到 90 岁左右，修复与再生给人类带来的好处，就是在这延长的 20 年中病人有较高的生存质量。

实现完美的修复与再生，不仅仅是再生康复本身，还涉及整形、营养、运动等，不同的人从不同的角度，使用不同的方法，可望达到共同的目标。

最后总结一下，再生康复医学是把再生与康复有机整合后形成的一门新的学科，强调在促进组织修复与再生时，要加入康复的理念与手段。在康复治疗中，功能重建时要考虑这些技术方法对组织修复和再生以及组织功能重建的影响，将这几个过程有机整合起来，避免脱节。再生与康复是整个疾病治疗过程中不可分割的连续的过程。

假体乳房一期再造术中的
整合医学思考

◎亓发芝

乳腺癌发病率很高，乳房再造成为整形外科的重要手术。有不少医生倾向于乳腺癌术后即时再造，但病人术前经历了恐慌期，切除术后我们要考虑再造手术对其恢复的影响。病人家属通常只求保住病人的性命，而且考虑到病人刚做完乳腺癌手术，再做比较大的再造手术会造成二次创伤，需要更长时间修复，一般不愿意接受术后即时再造，而更愿意接受较小的手术，比如放入假体，这也是病人普遍选择假体乳房再造的原因。还有一个原因，肿瘤科医生通常工作量很大，术后比较疲劳，所以更愿意选择简单有效的治疗方法，全世界选择假体乳房再造的占80%以上。

假体乳房再造有几个因素需要考虑：①肿瘤分期和病人意愿；②拟保留皮肤量和皮肤质地。如果采用改良根治术去掉的皮肤量过多，需要补皮；如果乳房皮肤很多，乳房太大、下垂则要适度缩小。还要考虑到质，早期乳腺癌皮肤变为厚皮瓣，加上切除皮肤量少，做假体再造具有良好的基础。假体乳房再造的本质同隆胸一样，要给假体提供良好的组织覆盖，覆盖组织越厚，就越不容易触到假体。

常用的再造组织来源有背阔肌肌皮瓣（应用较多），扩张器加假体或加补片假体（二期乳房再造），一期乳房再造，以及补片加假体或直接放假体。2017年前多在胸大肌后进行乳房再造，因为胸大肌能提供良好的组织覆盖，最大限度地利用组织。2017年以来乳房整形最重要的进展，是实现了胸大肌前乳房悬吊，尽可能将假体放在乳腺后、胸大肌前，减少了乳房下垂的发生。这个概念的提出对隆胸手术方式也产生了巨大影响。

扩张后的假体再造，要考虑皮瓣的量和血供，要先放扩张器。以往扩张器是放在整块胸大肌后，现在可以在胸大肌离断后加上人工补片，能够显著提高扩张效果。传统方式常常发生扩张器上移，经常需要第二次扩张。预防扩张器上移，可把光面改为毛面，并把胸大肌起点部分切断，覆盖乳腺。如果没有毛面假体，可适当向乳房下剥离。扩张器为圆形，第二次换假体时要调整扩张囊，这里要注意，假膜不能生长，乳房下皱襞以下的部位需要切除假膜，造成新鲜创面才能愈合。

曾有一名先天性乳房缺损病人在我处就诊，病人的乳房非常小，无乳头、乳晕，我们用扩张器进行了后期再造。切掉乳腺后，扩张时还遇到一些问题：局部组织扩得过薄，不能放置假体，最后我们采用了病人的背阔肌肌瓣做再造。类似的病人我们还治疗过四五个，都采用肌瓣修复，效果很好。

另一位病人胸大肌切断后我们采用了自体真皮作补片，因为补片当时在上海还没有获得批准。扩张器二期乳房再造时无须扩张，直接放入假体，如果成功的话，病人满意度很高。直接放入假体除要考虑质和量外，还要考虑肌肉、皮肤、对侧乳房的大小与形态等。对侧乳房的调整不大容易被病人接受，后期乳房再造经过一段心理适应期后病人可能会接受。

直接放入假体做乳房再造，最早是将假体完全放在肌肉下，一般放在胸大肌和胸小肌下。但有个问题，乳房下极突出者实施再造难度较大，针对此问题，我们将胸大肌部分离断并应用脱细胞真皮，脱细胞真皮主要采用人皮，但人皮来源较少，一般多选择脱细胞猪皮、牛心包等材料。现在有人提出将胸大肌离断后直接将假体放在皮下，然后进行移植。假体直接放入乳房再造有三种方式：完全在肌肉下，部分放在肌肉下，部分肌肉下联合补片。

为什么要放补片？如果乳房很大，假体放到胸大肌下后，胸大肌与皮肤不能完全吻合，最终会脱节，需要放补片以使皮肤和胸大肌之间完全吻合。如果乳房很小，把胸大肌稍微扩张一点就对称了，有的乳房放置假体后下垂不明显，则不要修正或只需在边缘修饰一下。

绝大部分做乳房再造的病人都是中重度乳腺癌，对发育丰满的乳房，切断下胸大肌起点部分后，要不断地加强扩张。放置假体后两侧基本对称，局部有点凹陷的要进行后期处理，用背阔肌可以完全修复，如没有背阔肌则需后期进一步治疗。放假体看似很容易，但易发生双侧乳房不对称。直接放假体，不放补片的前提是皮瓣足够厚，胸大肌部分离断后乳房下皱襞要完整。还有其他手术方式，如将胸大肌切断后进行覆盖，也可以用自体真皮（有瘢痕，经济不宽裕的病人可以选择）。自体真皮有一个成活的过程，而脱细胞真皮则无此过程，它是一个爬行替代的过程。

胸大肌离断后，除脱细胞真皮和自体真皮，还可用胸大肌筋膜。无论是脱细胞真皮、补片还是筋膜，只是提供一个支撑，因为它很薄，增加厚度很难，厚度的弥补要依靠自体脂肪移植。

手术引流时间较长，9～30天，平均15天。拔管时间平均15天，少数人需要

30 多天，极个别需 40 天以上，由于引流管的存在，有到病人会很紧张。我院由于床位周转快，平均留置时间只有 5 天，通常医生会让病人将引流管带回家，告诉病人及家属处理方法。到 2 周时，如果不能拔管，要换一根短引流管，或充分消毒引流管，用地塞米松抗生素盐水冲洗，冲洗 2 天后拔掉引流管，发现引流时间明显缩短。

乳头乳晕保留有很多方法，用乳房下皱襞切口最好，但乳头容易出问题，要预防乳头、乳晕移位。在乳晕周围做切口很容易移位，做侧方切口乳房又容易移位。避开乳晕，从乳房中间做切口，则上下都可兼顾。除此之外，乳房外侧切口或隐窝切口也不易引起移位。

充分的术前准备，掌握手术原则，注意手术技巧，考虑周全，可以提高乳房再造的效果，为病人提供更好的服务。

扩张后头皮瓣的临床应用

◎马显杰

面颈部的病变要及时治疗，尤其是儿童，他们常因面颈部疾病受歧视，会对其心灵造成很大的伤害。

过去，治疗先天性巨痣需要植皮，但植的皮颜色不好，与正常人有很大差别，还需要化妆才能出门。20年前我们收治过一位空军伤员，因训练事故造成面部烧伤，主要是面部和双手，我当时给他做了颚部植皮，病人术后有面部瘢痕。虽然修复了面部瘢痕，但额头修复效果不佳，额头植皮需要取上臂内侧皮肤，即使修复后与正常额头差别也较大，没有正常额头的硬度大。

谢顶的人额头和头皮似乎没有界限，头部和额头相邻，能否用头皮修复额部的病损呢？我们也试过用病人的头皮修复额部病损，有毛发的可以用激光脱毛，大部分人发际线低，在术前需要要脱毛。我们还用头皮修复了颚部、面部和颈部的瘢痕，头皮供血较好，因此修复效果也较好。

有一位二十多岁的额头黑痣病人，做了六七次激光都没有去掉，在我的建议下进行了扩张后头皮瓣联合术后激光脱毛，术后发际线较以前低，总体效果不错。儿童黑痣可以使用扩张器，但容貌可能会稍变形，我建议先在头顶扩张，再下移到额头，一般脱3次毛以后效果令人满意。

另有一例车祸病人因额头受伤入院，通过扩张头皮移植皮瓣术，病人创面恢复良好，与术前相比，效果不错。

胸三角皮瓣我们也做过很多例，效果尚可；采用颈三角皮瓣术后，移植区皮肤颜色与原来的肤色接近。有一位病人创面较大，我们选取头皮移植到额头和面部，又尝试移植到颈部，脱了3次毛。应用扩张器后脱毛比较容易，但设计要精准，我们正在探索在二期手术时脱毛。

　　总之，扩张器规格的选择很重要，一般选一个扩张器，为减少面部切口，可以放两个，我们会直接根据头颅外形特制扩张器。切口根据修复位置选择，以不影响血供为准。

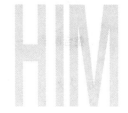

对严重颏颈粘连治疗的整合医学思考

◎王丹茹

　　颈部瘢痕挛缩相比其他部位烧伤更加复杂，这个部位暴露相对较多，10% 的烧伤伴有颈部瘢痕挛缩。颈部很难对抗挛缩的过度伸张，所以挛缩几乎不可避免，当然还有一些内源性和外源性原因。

　　严重的颏颈粘连对病人的生活质量，包括社会的接纳程度影响都非常大，比任何部位手术麻醉插管风险都高，当整个颈部、前胸都没有一块完好的组织可以利用时，对修复重建医生是一个非常大的挑战。

　　烧伤后的治疗时期，对医生、家属和疗效的评估都非常重要，如果是一个处在生长发育期的孩子，时期的选择就至关重要。最大的难点是修复方法的选择，我们有多种方法可以选择，究竟什么方法对病人最好？

　　首先说什么叫严重？颈部瘢痕挛缩的经典分型是按部位分型，但对亚洲人不太合适，有时瘢痕范围很小，但挛缩严重。还有一种比较经典的分型标准，是1991 年美国制定的，按轻、中、重分型，也是按症状分型。

　　大家谈客观标准时会提及颏颈粘连。所有人都希望拥有优雅、美丽的脖颈，不是所有的正常颏颈都让人觉得美，颈部是否美观不能替代临床分型。临床上最常见的还是用症状表示严重程度，如Ⅳ度时不能平视，表示很严重，但我说的Ⅳ度与其他教授说的Ⅳ度不一定等同。在儿童中临床分型更难，当时看着程度很轻的，可能随着发育发展为颌畸形，因此需要在儿童临床分型上做特殊考量。

　　大部分人想法与我相似，但有一篇论文与我的观点相反，他认为年龄小的病人烧伤后发生挛缩的概率比年纪大的人小，撰文者为白人。不论人种和烧伤程度，年龄在评估一个人颈部瘢痕挛缩中是至关重要的因素。

　　我提出了一个临床分类，命名为 ARE。A 是年龄，把 0～12 岁作为第一阶段，这是生长速度比较快的阶段；13～18 岁是第二阶段；19 岁以上是第三阶段。R 表示侵及范围,因为症状的严重程度太过主观,无法用以比较,用 R 表示不同的部位,1、2、3、4 代表从下唇到胸部的 4 个部位。E 代表功能,伸展的幅度更能代表功能程度,能伸展的范围为 110°,小于 90°为重度瘢痕,这是我进行临床分类的依据。

病人经过这些标准分类后,还应考虑年龄,比如患儿年龄较小,累及了 3~4 个部位,伸展幅度小于 90°,自然是很严重的颈部瘢痕,要慎重选择治疗方式。

关于治疗时机,稳定的瘢痕才能做后期整形治疗,如果生命体征异常,可提早做治疗。孩子在生长发育期有多次手术的可能性,我们常建议家长在孩子出现功能障碍时再治疗。治疗时间的选择,与病人和家属的主观意愿有关,所以治疗时机绝非一成不变,而是因人而异。

手术方法依据严重程度选择,对简单病例,包括儿童可以做植皮手术,例如,一位严重烧伤的武警战士,做植皮 1 年后形态和功能恢复很好。2/3 的烧伤植皮病人都有挛缩问题,很多采取常规治疗手段后还是会发生严重挛缩。皮肤挛缩可用脂肪或光电治疗改善,不过对颈部挛缩效果仍不佳,需要继续探索。

对于颈部挛缩,病灶治疗需要分阶段,可采用局部皮瓣加植皮,这在国际上很被认可,虽然是瘢痕瓣,但可达到比较好的效果。前面说过,同样的情况下儿童的挛缩会比成人更严重。10 年前我们收治过一些学龄前病例,即使只累及一个区域的我们对其做了修复,我们认为这有利于后期生长发育。

颈部挛缩的治疗目的除伸展度外,还有旋转和侧弯功能,以及外观组织的色泽、质地。其实游离皮瓣有很多优点,如色泽较好、容易摆放、可以保留前胸;但也存在问题,游离皮瓣没有分叶,有时显得比较臃肿。

针对累及区域较多的情况,之后的治疗提出了分叶概念。分叶已探索了一段时间,也取得了一些成果。有一些挛缩严重的病人,做颏成型分叶皮瓣能达到较好的效果。

前几年我治疗过两位病人,是一对姐弟,全身 80% 以上烧伤,且都在正面,姐弟俩长得很好,风华正茂,由于严重烧伤,几乎没什么组织可用,插管时麻醉风险也很大。对严重瘢痕粘连病人,自身组织几乎不可用,家属或本人又不愿损伤胸部或锁骨上组织时,常用预扩张的动脉皮瓣。术式很传统,先植入扩张器,然后切取皮瓣,切取范围很大,皮瓣获取率也较高。弟弟放了两个扩张器,得到两个皮瓣,其中一个皮瓣为 37cm×15cm,两个皮瓣合在一起有 60cm×20cm。6 个月时修复效果可,1 年后良好,现已重返社会。姐姐的创伤比弟弟更严重,创面非常大,从背部取的皮瓣,术后 1 年也恢复得相当不错。

另外一名病人(未成年)虽然颏颈粘连不是太严重,但与胸部粘连严重,病人很难受、站不直。我们也植入了两个扩张器,病人术后半年和术前比舒服很多,觉得自己可以舒展开了,而且长高了。在做修复时,除了考虑美观,还要考虑功能问题。

关于瘢痕挛缩的修复方式，过去 5 年真正有价值的文章只有 10 篇，比较严重的病例都来自日本和中国。当常见区域不能选择时，可以选择游离扩张肩胛。

除软组织覆盖外，还有一些细节，颈部瘢痕挛缩有颏前移手术，可以加深颏颈，还可以放入假体以更加美观。做了颏前移手术后，挛缩肌肉可进一步缩减，能较好地改善功能。

关于支具问题，不管颈部做皮瓣还是植皮，都要戴支具，1975 年有一篇综述性文章，比较了 1968 年前（不戴支具）和 1968 年后（戴支具）的颏颈粘连手术后恢复效果，发现戴支具的人恢复效果明显优于不带支具者。之后有人认为术后佩戴支具配合功能康复非常有效，但缺乏循证医学证据；也有持反对意见者认为这种机械张力诱发的生物学行为会使病人一直处在刺激下，反而产生或使挛缩持续存在。对于肩关节烧伤后戴支具进行功能康复训练，已有学者做了对比试验，认为戴支具完全无效，单独康复可能更有效，这也提示我们今后要做更加细化的循证医学研究。

总之，如果临近组织可用，对皮片移植、扩张皮瓣都应考虑。游离皮瓣对儿童的生长发育有益，使其成年后进行二期修复成为可能。颈部烧伤要把最好的组织放在最需要的地方，脱毛也是很好的选择。扩张皮瓣取量很大，可选择扩张肩胛皮瓣，最大可获取面积为 $600\,cm^2$。多次复发的颈部瘢痕不适合用皮瓣，因后期挛缩的概率比较高。手术方法的选择要考虑局部组织的完整性，以及术者的修复技术，术后不管是否用支具，都要加强康复锻炼。很多时候要根据病人的期望值选择手术方式。

线雕须知

◎张金明

　　人的衰老是不可避免的，随着年龄增大，骨和其他组织都会变小、松弛。皮下脂肪层是最容易改善的层次，皮下脂肪分深层和浅层，整形外科一般用浅层脂肪及外侧脂肪。其次是韧带，人的皮肤也好，脂肪也好都需要有附着物，才能保持固定的位置和形状，面部比较关键的有两个韧带。

　　最近我在文献上看到一个动画，很形象，浅层脂肪往下掉，除皱也是把脂肪往上提。皮下脂肪、肌肉层和肌肉脂肪，实际上我们可以动的基本是浅层脂肪，肌肉层动不了。比较常见的两个衰老表现是颈部赘肉和颧骨凸出。传统手术是切掉赘肉，往上提拉皮肤，使皮肤紧致，可以是斜型的，也可是水平型的。还有一种手术，SMAS（筋膜悬吊提升），提的也是浅层组织，深层组织是提不动的。

　　线雕，也就是面部埋线提升，在整形外科应用很多。埋线起源于俄罗斯，理论上是用锯齿线，提升线体时，其拉力是均匀分布的。线植入后，通过线体的提拉，从而改善皱纹、松弛等现象。有学者研究，埋线除了提升作用，还能刺激周围胶原组织增生，改善皮肤质量。关于埋线的层次，我认为要"深入浅出"，骨头处要浅出，进点要比较深。

　　提升颈部时通常的做法是从颈部进入，向后拉线，这样拉很容易把锯齿弄坏，应该反过来设计。要强调两个缝合点的固定，一针固定后再缝另一针，对颈部的提升效果不错。

　　我们在做线雕手术时，先麻醉，后引入埋线，找到拟提升的组织，一般选择脂肪组织比较厚的地方，然后退针，再进一针，可以打个结。我做的第一例线雕手术没打结，术后有一些效果，但在照片上看不出来，后来的一例有打结，效果较明显。

　　另外一种做法是连线分两个方向向下走。也可以从原点绕回去在上面打结，然后向下拉线。术后几天有一点不平整，4~6周后皮肤修复得较好，赘肉提升效果很好。还有一些小线主要用做填充，可刺激胶原生成。有人会对蛋白线过敏，我有一位病人做完手术面部肿了1周多。

线雕的即刻效果最好，1周、2周后会回撤很多，这与锯齿的力量有关。埋线打结效果较好，现在用恒生线在上面打结，要达到均衡和持久的效果，拉线时要拉紧一点。脸太宽的人，做线雕效果不好。有位病人原来皮肤比较松弛，做完线雕后脸变方了，这个人同时做了脂肪填充（线雕可以加脂肪填充）。衰老的人深部脂肪是萎缩的，需要填充，有一位老年女性病人做了填充加线雕，刚做完皮肤很紧，后来稍微松弛了一些。

常见的线雕的并发症有皮肤不平整和不对称，偶尔会有血肿，血肿较难避免。咬肌注射肉毒素时较易发生血肿，但面部发生血肿的情况较少。常会发生两侧不对称及凹陷，也有文献报道过腮腺导管损伤的，面神经损伤的概率较小。埋线主要在软组织层，在脸上可以推动，也可以向上提线。

重睑手术风险分析及应对

◎宋保强

双眼皮手术占美容手术的 40%，这是一个简单的手术，但很多人却在简单的手术上出问题。双眼皮手术存在哪些并发症和风险？老年人做完后为什么不自然？

回到最根本的问题——重睑是怎样形成的。网络上的图很多，人为造成皮肤深层的粘连，当眼睑收缩时拉出重睑的纹路。从侧面解剖图看，一要形成粘连，二要让眼睑收缩，才能形成重睑。重睑粘连核心在中间，两侧是靠中间提拉形成的，很多因素可以影响重睑的形成，特别是骨性组织和眼周软组织，外侧眉骨较突出者很难形成重睑。

我有一位病人要求做宽双眼皮，但病人术后完全睁开眼睛后双眼皮变成了肉条，睁眼时内侧眼睑过宽，外侧下垂，双眼皮下坠，病人找我时已经反复修了3 次。

一个好的双眼皮要满足两个最基本的条件：一是双侧眼睛正常而且对称，二是形成牢固的粘连。影响重睑形成和稳定的因素有很多，如睁眼挑眉对双眼皮粘连有影响，额肌不对称时双侧眼皮不对称，皱眉时眼轮匝肌牵拉赘皮，可能会引起脱线。重睑形成时，上面的骨性组织和软组织会推压重睑线，影响重睑粘连。上述做了3 次重睑手术依然失败的病人，从照片上看两侧眼睑是对称的，但睁眼时可发现其两侧瞳孔有轻微的差异，正是这轻微的不对称没有引起注意，处理不到位而导致手术失败。

另有一位病人，术前双眼差异很小，术后瞳孔暴露率有明显差异，两侧眼睑宽窄不一，右侧肌力亢进，眼皮抬得很高。该病人存在肌力异常，病人通过挑眉带动额肌睁眼睛，对重睑线的稳定有影响。病人术后左眼双眼皮比右眼宽，就会习惯性地挑一侧眉毛，时间长了眉毛变得一高一低。

眼部表情过于丰富的人会影响重睑线的形成。我院有一名员工左侧眼尾皮褶较多，右侧上眼也有一个皱褶，他的轮匝肌特别复杂。虽然手术时外侧重睑线拉了很远，但由于眼轮匝肌的推压，眼睑还是达不到理想的长度。还有一位病人更明显，其眼睑受轮匝肌的影响发生下赘，两侧内眼睑一宽一窄，她的皱眉习惯特别明显。另一位病人由于早期皱眉过多，形成粘连，横向的切力导致了眼睑内侧宽、外侧窄，重睑线以上眼睑变成三角形。

眉眼间距较窄会压迫重睑线。重睑线的核心是中间部分粘连，年龄越小粘连的有效部分越少。当皮肤与眼球距离较远时，要跨越很长的距离形成粘连，这种粘连很可能不牢靠；如果真皮组织厚，粘连也不很牢靠，因为眼睛比较肿，不能形成有效的粘连，手术形成的重睑会很快塌掉。

眼周组织过多或过少手术效果都不好，凹陷双眼皮眼角容易向下坠，需要把重睑线挂得很高，但这样很不美观。中老年眼尾皱纹堆积，还有骨性突出、明显的眶外侧突出，很难形成粘连。年轻人的双眼皮弧线很流畅，老年人皮肤松弛，上面比较厚的组织耷拉下来形成反折，还有纵横交错的小细纹，通常需要去皮。

对 50 岁左右的病人一定要慎重选择术式，因为一般重睑术只切除内睑皮肤，术后内侧皮肤变紧，但外部皱纹仍很多，容易产生纠纷，术前一定要告知病人，最好配合其他治疗（如肌肉特别发达的要配合肉毒素）。老年重睑术有一些技巧，除了充分有效沟通外，还要做刀形设计，尽量多切除一点外侧皮，接口可以适当延长，但延长要有度。

针对动态因素，做重睑手术的两个最基本的标准：眼睛状态正常、对称，眼皮形态稳定。如果不能达到以上两点，很难做出漂亮的双眼皮。要改变面部习惯，实在改变不了的可以选择肉毒毒素，术前 1～2 个月注射，使面部肌肉相对固定，有利于伤口恢复。

针对静态因素，如病人眉眼间距很小，却要求做成宽眼睑，这样的病例如果眼皮做得很宽会形成一个肉条，因此眼皮要设计得较窄，尽可能多去除一些组织，形成稳定的粘连，皮肤与深层要固定好。对小眼者，除了延长眼裂外，眼皮也要设计得窄一些。

上眼凹陷是一个难点，凹陷程度不是很重的，可以做上眼睑眶隔重置；如果凹陷严重，可以通过脂肪注射进一步增强效果。

关于内眦赘皮的治疗，除了改善形态，最重要的是改变眼周结构，特别是重度内眦赘皮，要改变力学结构。可选的方法有很多，不管哪一种方法，都要做到以下几点：第一、两侧对称；第二、尽可能减少回退；第三、尽可能使瘢痕小而隐蔽。

综上，双眼皮手术有适应证，不是所有人都适合，眼周静态结构和动态结构都会影响手术效果。重睑最后是静态、动态因素平衡的结果，实际上每一例都需要分别对待。

乳房缩小和隆胸

◎ 易成刚

本部分主要介绍乳房整形最常见的两种手术的最新进展：一是乳房缩小术，另一个是隆胸。

一、乳房缩小

乳房缩小术的手术方法很多，按切口分，主要分为三种：一是倒 T 切口，切口长，瘢痕也最明显；二是双环法，切口最短，但是突度不佳；三是垂直切口，目前在中国比较流行。

垂直切口，相对倒 T 切口瘢痕短，相对于双环法突度好，外形好看，更适合中国人。这种方法主要采用上方垂直切口，术后乳房类似放入解剖型假体的效果。很多医生认为这种方法不太适合巨大乳房的缩小术，因为如果一次一侧切除超过 500g 或乳房过度下垂，可能会导致乳头乳晕坏死，一旦出现这种情况，病人会很痛苦，医生也需要长期换药，后期再造效果也不甚理想。文献报道中乳头乳晕坏死的发生率最高为 13%，这与医生的经验关系较大。

做乳房缩小手术的核心是切除一定量的乳房组织后，用剩下的皮瓣再塑形成新的乳房。皮瓣切除量很小时对血运影响不大，但如果切除的皮瓣较大，一般会做成一个轴心皮瓣，保证至少有一根主供血管，以保证皮瓣的血供。

之前有一篇报道用 MRI 检测 52 例女性的乳房，共发现 80 根主供血管，分成 9 个区，可以很直观地看到支配乳头、乳晕的血管来自乳房的哪个方向。目前关于乳房血供的研究方法有血管灌注解剖、红外成像、B 超、核磁共振等，但样本量较小，且这些研究都来源于教科书，但是却没有关于肥大乳房的研究数据，肥大乳房与正常乳房的血供是否有区别我们不得而知。笔者对 120 例乳房肥大病人进行了检测，全部采用检测血管最敏感的方法 CTA，共发现 163 根乳房主供血管。主要的血供来源于胸廓内动脉、胸外侧动脉。正常乳房多是两侧对称的，但研究发现肥大乳房中两侧不对称的占55%。

肥大乳房与正常乳房的血供模式区别不太大，都是正上方和正下方最少，内上方、内中和外上方最多。

对于轻中度乳房肥大，不需要切除很多乳房组织，可以选择上蒂法，保留大部分主供血管。而中重度乳房肥大则需要切除较多乳房，需要根据CTA的结果选择蒂的方向，若CTA显示只有内上方血管来源（即胸廓内动脉），可以选择内上方蒂，可把主供血管完全包含进去，外上方的组织可以切除，切除量即使较大也不必担心血供问题，最高单侧切除量可达2kg以上。

有些病例为胸外侧血管来源，如我们的病例中有一例CTA显示只有胸外侧血管作为主要供血血管，胸廓内动脉直径均小于1mm，因此可以选用外上方蒂，可以完全把血管包含进去，蒂可以很窄，切除量可以很大。

有一个两侧乳房不对称的病例，右侧血管来源于外上方的胸肩峰血管，左侧是来源于内上方的胸廓内血管，所以设计蒂部时就依据血管来源方向，右侧设计外上方蒂，左侧设计内上方蒂。这样选择蒂手术会更加安全，术中不易损伤主供血管，术中术后出血也较少。这种方法尤其适合新手。

二、隆　胸

目前主流的隆胸手术方式有两种：自体脂肪填充和假体隆胸。自体脂肪填充一般把腹部、大腿等部位的脂肪吸出来，处理后注射到胸部，术后1个月会吸收一部分，到1年时基本完全吸收，乳房会随体重变化，体积稍微有些变化，但变化不会太大。与假体相比有如下优势：材料来源于自体，无包膜挛缩等并发症，也无排异反应；外形逼真，是假体无法比拟的；伤口小，瘢痕也轻；有利于塑性；没有任何材料费。甚至可以左侧采用上提，右侧采用脂肪填充。自体脂肪填充隆胸的效果，就像农民种庄稼，最后收成取决于种子、土壤和农民的技术，如何提高脂肪保留率和减少并发症是研究的重点。2008年FDA批准的水动力吸脂法，是利用高压水柱将脂肪冲刷下来，对脂肪损伤较小，可以解决"种子"问题，移植时脂肪保留率会更高。

有的病人皮肤质地非常硬，整个胸廓凹陷，可以通过脂肪移植填充起来。需要有新生血管供血才能保留更多脂肪并使游离组织成活。为了了解制动环境是否能刺激血管生成，我们做了一个试验：破坏老鼠的下肢神经后，完全制动，再把脂肪注入肌肉，肌肉内的脂肪存活率明显提高了。虽然破坏神经后肌肉萎缩了，但脂肪保留量增加了，说明制动对脂肪保留有积极意义。

肌肉制动最好的方法是应用肉毒毒素，可获得与破坏神经同样的效果。我们在做隆胸手术时在多个层次注射脂肪，除了腺体外的所有层次都可以注射，因为脂肪注射到腺体后会受到胸大肌干扰，胸大肌活动时对血管生长影响较大。有一位病人两侧各注入了 250mL 脂肪，右边用肉毒毒素进行制动，1 个月和 1 年时，两侧皮下变化不大，因为肉毒毒素不影响皮下，但右侧胸大肌注射肉毒毒素后该侧乳房脂肪组织增加了，腺体下脂肪因为胸大肌的活动促进了其血管重建，所以肉毒毒素效果好。另外，脂肪隆胸效果的个体差异非常大，有些病人吸收明显，有的病人打完后 1 个月吸收尚可，3 个月时大量吸收，到 1 年时基本完全吸收，这时病人通常没有太大信心做第二次脂肪移植，而更可能选择假体。

假体隆胸可以一次达到很好的效果。大部分国人通常选择腋入路，将胸大肌下极起点完全打断做双平面隆胸，而传统的盲视手术存在创伤大、术中术后出血多、手术不精确、难以离断胸大肌、假体容易移位等问题。我们目前采用内窥镜隆胸系统，遇到出血时可直接凝血，这种操作的可控性更强。

如果放入圆形假体，乳房会呈以乳头乳晕为中心的圆盘状，水滴形假体效果更加自然。对于双平面隆胸，乳沟中间 3cm 为不剥离区，因为胸廓内血管穿支由此穿出，因此有些病人会抱怨乳沟太宽，胸大肌离断后覆盖假体的下极组织薄弱，容易触及假体，而脂肪移植则可以避免这两个问题。用脂肪调整局部是非常好的办法，放入假体后，在乳沟旁进行脂肪填充，让乳沟变得更深，在下极注射脂肪，可以使假体触感更好。

假体和脂肪联合隆胸，有时候会出现如下情况。病人两侧乳房不对称，考虑用不同假体调整外形，也可以用不同量的脂肪进行调整，在深层注入脂肪，然后用内镜观察。肌肉内呈白色的是注入的脂肪，放入假体后在浅层填充脂肪，重点是乳沟和胸大肌离断处，此处可以放一个 225mL 的小假体，右边较小的乳房注射 100mL 脂肪，左边注射 60mL 脂肪，可以达到比较对称的外形。

假体和脂肪联合手术效果令人满意，可使假体外形更好，假体双平面下极手感更好，注入的脂肪量较少，而且假体小了，相关并发症会更少。有一例病人先注射了脂肪，放假体后在浅层内侧和下侧注射脂肪，放入 270mL 的假体，两边各注入 100mL 脂肪，使乳沟更深。

有一位病人乳房不对称且有畸形，用假体很难调整，这时脂肪的优势就凸显出来了。我们用脂肪加假体进行了矫正，在左侧注入 80mL 脂肪，又填充了 255mL 的假体，术后两侧乳房外观基本一样。

还有一种非手术隆胸方法，即 BRAVA 负压吸引，单用这项技术乳房增大效果不好，需要配合脂肪移植，吸引后 1 个月进行脂肪填充。国人采用 BRAVA 负压吸引容易出现乳头、乳晕变大变黑，色素沉着，但可随时间褪去。

总之，轻度乳房肥大可以选择上蒂乳房缩小手术，中重度乳房肥大根据主供血管设计蒂，以确保手术的安全性。目前脂肪隆胸中的水动力吸脂、BRAVA 吸引、肉毒毒素制动、内窥镜双平面假体隆胸以及脂肪加假体的复合隆胸都是新技术，这些新技术的合理运用可以使手术效果更好、安全性更高。

整合智能康复学

"主动健康、老龄化科技"与国家战略

◎王　珏

国家把人民健康放在优先发展战略地位，要求努力全方位、全周期保障人民健康。这意味着不仅要关注病人从入院到出院这个阶段的健康，还要关注常人从孕育胚胎到死亡这个全生命周期、全方位的健康。这表明我国 4 亿~5 亿的功能障碍者及高危人群日常生活面临的科学问题、技术问题和工程问题亟待研究。健康与康复事业发展的春天来了！

什么叫主动健康，它的产生背景是什么？2009—2016 年国家对医改投入了大量资金，可病人却越治越多。我们不得不进行反思。西医是对症治疗，通常比较有效，但医生在开药时，一般不会将副作用告诉病人，几年后，药物的副作用产生效应，新的疾病出现，同样的方法进行治疗，治疗后新的药物副作用又出现，这样循环往复。这不得不引起医学界和工程界广大学者们的思考。有很多病种，1/3 是疾病的正常死亡；1/3 是病人心理因素导致死亡；还有 1/3 是由于过度治疗。所以，我们不仅要关注医院的治疗，更要关注医院之外的健康。

主动健康的定义是主动获得持续健康的能力、拥有健康完美的生活品质和良好的社会适应能力。它的目标是在健康自主意识指导下，主动发现自身的健康风险，采用医学方法，综合评价自身健康能力的状态，并主动进行干预，积极实施健康指导方案。它要解决的问题是让人不生病，或少生病、生小病、晚生病。对老年癌症病人，目标不是治愈癌症，而是与它"谈判"，与其共存，保证较好的生活质量。就是病而不残、残而有助。

我国社会面临人口老龄化的重大挑战。2016 年 60 岁以上的老龄人口达 2.31 亿人，占总人口的 16.7%；65 岁以上人口达 1.5 亿，占 10.8% 以上。预计到 2050 年，60 岁以上的人口将达到 4 个亿，其中慢性病病人约 1.5 亿。他们有 2/3 的时间是带病生存，带病生存或伤残失能达 20.55 年。我国人民的期望寿命是 81.95 岁，而健康寿命仅 61.40 岁。与发达国家相比，我国平均伤残年龄多了 10 年以上，我们的失能人群达 4000 万。若老年健康每年比上一年改善 1%，则到 2030 年，可节省 2667 亿元；到 2050 年，节省额可达 22194 亿元。这种新业态，可以用来培养和带动新型健康产业的发展。

主动健康和老龄化应对的国家重点研发专项有 4 个任务：①健康状态变化规律的关键基础研究；②主动健康关键技术和产品研发；③老年常见病防控和康复护理技术研究；④主动健康和老年服务科技示范与应用推广。中央政府投资 21 亿元，地方投资 3 亿元，民营资本 22.5 亿元，整个专项预计投资 46.5 亿元。

关于关键基础研究一共有 5 个内容：①衰老机制与干预。②衰老生物学评价体系研究。③增龄过程中健康状态变化规律。康复不仅涉及医疗器械和辅助器械，还要把基因考虑进去。西安交通大学计划把基因分型内容加入康复整体体系中，以更好地从整体角度去考虑正确治疗方案，进行合理康复。④生活方式对人体健康和衰老的影响与干预。我们的基因存在问题时，如果跟环境相融合，在不好的环境下，就可能出现显性；如果放到很好的环境中去改善，我们就可以人为调控它。⑤微生态影响机体健康和衰老的机制研究。老年中医健康辨识和治未病都体现了整合医学的概念。

我们这些年一直在从事主动健康服务技术处方研究，我们力争与医生整合在一起，不跟医生整合，就研究不出健康与康复干预处方。健康大数据现在非常热，健康数据采集设备质量的评估平台建设也比较乐观。关于健康状态的监测和调控产品，我们的技术十多年前就已应用，现在发展良好。生活护理和功能代偿类辅助器具，以及康复训练类的辅具产品效果，已引人瞩目。

老年服务是常见病防控和康复护理技术研究的重点。特别需要关注老年退行性疾病和感染类疾病的防控机制。

关于应用示范有 4 个方面的指导条目：①健康管理的示范应用；②科学健身的示范应用；③老年失能和残疾人康复体系的示范应用；④医疗与照护支持技术的示范应用。我们正在考虑把老年失能和残疾人康复体系纳入专项研究。除此之外，我们还关注了健康生物学机制及影响因素的基础研究。

针对老年人和残疾人，我们要构建集人体功能障碍评估、辅助器具适配、康复训练于一体的残疾人辅助器具服务体系，并进行示范应用。

2016 年数据显示，我国有 8500 万残疾人，大概 60% 的人需要做辅具适配，在残疾人辅具适配网上可以看到五级服务网络。这里，辅助器具适配的国际康复新理念传播与普及非常重要。辅助器具需要人体功能障碍评估和适配安装，适配后还需要进行磨合训练。而当今，虽然很多人需要轮椅，但有没有想到轮椅是需要适配的？人们是否知道用了不适配的轮椅，几年后呼吸系统、血液循环可能会出现问题，那时问题大多会是不可逆的。到 2020 年，我国的目标是要初步建立覆盖较完善的城乡辅助器具服务网络，使有需求的持证残疾人、残疾儿童基本辅具适配率达 80% 以上。当然，要达到这个目标，我们还存在着诸多困难、障碍和制约条件。

发展辅助技术，保障残疾人和失能老人的健康生活

◎董理权

自有人类以来就有残疾人，辅助器具是人类战胜障碍的智慧结晶，是残疾人康复、教育、工作和社会生活不可替代的手段之一，辅助器具能够有效改善残疾人和老年人的生存发展状况，提高生活质量。

辅具出现得很早，吐鲁番胜金店墓出土了2300年前人类最早的人腿假肢实物，但是，其真正的发展是在这些年。2011年世界卫生组织编写的《世界残疾报告》提出了康复的三大主要措施包括康复医学、治疗学和辅助技术。为推动世界辅助器具的发展，世界卫生组织也成立了专门的机构，今年的世界卫生大会有可能通过一个《增进获得辅助技术》的决议。随着辅助科技的发展，辅助技术在人类健康中将扮演越来越重要的角色。

残联成立于1988年，从那时开始我们就在关注残疾人的辅具工作，一开始叫残疾人用品用具。过去，很多人都认为辅具是一般的商品，对辅具的公益性和专业性认识严重不足。2006年国家提出以人为本的和谐社会理念，2008年《中共中央国务院关于促进残疾人事业发展的意见》的印发以及残奥会顺利召开，对我国残疾人事业有很大影响，辅助器具工作也随之迅速发展。编制"十二五"计划的时候，"构建辅助器具适配体系"被写进了《中华人民共和国国民经济和社会发展第十二个五年规划纲要》，辅助器具服务纳入了国家公共服务的内容，中央财政投入资金比"十一五"多了10倍，这是一个历史性的变化。期间，我们围绕辅助器具的公益性和专业性开展了一系列工作，我国辅助器具事业得到了快速发展。伴随我们对辅助器具专业性和公益性认识的深入，辅助器具的产业特性也随之被认识，并引起有关领导和部门的重视，2015年国务院发展研究中心形成了《小辅具，

大产业》的专题报告。2016 年国务院出台了《关于加快康复辅助器具产业发展的意见》。

现在辅助器具的发展处于非常好的发展阶段，这与我国政治、经济、文化的发展状况是密不可分的。当前的形势和任务具有 3 个特点，一是任务越来越重，二是领导越来越重视，三是社会越来越关注。

就任务来说，辅助器具服务在健康中国建设、基本公共服务均等化、残疾人奔小康、精准扶贫等重大国家战略当中，都有着举足轻重的作用。对辅助器具有需求的人，不仅是法定的残疾人，还有各种功能障碍者，包括临时的或永久的功能障碍者。世界卫生组织报告中指出全球残疾人约占总人口的 15%（我国的残疾人率是 6.34%，差异原因在于《残疾人残疾分类和分级》标准在重视身体和生理结构缺损的同时强调功能障碍和社会适应性。中国作为一个发展中国家，受经济保障和社会服务总体水平的制约，尚未将内脏器官缺损等情况列入残疾标准），按此估算，中国约有 2.1 亿残疾人。世界卫生组织指出目前有超过 10 亿人将需要辅助器具，到 2050 年将约有 20 亿人需要辅助器具，这个问题引起了世界卫生组织的极大关注。我国当前最现实的任务就是残疾人的小康建设，我国小康建设验收标准其中有一项就是残疾人辅助器具覆盖率要达 80%，这是一个约束性指标，不是建议性指标。

近年来，党和政府非常重视辅助器具工作，李克强总理多次关心辅助器具工作，特别是在 2015 年全球产业大会，李克强总理和德国的默克尔总理都参加了我们的大会，并做了精彩的发言。国家也出台了很多相关政策。社会关注度越来越高，这次整合医学也提出了发展辅助器具，康复医学会也成立了专门委员会。过去很少有高校老师关注，现在清华大学、北京大学、复旦大学、西安交通大学等高校，都开始关注这方面的发展。从企业的角度来看也具有很大的变化，很多的优秀人才开始投入到辅助器具的行业中。

面对这样的形势，我们应该怎么做，我想提几点建议：

第一，不断提高人们对辅助器具的认识。首先是辅助器具对健康非常重要，这方面的认识有待普及和提高；其次是要认识到辅助器具对社会和经济发展的作用，过去有些人认为辅助器具服务和残疾人事业只是慈善事业，其实远不止这样，辅助器具实际上是解放发展生产力的一个重要手段，辅助器具产业也是我们产业转型的方向，李克强总理在全球辅助器具产业大会上指出，"以辅助器具为代表的残疾人服务产业兼具经济效益和社会效益，承载科技创新与人文关怀，具有广阔的发展前景"。中国残联邓朴方主席也指出，"辅助器具发展不仅是市场问题，更关乎国家大局，关系到以人为本的发展理念，应注重综合布局，不仅在量上有突破，更应有质的飞跃"。实际上这几年也正是朝这个方向在做。

第二，推动保障体系等法规制度的建设。这几年我国也出台了很多相关法规文件，但还远远不够，特别是关于保障制度体系的建设。我们的总体设想为以基本辅助器具服务补贴制度为基础，基本医疗保险和社会救助等为补充，其他保险形式广泛参与的保障体系。从国际经验、现代残疾人观，以及辅助器具的属性来看，基本辅助器具服务补贴制度应该是社会福利性质，还有社会救助机制，也应纳入考虑。

第三，全国服务网络建设。现在已初步建成覆盖全国的基本网络。发改委、建设部已就辅助器具中心的建设提出标准，设立了国家区域中心。但是，专业人员缺乏、服务能力不能满足需求的现象仍然十分严重，我们希望有更多社会机构参与到辅助器具服务中来，建立政府为主导，各种机构广泛参与的服务网络，提高服务能力，当前以人工智能、移动通信、工业互联网为代表的新一代信息技术加速突破，充分运用现代技术，提高辅助器具服务能力，逐步形成多层次辅助器具服务体系，提高我国的辅助器具服务水平。

第四，专业化人才队伍建设，这是一个大问题。我国这方面的人才严重匮乏，而国外较多。关于学历教育，我国目前只在大专有一个辅助器具专业，在高等职业院校有这个学历教育，本科和研究生培养没有，所以辅助器具还不能称之为一个专业。我们曾经想办一个研究生培训班，但是没有对应的专业。不过，这些年我们也没有因此停下脚步，我们跟人社部共同开展了辅助技术岗位工程师的培训，我们开展面向全国的各类培训，还举办服务技能大赛，去年底我们和全国总工会举办了技能大赛。

第五，推进辅具研发和产业发展。这两年我们把推进研发工作提到一个重要的位置，国家有关部门给予了大力支持。辅助器具现已正式纳入《"十三五"卫生与健康科技创新专项规划》。国家重大研发专项也把辅助器具的相关课题纳入其中。基本型辅助器具的研发也得到一定程度的关注。中央非常重视产业这一块，有关措施也在不断跟进，相信会迎来一个发展的黄金时期。

第六，做好质量监督和标准化工作。关于辅助器具产品我们有一系列国家标准，大部分是等同采用 ISO 的，我们要用好这些标准，保证我们产品的质量。但国家目前没有辅助器具服务标准，我们准备做这方面的工作，希望有兴趣者参与这个服务标准的制订。

第七，加强国际合作与交流。目前我们和世界卫生组织参与推动全球辅助器具的工作，融入全球价值链，在某个特定环节还占据一些竞争优势。我们关注的还有亚太辅助器具产业联盟，"一带一路"辅助器具合作计划等。

希望我们共同努力，推进我国辅助器具事业的发展，更好地保障残疾人、失能和半失能老人的健康生活。

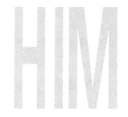

假肢矫形器的研制及临床应用

◎黄东峰

　　假肢矫形器定义的重点是对人体功能进行一个补偿或代偿，以解决身体部分失能的问题。康复工程解决肢体假肢（现在也叫假体），最主要还是集中在人体运动有关的控制方面。用假肢矫形器时，经常会提到运动控制、运动学习，甚至包括神经可塑性问题。在运动控制时，我们更关注生物系统在动作发生过程中的组织和适应运动。而在运动学习时，主要关注个体如何理解和执行某些特定或特殊的行为。

　　对运动控制和运动学习的理解，很多是关于在系统疾病或神经肌肉疾病急性和慢性期的过程中怎样运用和驾驭神经可塑性或神经科学的机制。病人都是应用一种低效率异常的运动策略或运动模式来完成运动的任务目标，但运动要以特定目标为导向。从康复专业角度来讲，应该对病人的特征、环境及运用、功能这些特点加以了解，并做干预，同时改善不同病人的有效运动，来达到一些如安全、高效等的基本要求，这才是解决病人功能问题的重点。

　　现在康复干预就是从这个角度去治疗，从而推动神经可塑性改变来进行的。例如有些病人在偏瘫时，发现是否使用某个技术间存在明显差别。采用某种姿势走路，无论近期还是远期都对病人具有非常不利的影响。IFO 是最常使用的矫形器，效果显著。运用矫形器结合功能性电刺激，可以明显看到病人走路的姿势更接近于预期的步行行为。

　　据此，我们就有可能对病人整个步行、步态功能进行评估。现在用得最多的评估方式是步态周期方式，在这个过程中，可以对不同病人进行评估，如老年病人、帕金森病人或卒中病人。对卒中病人进行步态分析时，不但可以看到一个三维的动态图像，还可以看到治疗前后、干预前后的变化，这些数据既有运动学原理，也有动力学原理，如果再分析运动、动态基点，就可获得更多的数据。但是，临床医生、治疗师或其他专业人员拿到这些海量数据，不论是运动学还是动力学的，大部分人无法完全理解。我们尝试用一些专业的思维方式，通过对图像的智能化分析，逐渐模块化，即看到不同病人的数据能够很快得出一个结论，确定他是卒中或部分卒中病人，每个卒中病人的特殊性如何等。以固态方式建立个人模型，类似于人脸识别，如果这项技术可行，康复就可以把这个技术运用到实践中去。

可以用各种材料做矫形器，材料也在不断改进和应用。通过技术大赛把技术带到临床，临床应用后把信息反馈回来，对材料、半成品制作进行改进，并对新技术的应用提出更多更高的要求，从这个过程中不断增强我们对辅具的研发。

关于制作技术怎么改善，要用什么技术，现在提得最多的是 3D 打印。3D 打印到现在还无法打印出一个理想的矫形器，我们需要给专家讲矫形器的研制过程，让他们了解这个过程，即便是做 3D 打印或 CAD 技术也要让他们有一定的了解，在这之后解决问题的速度就会很快，这就是整合或整合医学。问题解决了还要形成一条新的生产流水线，甚至形成一个全新的产业，而不仅仅是某个技术或围绕某个技术在开展工作。矫形器做成了，还要有临床检测，临床检测过程要精确，但现在还是用最常规的方法。随着现代光电技术的成熟，可以在光电方面做一些尝试，但光电也源于基本方法的采集。

制作从采样开始，一般用石膏模。在阴模的基础上制作跟脚一样形状或接近正常脚形状的一个模型，这个模型通常叫阳模。在此基础上，根据要调整的方向和力学要求，做一些修改，通过修改进一步把它做成我们所要得到的矫形器的雏形，还要根据脚的位置、用力的位置，甚至穿戴的要求、力点等进一步修理，这就是整修和装配的过程，这个过程越来越细，越来越接近我们的期望。这样根据病人的实际需求，或按照病人身体部位直接制作的矫形器，才能尽量符合病人身体需要修正、稳定、代偿的要求。

除了配置外，还要根据病人的情况进行调整，从而完成矫形器的配置过程。配置、配用后，我们还要给病人一个适用阶段，让病人了解和感受。但是，现在整个制作过程太长，目前在临床大概需要两周才可以拿到矫形器，这时病人早已出院了，从医疗角度来看这个过程还应快一些。

按不同部位可将矫形器分为下肢矫形器、膝关节矫形器、脊柱矫形器及上肢的矫形器。就足部矫形器而言，对足部的健康，包括儿童的足部健康发育等变得越来越专业化。在步行中足的功能是减小冲击力、保持平衡、传递推进力，在行走过程中，跟足有关的还有 5 个环节要加以考虑。足部有问题，要做一系列生物力学的检查，可以在非负重下做，也可在负重下做。在负重情况下，可采用运动分析法，包括足底压力变化的方法。这些技术在临床判断足疾患时可提供很好的参照。我有一个青年病人因脚疼就诊，起初接诊医生初步判断有轻微塌陷和外八，属于扁平足，可用矫形垫，但使用后没有改善。后来我发现他存在后跟外翻，但足弓下陷不明显,可能是脚型问题,测足底压力后结果是高弓足。我们认为他需要按照脚型重新配置一只鞋垫,而不是拿一个均码鞋垫。像类似问题,要精确测量,得出的结果才能给我们更加准确的指导,足部矫形器就能解决很多问题。矫形的评估表推荐用 SPO,根据评估表发现的问题,制订临床标准,再去解决问题,要综合考虑,包括各种不同的鞋垫,特别在足下垂时,还可以用光电刺激。

下肢矫形器非常多,分踝足矫形器、膝踝足矫形器和髋膝踝足矫形器。这些矫形器又分静态和动态。静态矫形器主要对运动在某一个踝关节平面,在运动平面上有一个限定作用。动态矫形器允许踝关节一定程度的矢状面运动。所以,不同矫形器有不同的限制程度,可以在矢状面运动,也可以做适当的体育活动。

随着矫形器的发展,其材料也在更新,例如轻便的碳纤维,年轻病人的腿神经损伤造成问题可用这类矫形器,还可参与一定的体育运动。但对另一些病人,可以推荐其他的矫形器,包括有脚垫的动态踝足矫形器,另外还有一些传统的矫形器,如某些手术或严重的粉碎性骨折,手术后不能确定稳定性,可用强化的矫形器。所以,在考虑运用矫形器时,首先考虑最简单、最实用的,如有问题,再考虑是否需要用更大的矫形器或 KAFO,即新踝足矫形器。

新踝足矫形器有些比较常用。随着技术发展,已有碳纤维复合材料的矫形器,这类矫形器不管是用于膝还是髋,对功能的影响或支持要求相对较高。用矫形器,首要是解决功能问题,在此基础上保护病人在治疗过程中不再受到进一步损伤。

局部矫形器还可解决脊柱的疾病,如脊柱侧凸。矫形器用于脊柱侧凸被循证医学证实是有效的康复干预方法,这方面的矫形器越来越多,采用的技术也越来越多。

上肢矫形器制作更加精巧和精准,不但跟部位吻合,而且手指活动也恰到好处,特别在肌腱或神经修复手术后,达到了不同的功能要求。

从整合医学角度看生物力学与
康复工程

◎张　明

　　辅助器具开发的重要性在康复医学中有非常重要的标准，就是对人体接触性的支撑界面，不管是走、躺或坐，都有一个人体支撑的界面。这个界面共同力学的特点，就是所有的力都要通过软组织或皮肤，如果设计不好，就会引起疼痛、不适，甚至导致压创伤。做生物力学，希望通过优化过程设计，达到一个优化设计，从而解决两个问题。第一是满足舒适性，第二要满足功能性，这是支撑界面生物力学的一个主要目的。

　　要做到舒适性和功能性，我的研究领域包括材料特性的研究，还有一些界面材料的特性研究。另一方面，就是测量人体支撑界面的一些参数，包括压力、滑动、温湿度等方面的设计及其对某些参数的影响，这是我们研究的主要方向。另外，研究人体组织对力学刺激的一些反应，包括内部结构、人体对受力的耐受程度，还有血液流量、组织损伤、肌肉等，有了这些研究才能设计出更优化的人体支撑界面。这些研究包括实验测量，也包括一些地上模型，我们的工作以地上模型为主。过去20多年的研究，一是关于睡眠系统的生物力学设计，另一个是足踝生物力学的模型。

　　睡眠的支撑系统，如枕头、床垫，对睡眠特别重要，其中有很多因素，生物力学支撑是其中之一。我们的一生有1/3的时间在床上，睡不好有很多因素，包括身体特征、精神状况，而力学支撑也是其中之一。如果有一个好的支撑，可以让我们睡得很舒适。如果换一套支撑系统，例如住酒店时，第二天早晨起来会觉得很累，不知道哪个肌肉或关节承受了一晚上的力，导致很不舒适。通过计算模型，我们可以了解支撑到底对人体有哪些影响。适当的支撑，不但可以产生一个好的渐变压力分布，更关键的是引起脊柱对线，才可合理地让身体彻底放松。如果床太硬，会产生局部的高压，如果太软，起不到合理的支撑。枕头的高度也是这样，如果太高脊柱就无法处于正常状态。

我们在研究设计时考虑了两个方面，一是接触压力，接触压力直接影响到舒适度；另一个是脊柱对线，脊柱对线影响到内部某些组织的受力情况。

床垫设计有很多问题，所有厂家都认为自己的床垫设计最合理，但仔细推敲，却找不到一个合理的设计的评判标准。我们希望通过研究找到一个合理准则，而不是简单地问病人是否舒适，或只简单地做一个渐变压力的测量，我们更关心内部的受力情况。

关键问题是，在睡眠中什么是比较合理的脊柱对线。有人认为要躺在一个水垫上，全身都处于放松情况时，可作为一个设计准则。我们也做了这样的测试，建了一个模型，可以模拟一个人躺在水上的形状。我们建立了一个三维的人体模型，是几何模型，在模型中最困难的部分是肌肉力度的问题。所有肌肉都放松是一个理想状态，但实际上不可能。现在有很多辅助模型可以帮我们分析肌肉力，但还没有很好的卧位模型。有了这样的模型，我们分析一个物体时放在床上就可以，它有很多内部受力、肌肉收缩等，要和实验测试的压力进行对照。例如，颈部的支撑，观察有无支撑和高度对它的影响。随着高度的增加，头部压力的分布会发生变化，脊柱的对线也发生变化，我们可以通过一个模型表现出来。在建模当中，受力建模和其他工程最大的区别就是肌肉力的作用，这是很多人在建模中忽略的一部分，怎样找到不同姿态下的肌肉力是建模中最困难的部分。然后是语言设计，我们正在研究。

过去近20年，我一直在做足踝模型。大家每天都走路，但对足踝的了解还不够。足踝非常复杂，有28块骨头，有超过30多个主要的关节，还有一系列的韧带和肌肉等。我们一生中没有感觉到腰疼的人很少，没有感觉到足踝有问题的人也很少。据统计大约有80%的人在一生中都会出现足踝的问题，足踝的问题大部分跟力学有关。对足踝的问题分类，除了畸形，把扁平足归于其中，还有组织损伤、某些慢性病、运动损伤及快速损伤。处理方法除了康复领域常用的保守治疗和特殊功能的鞋垫、鞋等，还有手术。我们想开发一个足踝的生物力学模型，足踝的支撑变化和内部的受力情况，有助于设计者做出更好的足踝矫形器，甚至可以穿的鞋。

要完成这样一个任务，光靠实验不够，我们要开发模型。我们开发的一个走线模型，就是想模拟人在行走中足弓内部的受力情况。这个模型很复杂，在世界上也算比较领先，是最复杂的模型。我们做了大量简化，把韧带、肌肉都简化成线，我们的模型主要是模拟足底支撑的影响。这个模型用到足底支撑的设计中，针对各种鞋对脚的影响，我们开展了鞋的设计，包括高跟鞋。

通过磁共振得到几何形状，然后通过三维重建，得到骨头和软组织结构，然后把软组织整合到一块，就是一个足部的模型。最复杂的是肌肉、韧带，无法一一模拟，就把它简化了。材料特性是目前大量简化的一部分，有弹性、非线性等，人体组织比这些材料更复杂，里面有很多因素需要考虑。如果是肌肉，可以通过局部模型得到肌肉力，然后加到脚上，再给它一个力，同时肌肉也给力，这样就建成了一个比较复杂的模型。我们通过运动分析系统，根据步态测量生物力学特征，通过步态分析得到力量和反力，然后用生物力学的计算得到每个关节的受力情况，再通过基础系统模型得到肌肉力和衰减力的分布，然后把所有参数都加到模型当中。

我们做过生物力学测量，包括足底压力分布。在不同时间和步态，其走路受力和足底压力的分布是不一样的。我们开发过剪切力传感器，希望知道鞋垫和脚之间剪切力的大小，尤其是穿高跟鞋。我们开发了运动鞋底，在跑步、跳跃时剪切力非常大，要知道这个剪切力到底有多大，到底会带来什么样的损伤，这些实验结果都要输入模型或进行验证。

根据很多力学研究，得到了组织应变。最近我们把应用和神经系统、血流量系统结合起来，甚至把氧的传递结合起来，这样就可以把力学提至更高层次，然后把力学信息整合到生物力学中。血管的生物力学非常复杂，尤其是毛细血管。

在物理治疗中，经常用到的鞋底不平或站不住，我们想用模型模拟一下，到底能不能起到锻炼作用。高跟鞋的模拟过程，有一个脚的模型，有一个高跟鞋的模型，然后把肌肉拉成高跟鞋的形状，鞋和脚结合起来，有时脚到了鞋的外面，这是正常的。因为穿鞋时，有的地方的确受到很大压力。通过一些技术，把它拉到这样一个形状，然后再给它力，测试力的大小。通过固态分析，模拟过程中可以看到走路过程中的用力情况和内部的情况，甚至看到肌肉的受力情况。

我们做过全下肢模型，通过这个模型看到临床减少膝关节的受力，从我们的模型可以看到不同的鞋和鞋垫对膝关节的受力情况，可以开发不同脚的模型，包括扁平足等。手术的模型中，鞋垫是经常用的；另一个手术经常用的方法是，打一个钉子进去，能够让足弓的塌陷减少。如果硬度太大，会造成疼痛，如果硬度太小就无法起到作用，我们正在做优化设计。

总的来讲，我们团队以生物力学为主，通过实验和建模的办法，希望可以开发出更好的人体支持辅具。

神经训导康复技术与整合医学

◎赵文汝

　　神经训导这个词是我首先提出来的，为什么叫神经训导呢？我们把中医的导引术经现代化发展变成了"六步中医导引术"。结合我在美国学会的生物反馈技术，形成了中医导引反馈技术。以此为基础，逐步形成了一个完整的康复工程技术体系，用于训练神经、开发脑潜能和恢复脑损伤后丧失的运动功能，因此叫神经训导，就是用导引术训练神经的意思。刚开始这个观点不被人认可，后来我们终于发表了论文，也出版了我的书《临床神经训导康复治疗学》，而且这本书被Springer出版社购买了永久版权，现在已译成英文，将向全球推广发布。

　　神经训导康复的理论和方法如何？唯一的检验标准就是看有没有良好的效果。

　　去年8月，美国佛罗里达州迈阿密市的一名男性病人克里斯，27岁，脑外伤后康复训练近10年，从未间断。几乎用过了世界上大部分的康复方法，例如PT、OT、ST、高压氧、肉毒素注射、手术等，连中国的针灸也用了，但没得到很好效果，畸形和功能障碍特别严重。我们没有用矫形器给他矫形，矫形器是临床医生不得已时才采取的措施。因为矫形器的作用是替代身体某部分的功能，替代肯定会导致被替代部位的功能减弱甚至丧失。神经训导康复方法是首先恢复脑功能，进而恢复身体的运动等功能。这个病人经过我们的方法治疗后，基本恢复到了正常走路水平。后来曾经给克里斯治疗过的一名日本医生专程到北京市大兴区中西医结合医院考察，准备引进这个技术服务。

　　神经训导康复方法治疗外国病人有效，治疗国内病人是否有效呢？有个67岁的病人，公共汽车撞伤后一年多，右侧偏瘫肢体不能动，伴双下肢深静脉血栓，躺在床上没人敢给她进行康复训练，她的身体状况每况愈下。后来她的家属找到了我，治疗3个月后明显好转，能独立步行了。最后治疗半年，生活基本恢复了正常，效果很好。截止到现在，已经先后有26家医院引进了神经训导康复技术，无论是在社区，还是在大型三级甲等医院，只要使用这个方法和配套设备，效果都比较好。

为什么要创新呢？是因为目前在国内外广泛应用的、发明 20 世纪中叶的西方十多种康复技术，综合起来叫神经发育学康复方法（NDT）。每一种方法手法不同，各有各自的理论。但这些方法无论在理论还是在效果方面均被国内外康复专家否定。例如，现代研究否定了 NDT 以原始反射、输入性刺激和本体感为理论基础的方法，发现运动控制并不依靠反射，传入刺激对运动控制无关键作用，本体感在运动控制中不像想象中那样重要等等。假设一个电脑的 CPU 坏了屏幕不显示了，你光点鼠标能有用吗？整个环路都断了，点鼠标靠反射恢复功能是没有作用的。我国著名康复医学家缪鸿石教授主编的《康复医学理论与实践》，其中介绍了 NDT 的效果，这些方法经近一个世纪的大量实践，证实其效果并不理想。

美国康复医学家 Joal A. Delisa 教授出版了《康复医学理论与实践》，现在已经是第 5 版了。中国康复研究中心用这个名字办了本杂志，现在还在发行。他认为现在没有有力证据支持神经发育康复方法的临床应用，而是越来越多地被任务导向的训练方法所取代。导向训练是什么？目前在理论和方法上都不成熟，得不到真正的实施。因此，康复医学在正确理论和方法上还处于空白状态。而且 NDT 所有方法都相互独立，没有结合应用的原则。国际上有个著名的康复医学家 Basmajian，他说："什么是优秀的治疗师？凡是有能力将 NDT 所有方法折中地结合应用，而不是孤守一种方法的治疗师，才是把自己武装的最好的治疗师，才能在康复医疗实践中自如地治疗各种难治的神经病病人"。就像汽车很多，但没有交通规则时还得把车开好不出事故才能认为是"好司机"，而这根本不可能，没有规矩，怎成方圆？结果导致临床上康复治疗不规范，给人感觉康复训练科学层次不高。

神经训导康复方法是怎么发明出来的？实际上是根据机器人的原理推导出来的。机器人的 CPU 损坏导致肢体不能运动了，光摆弄机器人的肢体被动活动是不行的。机器人或计算机的 CPU 坏了，得把里面坏了的电阻、电容或集成块更换掉，把它重新恢复成一个结构完整的 CPU，才能恢复丧失的运动等功能，我们把这种 CPU 叫"完整主体"。完整主体是指 CPU 结构完整，具有学习（被动）和存储（记忆）并通过实践把记忆的知识转化成解决实际问题的潜在能力。但是，光有完整的主体还不行，还得重新输入运动程序。程序是什么？是把人类积累的经验写成计算机 CPU 能认可的软件输入到 CPU 里面，是完成某件事情或任务的过程。这是计算机被动学习的过程，我们把这种装有软件的 CPU 称为"知识主体"。学到了知识还不等于能用学到的知识解决实际问题，这需要通过实际应用性训练。我们把通过实践，能将学到的知识转化成解决实际问题能力的 CPU 称之为"功能主体"。

人脑也是这样，人脑相当于人体的 CPU。人一出生脑部就可能发生损伤，如脐带绕颈、窒息缺氧、产钳损伤和高热等，可能会造成相应的功能障碍。所以，要想恢复丧失的功能，第一步得把脑变成一个完整的主体，完整主体就是能学习、记忆，能通过实践把知识转变成解决实际问题能力的脑。

什么叫知识主体？假如人出生后放在没人的地方就什么也学不会，人和所有的动物一样都必须学习，学到知识的脑就是知识主体。光有知识不实践也不行，通过实践，才能把学到的部分知识转化成解决实际问题的能力，使脑成为功能主体。所以完整主体—知识主体—功能主体，是人脑功能建立从学习到解决实际问题不可逾越的过程，是不可违背的自然规律和法则。正因为如此，以中医导引术为主形成的神经训导康复理论和三阶段康复方法，从一出世就奠定了可以经世流传的坚实基础。由此可见，理论研究和原始创新是何等重要。

医学界一直认为脑损伤后丧失的功能是无法恢复的，因为它再生能力差，坏了又没法更换，恢复功能是"死路一条"。从某种程度上说，这种观念严重影响了康复医学的发展，形成了以"被动运动、原始反射、输入性刺激和同等水平上的主动运动"为主的 NDT 方法，导致康复训练并不比药物和手术等常规治疗方法能给病人带来更好结局的结果。

我们这套技术研究用了 23 年，临床应用了 16 年治疗了 4 万多病例。根据钱学森教授的《人体科学》，发现人体在危机状态下可以进入反应状态，进入反应状态后人体就可以发挥出平时 6 倍以上的能力。但是，我们给病人训练时却不能这样，因为必须要保证病人的安全，不能因为训练使病人的病情加重或诱发新的病症。我们最终研究出了使病人能够进入"亚（微）反应状态"的训练方法，在保证病人安全的前提下，获得了非常好的启用备用脑细胞，使人脑 CPU 恢复为完整主体，使康复训练成为"有本之源"的训练。有本之源就是使训练有被训练的对象。"亚（微）反应状态"的训练又叫神经潜能开发训练，我们根据中华民族古老的中医导引术形成。导引术是春秋战国时开始的，但主要应用于养生保健领域，在 18 世纪末的时候曾以"功夫"的名义传到了欧洲，但是从明代起就罕有临床康复应用。

中医导引术中有三个词，即调神、调息和调形。调神，是集中精神、排除杂念去做一件事情的；调息，是吸足了氧气准备做一件事情；调形，就是用脑支配肢体的主动运动，而且只有用脑支配肢体的主动运动才能开发脑潜能。由此看来，中医导引术是从根源上恢复脑损伤后丧失的运动等功能的重要方法。我们以"传承不泥古、发展不离宗"为宗旨，把中医导引术改变成适用于一块肌肉收缩、一个关节活动的康复技术，起名叫"六步法中医导引术"，包括运动想象和模拟、确定目标点、调神调息、击发、坚持和放松，就是先看看正常的如何做、实际操作，找出差异确定目标，在导引病人调神调息、调集能量充足氧后，引导病人突然用脑发放能量支配肢体运动。之后在关节主动活动的最高点上抗阻，数数让他坚持6s，以更好地开发脑潜能。最后一步再调神调息，使消耗的能量得到及时补充，以利于下一次的训练。

以六步法中医导引术为基础，我们研究出了循经导络六步法导引术和用于重建运动程序的循经导络中医导引反馈技术系统，将导引出运动信号实时接收并以数字化曲线形式显示在屏幕上，给病人重建运动程序。根据这个方法我们研制出了设备。经络技术进一步突出了中医导引术的特色。运动程序重建是使新启用的脑细胞和损伤区残留的细胞间能够协调有序地支配肢体运动，是使脑重新恢复为知识主体的过程。我们还把运动程序分成很多型，根据型别判断问题出在哪，采取什么样的措施治疗应对，并能根据型别判断愈后。重建了运动程序之后，再通过能有效限制肢体运动中不需要的关节活动的设备，进行步态等实际应用性训练，使脑恢复为功能主体，进而尽可能多地恢复丧失的运动等功能。在此基础上，我们先后创新了 20 多种技术，将这些技术按照三体理论划分，形成了三阶段康复方法。

根据三阶段方法临床应用的需要，我们研制出了系列配合方法应用的配套设备，这一下就明显拓宽了方法的临床应用范围，规范了方法的临床应用，减轻了治疗师的劳动强度，明显增加了训练效果。使零肌力、年老体弱、低意识、植物人和不能配合主动运动训练的病人训练成为可能。此外，我们还研制出了自动化治疗设备，20 种机器人和一对多自动化治疗系统，具有改变康复"一对一、人力资源浪费严重"的落后现状的作用。

现中西医康复疗法和康复医学工程技术也有一定价值，我们合理有效地把现有有效的康复方法整合起来，融入神经训导康复系统中，形成了"理论源自于脑功能重建的自然规律，方法源自理论，设备源自方法，治疗方案源自目标，训练设备化、自动化实施和改变康复医疗运行模式"的体系化发展，并已经取得了成果。神经训导康复工程技术体系适用范围很广，可以基本满足所有康复治疗需要。目前已经获得了 8 项发明专利，注册了 2 部软件，通过了军民融合技术评审，准许进入军队医疗系统应用。

中医导引理论，其价值和意义在于在理论、方法、配套设备、方案制订和传统技术等多方面，实现了中西医间的相互整合，整合出创新，整合出效益。

脑卒中早期运动功能与预后判断

◎张巧俊

运动障碍是卒中后最常见的躯体功能障碍，是影响病人步行能力和独立生活能力恢复的最关键问题，也是病人和家属最关注的问题。卒中早期对运动功能恢复的准确预测有助于确定合理的康复目标、制订精准的康复规划。目前有关运动功能恢复预测指标包括临床指标、影像学指标和电生理指标。

国内外研究结果显示，运动损伤程度是判断预后最简单的指标，Fugl-Meyer 评定量表对于预测运动恢复是有效和可靠的，卒中后一周内运动障碍评定结果可以预测功能恢复。fMRI 在功能上反映大脑皮质功能区在执行某项任务或受到某种刺激时的激活情况，可对卒中后的功能恢复、功能性重组进行深入研究，损伤侧半球的感觉运动皮质激活越早，运动功能恢复越好则皮质激活模式越接近正常，运动功能恢复越好。DTI 能显示脑白质纤维结构和走行，脑白质纤维束的完整性和方向性是判断运动功能预后的一个有效神经影像学指标。CST 的早期 DTI 表现可用于预测卒中偏瘫病人肢体运动功能的变化，下行白质纤维通路中断预示着功能预后较差。MEP 用以检查运动神经从皮质到肌肉的传导通路的整体同步性和完整性，卒中早期存在 MEP 预示着更好的运动恢复和结果，特别是对轻型脑卒中病人预后的预测可能具有独特的价值。卒中早期综合运用临床、影像、MEP 指标能够提高预测的准确性。

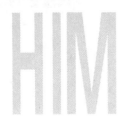

从整合医学角度看脊柱侧凸的康复诊疗

◎杜　青

脊柱侧凸在很早以前就被发现，但它的定义、治疗方法及发生机制到现在还没有完全研究清楚。脊柱侧凸是一个三维结构，包括额状面、水平面和矢状面。

脊柱侧凸采用站立位 X 线片做评测，当角度≥10°，可称为康复治疗的特发性。特发性是 1922 年国际专家提出来的，就是在特定时间、特定年龄出现的脊柱侧凸，可见于健康儿童，可在任何一个快速生长阶段发生并进展。特发性脊柱侧凸患病率达到 80%，男女检出比例相同，但进展时女性比男性要高得多，甚至可达 7~9 倍。角度在 10°~20° 时，男女比是 1:1.3，但大于 30° 时，就变成了 1:1.7。

脊柱侧凸的病因与染色体、生长发育、基础代谢及神经系统的异常有关。而且不同人群、种族、维度，其表现不同，所以诊疗难度比较大。康复治疗、手术治疗及矫形器治疗都非常值得关注。

系统维持和治疗，对脊柱侧凸都非常有帮助。对角度在 20°~25° 的病人，可进行持续治疗。对 30° 的病人，如果在青少年发育期，把畸形角度控制在 30°，他今后的脊柱发展会很好，几乎每年都不会有进展。但对 30° 以上的病人，每年会有 1° 的进展。脊柱侧凸大于 50° 的孩子进入成年期后，会有腰疼、颈部不适等其他健康问题。在患儿飞速生长期，即 6~24 个月、5~8 岁和 11~14 岁这 3 个阶段，要早期干预，给出合理治疗建议，同时进行持续治疗。

脊柱侧凸有不同特性。一种按年龄分型；二是按种类分型，如 King 分型、Lenke 分型、PUMC 分型及 Ponseti 分型。脊柱侧凸有 3 个层面，有不同的变化，King 分型只考虑一个平面，忽略了另外两个平面。这是对手术治疗的骨科医生而言，但康复医生去做治疗时，这个分型不适用。Lenke 分型是 2011 年提出来的，多了一个平面，但还是没有考虑到水平面，现在手术医生都用 Lenke 分型，如果进行康复治疗，最好从三维平面去考虑，针对康复治疗做评估。康复治疗既要简单，又要兼顾有效性，要对治疗有帮助，因此考虑 3 个平面的 Ponseti 分型。

对脊柱侧凸的防治分两步，第一步是做筛查。中小学生筛查很简单，做一个弯腰动作，侧弯带着旋转。弯腰时，可见代偿性的水平发生了角度变化，角度变化 4°，侧弯有可能大于 10°。国际上敏感度比较高的标准是 5°，5°变化的敏感性大概有 47% 的孩子可能有侧弯，需要到医院进行第二次筛查，站立位拍摄 X 线片，到 7°时，侧弯角度就可能达到 20°。

康复治疗无论是辅具还是运动疗法，都与骨头相关。该病骨头生长有特点，从外侧向内侧长，生长发育停止后，骨头完全长住，而且融合。孩子没有发育或在发育前期，骨头慢慢从 0、1、2、3、4 级变化，骨的柔韧性还存在，既有继续进展的可能，也有被治疗的可能，但不是 100% 等同于手术治疗。脊柱有韧性、不僵硬，在 0、1、2、3 级时，可以进行保守治疗。国际上有很多针对分级（R）的变化和生长的文献。例如 0～5 级，所跨的年度是 4.7 年，在这个过程中，平均增长的身高是 5.9cm。在月经初潮时，R1 大约 30% 的孩子，到了 2 后是多少还有待于进一步研究。

对脊柱侧凸病人的生活质量进行评估，可以采用 SRS22 和 SF36 量表。也可进行其他检查，明确是特发性，而不是神经性或先天性的。证明脊柱侧凸有基因或染色体异常时，可以对基因进行更精准的检测，但先天性脊柱侧凸，有些 DS6 基因群可明确诊断，但对特发性，现在很多表现与基因、DNA 等相关变化并不可知。

我们团队在做肠道菌群和蛋白族群的检测时发现，脊柱侧凸的患儿一般很瘦，而比较胖的孩子由于其畸形角度会被掩盖，导致畸形更严重，治疗有效性会更差。

国际上有两个学会，一个跟脊柱外科医生密切相关，叫 SRS 协会，这个协会要求非常高，全球只有 1000 会员，主要是外科医生、研究人员、医学助理，很少有矫形师。另一个是 2015 年在意大利成立的 SOSORT 协会，包括畸形外科医生、康复医生、康复治疗师，还有其他相关人员，他们推行保守治疗的管理方法、检测预防、护理、教育以及多学科合作，它通过各国各方面专家合作，推出了保守治疗的指南，且针对发育时期脊柱侧凸的不断更新，持续推崇新的有效支具，开展多中心研究，治疗方法叫特定运动疗法。2014—2016 年，有 4 个国家发了 4 篇循证级别非常高的单中心脊柱侧凸研究，证明特发性脊柱侧凸在青少年发育过程中特定运动疗法的有效性。

脊柱侧凸的保守疗法，一个是特定运动疗法，即支具治疗，在治疗过程中如果角度大于 45°，可以进行手术。保守疗法是特定运动疗法加上手法治疗，在 10°～20°的，不用支具，可以单独使用保守治疗，20°～40°的，支具联合保守治疗。保守性疗法针对先天性脊柱侧凸或严重的神经性脊柱侧凸，在术前、术后都可以用。脊柱侧凸的特定疗法是核心运动、主动运动及主动运动的矫治，更注重对脊柱侧凸的功能训练，包括平衡功能、肺功能等整体感觉的锻炼。

治疗可用不同的形式，包括门诊治疗、住院强化治疗、家庭康复治疗，以及门诊加家庭治疗。保守治疗，脊柱骨还有一定柔韧性，在发育过程中，有可能被纠正，但也可能冒风险，有可能选的时间段比较早，但如果方法不好，孩子病情进展还是会存在。

关于运动疗法，2010年有一篇综述阐述了特定运动疗法在脊柱侧凸中改变它的角度和躯干的旋转角度及生活质量是有效果的，但当时循证等级非常低。2014—2016年，出现了单中心的AIS研究，循证级别上升，依然证明有效。

支具治疗不失为脊柱侧凸的治疗方法之一，针对不同角度和类型，有不同的支具，目前国际上不推崇硬支具。目前有很多循证文献证明支具有效，很多脊柱侧凸病人，包括学龄儿童上学时不愿意戴支具，可对支具进行改良，例如软硬支具的结合等。夜间支具虽然效果差，但适用于很多上学时不愿接受硬支具的孩子。还有一种支具叫SpineCor，是一个软支具或活动支具，孩子依从性非常好，针对的是轻度的脊柱侧凸。应用过程中，应该结合治疗情况和经验，思考后再用。

特发性脊柱侧凸从康复角度来看是一个骨科的疾病，但在发育期进行康复的介入和管理是值得的。这个病目前病因不明，通过整合医学的理念和实践，实施正确的治疗，包括基因检测，可以更好地探索特发性脊柱侧凸的发病机制及基因学变化。通过对脊柱侧凸康复诊疗方案的大数据研究，包括软件系统的建立、支具的研发和多学科合作，一定会有重大突破。

康复机器人的研究背景

◎李勇强

我国脑卒中发病率高速增长并呈现低龄化趋势。据统计，中国每年脑卒中新发病例约 270 万，且发病率以每年 13% 的速度增长，据估计，到 2030 年全球将有多达 7000 万脑卒中病人，给世界各国带来巨大的经济负担。脑卒中致残率高达 75%。人口老龄化又增加了卒中及其他脑血管疾病的患病及致残率。脑卒中偏瘫造成的运动功能损害，使病人无法自理，增加了家庭及国家的医疗负担。康复训练是脑卒中病人恢复运动功能的主要医疗手段。传统康复治疗需要治疗师一对一的训练，而我国康复治疗从业人员极度紧缺，尚存在 30 万的人才缺口。

循证医学证实，及时的康复训练是治疗的有效方法，然而，当下存在治疗师人手不足、劳动强度大、技术水平参差不齐、康复评估方法主观、康复训练费用昂贵等局限性问题。为减轻病人经济负担和治疗师体力负担，提高康复训练效率，促使康复机器人逐渐在世界各国兴起，成为康复领域热门研究对象。因此康复机器人是解决我国专业人才供需矛盾，以及促进脑卒中病人运动功能恢复的必然趋势。

一、脑卒中肢体功能障碍的临床康复策略

目前脑卒中肢体功能障碍的临床康复策略主要为：①以健侧肢体的肌电信号（按比例）控制带动患侧肢体进行运动。健侧肢体实现对患侧肢体产生实时对称动作，双侧对称动作可通过去大脑皮层抑制，从而促进患侧动作的恢复。通过健侧肢体对患侧肢体的实时精确控制，实现运动意念及动作反应的最大同步化。通过更多的关节及肌肉本体感受的传入，可能有助于实现突触的重塑及皮层区域的重组。通过健侧带动患侧动作产生目的导向动作，从而促进皮层功能重组，进而促进运动恢复。②以病人功能为基础的康复策略。例如，病人肢体无主动动作，可

采用被动肢体活动方式使肢体产生活动，并对中枢输入运动的感觉回馈；病人可完全主动完成功能性动作，可通过关键点控制或运动控制等方式，促进病人用正确的运动模式主动完成动作；病人可完全主动完成功能性运动，但耐力和力量不完全时，可采取抵抗外界阻力的方式完成动作。也可以根据功能需求制订策略，如上肢持餐具进食、下肢步行等。

二、运动功能重建与大脑可塑性关系

中枢神经受损后，在一定的条件下，其内完好的神经纤维可以发生侧枝出芽，通过其形成的新终末端，替换损伤的终末端，重新占领靶神经元上空出的突触位置，再建原有的突触联系，恢复原来的功能；或者建立新的突触，形成新的神经环路，以致出现与正常不同的行为表现，即脑重塑。

大脑可塑性与卒中后的功能运动有关，这是目前已被公认的结论。一系列研究均证实，任务导向性训练可以增强梗死灶周围运动区的重组，改善运动功能。反复进行功能性运动和增加治疗量对运动技能的恢复有显著作用。依此理论而设计的康复机器人替代成千上万次精准的功能动作，同时结合各类技术，制造丰富环境和动机，就可以起到非常重要的作用。

三、康复机器人品牌机器临床特点现状

为解决上述问题，研究者们将机器人技术应用于康复领域。目前临床用于促进运动功能重建的上肢康复机器人，主要分为以下几种类型：①上肢康复训练机器人，如 MIT-MANUS、ARMin 等，主要作用为机械辅助多轴向运动，并提供电脑屏幕的视觉反馈。②功能性电刺激辅助上肢康复机器人，通过低频脉冲电流刺激功能障碍的肢体，以其产生的即时效应来代替或矫正已丧失的功能，如英国南安普顿大学 C. T. Freeman 等研制的产品。③基于虚拟现实技术的上肢康复机器人，采用基于虚拟现实的用户界面，模拟某些日常生活场景，如 Wisconsin 医学院和 Marquette 大学研制的家用计算机辅助康复训练机器人系统 TheraDrive。④基于 sEMG 的上肢康复训练机器人，将表面肌电信号引入康复机器人系统，预测人体主动运动意图，驱动机器人执行相应的动作，带动偏瘫侧上肢进行康复训练，日本佐贺大学开发的三自由度前臂与腕部康复机器人系统，以及我国哈尔滨工业大学开发的穿戴式上肢康复机器人。⑤基于 BCI 上肢康复训练机器人，脑机接口通过主动意图识别帮助病人进行主动康复训练。加拿大西蒙弗雷泽大学 BCI 手臂康复系统。

目前临床用于促进运动功能重建的下肢康复机器人，主要分为以下几种类型：①固定式机器人，如上海璟和的产品 Flexbot-B，可提供具有生理步态的训练模式，通过对髋膝踝关节的协调控制，带动病人模拟正常人步行。②基于平板训练的机器人，将运动平板与外骨骼机械腿相结合的减重步行训练机器人。③平地行走训

练机器人，病人穿戴上外骨骼，整合在背包里的动力装置驱动下肢完成从坐到站、从站到坐和行走等转移动作。④单关节机器人，可以对下肢单关节提供助力。

四、康复机器人临床应用的有效性和安全性

国外文献的研究数据显示，康复机器人具有康复有效性，并能保证使用过程中的安全性。两项分别针对康复机器人对脑卒中病人上肢功能改善和下肢步行能力的 meta 分析指出，康复机器人的应用可以明显改善病人日常生活能力、上肢活动能力及肌肉力量、下肢独立步行能力。一项临床研究显示，针对 20 例偏瘫病人进行 8 周的康复训练，每周 3 次，每次 40min 的治疗，包括 10min 的传统康复和 30min 的机器人双侧上肢运动训练，发现试验后和维持期测试上肢运动功能显著提高。另外一项有关康复机器人对于脑卒中病人下肢步行功能的临床试验中，37 例脑卒中病人接受连续 2 周的康复训练，每周 5 次，每次治疗 100min，其中康复机器人治疗组（20 例）的治疗包括 40min 机器人辅助训练和 60min 传统物理治疗，传统治疗组（17 例）则为 100min 传统物理治疗，结果表明康复机器人治疗组较传统康复组下肢 FMA 评分有显著提高，同时康复治疗组运动后最大耗氧量提高 12.8%。多项临床试验表明，康复机器人在康复治疗期间不良事件发生率低，无明显副作用。从康复机器人的有效性和安全性能出发，康复机器人帮助改善脑卒中病人运动功能障碍的项目是切实可行的。

目前，国内外关于脑卒中康复机器人的研究多为小样本试验，临床证据等级低。关于机器人辅助训练改善脑卒中病人肢体功能障碍的研究呈现两种相反的观点：Husemann 等的研究表明该训练对病人步态及体质量指数的改善幅度相对显著，然而 Hornby 等的研究表明它与传统康复治疗相比无显著优势。目前，未见国内外关于脑卒中机器人辅助训练改善脑卒中病人肢体功能障碍的操作规范及训练流程的报道。

言语运动整合治疗言语障碍

◎燕　楠

　　言语过程有一个言语链，在听觉反馈与发音中言语链是很重要的组成部分。例如，在一个嘈杂的环境中，我们会不由自主地增加音量。如果戴了耳麦，会有一些杂音或声调的变化，说明听觉反馈在日常对话中是一个指导性和关键性信号。神经系统是听觉言语运动整合在发音运动控制过程中的重要组成部分。当改变发音时的基频，会出现一个补偿性改变，说明言语运动发生时，出现了一个听觉错误的检测和修正回路。对发音的研究，可以提供一种可行的办法，去研究在复杂运动中的感知觉信息反馈整合机制，但现在这个机制还不是特别明确。

　　2013年有篇文章指出，大脑听到声音时出现的反馈，有两个很重要的机制，一是 SIS，就是听到自己说话，大脑会被抑制；另一个是听到和期望的声音不一致时，大脑活动会增加。这反映了听觉运动整合中的一个过程。因此，通过试验，研究发音时听觉反馈的神经机制，是一个试验整合的过程。首先让受试者发出一个正常声音，就是实际的发音，在某一过程时改变他的发音基频，然后反馈给受试者，让他们听改变过的声音，然后通过脑电或 FAF 方法检测大脑的神经活动。现在对神经退行性疾病如何改变神经机制从而导致运动性语言障碍的机制仍不清楚。研究听觉运动整合的神经机制，有助于设计一种新的方案去评估或治疗言语障碍的病人。

　　我们做过一个对帕金森病人的研究。帕金森病人除了运动性疾病外，还有很严重的言语问题，大概有70%~90%的帕金森病人存在运动性言语问题，主要表现为发音过弱、言语清晰度差、发音犹豫、声音震颤等特点。有些研究发现，发音过弱是过度估计了发音的大小，现在说话过程中有实时反馈的缺陷。行为学研究也证明了这一点，就是帕金森病人在听觉反馈的试验中，会存在过度补偿效应，帕金森病人在感知整合中存在缺陷。

我们的研究想观察在帕金森病人发音过程中，发音运动控制的听觉－运动整合脑活动的时空信息，从而发现神经机制的损伤模型。我们采用了频率改变数据反馈的试验，通过两种不同的试验状态，观察帕金森病人存在的缺陷是在感知系统还是在语言运动的整合过程。试验对象包括帕金森组和正常组，帕金森组共 18 人，正常组也是 18 人，双耳测听试验均不存在问题。帕金森病人开始发音时，记录其持续发音，通过系统改变他发音的基频，通过耳机再传回给帕金森病人，然后采集他大脑的活动。主要分析 3 种数据，第一是行为数据，就是 PSR 的改变；第二是 ERP 分析，分析脑电，主要反映听觉及运动控制的成分，另外希望知道存在异常，有哪些脑激活可用；第三是源定位分析。

行为学结果不出意料，帕金森病人过度补偿跟基频有很大关系，基频越稳定过度反馈越大。这跟帕金森病人日常运动有一定相关性。ERP 的结果显示，帕金森病人和正常人表现一致，就是在准备发音时，有一个较小的激活。但在 P2 时会存在一定的差异，帕金森病人主动发音时，会比被动聆听时存在一个比较大的激活，存在很大差异，我们认为帕金森病人可能会在 P2 转化时，在反馈时间和反馈控制上存在问题，帕金森病人在听觉反馈控制运动方面存在缺陷。实际上最后落在 P2 成分时 PD 病人和正常人有差异。我们有一个很典型的模型，语音发声跟前期处理有关，跟运动有一定相关性，帕金森病人在前运动区域及额前运动控制方面，都有一个过度激活现象，同时在 IPL 方面也有一个过度激活。有一个很有意思的现象，SFG 也有一个过度激活，说明帕金森病人听觉运动整合存在过度激活的情况。帕金森病人在 PrCG、SMA、PoCG、IFG 和 insula 方面都有过度激活，说明帕金森病人整个听觉运动反馈回路都存在缺陷。

帕金森病人导致言语运动整合过程中存在过度的听觉反馈异常，使其在稳定发音过程中执行功能存在缺陷，这些异常可能与发音规整过程中的反馈错误感知与修正有关。帕金森病人在发音过程中的听觉－运动整合神经环路的改变支持其过度听觉反馈现象，其听觉－运动整合神经环路不仅包括信息整合同时也包括运动控制过程。帕金森病人的听觉－运动整合神经环路可能与 BG-SMA 环路连接损伤有关。

我们还研究了颞叶癫痫病人。这类病人在之前的研究中，发现听觉处理存在异常，尤其是双耳倾听试验以及快速听觉都存在异常，这种异常是否影响到言语运动控制，特别在听觉运动整合过程中的缺陷？

过去我们发现上文提到的两种病人大脑对 TLE 的反馈整合的过程，但不知道病人听觉反馈跟正常人是否存在差异性。我们做了平行感知试验，主要分析脑网络改变，纳入 28 个病人，正常组也是 28 人，对年龄和性别进行了匹配。做脑网络分析前，先看频率的分布程度，然后做相关矩阵，形成一个功能脑网络的结构。通过网络分析，看脑网络属性的改变。我们用效益总部的方法，根据网络属性，大脑网络属小世界网络，通过局部效应和全局效应，选择一个比较合适的部分进行网络重构。脑网络分析主要有 3 个方面：网络基本系数、基本长度及小世界网络的属性。我们发现病人在两种不同刺激下会有过度补偿效应，过度补偿与基准基频的 SD 值有相关性，说明与日常对话存在一定相关。

分析 ERP 结果，发现颞叶癫痫病人在两种状态下与正常人比 P2 成分都有降低，而且这个降低与病程时间具有一定相关性。分析脑网络的拓扑数据，发现颞叶癫痫病人具有更大的系数，说明整个网络趋向于一个归属性的网络方向。虽然颞叶癫痫病人和正常人的脑网络都具有一个小世界属性，但它整个结构会向规则网络的方向发展，就是有一个较大的路径长度和较大的系数，更加趋近于对局部性进行处理。

结果是，我们首次证明了颞叶癫痫在发声过程中听觉－运动整合机制存在缺陷，特别表现在意料外听觉反馈的调节上。听觉－运动整合的神经机制改变支持行为学结果。颞叶癫痫病人在听觉反馈试验中 P2 成分较小可能与处理听觉－运动反馈的脑功能网络的下降有关，同时该脑功能网络能力下降与疾病进程有关。颞叶癫痫病人的听觉－运动反馈功能网络更加倾向于规则网络，从而降低了脑间信息传递和整合的过程。另外，听觉－运动整合过程包含了两个子过程，即错误察觉和错误纠正。这两个过程与心理学上有些问题相关：错误察觉与工作记忆有关，错误纠正与执行功能有关。

总之，通过对听觉运动整合的脑部神经机制的检测，能使我们更好地理解言语运动控制的机制，通过一种新的方向去研究信息整合，在复杂运动中实现信息整合。通过对机制的研究，可使我们建立一些新方法去诊断或治疗言语障碍性疾病。

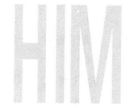

肌肉电阻抗技术在康复医学中的应用

◎李　乐

　　肌肉电阻抗技术（TIRR）的原理很简单，就是给皮肤肌肉组织通电流后测电压。电流是一个低强度、高级的交电电流，通过电压和电流产生电阻抗来评估肌肉的健康状况。为什么评估肌肉的健康状况？它跟以前的技术有什么区别？测脂机主要测脂肪在人体整个组织通电后的比例，看有无脂肪的变化。而肌肉电阻抗（EIM）是放在局部，主要测肌肉并进行定量化分析，由营养师通过公式计算脂肪量。肌肉电阻抗是通过电阻相应的参数，进行比较科学的分析，判断跟肌肉的组成成分及肌纤维排列的关系。

　　肌纤维相当于轨道纤维，电流顺着纤维走向时电阻比较小，肌纤维排列混乱或被脂肪组织取代则电阻就比较大。有些病人肌肉萎缩，没有了肌纤维，被脂肪取代，我们通过其通电后的反应，就能在康复中心应用和评估。这个技术最早是2002年哈佛大学的卢卡斯教授提出来的，他接触大一些的患脊椎性肌萎缩（SMA）的患儿，用其他任何电介质方法，患儿都不愿意接受，用肌电图、针电图，他们都会反抗。采用这个技术后，因为其电流非常微弱，几秒钟就能得到结果，受试者没有任何感觉，马上就可得到一个曲线。横坐标表明电流的频率，在高频电流下会出现一种响应，有萎缩的孩子曲线是平的，正常发育过程的肌纤维会有一个响应。除了脊椎肌萎缩、渐冻人（ALS），还有肌肉营养不良症等，都会发现这样的变化。

　　我在美国做过系列研究。首先研究肌肉收缩时电阻发生的变化，以前很多是在静息时研究的。然后通过电流，检测肌肉组织的变化，电流到达肌肉时，要通过皮下脂肪。有些肌肉，除了本身有问题外，还有神经损伤，如脊椎受损后的变化。受试者对着电脑屏幕，设定一个曲线，让他先做一个最大的紧张收缩，就是FAC，然后让他收力，在收力的同时我们测电流通过肌肉组织后的电压及电阻。从静息到 20、60，电阻有变化，但电抗没变化，且和不通频率的响应有区别。再让受试者持续不停发力，就会产生疲劳，疲劳后发现随时间延长，曲线有下降趋势，也可反映肌肉的代谢变化。我们用这个比较简单的技术，就可研究出肌肉在收缩时的情况，可能跟临床指标有一些相关性变化，同时也可反映肌肉电生理的改变情况。

关于方向改变的影响，比如原来电流是横流的，与电位走向一致时测得一个电阻抗，然后转 90°，让电流与肌纤维垂直，发现响应不同，这叫特向异性。如果肌纤维排列很好，是一条一条的，则两个值的差别就很明显，因为垂直于肌纤维和顺着肌纤维走是不同的，如果组织已变成各向同性的组织，改变角度时方向不太会改变，我们能通过这种方式评估肌肉，看有没有响应。我们还加入了一个新的选项，即局部超声，来评估脂肪的厚度，看皮下脂肪对上述结果有无影响。结果发现部分参数是有影响的，当把这些参数进行处理后，我们不是直接去取它，而是做一个比值，就可消除皮下脂肪的影响。同时发现电阻抗的参数受到皮下脂肪的影响最小，为什么？电抗组织就像一个电容一样，当电流经过细胞膜内外时，它有一个电抗的响应，而且比较精确。我们结论是，EIM 可以反映肌肉萎缩情况，包括脂肪比例、肌纤维的排列和走向，可以为临床提供有依据的参数。

为了探索脊髓损伤病人 EIM 变化的参数与正常人是否一样，我们纳入 17 个病人和 22 个正常人进行研究，检测了上臂的肱二头肌和手部的肌肉，发现随着体力的变化，对电流的响应情况是不同的，存在明显区别。通过病人和正常人比较，有可能找到一些特异性的参数，就是来自电反应的能够反映病人的实际情况。

特定化的电阻性参数能够反映受伤病人肌纤维的改变情况。但是，单 EIM 技术，不能反映所有神经肌肉损伤后的肌肉情况，还要跟其他技术整合，如超声等，可能会更好，同时 EIM 也可用来评估将来疾病的进展情况以及疗效。

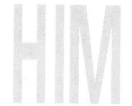

整合中医药学

脉络学说对心血管事件链的系统干预

◎吴以岭

　　"心血管事件链"（Cardiovascular Continuum）是美国著名心脏病学专家 Dzau 教授和 Braunwald 教授于 20 世纪 90 年代首次提出的，即心血管疾病是由致病因素导致动脉粥样硬化，进而出现心肌梗死、心律失常、心力衰竭，直至最终死亡的全过程，这是把心血管疾病视为一类伴随终身而不仅仅是一段病理过程的全新观点。

　　首先介绍一个典型病例，2003 年发生急性心梗，进行介入治疗；2009 年发生心力衰竭；2014 年搭桥，2015 年严重心律失常；2015 年 11 月症状越发明显，室早每日 8000 多次，心功能降低。临床缺乏有效干预，我们给予中药治疗，1 个月后症状明显改善，至今病情稳定。从代谢综合征到易损斑块、急性心梗、心梗后心律失常，最后到心力衰竭，如果能够系统干预，在每个阶段都有可能被阻抑发展，获得有效治疗，所以系统干预心血管事件链刻不容缓。

　　早在春秋战国时期《黄帝内经》就提出"经脉""经络""络脉""络病"这些概念。叶天士提出"久病入络""久痛入络"，把临床病程较长、疼痛反复发作、迁延难愈的疾病归于"络病"范畴，包括胸痹、中风、消渴等，涵盖了心脑血管病、糖尿病等重大疾病。络病在两千多年的历史上有三次大发展，分别是春秋战国时期的《黄帝内经》、东汉张仲景《伤寒杂病论》，以及清代叶天士进一步发展络病治疗方药，可称为历史上的三个里程碑。然而均未形成系统的理论体系。

　　我自 1979 年上研究生期间开始络病研究，联合几十年来和国内知名专家的共同努力，完成出版了两部专著，分别是构建脉络学说的《脉络论》和构建气络学说的《气络论》。基于先后主持承担的两项国家 973 计划项目，联合国内 10 余所知名院所专家，传承、创新、发展中医血脉理论，系统构建脉络学说，首次形成指导血管病变防治理论，属中医理论重大原创。提出脉络学说的核心内容——营卫理论承制调平，指出营卫以气血之体作流通之用，卫主气属阳统于肺，营主血属阴统于心，"营在脉中""卫在脉外"（《内经》），"营卫不通，血凝不流"（《伤寒论》），"血脉相传，壅塞不通"（《金匮要略》），"损其心者，调其营卫"（《难经》），从生理、病理、传变、治疗方面论述了营卫与脉络的密切联系，亦揭示了人体作为复杂巨系统，在生理、病理、治疗及转归不同阶段的内在规律。中风－脑血管病，胸痹心痛－冠心病心绞痛，真心痛－心肌梗死，心悸－心律失常，心积－心力衰竭、心室重构、心脏扩大，心痹－风心病，支饮－肺心病，脱疽－周围血管闭塞症等疾病成为脉络学说的主要研究领域。基于孙络与微血管相关性，指出"孙络－微血管"病变是心、脑、肾重大疾病临床难治的共性机制，也是通络药物异病同治的内在机制，提出指导微血管病变的脉络学说营卫"由络以通、交会生化"理论。应用脉络学说分析《伤寒杂病论》调营卫、气血治疗心脑血管病用药规律，以脉络学说为指导临床重大疾病防治，提出缺血性心脑血管病、心律失常、慢性心衰等血管病变的干预策略和有效组方，研制出治疗缺血性心脑血管病的通心络胶囊、治疗心律失常的参松养心胶囊、治疗慢性心衰的芪苈强心胶囊等一系列创新专利中药。

既往开展从哈尔滨到广州全国 11 个城市 3469 例的临床调查，制定了脉络－血管系统诊断标准，基于熵的原始症状无监督分析方法，症状集合而为证候，证候分布揭示病机，谨守病机辨证论治，显示过劳伤气与心理应激是血管病变的始动因素并贯穿全程。通过开展络气虚滞、络气郁滞人群代谢组学研究，揭示上述两类人群的代谢物谱特征。由山东大学齐鲁医院张运院士研究团队研究发现通心络降低易损斑块破裂率、降脂、抗炎、抗氧化方面与高剂量辛伐他汀作用相当，有效降低氧化低密度脂蛋白受体、基质金属蛋白酶及其抑制剂、NF－κB 表达。该研究发表在美国主流医学杂志 American Journal of Physiology，编辑部配发题为"传统中医药对现代医学的挑战"专题评论，称"本研究为未来可能发展成冠心病事件的高危病人点燃了希望之灯"。在此基础上，"通心络胶囊干预颈动脉斑块的前瞻性、随机、双盲、安慰剂对照、多中心 1212 例临床研究"，以颈动脉内中膜厚度为主要评价指标，研究证实通心络胶囊能够稳定易损斑块，缩小斑块面积，减少血管事件发生率。

急性心梗无再流是 ST 段抬高型急性心肌梗死（STEMI）治疗的巨大挑战，由于心梗介入术后微血管 EC 结构完整性破坏、微血管痉挛、微血管血栓与栓塞及再灌注损伤，导致心肌无法得到有效血流灌注，成为急性心梗后灌注时代一大临床难题。基础研究证实，通心络可减少急性心梗无再流、缩小心梗面积，保护微血管为其关键机制。由北京阜外心血管病医院杨跃进院长牵头完成的"通心络治疗急性心梗 PCI 术后心肌无再流 219 例临床循证研究"证实，在介入和西药常规治疗基础上加用通心络治疗 6 个月，可明显促进 PCI 术后 24h 心电图 ST 段回落，减少心肌无复流；改善心肌微循环，增加心肌血流灌注；明显改善心脏室壁运动及收缩功能，通心络的确切疗效显示了其在治疗这一世界性难治性疾病中的良好前景。

既往提出"缺血区微血管保护——脑梗死治疗的新靶点"，由上海华山医院董强教授团队研究证实通心络胶囊可有效保护急性脑梗死缺血区微血管，保护血脑屏障和神经细胞，缩小脑梗死体积，改善神经功能。完成"通心络胶囊治疗缺血性脑卒中随机、双盲、安慰剂平行对照、多中心临床研究"，完成病例入选和随访，以治疗 90 天后生活自理能力改善程度为主要疗效指标，结果证实通心络可明显提高急性脑梗死病人的生活自理能力，改善神经功能，为通心络治疗脑梗死提供了临床循证依据。

将"营卫承制调平"应用于心律失常研究，提出"整合调节——心律失常药物干预新策略"，实现由"抗律"到"调律"的思维转变，借鉴叶天士"络虚通补"的用药经验，提出"温清补通"的治法，研制出参松养心处方。完成的参松养心胶囊治疗心律失常的 1476 例循证研究，证实参松养心组治疗非器质性室性早搏优于安慰剂组；参松养心组治疗器质性室性早搏明显优于美西律组；参松养心组治疗阵发性房颤中医症状优于普罗帕酮组；参松养心胶囊治疗缓慢性心律失常优于安慰剂组。由武汉大学人民医院牵头完成的参松养心胶囊治疗心功能不全伴室性早搏循证研究，证实参松养心胶囊在有效治疗室性早搏的同时可明显改善心功能，为这一临床难题提供了新的药物选择。由南京医科大学第一附属医院牵头完成的"参松养心胶囊治疗窦性心动过缓伴室性早搏循证研究"结果显示参松养心胶囊可有效治疗期前收缩，提高缓慢心率，与对照组比较具有统计学意义。

慢性心力衰竭成为人类心脏病最后的大战场，针对慢性心力衰竭防治提出中医病机新观点——气阳虚乏为发病之本、脉络瘀阻为中心环节、络息成积为病变之果，总结"气血水同治分消"治则及"益气温阳、活血通络、利水消肿"治法，研制出芪苈强心胶囊组方。完成的"芪苈强心胶囊治疗慢性心力衰竭 512 例循证研究"证实芪苈强心胶囊治疗慢性心力衰竭的临床有效性和安全性。该研究结果发表在 JACC 杂志上，引起国际医学界的广泛关注，编辑部同期配发述评《让衰竭的心脏更加强劲——中国传统医学给我们的启示》，文中指出："现在这项富有前景的研究表明，利用最新科技研究传统中药活性成分开启了心力衰竭治疗协同作用的希望之门。这是一个挑战，对此我们应该热烈拥抱这个挑战。"英国 The Heart. org 网站、《美国今日医学要闻》给予积极报道，同时列入 JACC 2013 年度学术亮点。

通过临床和动物实验，总结出"绌急、疏失、瘀阻、滋生"四类微血管病理特征，研究显示通络药物对微血管病变特征有明显的改善作用。同时通络药物可以保护微血管内皮细胞结构，保护紧密连接蛋白，调节微血管 EC 生物学行为，调节微血管内皮细胞关键信号通路，改善微血管 EC 分泌功能，内皮细胞介导的心脑肾组织细胞保护。

通络药物先后列入 10 多项权威指南共识中，推动了国际合作与创新中药国际化，促进了中医络病学学科、学会发展和专科建设。创建络病研究与创新中药国家重点实验室、国家中医药管理局中医络病学重点学科和国家中医药管理局络病重点研究室。推动了学科和学会建设，创立中华中医药学会络病分会、中国中西医结合学会血管脉络病专业委员会、世界中医药学会联合会络病专业委员会；推动 28 个省市建立了络病专业委员会，《络病学》教材在海内外 40 多所高校开课。以络病理论创新为指导的五位一体发展模式，符合中医药学科自身发展的规律，充分发挥中医理论的核心驱动作用，实现了理论创新与临床实践相结合、专科建设与学科发展相结合、临床研究与创新药物相结合，有力推动了中医络病学科的发展。

在国内专家的共同努力下，我们把历史上非常零散的记载形成了一个系统的理论，建立了中医络病学新学科，创建了国家重点实验室，先后编纂出版《络病学》《脉络论》《气络论》三部巨著。"络病"是老祖宗留给我们的非常宝贵的历史遗产，我们应当把这份重要的遗产传承好、发展好、运用好，不仅造福国内，力争走向国际，造福人类。

中药现代化研究的趋势与探索

◎陈凯先

20 世纪 90 年代科技部就已经在大力推进中医药现代化，在全国各地的共同努力下，目前进展良好。中医药现代化的方向和趋势有哪些特点？中医药是我国具有原创优势的科技领域，中医药的优势概括为五个方面，即独特的卫生资源、潜力巨大的经济资源、优秀的文化资源、重要的生态资源及具有原创优势的科技资源。

在与疾病长期的斗争过程中，中医形成了独特的理论体系和医疗模式，治未病、辨证论治、经络和脏腑等这些理论，还有治则、治疗方法，都具有我国特有的原创思维，也蕴含着像系统生物医学、化学生物学等这些国际科技前沿思想，在很多方面走在世界医学的前列，所以中国中医药学的宝贵传统具有原创优势。

2014 年，我国举办了第一届中医科学大会，当时有人在社会上说"中医不是科学"，或"中医不科学"等，在此背景下党中央和中华中医药学会决定召开第一届中医科学大会，明确提出中医是科学。认识中医药要深入揭示和阐明中医药的科学内涵，不仅用中医自身的语言，而且能够运用现代科技的语言深入阐明中医药的科学本质。但这并不是要用现代科技的语言、现代科技的理论去替代、取消中医模式，而是要把它用现代科技的语言沟通起来，能够用现代科技的语言解释中医药，能够用现代科技的语言把它的本质说清楚，使之更容易在社会和国际上推广和应用。发展中医药，需要多学科的交叉整合、吸纳和运用现代科技方法和技术，推动中医药基础和临床研究创新发展。中医是在临床实践中发生发展起来的，中医药对疗效、临床的观测限于当时的条件，缺乏现代医学严谨的统计、分析，有些地方还缺乏说服力，有些地方对临床指导还不够明确。加强现代医学方法的研究，弥补其中的不足，使之更加完善、完美，无疑是中医药学界当前应该做的事。

中药现代化研究的重点方向非常多，我归纳为几个方面。

第一，中药资源保护与可持续利用。黄璐琦院士带领大家做了非常多的工作，了解中药，摸清家底。同时还要保护，还要可持续利用，包括资源普查、道地药材研究和种植资源改良、濒危珍贵药材保护、常用中药材种植，以及中药资源的可持续利用，包括药用、养生保健等。

第二，中药作用的物质基础和作用机制研究。中药作用机制的系统生物学和网络药理学研究，包括它的生物标志物等。还有中药药物代谢和体内过程研究，包括血清药理学和肠道菌群。中药成分进入人体后怎么发挥作用，被吸收进入血液是很重要的环节，但有些成分可能并不进入血液，在肠道中发挥作用，所以中药的物质基础和作用机制的研究非常重要。

第三，标准化和质控技术研究。中药走向国际遇到了一些障碍和困难，这与中药标准化、质控技术的粗放有关。另外还有很多工作需要做，例如中药质量标准的现代化和国际化、中药质控技术的现代化、中药安全性评价的研究等。

第四，中药复方新药的研究。针对重大疾病的中药复方研究、有效成分群辨识和功效关联性的评价技术、有效成分群组方定量设计和优化、复方中药的质控和代谢研究，我们希望通过研究能够得到组分合理、配比恰当、剂量合适、疗效确切、安全可控、机制清晰的新的中药新药。

第五，中药新药的疗效评价和临床研究。中药疗效的评价体系研究和中药疗效的循证医学研究，这方面有很大进步和发展，但还不充分，还需要继续推动。过去对中药疗效进行循证医学的研究比较少，如临床发现某个药材效果很好，但循证医学的研究显得不足。

中药疗效到底怎么评价？是全盘接受西药的指标，比如西药对心血管的作用，我们要看心电图的形态和特征，有没有期前收缩，还有对血小板的作用等；还是要保持中医药自己的特点，我们有证候的疗效评价，证候的疗效怎么观察、怎么评价，临床意义怎么样？这些在中药新药的疗效评价、临床研究中都是需要时间和探索的。另外，还有中医药产业技术现代化研究、中药绿色高效制备技术的工艺研究，以往的中药制剂比较粗放，如何实现现代化？

总体来看，有三个特点值得关注：一是研究的深入化，二是研究的定量化，三是研究的系统化。深入化要从系统、器官、细胞、分子、基因不断地进行深入研究，从分子到基因的通路，疾病的基因定位。定量化要用模型化、模拟化、统计模型、可视化表达研究结果。系统化需要定性、定量的系统评价，多层次实验结果的衔接、互相支撑，多指标的相互关联、综合分析才能发现新型药物的组方机制、作用机制。过去讲药物机制往往是作用机制，现在要做到药效协同、毒性拮抗、目标扩展。对于复方来讲，要深入了解组方机制，怎么做到组分合理、配比恰当、剂量合适？

当今中药创新研究已有若干成果和进展。例如，对中药方剂作用机制的研究。

复方黄黛片治疗急性早幼粒细胞性白血病中，整个复方包含几种主要药材，概括成三种成分，进行不同组方，实验的设计同时从系统、器官、细胞、基因、分子进行系统性研究。

通过这样研究系统地了解到哪个成分起哪个作用，哪个成分可以协同，相互间有什么关联。通过这些研究，把复方黄黛片的作用机制解释得很清楚，文章在美国的科学院院报发表了。以前国外刊物不允许发表，原因是各种各样的成分混在一起，成分不清楚。

关于中药的作用机制，有的是维持肠道菌群平衡。过去常常有一些困惑，有些中药服用后在血液里找不到它的成分，找不到成分但有作用，怎么理解这个过程？怎么发挥作用？现在发现这些中药没有被吸收进去，而是对肠道菌群起调节作用。我们每个人体内大概有 1.5 ~ 2.0kg 微生物，构成了一个微生态菌群，这个菌群与人的正常身体功能的维持、健康的维持关系非常密切。

有时生病或身体发生一些问题，与肠道功能失调有关，中药对体内肠道菌群的修复、机体病理状态的恢复起很大作用。所以肠道菌群很可能是药物作用的机制。过去说中医药有很多不科学的地方，比如说中药把人的小便结晶称为人中白，大便称为人中黄，二者都可以做药用，而且有效，现在看来是有一定科学道理的。

现在发现，把正常人的粪便移植给肠道菌群失调的人，可以帮助他重建肠道菌群平衡。中医药有很多问题现在说不清楚，一时不能被理解，随着时间的进展我想会逐渐被理解的。

中药的药物代谢研究，在中医药研究中是比较困难的。中药进入人体后怎么吸收？怎么分布？怎么排泄？怎么转化？这些过程与安全性、药效都密切相关。深入研究非常必要。

中药药代动力学研究比西药更为困难，原因是中药成分更多，很多成分是微量的，研究起来相当复杂。这几年经过大家的不断探索和努力，探索出了一些新方法、新思路，其中一个是药代标志物。因为中药有许多复杂的化合物，一个一个研究相当复杂。能不能找一个化合物作为标志代表它的一类化合物或主要化合物？这个设想提出后做过一些探索，实践证明是可行的，对于其他药代研究还提供了重要的参考价值。例如复方丹参滴丸，研究了它体内的吸收过程，血液浓度变化过程，也观察了舌下含服和吞服后体内吸收过程，两种方法都非常有效，都可以保证疗效的发挥。除此之晚，业界还发展了很多分析方法，例如，像液相色谱电解质效应结合脉冲梯度色谱技术，可以帮助我们从一个复杂中药样品中，把微量的中药物质检测出来。

关于中药新药的研究。可以看到中国基于天然药，特别是基于中药获得的成果，要比国际上西药多得多。中国有中医药传统，几千年来我们从植物、动物、矿物中寻找天然药物并加以利用，在这方面具有非常丰富的经验。新中国成立以来，我们在国际上有较大影响的新药研究成果，大部分是以中药天然药物为基础研发成功的，像青蒿素治疗疟疾、三氧化二砷治疗白血病、石杉碱甲治疗老年痴呆，这些都是我国比较有代表性的药物研究。

我想讲两位重要的药学家，一位是赵熵黄，他是中国科技界的老前辈，在20世纪三四十年代，他加入了当时的"中央研究院"，新中国成立后在现在的中医科学院工作，他说中药就像我国未开采的矿藏，应该采用现代科学方法加以挖掘提高。他曾经讲道：一部《本草纲目》所记载的药物，不知含有多少未被发现的化学成分，随着今后科学的进步可以预见，《本草纲目》将会成为世界药学研究者的实验场。这个话讲得非常有远见，非常深刻。

还有一位是赵承嘏，他是原中科院药物研究所所长，也是新中国成立前从国外留学回来的。他从事过非常多的药物研究，如中药化学、中药药学，包括最早的麻黄碱等研究。这些工作现在都写到了药理学的教科书中，成为非常经典的章节。

对于当前的药物和中药研究，我们有两条思路，一条主要是着重于中药临床经验的积累和应用，从中药处方，经过一系列研究可以得到中药的新药；另一条是从西药的思维，通过分离、提取、纯化中药的成分，研究它的结构、作用机制、药效性质，然后发展新药，这两条思路都是可行的。

最近几年在中药研究中取得了重要进展，例如从淫羊藿中分离的抗肝癌的活性成分，黄芩中分离的黄芩素治疗帕金森病病人的震颤麻痹，桑枝总生物碱治疗糖尿病，大黄酸治疗糖尿病肾病，以及从仙茅中提取的一种称奥生乐赛特的成分治疗抑郁症起效更快、效果更好。

在此，我提一个黄连素（小檗碱）的例子，过去都知道黄连素主要是治疗腹泻的，而且效果很好。现在还发现它可以调节血脂和血糖，它调节血脂和血糖的作用机制有一个特征，即有一条新的通路，这个通路与他汀类药物调节血脂的作用机制不同。据此我们发现了人体内一个新的调节血脂和血糖的作用机制，对生命奥秘的揭示也起了重要作用。黄连素的临床应用更有意义，它降胆固醇、降血糖、降甘油三酯的作用都与他汀类药物相当或更好，但没有他汀类药物肌肉疼痛的副作用，没有肝功能损伤。当然，要成为一个新药还要进一步研究，因为它是一个口服类药物，长期服用会不会带来其他问题，还要进一步经过临床验证。

还有一个从海洋中提取的药物，用于治疗阿尔茨海默病。过去十几年，全世界进行过大量阿尔茨海默病药物的研究，没有一个获得成功。这个药物在大概两百多例病人的二期临床试验中效果还是不错的，现在正进行三期临床。如果成功，该药就会成为近年来在国际上治疗阿尔茨海默病的新药。此外，还有一个扶正化瘀方，治疗从慢性肝炎转变成纤维化、肝硬化，方中有丹参、桃仁、虫草菌丝等，研究它的作用机制和临床疗效，发现与用这个药之前相比，用这个药之后有接近60%的病人肝纤维化可以发生逆转，这一结果是非常令人信服的。这个药在美国完成了二期临床试验，在美国肝病学会上做了报告，这一结果是相当令人振奋的，因为现在在国外要推荐中医药是非常困难的。

中医药现代化的进程还在加快，已有一批高质量的新药品上市，例如银杏二萜内酯葡胺注射液、龙血通络胶囊、巴戟天寡糖胶囊等，一些药物走向国际也取得了进展。

关于中药新药研发模式的思考和探索。我国临床中药的应用主要基于单味中药配伍，形成方剂学，已经积累了非常丰富的经验，《中医方剂大辞典》记载的方剂有十万首左右，民间的验方更是数不胜数，上市的中成药已经超过一万种，可以说有一个非常好的基础。中药单味药可能是无效或效果比较弱的，组成一个方剂后，药效会加强，会从无效变有效、从弱效变强效。所以组方是一种非常好的形式。

中药复方的作用机制非常复杂，成分也非常复杂，迄今为止在怎样认识中药复方的药效作用基础、配伍规律方面，还存在不少问题，需要加强研究。加强中药复方的创新研究对推动药效作用的物质基础，了解作用机制、配伍规律，有什么作用？主要有三个方面：一是探索名方，我们有些名方的作用到底机制是什么，还不清楚；二是优化大方；三是衍生新方，从中可以发展出新的组方，可以推动中药的二次开发。

复方中药的研制目标是，希望它安全有效、质量可控、机制清晰，能够做到药效协同、毒性拮抗、代谢有益、靶标互补。但是，中药复方的研究存在非常大的困难，因为多组分、多剂量、多配比中，你要进行优化、优选难度非常大。如果很简单的一个方剂，只有三味中药，但每个组分有五种剂量，针对这些不同的差别和水平，我们就要进行 125 次实验，如果有六个组分，三种剂量水平，就需要做 729 次实验，因此这样的研究非常复杂。

中药的辨证论治、随症加减使临床积累了大量针对不同人群、不同组分、不同配比、不同剂量的个性化疗效数据，最佳的中药复方理应从这些数据中提取，而不应该完全依靠动物实验来筛选，但由于缺乏方法学支撑，目前还存在很多问题。

中医的证候疗效是反映总体的疾病状态，通常有很多非特异性的症状群，如饮食起居怎样反映证候，这些症状群的迷惑性和精确性常难获公认，所以也是研究中药复方当前遇到的问题。

中药的成药性分为三类。第一类与西药的研究比较相近，即单体化合物，比如青蒿素、三氧化二砷，或者小复方（含有 2 ~ 3 种化合物），这一类药物的开发方式和途径比较明确，比较成熟。第二类是成分明确的大复方，含 4 种或以上的化合物。有些成分不太明确的中成药，难以确定一个恰当的目标。第三类是临床还在应用，但药效不明显，药理作用也不清晰，主要由地域文化效应在起作用，这些药物开发的价值相对较低。

关于中药复方技术的研究，前几年科技部曾经支持过一个支撑计划项目，称为"中药有效成分群关键技术研究",包含三大部分:一是有效成分群的辨识技术,二是有效成分群的功效关联,三是有效成分群组方的设计。通过上海中医药大学、北京中医药大学和医科院药质所等好几家单位共同联合,形成了一个技术体系。

把这样的技术整合起来,形成了针对复方中药的研究技术体系。一是基于模型的多组分、多剂量、多配比复方中药研发,怎样经过分析、评价,建立模型进行预测。二是基于临床个体化数据筛方的新模式,中药已经积累了大量临床数据,这些临床数据是个体化、繁杂无序的,在此基础上怎么从中找到发展新药的思路,把它归纳成基于模型的临床筛方、探索机制。设计原则是药味设限、辨证选药、随症加减、剂量可调,然后再进行多组分配伍、安慰剂对照的随机双盲试验,然后再建立模型,再进行优化。三是各方优化与成药性研发新模式。很多名方临床运用了很多年,根据这个名方,看它使用后,它在人体内出现哪些血清成分,通过观察这些血清成分,形成一个新模式,基于模型进行选药筛方,与原方进行随机、双盲平行对照研究,然后根据血清药剂了解配伍,最后建立一个模型。

有一个例子就是中药降糖个体化实验与数据分析,根据45篇文献选择了45个方剂,这45个方剂一共出现92味中药,数量非常大。根据出现频率,由五位老中医选出三十几种,把这三十几种在一定范围内通过临床去应用,在临床中,就在这35种中选择组方,然后不断调整,最后观察它的疗效,再来总结。这个研究是双盲的,用模型表达,最后发现新药。用到最后,经过不断调整,有的药不用了,有的被重新用起来,选择最重要的药,然后再进行模型预测,再来组方。最后了解到哪些成分组合起来最好,然后再做临床验证。

针对中医的证候,中药看疗效,靠辨证论治,治了好不好看症状的改善、证候的改善,看宏观的整体,这与西药不同。西药有化验指标验证,比较明确。怎么找到中药证候的指标,现在认为有两个:一是尿,一是血。尿和血可以代表证候的总体状况。我们找到了生物标志物,就可以用证候生物标志物进行研究,又可以倒过来,用生物标志物确定它的证候属于哪一类。这样就有可能采用现代的、西医的分子标志物分析方法,用中医的证候标志物进行证候分析,实现精准诊断,为客观治疗提供依据。

我们重视中药复方的临床研究,虽然很多基础研究,但临床研究贡献明显不大。吴以岭院士做了大量临床研究,在国际上发表了很多文章,产生了很大影响,我们还应该再接再厉。像在国际上发表的治疗感冒的植物药临床研究,大量病人的结果基本上都是有效。加强这方面的临床研究,会产生更大的影响,我们要把中医药的创新研究提到国家科技战略的高度,推动我国科技的原始创新。

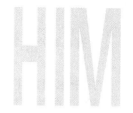

中医药更需要整合

◎王省良

我过去在西医院校工作了很多年，来广州中医药大学工作只有短短六年之多，对中医药的现状和发展也做过一些思考，但站在这里，面对来自全国各地的同行专家学者，还是感到有些紧张。会前，大会组委会让我为中医药论坛做个报告，题目自定，我就报了"从西医角度看中医"，接到任务我还是很认真地做了准备。但听了上午的大会报告，特别是陈凯先院士、吴以岭院士的报告，我有点不敢讲了，一是他们已讲得高屋建瓴，非常棒；二是我讲的与他们二位院士有重复的内容。但既然答应了就应兑现，因此，利用中午休息时间，做了些思考，就中医药的现状与发展向大家提出三个问题供大家讨论，这些问题都与今天大会"整合"的主题相关。

一、中医药的发展需要整合

众所周知，中医药有着五千多年历史，是中华优秀文化的重要组成部分，是历代中华人民与疾病做斗争的经验总结，为中华民族的健康繁衍做出了巨大贡献。虽说当今西医是主流医学，但西医的历史也就500多年，传入中国也就100多年，况且西医还不能很好地解决人类健康所有问题。中医药有其独特的理论体系，如中医的阴阳五行学说、脏腑学说、八纲辨证、经络学说等，中药的四气五味、升降沉浮、君臣佐使等学说，所有这些共同点就是中医认为人是个整体，中医诊治疾病讲整体，讲天人合一，讲辨证思维，治疗讲调和阴阳，对西医没办法的疾病中医药有独特的疗效。

西医进入国门后得到快速发展和普及。20世纪50年代中期，国家为了发展中医药事业，将中医药先后纳入国家科研和教育体系，先后成立了中医科学院和中医学院。但遗憾的是中医的科研教育大量模仿现代医学体系，比如中医教育，以往中医知识体系只有四大经典《黄帝内经》《难经》《本草纲目》和《伤寒杂病论》，但为了适应现代高等教育，人为将中医知识体系分为中医基础、中医临床基础和中医临床三大板块共十二个学科，生硬地把四大经典拆分了，现在又分出了许多亚学科亚专科，越分越细，越细就越没了中医味，所以，中医发展到今天，是不是要反思？中医应回归中医本来，回归整体观，回归整合医学。

二、在临床实践中应整合中医药

随着社会经济的发展，人们的健康观念和求医问药观念在不断变化更新，几年前，感冒发烧到医院都要求打吊针用抗生素，甚至有孩子发烧，医生不开抗生素、不打吊针会招致家长辱骂的例子。但今天，很多医院早已取消了门诊输液，抗生素能不用就不用。珠三角地区的老百姓们已经到了能中不西，能吃药就不打针的年代。中西并重是国策，特别是在临床上应大力倡导中西结合，充分发挥中医药在治未病、重大疾病治疗和康复中的独特作用。西医要合理整合使用中医药，中医自身也要整合多种传统疗法，如针药同用、内外兼治、多种疗法并用等。我认为，在中国，一个优秀的医生应同时懂得中西两套医学知识体系和掌握中西两套治疗手段，能为病人提供最佳治疗方案。

三、中医药要与其他学科整合

这次整合医学大会本身就体现了多学科的整合，特别是上午大会报告，有西医的、中医的、药学的，还有艺术的、文学的，完全是跨学科的整合。中医药学科本来就是多学科整合产生的，其与古典哲学、文学、艺术、天文及地理等学科都有密切关系。如中医讲子午觉，即晚 11 点、中午 1 点休息，就是一个天文因素，不同地域种的药材质量有差异叫道地药材是地理因素，中医的辨证思维是哲学因素，中医诊疗也强调人文心理因素。对待同样一位病人，中西医的表现完全是两码事，西医往往直截了当告诉病人，你得了什么病，用什么办法治，对一些治不了的也会直接告诉你回去该吃吃、该喝喝、该玩玩吧！但中医永远不会这么说，中医会告诉病人是什么证，给你开几服药吃了会好起来的。西医往往认为中医是忽悠病人，其实中医这么说是在给病人做心理抚慰心理治疗。所以，中医的发展仍然需要多学科的整合，需要多学科的融合。包括中医药的研究也应该寻求多学科整合的手段，而非当前单纯的现代科学手段，也许只有这样才能更好地发展中医药事业！

中医药传承中的本草考古学

◎黄璐琦

　　这是我第三次参加整合医学大会。第一次做主旨报告，讲中医与西医，指出中医和西医的关系不是谁造成谁，而是相互之间优势互补，需要整合，例如男人和女人只有整合到一起才能孕育新生命，新的医学将脱胎于中医药学。第二次讲道地药材的生物学探讨。这次想交流中医药的传承，讨论本草考古学，尽量每年带来一些新观点和想法，包括我们团队所做的一些新工作。

　　要讨论中医药传承，就要明白中华民族的文明始于哪里？相传有一个美丽的姑娘叫嫘祖，它发现了桑树，发现桑树上有能吐出细丝的蚕，她就对桑蚕进行研究，先做成丝，再织成绸，代替了树叶树皮，人类就有衣服穿了。这就是嫘祖养蚕的故事。大家说丝绸之路，丝绸来自于嫘祖。《通鉴外纪》也赞扬嫘祖以丝做衣的贡献。看到这些，心里不禁在想这些故事是真的吗？真的是中华民族有一个祖先发现的吗？1926 年，我国考古学者李济在山西夏县西阴村仰韶文化遗址发掘出了半个人工割裂的蚕茧标本，现保存在台北故宫博物院。人们奇怪的是，每当中华民族有危难之时，我们的祖先常常给我们很多支持。甲骨文是什么时候发现的？也是在这一时期。

　　当时中华民族正处于危难之时，突然间从地下挖出了甲骨文，大家感觉到的是什么？是文化自信、民族自信。李济先生负责中国的考古学，他从安阳殷墟里发现了甲骨文，在夏县西阴村发现了蚕茧，1927 年初运到清华国学院，当时召开了一个座谈会，也就是欢迎会。教务长是梅贻琦，教师有梁启超、王国维、陈寅恪、赵元任及全体助教，这些人后来都是国学大师，有些名字现在听起来也是令人心潮澎湃。

　　助教王庸端了一盒子遗物上来，其中就有被割裂过的半个蚕茧，大家都伸长了脖子看，有人不相信年代那么久还这样白，实际上底下有一片绵绸。有的说既然是新石器的遗物，那究竟是用什么工具来割它？最为关键的是有人工痕迹，上半截非常平整。加拿大的一个学者说是用牛骨、龟骨，还有的说是用老鼠的牙齿切割的，老鼠的牙齿比牛骨和龟骨还硬。他拿出一块石片，用鼠牙将石片割断。嫘祖养蚕这个传说得到了证实，说明中华民族祖先有衣服穿是在历史这个时候开始的。

中医药的传承也有很多疑问，例如上党人参之争，到底上党产不产人参，古代人参基原的争论，持续了半个多世纪，尚未定论。有一大批学者，比如谢观、张锡纯、曹炳章等认为古之人参即今之党参，但日本学者提出古代的人参有五加科人参为证。近代学者，包括李向高、胡世林、谢宗万等，先后发表论文各执一端，到底药用参是党参还是人参。

概括起来，对人参的产地主要是四种认识，一是未记载地名或只指出了生长环境，比如说《神农本草经》原文，据《证类本草》并未记录产地，包括黄司缉本与之相同。二是认为产于上党，比如说《太平御览》，所引的《本草》也说出自上党。三是《证类本草》引《名医别录》说人参生上党山谷及辽东，于是提出人参产于辽东之说。四是《吴氏本草》说或生邯郸。

四种认识概括起来，实际上是以河北的涉县为中心，左右延伸经度大约是1°，南北纬度是半度的长方形，这就是古代的《本草》和《吴氏本草》所说的人参产地。直到陶弘景之前，并没有记载产于辽东的人参。这给我们带来一个问题，现在说经典名方，国家中医药管理局已经颁布了100首名方，很多都源自于《伤寒论》和《金匮要略》，这里面用的参到底是什么参，到底是人参还是党参？

从《名医别录》《吴氏本草》开始，一直到明代天顺五年，也就是大约15世纪，历代主流本草著作都认为太行山区始终是人参的主产区。我告诉大家现在是没有的，我们的资源普查到今天为止没有发现太行山区有人参。

李时珍说上党，今潞州也，民以人参为地方害，不复采取及今所用者，皆是以辽参，其高丽、百济、新罗三国家一，今皆属于朝鲜矣，其参犹来中国互市。《本草纲目》记载，上党地区，把人参变成了一种灾害。为什么？一是官府逼供人参，人参是一种珍贵药材，要求老百姓纳贡人参，地方官吏为了讨好上司和自己享用，逼迫百姓，把它变成了一种地方害。后来《潞安府志》就说上党，今潞州也，民以参为地方害，不复采取，又说人参出壶关紫团山，旧有参园，今已垦而田矣。第一个观点就认为是官逼，老百姓不愿做这件事。第二个观点是生态环境破坏，植物破坏，失去了人参的生长环境。人参极喜阴，森林要茂密。《梦溪笔谈》记载"今齐鲁间松林尽矣"，基本上把松林砍伐完了，生态环境遭到破坏。就把外形很像人参的党参冒充上党人参，也称为黄峰党参，拿来使用。

有两个观点，一是上党盛产人参，但随着环境破坏，现在没有了，怎么办？这类问题需要去研究。如果中医药连这样的问题都传承不好，那还怎么发展。有时候我们给自己提要求，为此提出了本草学研究的二重证据法。

什么是二重证据法？王国维先生说，以甲骨文和敦煌学等新发现为基础，走上了释古的道路，他首先提出了二重证据。他认为吾辈生于今日，幸于纸上材料外，更得地下之新材料，由此种材料我辈固得据以补正纸上之材料，亦得证明古书之某部分全为实录，即百家不雅驯之言亦不无表示一面之事实，此二重证据使得今日，使得为之。就是说除了纸上的、古书上记载的，两者之间要进行相互验证。从本草的文献考证到今天本草的考古学，我们提出了本草研究的二重证据法。国内杂志里边，《中国科学通报》是顶级的，我们专门在该杂志上出了一个专题，其中就提到了本草学的二重证据及本草考古学。本草考古学的意义是什么？就是以考古出土的药物及与药物相关的遗存为研究对象，应用现代科学方法和技术，探求人类利用药物的信息，探寻古代先民与药物的相互关系，复原和重建人类利用药物的历史。它所依据的对象包括药物、药物用具、药物文书等，它的内涵是应用现代科学技术和方法，围绕本草起源、本草发掘和本草应用的进程，理清药物的基原，药物的药用部位、采收、加工、炮制，以及服用、应用等。它的外延涉及药用，或以健康需求为目的的药物，以及相关的考古研究，包括药食两用、保健器材、药物剂量、工具、药品经营的文书、本草学家等。

这里举一个具体案例，就是蕲簟。湖北蕲春是李时珍的家乡，该地有四大蕲药。一是蕲艾，李时珍记载他家乡的艾叶是最好的，称为蕲艾，古书中北艾产地在哪里？在河南的汤阴，所以一方医生，一方名医，往往会把自己家乡很好的特产药材认定为著名药材。除蕲艾外，还有蕲蛇、蕲龟、蕲竹，但蕲竹是什么？很多人讲不出来，到李时珍墓园去看，有竹但不知是不是蕲竹。

我们在进行本草的考古探索中发现，蕲竹可以做蕲簟，这样东西是历代推崇的，从唐朝，一直到宋朝、元朝、明朝，都有著名学者或著名人物的诗句流传下来。比如，白居易就写道"露簟色似玉，风幌影如波"。王安石写道"蕲水织簟黄金纹"，历代都在推崇，但到今天没有了。

从文献考证可以看到，蕲簟具有什么样的作用？它具有清凉祛暑的保健作用，比如南宋的朱熹写道"溽暑快眠知簟好，晚凉徐觉喜先成"。我们从文献看到，蕲簟还有一个特征就是，蕲竹可以做笛子，比如说陆游《秋思》里写道"蕲春笛簟怨秋凉"，就是说这种东西可做笛子。另外还可做凉席，做凉席的特点是什么？"色黄似玉，体坚色尽又藏节，并且凉如冰，滑如藤，节长尺许，直径不宜过炽。"

从这些文献中可以看到，刚才提到的二重证据法，第一是证据考证，看到蕲竹可以做凉席，可以做笛子，然后节长是尺许，直径不宜过炽，以此为依据，到蕲簟的加工工艺，从文献中看到蕲簟的取材有两种工艺，一种能制成蛇皮纹，另一种可成双水纹，说明蕲簟有两种不同的篾材，比如说黄琉璃光绿玉润，表明是黄色，另一种是绿色，也就是可取头青或二黄共同编制，采用时间为腊月采伐，春天劈制。

说了那么多文献，我们现在还是不知道蕲竹是什么。原因是从明朝开始，朱元璋对贪官腐败深恶痛绝。蕲簟一度作为贡品，但于洪武元年被朱元璋终止，《却蕲州进簟谕》中说："夫今所进竹簟，固为用物，但无命来献，若受之，恐下闻风，争进奇巧，劳民伤财自兹始矣。却之，仍命四方，非朝廷所需者，毋妄献。"这时就明确把它禁止了，这么一禁止到今天我们就不知道蕲竹是什么了。

怎么办？各个学者开始研究。2000 年有个学者提出来，蕲竹可能是丛生竹、孝顺竹。刚才提到了本草的考古，我们怎么办？除了文献的论证外，我们还要得到实物。1974 年出土的蕲春蕲州镇刘家咀明墓，是永新王朱厚熿的墓，在该墓中就找到了一个蕲簟。这个蕲簟轻如棉，软如布，得到这个实物就开始研究。第一步，把蕲春能找到的所有竹类样品全部收集起来，我们收集了 20 种当地的竹类样品，大小不一，包括在李时珍墓园附近看到的龟背竹、龟甲竹，还有楠竹等。我们发现龟甲竹和楠竹的竹节短，不宜做凉席，直径太粗也不宜做竹笛，所以把它们都排除出了。

然后做鉴别，本草考古里有很多东西，用现在的方法不能调查，比如首先会想到用分子的方法，但分子法根本提不出 DNA 来，怎么办？那就做解剖，但存放时间这么长，再加上都是经过加工而成，不具备完整的特点。即使根据中国竹类的结构图谱，对切面维管束类型和皮层细胞进行分类，用普通的刀切也难以做到，只能用高温制竹炭的方法，先把它烧成炭，然后结合扫描电镜观察它的横切面。通过横切面和超维结构，发现它导管的类型，在不同竹类样品中差异非常明显。

我们就根据导管轮廓的排列方式，发现水竹与蕲簟的轮廓皆呈纵形排列，这跟其他竹类样品不一样。于是我们初步推断蕲簟可能来源于蕲竹，就是水竹，不可能来源于以前文献考证的孝顺竹。

进一步研究发现，从古墓里得到的这个蕲簟，实际上属于水竹的外部围管束，剔除了皮层细胞和中内部维管束外，它能够制成凉席。它的内部维管束导管及输导组织孔径较大，不宜做竹席，这样就进一步判断了取材部位，就是说从古墓里拿出来的那个蕲簟，应该是取于水竹的外部，也就是说外部维管束。

然后我们把水竹拉出来实地调查，专门找著名的凉席，最有名的当属舒席，舒席现在市场上有很多，我们把文献考证的孝顺竹送给经验丰富的篾匠，他也不能制成凉席，而且舒州贡席都是用水竹制作，这就佐证了蕲簟取材于水竹。

这么一个蕲竹的考证，我们首先从史料，史料包括文献的诗词，还有地下文物和地上实物，方法学采用了先进的分析方法，比如分析了它能做笛子，能做凉席。再用实地考察方法，对蕲春所有的竹子进行了考察，还有二重证据法，才完成了本草的考证以及本草的考古。

我们得出一个结论，把李时珍记载的四大蕲药之一的蕲竹给了一个明确的结论。从中可以看到，中医药传承为回答人类从哪里来，使本草考古面临一个新机遇，当前我国各地基建搞得风生水起，很多遗址被得以发现，多学科整合推动了科技考古，本草考证发展为本草考古奠定了坚实的基础。

　　我们还有一篇报道，就是中国灵芝使用起源考古。通过我们的研究，最后考证，我们祖先有灵芝的应用史约为 6800 年，我们知道真正有文字记载是《神农本草经》，而《神农本草经》写于秦汉时期，成熟于东汉。大家一直在研究夏商周的断代史，2017 年我去了一趟埃及博物馆，介绍人说，上海博物馆宋建主任参观埃及博物馆后，回来搞了一个课题称为夏商周断代史，为什么？中华文明的起源到底有实物可证的应该在什么时间。人家埃及就将历史理得清清楚楚，每一个朝代、每一个东西都有实物，而我们有很多东西还没有拿到实物，没有可考据的东西。今天我要告诉大家，中医中药起源于 6800 年前，那个时候我们的祖先就开始使用灵芝了，只是到了后边才有文字记载。

　　我们认为，盛世考古，考古盛世。中华民族的复兴，怎么续写中医药的历史，怎么续写中医药的传承。神农尝百草，现在有没有。古代文献中对中药起源和应用的传说中，哪些是我们要回答的重要科学问题，如果我们能把本草考古形成一个新的学科，利用近代出土药物及药物相关的遗存来阐明我国中医药文化的博大精深、源远流长。在文献资料基础上，将本草学发展与其他学科进行整合，尤其是利用直接和间接的史料开展研究，为重建中医药文化遗存的时空框架，理清中医药发展历史脉络提供证据，做出贡献。

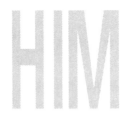

用整合医学思维创新偏头痛的
针灸治疗

◎梁繁荣

在去年的整合医学大会上，我报告了针灸治疗功能性消化不良整合医学研究的结果，今年我想再向大家汇报我们采用整合医学方法研究的另一个病，即针灸治疗偏头痛整合医学研究的情况。

偏头痛在针灸领域是一个非常重要的病，在国外，偏头痛的发病率非常高，对家庭和对病人的负担都非常大。在美国，偏头痛的发病率将近15%，亚洲地区稍低一点，但也有10%左右。

由于偏头痛发作频繁，医疗负担重，严重影响到病人的生活，已成为全球关注的重要问题。国内外对此进行过一系列研究。现代医学一般采用的药物止痛治疗副作用太大，而且疗效不肯定。因此，寻找一种有效的绿色治疗方法，已经成为备受瞩目的重大课题。很多系统评价研究显示，针灸作为预防偏头痛的疗法安全有效，可以视为首选治疗，指南也做了推荐。但针灸治疗偏头痛虽然有效，但到底用哪些穴位，哪些经脉效果最好，到目前为止尚无定论。

国外有很多高水平研究，比较早的是2003年发表的由德国作者报道的一项针灸治疗偏头痛的随机对照（RCT）研究。他们应用针灸与西药比较治疗偏头痛急性发作，观察二者对偏头痛急性发作的止痛效果，结果针灸与药物治疗的疗效相当，但副作用较小，不良反应较少，所以具有优势。

针刺不仅可以治疗急性偏头痛，更多是可以预防偏头痛。偏头痛反复发作，不仅疼痛发作时需要治疗，平时也需要预防头痛发作。2005年发表在JAMA上的一篇文章表明，针刺组比无针刺组有效，比空白组更有效，但针刺组与假刺组未见差异。这就提出一个问题，针刺和假的针刺真的没有差异吗？说明穴位似乎不存在。在这项研究中，收集的样本有2000多例，其中1500例病人感兴趣，最后

168 例病人不符合标准，总共符合纳入标准的只有 302 例。开始有几千例，最后符合研究的只有 300 多例，这些病人被分为针刺组和假针刺组，疗效评价时间分 1 ~ 4 周、5 ~ 8 周、9 ~ 12 周，共计 24 周分 6 个时间段观察。采用国际认可的头痛发作天数和头痛发作强度分别作为主要指标和次要指标。

研究能在 JAMA 上发表，肯定是高水平研究，这是一项多中心、大样本、中央随机、假针刺对照研究，以前采用假针刺对照很少见，这是第一次采用。

然而，由于采用半标准化，有很多影响因素难于控制，比如针刺操作者交代不详，可能是一个缺点。

还有一篇，发表在 Lancet neurology 上，也是高水平研究，该项研究分经穴组、非穴位组、阳性药物组进行对照。共计 1295 例病人，其中有 335 例不符合标准，最后被剔除，共有 960 例入组临床观察。从 4 周开始，到 13 周、26 周，三个时间点进行疗效评价，时间点稍微少一点，但是能在 Lancet neurology 上发出来也非常不容易。主要观察指标也是头痛天数，头痛强度作和生活质量作为次要指标。这项研究也是多中心、大样本、中央随机、对照研究。处方由专家讨论决定，针刺过程比较长，6 周完成 10 次治疗。优点是多中心、大样本、三组试验；缺点是和常规药物对照容易破盲。

另外还有两项系统评价文章。一项认为针灸治疗对急性偏头痛有效，对预防偏头痛效果优于常规治疗，但是否存在穴位特异性还有争议，采用针刺好像随便扎什么地方都可以。

另一项系统评价认为，与假针刺相比，针刺治疗偏头痛有益，但差别比较小，不很明显，好像对偏头痛最后的结论还得不出来，还存在很多争议。国际上还有很多其他的研究，大概有一半有效，有一半效果不理想。

据此，我们重点对偏头痛做了系列研究，从临床到机制做了一非常系统的研究。临床研究的关键是方法学，我们首先引入循证医学作为评价的方法学，我们是较早地把循证医学用于针灸研究的。

到底设不设穴位组和非穴位组？穴位好找，有标准，非穴位不好找。人的穴位，经穴 362 个，经外体穴 1900 多个，非穴位确实不好找，我们建立了一个非穴位的取穴标准。

针对国内外的研究，经过专家讨论，专门制定了两套非穴位取法。一套是穴位旁开两经之间，一套是远离穴位取非穴位，并对研究方案进行反复优化。包括统一操作、统一规范、统一要求。特别委托了一家临床质量研究公司负责质量监控，委托他们进行临床研究过程中的质量监察、数据分析及统计学处理。

在此基础上我们做了几项研究，首先做急性偏头痛的研究，将研究对象分成三组，主要看穴位和非穴位，把两种非穴位方案都放进去，到底哪个是真正的非穴位。研究结果跟国外的结果既有相同又有不同，相同的是确实针刺治疗后半小时评价和一小时评价，三个组看不出差异，似乎有一点差异，但统计学处理没差异。但到 2h、4h，甚至 12h、48h 后的差异就明显了。从这项研究我们发现穴位的效应特异性有一个延迟效应，针刺确实有比较强的安慰效果，这个安慰效果开始非常明显，到后面主要是生理治疗差异了，如果观察时间太短就看不出来。

在针灸治疗急性偏头痛疗效肯定的基础上，再进行了针灸预防偏头痛的疗效观察，共纳入了 480 例，分成三个研究中心来做，这项研究加进了针灸理论，比如少阳经有很多穴位，到底取哪个穴位最好？一是特定穴，一是非特定穴。除循经以外，不循经怎么办？我们取的阳明经，非穴位。最后观察特定穴、非特定穴、本经穴、他经穴和非穴位的疗效差异。整个研究纳入、排除标准非常严格，非常规范。少阳经特定穴比较常用；少阳经非特定穴医家也用，但少一些。他经穴位，我们用阳明经穴位。非经非穴，我们自己建立了标准。整个治疗非常规范，非常严谨。我们采用的是电针操作，电针可以量化参数。慢性偏头痛的疗效评价一般采用头痛天数作为主要观察指标，头痛强度为次要观察指标，研究结果表明特定穴效果最好，非穴位效果最差。

针灸临床除循经取穴外，还有辨证取穴，在循经的基础上进行辨证加减更符合临床实际，我们的第三项研究是在辨证循经取穴与非穴位及等待治疗进行对照，共三个研究中心，分别采取辨证循经取穴组、非经非穴组、等待治疗组。研究结果非常明显，穴位的止痛效果明显好于非穴位和等待治疗组，所以科研和临床是有差距的。临床要体现个性化，体现中医辨证，但科研要求标准化，要求同质性。如果科研不尽量靠近临床，就不能体现中医特色，做出来的结果确实有问题。我们的结果一开始差异就比较大，说明中医临床辨证施治非常重要，辨证要到位，效果才能提高，文章发表后在国外引起很大反响。

后来我们从穴位局部、中枢机制和全身代谢三个方面做了一系列研究。关于中枢机制，针刺神经影像应该是个交叉学科，是一个整合医学非常重要的研究领域，首先必须建立一套针刺影像学的研究标准规范，才能保证神经影像学的研究质量。所以我们建立了针刺神经影像学质量控制体系。举两个例子：比如样本量，神经影像学样本量原来是 8 例、12 例、15 例、20 例都有，到底多少比较合适？通过研究，我们发现 10 例、15 例根本不稳定，结果不可靠，样本量最少应在 20 例或 30 例比较可靠，比较稳定；操作者的针刺水平影响结果很大，脑成像就非常明显，不同的针灸师做的脑成像结果不一样。针灸师从业时间越长，研究结果越可靠越稳定，操作者，特别是针灸操作者，确实要统一要求，才能取得可靠的研究结果。

在这个基础上我们做了偏头痛的中枢机制研究。首先研究病人和健康人的差异，从脑功能到脑结构，用 PET – CT、FMRI、3D – T1 等。病人纳入标准、排除标准都非常严格。结果从灰质结构来看，偏头痛病人的前扣带回和基底神经节这些区域有结构发生变化，不仅仅是功能、结构上的变化，如出现一些颜色变浅、变白，这个区域肯定是疾病的靶向区域。功能代谢异常的区域也是在脑干和小脑的前后叶、小脑的旁回、双额叶这些区域代谢出现异常。大脑功能确实存在一些靶区，这些靶区重点是在丘脑、扣带回、脑干这些区域。所以是不是偏头痛，脑成像检查就可以诊断。

偏头痛病人患病脑区不是一个点，而是一个网络，虽然有靶区，但是整个大脑都有反应，都有异常，特别是一些连接度明显异常。我们发表了一系列的文章，国外还给予了很多评价，脑成像诊断这类疾病，可以提供一些指标。偏头痛是一个进行性损害，对区域和网络都有不同程度的伤害。我们用针灸治疗，采用刚才说的那一套方案，从经穴、非穴、本经穴、他经穴来进行了系列研究。

我们的研究首先发现了偏头痛的特点是靶向性，相应的靶点脑区针灸治疗效果明显；除了靶向性外，我们还发了针灸治疗偏头痛有网络协同性，整个脑网络发生很好的调节作用，治疗前后相比，脑区之间的连接都有很大的变化；另外，我们还发现针灸对于偏头痛的调节具有整体性，不仅是一个靶区，整个大脑的功能都有比较好的良性调节，特别是以壳核为核心的脑网络；此外，针灸对偏头痛病人大脑的调控有动态变化性，即扎一次、扎两次、扎三次，对整个脑区的影响完全不一样。4 周以前，4 周以后；2 周以前，2 周以后都有一系列不同的变化。

总之，我们发现针灸治疗偏头痛具有靶向性、网络协同性、整体性和动态变化性等特征。开展针灸治疗偏头痛，非常复杂，一定要有整合医学的思维和实践。

中医方证代谢组学与中药质量标志物发现

◎王喜军

　　中医方证代谢组学是我们团队建立的一个中药药效评价体系，是一种评价有效性、发现药效物质基础的新理论及方法。而质量标志物是和药物效应直接相关的一类化学物质。

　　中药质量标志物是刘昌孝院士近年来提出的一个关于中药质量的新概念。由于现行版中国药典中药质量标准中监测或测定和检查的成分，与中药内在质量或疗效的相关性较差，而且存在以共性成分评价多个药材，缺乏特异性，以微量成分测定来标定中药材整体质量等问题，导致中药质量标准质控能力低下。质量标志物正是针对这些问题提出来的关于中药质量研究的新概念。

　　中药质量标志物应该是中药材、饮片、提取物及制剂存在的，或者加工过程中形成的与功效有关的物质。质量标志物应具备五个条件，第一是与功效有关；第二是结构明确，可定性、定量；第三是标的药材中特有，其他药材中不含有；第四是具有可溯源性；第五也是最重要的，要能体现方剂配伍的原则，以及君臣佐使的用药理念。从核心意思看，按照上述的五个原则要求，中药的质量标志物应该既要体现方剂的配伍，又必须与有效性和安全性相关。中药质量的内涵就是有效性和安全性；质量标准包括鉴别、检查、含量测定等，这些都是保证有效性和安全性的一个质量控制手段。那么中药的有效性和安全性通过什么来体现呢？在临床上通过方剂来表达的疗效并体现安全性，所以要基于有效性和安全性的前提，基于方剂在临床上证对应关系下的有效性去发现药效物质基础，作为中药质量标志物才能真正控制中药的内在质量。中药在临床上也含有会产生副作用的物质，也按照五原则作为质量标志物，再去建立质量标准。若这个质量标志物与临床疗效有关，而且体现方剂配伍，就能实现质量标志物控制内在质量的终极目的，通过它建立的质量标准，才能真正实现保障和控制有效性和安全性。这是一个基于宏观的大质量观发现的质量标志物的有效途径。

基于这种研究理念和思路，重要的是如何在方剂有效、又体现配伍原则下去发现这些物质，随之而来的一个重要问题就是如何去实践，去真正发现质量标志物。

中药的有效性和安全性评价是发现药效的前提，也是寻找质量标志物的前提。但中药有效性和安全性是怎么表现出来的呢？是与证候相关联的，而且以方剂这种药物形式来表达的，如果脱离了方剂和证候，单纯从一个单药角度去发现有效成分或发现活性成分，这种研究方式与临床的有效性不是失之交臂也是相差甚远的。所以必须来解决方证对应条件下，在方剂有效的状态下体内显效形式，从而表达药效的物质，这样才能找到与临床疗效直接相关的物质。以往的很多研究都从单味开始，脱离了方剂和证候这个方证对应的有效性关系。从逻辑上讲，药效物质基础一定从药物中发现，中药饮片实际上是个原料，中药的药物实质是方剂；饮片是原料药，饮片中有化学成分，化学成分具有生物活性；但饮片中成分不能叫药效物质基础。因为饮片中含有许多种物质，成千上万个化学成分，同一种中药饮片在不同方剂中在人体内将吸收表达不同的成分，从而实现了方剂配伍物的药效取向。单纯一个单味药（单方除外），事实上脱离了这种方证对应关系。我们怎么研究呢？首先要纯粹地体现方证对应关系，以证候为切入点，以方剂为研究对象，在证候和方剂对应关系的条件下，去评价方剂的疗效，在方剂显效的条件下，去研究方剂进入体内的成分，哪些成分进入体内，包括在血液或肠道中，并把这些物质作为潜在的药效成分，再研究它与药效的关系，这样才叫在体内真正发现临床显效状态下的有效成分，而且能够溯源到它的组成药，再按质量标志物的五原则从进入体内的显效成分中去筛选出或发掘出能够符合质量标志物要求的真正的化学物质，以此作为质量标志物，就能够用它去建立质量标准，能够保证或者实现它的有效性和安全性。这就是我们的研究思路。

按照这种思路，要解决几个问题。第一个问题，证候的生物标志物的发现及鉴定。证候是一种模糊的疾病状态，是症状的集合体，通过分析症状而得到的综合表征，缺乏可重现性的客观控制标准。证候都没有准确解决，没有客观精准诊断和表达，凭什么评价或发现方剂的有效性呢？所以首先要解决证候的问题。第二个问题，方剂又是一个复杂的化学巨系统，在这种巨系统中去找显效状态下与功能有关的物质，难度非常大。也就是说第一必须发现证候的生物标志物，然后用标志物建立方剂的疗效评价体系。这样既能对证候进行精确判断或诊断，也能实现方剂有效性的精确评价，在显效状态下去发现体内成分，这样第二个相应的问题就是方剂复杂体中有效成分如何表达，也就是进入体内的物质是什么等问题也就从根本上得到解决；那么第三个需要解决的问题，就是要研究进入体内的成分中哪个成分影响了哪个证候标志物轨迹的变化，从而表达为临床疗效呢？也就是要把两群物质，一群内源性证候生物标志物，一群进入体内来源于方剂的化学成分，要把这两组成分关联到一起，谁和谁之间发生了调整的关系、表达了临床疗效，这样我们就可以发现体内的显效成分，这就是方证代谢组学的核心技术和核心理念。

下面我重点依据前面提到的三个问题逐一开展。第一，建立一种技术去揭示证候的生物学本质，也就是发现它的生物标志物。我们利用的是代谢组学技术。我一直在从事血清药物化学及血清药理学研究，进入 21 世纪我们开始引入代谢组学技术与中药血清药物化学相整合，核心技术是利用代谢组学技术去发现证候的生物标志物，从而对证候进行精确判断，由此建立一个方剂有效性的精确评价体系。

对于一种证候，我们寻找典型证候病人，收集尿液和血液，利用现代液质联用技术，对生物样品中的代谢产物进行无歧视分析，并与正常对照组比较，就能找到标定典型证候的代谢轮廓或指纹，然后以这种代谢轮廓或代谢指纹从宏观上对证候进行准确判断。同时通过正常人及证候病人两组代谢产物的差异性分析，找能标志证候生物学特征的代谢标志物，也就是说代谢靶标，这样就能把这些物质作为证候生物标志物。从生物标志物的轨迹变化，以及定量变化，从微观上精确地诊断证候，并对证候的动态变化进行检测。我们可以代谢指纹或代谢轮廓，以生物标志物作为证候精确判断，或以其作为精确评价方剂疗效的一个标准或体系。同时，我们可以通过生物标志物的轨迹、代谢通路、关键代谢酶的发现去研究证候的发生及发展的机制，由此解决中药药效研究的第一个环节。

基于上述方式，我们目前已经开展了 13 个证候和 15 个相关方剂有效性评价。包括阳黄证、冠心病心阳虚、肝郁脾虚证等，由此建立了这些证候精确的生物评价体系。用这种评价体系去精确评价相应方剂的有效性。我们做了六味地黄丸有效性的评价，首先选取肾阴虚证的生物标志物，然后以肾阴虚的生物标志物去评价六味地黄丸治疗肾阴虚的有效性。大家知道六味地黄丸有"三补三泻"的功能，我们可以把三补及三泻的作用机制都说清楚。除此还阐释了六味地黄丸治疗"五迟五软"症的生物学机制。研究发现六味地黄丸是通过影响黏多糖的代谢来治疗黏多糖代谢障碍综合征的；同时它还能调整神经氨酸代谢，防止唾液酸堆积症发生；从而解决了与小儿"五迟五软"症直接相关的一些病理机制。如此，我们就能以这种方式对各类经典方剂进行有效性评价。

评价有效性后需要知道在有效状态下是方剂中的什么成分进入了人体内产生效应？我们要把它阐释清楚。解决的办法基于中药血清药物化学，在方剂有效状态下开展体内成分分析。为什么要这样做？单味药已是一个复杂的化学巨系统，方剂更是包含了成千上万种化学物质，从这些化学巨系统中去发现有效物质很难。以往我们都是生物活性导向分离，先分几个部位，然后分很多馏分，再测试每个馏分有没有效果，有效的馏分继续进行分离。然而，可能测到最后，每个单体化合物可能都没有效，这是由于中药是一种多成分协同增效机制，如果分成单体成分会造成活性丢失；另外，这种分离方式效率低，最后可能只得到几十毫克的化学成分，只能停留在结构鉴定阶段。过去没有高通量活性筛选平台，很多成分的活性都说不清楚，这是这种分离方式的最大问题。

第二个问题，体外的活性导向不能反映体内的生物转化。也就是以往的研究只关注了化学成分，只研究化学成分对人的作用，没有把人体对药物的作用考虑进去，所以它不能反映体内药物的存在状态，不能反映生物转化或代谢。同时更不能解决方剂众多药物在 ADME 过程中的相互影响。基于这些问题，20 世纪 90 年代初我们提出了中药血清药物化学理论及研究设计。就是在给药后，药物经过肠道菌群的作用，经过肝脏药物酶作用，最后或以原形成分，或以代谢产物在血液中表达为体内直接作用物质，然后把这些物质进行分离鉴定，我们就能找到进入体内潜在的药效物质基础。

我们团队早期在 20 世纪 90 年代初期开展的中药血清药物化学研究也仅仅是将中药给予动物后分析血清中成分，并没有将体内成分与药效乃至证候相关联。那个年代技术水平有限，没有能力解决证候的生物本质及成分与效应的关系。今天是在什么水平、又在研究什么呢？今天解决的是方剂对证候显效状态时的体内成分，并能把体内成分与证候生物标志物关联起来。超越了给动物口服一个中药后研究它的体内成分的简单模式，研究方剂对应证候表达临床疗效状态下的体内成分。中药血清药物化学研究方法的建立于 2002 年获得了国家科技进步二等奖。这项研究的典型例子就是茵陈蒿汤治疗阳黄证。在临床上确定典型阳黄证病人，以茵陈蒿汤治疗，显效后在表达治疗效应状态下我们采集病人血液，然后利用液质联用技术，表征了进入体内的 23 个成分，并进行了结构鉴定。我们于 2010 年出版了《中药血清药物化学》，2017 年又由爱思唯尔出版集团出版了英文版 *Serum Pharmacochemistry of Traditional Chinese Medicine* 专著，这两本书不是同一本书的翻译本，而是不同阶段的不同研究内容。

方剂进入体内表达临床疗效时，体内进去了很多成分。不是所有成分都与疗效有关，一定有无关的，有些有用，有些没用，我们需要把这些有用的成分提取出来，接下来就是要解决第三个问题。

怎么解决第三个问题？刚才在代谢标志物中，比如阳黄证，找到 44 个生物标志物，在茵陈蒿汤有效状态下，我们在体内发现了 23 个成分，一定是此 23 个成分中某些成分通过对这 44 个标志物的轨迹调整才表达出临床疗效。但是哪些成分调整哪些标志物呢，谁和谁有关才能表达疗效呢？接下来我们建立了一种方法，即"基于生物标记物与体内显效成分关系的药效物质基础发现技术"，我们创建了一个软件，也就是 PCMS（Plotting of correlation between metabolites and serum constituents）软件，它是代谢标志物与血清成分的关联度分析，已获国家发明专利及软件著作权。当年我们最开始是怎么做的呢？就是手动分析这些关联性，很耗时，一分析就一年半载。现在把很多年积累的数据整理分析建立了一个关联分析的数学模型，然后用数学模型做成了一个软件。打开软件有两个窗口，输入密码，进去后一个界面输入不同时间点生物标志物量变规律；另一个界面在相对时间点进入体内方剂化学成分的变化。输数据要很长时间，输完就快了，输完就打出一张图来，一侧是进入体内的化学成分，另一侧是生物标志物，二者的交叉点，颜色越深，关联度越大，然后把高度关联的成分提取出来，按照我们的方法进行处理，得到的是高度关联的显效成分，应该是药效物质基础。然后把得到的成分，进行细胞生物学和动物模型验证，分析得到的成分能不能复制出方剂的整体疗效。通过 10 余个方剂的验证证明这种方法的有效性。

将前三项技术整合形成创新的研究策略和理论，就是中医方证代谢组学，英文名字为 Chinmedomics，这是我创造的一个英文词，现在已被国际上通用了，现在在 Gooogle、Pubmed 等平台输进 Chinmedomics 会检索到很多文章。这个概念是我在 2011 年提出来的，中文称为中医方证代谢组学，而英文定义为 Chinmedomics，其中没体现代谢组学，英文就是中医组学。因为利用代谢组学搞清的仅仅是代谢标志物，还得往上推发现它的关键蛋白，以及差异基因等，研究与其相关的组学。英文注释写成 "Integrating Pharcochemistry with system Biology to Elucidate the Scientific Value of TCM"，就是整合血清药物化学与系统生物学以阐释中医药的科学价值，其中关键是整合二字，这样一门应用科学高度缩写叫 Chinmedomics。其采用了 Chinese medicine metablomics，第一个词取前四个字母，第二个取前三个字母，第三个取后面五个字母连在一起，就成了 Chinmedomics。这个缩写词是我们在 2001 年提出的，在国际上 Omics 杂志发表了这个理念，2015 年爱思唯尔出版集团以 Chinmedomics 为书名出版我的专著，Nature 也推荐我这个 Chinmedomics，说是一种强有力的研究评价中药有效性的方法，是沟通中医学与现代医学的一种生物学语言。目前我们把国内外这方面的系列研究论文编成专著，称之《中医方证代谢组学研究进展》，以年卷的形式每年出一卷。目前《中医方证代谢组学研究进展》2016 年卷及 2017 年卷已出版发行，2018 年卷也将面世。

下面具体介绍利用这种方法发现质量标志物。在中国药典中存在很多以通用成分来检测诸多不同的药材。比如黄柏和黄连都以监测小檗碱及巴马汀为评价指标。黄柏和黄连完全是两种不同的药材，黄柏具有清热燥湿、泻火除蒸作用，相当于强阴药。按照李东垣的理论，黄柏具有滋肾强阴作用。黄连具有清热燥湿、泻火解毒作用，治疗上焦实热，而黄柏是退下焦虚热，滋阴才能退虚热，所以在李东垣的著作中黄柏是强阴之要药。完全不同的两个药，可在药典中的标准是一样的。如关黄柏中小檗碱的含量要求 >0.6%，巴马汀 >0.3%；而黄连也是测定这两种成分，但小檗碱要求 >5.5%，巴马汀 >1.5%，两个完全不同的药物其标准是一样的，标准一样应该是一个药，标准不同应该是两个药，要么是标准错了，要么是药名错了，这是肯定的。从这个标准我们会看到什么问题？以此衡量，关黄柏就是一个劣质黄连。这说明药典中的标准存在问题，所测定的成分不具备标志质量的能力。所以我们必须找到真正的和临床疗效有关的成分。

我刚才讲相同的中药在不同方剂配伍情况下体内吸收不同的成分才能实现配伍的药效取向，这是配伍的化学理论。例如关黄柏口服后的成分分析。服关黄柏单味药时，小檗碱、巴马汀、木兰碱及亚美罂粟碱等成分在体内都是高表达的。在这种情况下，以小檗碱和巴马汀作为标准没什么不对。但在知柏地黄丸配伍下，改变了它的体内表达，在这种情况下三棱酸、吴茱萸苦素、黄柏内酯、黄柏酮是黄柏在体内的主要成分，所以在方剂配伍环境下，在知柏地黄丸的环境下，黄柏表达体内成分应该是最有效的物质。所以我觉得单药只有化学成分，谈不上有效成分。要说有效成分，说黄芪有效成分是什么这就不对，应该说黄芪在补中益气汤中，它的有效成分是什么这就对了；黄芪在玉屏风散中的有效成分是什么，这就比较科学了。你说黄芪的有效成分，那就是黄芪的活性成分，说黄芪具体的某个疗效成分还可以。光说黄芪有效成分就太模糊。

在这种情况下，只有从方剂入手开展研究才有可能得到我们需要的物质。我们把含有黄柏的十几个方剂，诸如知柏地黄丸、疗本滋肾丸、滋肾丸、大补阴丸，还有二妙丸、三妙丸、四妙丸，黄连解毒汤等同时进行比较研究。我们把这些方剂都口服给药，然后，研究这些方剂所有进入体内的成分，利用液质联用技术全给它表达鉴定了，尤其集中把黄柏的成分做上标记进行分析，发现两类不同疗效方剂总体的成分表达有与药效相关的趋势。即滋阴和燥湿的成分，滋阴的成分主要是什么？是黄柏内酯和黄柏酮、小檗碱，还有去羟甲基罂粟碱等等，是滋阴类方剂黄柏进入体内的主要成分。

黄柏在清热解毒、清热燥湿方剂中，比如黄连解毒汤、二妙散、三妙丸等方剂配伍环境里面，进入体内的成分，多为γ羟基丁烯酸内酯、吴茱萸苦素、蝙蝠葛碱、黄柏碱等。在这种研究设计下，我们能找到在方剂配伍环境下特征性的东西。既可以找出关黄柏在众多方剂中的共性成分，也能找出两类功能的代表成分。

接下来深入分析黄柏单味药的有效成分。根据现在黄柏的临床疗效，我们再深入分析一下。文献研究表明，黄柏在临床上广泛用于治疗前列腺癌，分析所用的药材品种发现使用的都不是黄柏（Bark of phenllodendron chinensis），都是关黄柏（Bark of phenllodendron amurense）。我们首先要制备前列腺癌模型，给予以关黄柏配伍制成的知柏地黄丸，根据黄柏进入的成分，再分析前列腺癌的质量标志物，再用方证代谢组学的方法进行关联，发现高度关联的成分，把这些成分作为关黄柏在知柏地黄丸条件下，治疗阴虚内热、阴虚火旺所导致的前列腺癌相关的有效成分。

接下来把这些化学成分拿出来，再进行细胞生物学研究，进一步确认有效性和有效性机制，再把进入人体的成分按照质量标志物的五原则，把符合五原则的物质拿出来，作为质量标志物。由此建立质量标准，可能比单味药，比体外的单一研究过程更符合中医的临床实践。

这种质量标志物的研究思路和设计，包括很多研究细节，每一个环节都需要深入研究。总之，质量标志物的研究应该建立在药效物质基础发现的基础上，药效物质基础的发现一定是在方证对应有效的状态下，体现临床疗效的一种真实状态。由此，我们才能找到理想的中药质量标志物。

药物性肝损伤就可以，不管是不是中药，也不管是哪一味中药，不管是西药还是中药，都是中药的问题。中药肝损伤因果关系的系统评估中，整合数据链，肝损伤与药物是不是有关，是不是与中药有关，是不是与某种中药有关。如果病人主诉说吃了中药，排除了西药，我们认为是可疑的，应该把他的药物拿过来，排除质量问题。如果药材拿不到，体内可以检测血液中的成分，尿液中的成分，但也可能检测不到。我们可以利用生物标本，包括头发，头发是非常好的检测标本。生物标本可以减轻相关经费，可能检测出相关问题。但既然只是可能或很可能，那怎么确定？两个办法，一个通过临床和实验室再评价；还有一种是被动或主动的激发，吃了药病好了但发生了肝损伤，治疗好后，一不小心又吃了这个药，又发现损伤。我们建立了五级标准，目前化学药还没有这个。化学药的评估过程是通过宣讲经验进行评分的，没有实验室和药学精准关联，所以这给中药造成了很多麻烦。

我们还做了一个基于整合证据链的何首乌损伤客观辨识，已经证明何首乌确实会造成肝损伤。目前国际上共有三个指南，一个是欧洲的方案，一个是美国的方案，然后就是我们的整合证据链，特别是 RUCAM 法用得最多，可以明显降低中药肝损伤的漏诊率，欧美做的可达 50%，我们做的超过 20%。

我们这个指南公布后获得了好评。有专家说，中医药有肝损伤，不是自己打自己的脸吗？当时请教几位相关的院士，院士们说只要是对的，讲究科学证据，就应该发表，他非常支持这个事情。发布后，得到非常好的评价，不光中药界，各大媒体都在报道这件事情。原来说中草药没有肝损伤，你说没有，证据是什么？怎么评判有还是没有？现在你说，有的话是什么证据，没有又是什么证据。中药要把话语权掌握在自己手上。采取多种形式在中国及全球范围推广应用，中草药到底怎么引起肝损伤，我们发表在英文版上，美国肝病学会前主席专门介绍了这个指南，他说这是世界难题，美国根本没有办法解决。

现在这个指南不仅是一个学科的标准，而且已经变成国家标准，药监总局最近委托我制定中药肝损伤临床评价指导原则，前面是推荐标准，现在已成为法定标准，通过了专家、院士，还有肝病专家的审定，这是一个里程碑式的发展。在此之前国际上还没有肝损伤指南，中药也没有肝损伤的指导原则。

中药要敢于正视自己的问题，敢用证据说话。我们这个指南有西医，有中医，有专门做科研的，是一个整合的专业格局。我们现在对家底已经摸得差不多了。摸家底是丰富国家中心的数据，还有一些联合体、医院。摸清家底除用病例外，还有大量的生物样本，是基于临床病例和样本的中国药物性肝损伤谱的调研，到底分布怎样，人群分布怎样，条件怎样，然后再通过靶向药物治疗这个疾病。

结果是什么？总的不良反应中，中草药肝损伤不到 20%，效应是比较弱的，占比也是比较小的。但要保证中药的安全，有一个问题要看到，就是品种多，很分散，出现安全问题的药都没说中草药会导致肝损伤。化学药的品种比较集中，它的说明书中有肝损伤，所以可提前控制；而中药现在必须把这个事情做好，如果没有标准，别人说到中草药的肝损伤问题，我们就没法解释。难度虽然很大，但很有必要。如果没这些数据，别人说不怕一万只怕万一。此外，还有风险获益，一个保健用药或感冒用药，如果出现肝损伤就会得不偿失，所以风险获益一定要明确。

中药肝损伤发生的原因是什么？说到底还是易感性的问题，总有一些易感人群存在对风险物质的致病机制，药物性肝损伤的安全性问题是世界难题，谁都不好控制。对于有毒中药，明枪易躲，比较好研究。但对传统无毒的中药，特别是特异质的中药，没有明显的因果关系，真的是暗箭难防，也很难检测。

怎么办呢？我们从老祖宗那里得到启示，有病吃这个药没事，没有病吃这个药麻烦。把病证毒理学用到药物性肝损伤上面非常合适。病证毒理学关联临床病证的中药安全性评价模式和方法：一是固有型毒性，基于病证－量－毒关系的治疗窗筛查；二是特异质毒性，代谢免疫介导的易感人群筛查，以临床真实世界为基础，病证结合模型为评价载体。

举一个例子，何首乌是"千年补益药，今朝肝毒性"，它对肝损伤很多年前就已有报道，有超过30个国家和地区有何首乌导致肝损伤的报道，国家药品不良反应（ADR）中心，疑似何首乌肝损伤例数居各中药前列。在302医院，何首乌肝损伤报告病例居中药单品种之首。国家ADR中心三次通报何首乌的事情，这个大家还得关注。

卫计委的规培教材，应该是比较权威的教材，药物性肝损伤中有五页讲何首乌。何首乌是不是有这么坏？不一定，通过流行病学调查，它跟剂量和疗程有关，复方单方也不一样。到底是什么原因造成的？我们做了大量的案例研究，现在西药致肝损伤的机制有十种，但都不适合何首乌。有人研究排除蒽醌论、糅质论、污染论、伪品论，我们不排除这些因素，因为我们发现它是一个免疫诱导特异性肝损伤分子机制。

揭示何首乌免疫特异性肝损伤致毒机制，也就是"柴－油－火星子"假说，柴是什么？何首乌是一个非常好的药，但是在阴虚火旺、免疫处于活化状态时，可能会增加易感性。里边有一个风险因子，即肝损伤的风险因素，产生了一个火星子，所以称为"柴－油－火星子"。

为什么小孩吃面、吃鸡蛋都过敏？面和鸡蛋都是风险因子，这个孩子是过敏体质。柴是什么？免疫异常活化人群；油是什么？中药的免疫促进物质。如果何首乌的方子是一个免疫促进为主的方子，那么这个方子就针对的是免疫活化类疾病，火星子是肝损伤的风险。

怎么防控呢？从四个方面防控：一是易感人群筛查；二是中药个性化用药减毒；三是中药质量可控性提升；四是防治肝损伤药物的研发。

要实现多系统通路的传导机制，通过临床科研整合，一体化解决问题。易感人群通过五个分型。第一，何首乌在免疫活化类疾病中，比如关节炎、白癜风、银屑病，还有系统性红斑狼疮等，很容易发生肝损伤。这些免疫活化疾病属于阴虚火旺，中医讲的阴虚血热型疾病用药要小心。何首乌肝损伤多见于免疫亢进人群，证属中医阴虚血热证，IL－17α、CXCL10、IFN－γ等免疫因子可作为何首乌肝损伤人群的潜在生物标志物。但并不是每个人都这样，要让中医专家知道哪些证型、西医专家知道哪些疾病可以检测易感人群。

第二，个性化用药。中医讲究炮制减毒、配伍减毒、辨证减毒，都是个性化用药的一个方面，怎么炮制，怎么配伍，怎么辨证，都是系统的，都可以组方，都可以降低毒性。

第三，质量可控性提升。安全性、有效性、一致性，也就是质量可控体系。药物除了要保证它的安全性，还要保证它的质量可控性，成分中有99%的有效成分是清楚的，这还不够，还要评价生物等效性、一致性，才能保证它的可控性。有的生物药95%的活性成分都要做生物效价；有的中药1%的成分是清楚的，但有的超过1%，有的不超过1%，1%的控制怎么提升质量可控性，差异非常大。以生物效应为核心的中药质量可控性评价体系，这几年只研究了一些生物检测方法，而以安全性、有效性为导向的研究，要做的工作还很多。

中药质量可控性评价体系中，质量控制形成一个金字塔，里边可能有神经医学，神经医学内也有金字塔。我们中药质量至少也有五级金字塔，首先有《药典》的标准，这是最基本的，另外还有道地药材的标准，这些标准实际上是保证一致性、安全性、有效性非常重要的方法。我们已经建立了很多标准，道地药材的标准，是保证药材质量、一致性、稳定性非常好的方法，应该在国内大力推进。有些专家说，这些标准中，金字塔上面的目标等级有大有小，而且南方和北方又不具备一致性。我觉得这种说法不正确，金字塔上面的目标等级从表面看是虚的，实际上包括很多指标，目标的长短是需要综合考虑的指标。就像一个小女孩很漂亮，多数人看到是眼睛大，但漂亮不单单是眼睛大，而是要综合考虑。

如果金字塔上面的成分清楚了，应该有多种表征，多组分化学表征。再上面是生物效应评价，再上面是效应成分指数。我们建立的这个质控金字塔，上面应该是与安全性、有效性关联更密切。这是一个可控性的评价体系，也是一个金字塔，我们制定了一个指南，评价以此为基础。

中药质量安全性评控是风险物质＋生物毒价。中药的安全性评价标的应该是风险物质。何首乌安全性质量控制：顺式－二苯乙烯苷＋肝细胞毒价。我们制定了何首乌的安全用药指南，但到底应该怎么用。保健食品应该慎用，免疫亢进属阴虚火旺、血热伤阴等人群应慎用，类风湿关节炎、银屑病、自身免疫性肝炎病人的白发、脱发应慎用，风湿免疫科、骨科、皮科等长期用药要注意肝功能检测。以前把何首乌放在补阴药里面，现在应该放到补阳或补血药中比较好，因为它是一个温性的，而补阴药都是平性和凉性的，所以应该把何首乌的功效改过来。

　　《科学通报》做了一个封面，把我们相关的工作，把合理用药整合起来，给了我们提供了一个很好的指导和帮助。我们的制剂安全用药对策被国家药监总局采纳，从非处方用药变成处方用药。通报以后，受何首乌相关制剂不良反应的例数下降了将近60%。工信部反馈，相关的制剂销售没有明显下降，销量保持稳定。说明合理用药保证了用药安全、中药安全，中药产业、中药事业不受影响。

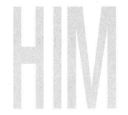

整合肿瘤学

从整合医学看"不治也好，治也不好和治了才好"

◎曹广文

我要讲的主题是怎么评价临床医疗的效果。我们知道治疗主要是针对患病部位开展的，以帮助病人从疾病状态中康复，但治疗并不能消除死亡甚至无法减少死亡。对所有的死亡原因进行等同的干预显然是不明智的，在医疗资源有限的前提下，应针对导致人类过早死亡的那些疾病进行治疗才是医疗的主要目的。我们分析过 1974—2015 年上海市人群死亡的流行病学数据，发现导致早死的第一位原因是恶性肿瘤，而不是心脑血管疾病。

最近几年新技术在肿瘤诊治方面的使用越来越多，这些新技术在发现某些早期肿瘤的同时也产生了大量的治疗费用。毫无疑问，对某些肿瘤早期筛查是有价值的，其中最值得称道的就是大肠癌筛查，对大肠癌早期筛查发现肠息肉，通过切除息肉这一癌前病变，可以使癌症的发病率和死亡率大幅度下降，这点在美国已经得到了证明。但是很多肿瘤的筛查并不会改变肿瘤的死亡率，最典型的一个例子就是前列腺癌。美国、希腊、俄罗斯和日本等国的数据显示，对死于非恶性肿瘤的男性进行尸检发现，前列腺癌的发生率随年龄增加而增加，60 岁以上人群中无症状前列腺癌检出率为 40% ~60% ，而在 80 岁以上人群中无症状前列腺癌的检出率可达 80% 甚至更高。但是美国和希腊的前列腺癌检出率有很大不同。美国以红肉这类所谓的炎症饮食为主要能量来源，希腊人主要以地中海饮食——新鲜蔬菜、水果和鱼肉这些抗炎饮食为主要能量来源，两类人群前列腺癌发生率有非常大的差异，美国人前列腺癌发生率远高于希腊人。美国科学家开展了一项前列腺癌术后长期随访的队列研究，研究对象均为早期前列腺癌病人，分为两组，一组实施根治性切除，另一组仅观察，不做任何治疗，每过几年进行一次随访，结果发现手术组和非手术组的术后生存率差异无统计学意义。2018 年 7 月，这些美国科学家在《新英格兰医学杂志》发表了近 20 年的随访结果，手术组和非手术组病人的生存率差异无统计学意义，而且手术组病人术后很长一段时间内会有排尿障碍、性功能缺失等。如此看来，早期筛查和手术似乎意义不大，因为应用前列腺特异性抗原，即前列腺癌标志物筛查前列腺癌病人，对有效生存没有任何益处。对于乳腺癌，尤其是钼靶照相技术开始用于乳腺癌筛查以来，乳腺癌的筛查也存在这种情况，大量的早期癌症被发现，但是死亡率没有变化或仅略降低，而且这个降低并不是提前发现癌症、及早治疗的结果，因为时间上不符合。队列研究证明，乳腺癌存在过度诊断的问题，甲状腺癌更是存在这个问题。

　　如何评估癌症过度诊断？通过早期筛查发现早期癌症的检出率和未经过筛查的自然发病率之间的差值就是过度的诊断。常规诊断的人群发病往往处于较晚期，从早期癌症发展到能够常规诊断到的中晚期癌症有一个时间差，这个时间差需要进行统计学校正。"过度诊断"提示我们一个问题，很多早期癌症并不能或者没有机会发展成致命性的晚期癌症。由于伦理学限制，目前无法准确知道早期癌症发展到晚期癌症所需要的准确时间，肿瘤筛查的效果评估最可靠的方法就是队列研究。如大肠癌筛查对癌前病变的有效处理，使晚期肿瘤的发病率降低，死亡率也随之下降。有一种恶性肿瘤经过筛查，尤其是低剂量螺旋 CT 筛查以后，它的死亡率也降低了，这就是非小细胞肺癌。那么对非小细胞肺癌的筛查有没有过度诊断的问题呢？30 年前诊断的非小细胞肺癌当中，支气管鳞癌约占 80%，腺癌占 20%；而 30 年后的今天，肺腺癌约占 80%，支气管鳞癌却只有 20%。为什么非小细胞肺癌的组织学构成发生了如此大的改变？是我们空气污染加剧了？还是香烟成分改变了？还是中国人的基因改变了？我认为这些都没有改变，而是早期诊断的方法改变了。低密度螺旋 CT 把难以长大的早期肿瘤筛查出来，在早期切除了。这个治疗的后果，一个是晚期肿瘤的确不发生了，另外一个后果是使病人带上癌症的帽子，从此以后对事业成功的希望转变成千方百计延长生命的努力，过分"养生"的后果是什么？有可能把沉睡的肿瘤唤醒，死亡反而更早来临。

　　对恶性肿瘤筛查/早期治疗和常规诊断治疗的策略该如何选择？大家知道对某疾病不同阶段的研究需要采用不同的流行病学方法。在早期对疾病本质不清楚时，往往需要采用描述性流行病学研究方法，在积累证据后提出病因假设和分析病因阶段，需要进行分析性流行病学研究。在分析性流行病学研究中，最能够对临床产生指导作用的就是队列研究，有时还会用到实验流行病学方法。肿瘤过度诊断所依赖的理论基础是，肿瘤发生以后只能向一个方向发展，中间不会逆生长，所有原位癌都有这个过程，事实上是这样吗？我们知道癌症的发生发展受环境暴露、遗传因素和 DNA 损伤的影响，在微环境的选择造成的进化压力下，癌症具有复杂的逆向进化和发育过程，这一进化发育过程使得癌症具有很大的异质性。异质性包括同一病人肿瘤内部不同区域或转移部位的差异性，也包括同一组织类型肿瘤在不同个体中的差异性。更重要的是，不同组织类型的恶性肿瘤在进化发育过程中存在明显的不同特点：有些肿瘤是"快速进展的肿瘤"，有些肿瘤是"缓慢进展的肿瘤"，而有些肿瘤是"惰性肿瘤"。

首先讲"快速进展的肿瘤"，它包括胰腺癌、肝癌等，这类肿瘤从出现症状到死亡时间很短，对各种治疗的反应也不好；"缓慢进展的肿瘤"包括大肠癌、胃癌等，从出现症状到死亡经历的时间很长，同时还有很长的癌前病变期，这种肿瘤的治疗效果较好。"惰性肿瘤"是指对人群期望寿命没有明显损害的肿瘤，包括前列腺癌和甲状腺癌等，这类肿瘤中有些生长一段时间就自行逐渐消退了，有些肿瘤一段时间后停止生长，有些肿瘤持续缓慢地生长，到最后，病人因为其他原因去世。我们所要关心的主要问题就是前两种肿瘤。因为"快速进展的肿瘤"往往是持续进展，后期加快型，中间很少有逆生长的过程，对这类肿瘤防治的重点是一级预防。"缓慢进展性肿瘤"在癌症发生时，原位癌的典型病变和正常细胞之间往往存在相互转化现象，而且这种情况在"惰性肿瘤"中发生地更加频繁。所以这三种肿瘤的预防措施是不同的，第一种肿瘤的重点应该是一级预防，对病因进行预防；第二种肿瘤应采取二级预防，早诊断、早发现、早治疗，治疗效果好；第三类肿瘤的要重点是三级预防，对转移的肿瘤进行干预，这只是笔者个人的观点。

我的主要研究方向是肝癌，很想强调流行病学研究在肝癌研究中的重要性，因为乙肝病毒致癌没有很合适的细胞模型和动物模型，在人群中进行流行病学研究的结果更可信。我国的肝细胞癌病人中 80% ~ 90% 都是由乙肝病毒慢性感染导致的，而不是肥胖和丙型肝炎病毒感染，这点和其他国家有所不同，很可能由基因免疫遗传倾向决定。黄曲霉毒素暴露，也就是长期食用被黄曲霉菌污染的花生、玉米及其制品，会增加乙肝病毒的致癌风险。所以，在中国只要把乙型肝炎控制了，肝癌所致的死亡就会大幅度下降。目前大规模接种乙肝疫苗以及对医院危险注射的管理，使乙肝病毒在新生儿和年轻人群中的感染在很大程度上得到了控制。但是我国目前还有 9400 万慢性乙肝病毒携带者，这些人中有 2000 万人将在 75 岁之前死于肝细胞癌，如何预防这 2000 万可能因为肝癌导致的死亡是目前肝癌研究者最大的任务。从乙肝病毒感染到癌症发生涉及一系列进化发育过程，病毒本身进化发育，癌细胞也发生进化发育。乙肝致癌的中间过程的进化特征如病毒变异可以用来监测什么时候快要发生肿瘤了。我们开展的队列研究，基线数据中乙肝病毒的某些特征性变异可以指示何时发生肿瘤以及术后死亡概率。针对可能发生肿瘤的高危乙肝病毒感染者进行抗病毒治疗后，肝细胞癌发生率将大幅下降，对没有变异的病人，抗病毒治疗则没有预防肝细胞癌的效果，这些是在乙肝病人发展为肝细胞癌的队列研究中发现的。同样，抗病毒治疗控制肝细胞癌复发的效果在乙肝相关肝细胞癌术后复发队列研究中也得到了证实。目前预后队列研究发现了很多影响感染乙肝后肝癌预后的危险因素，但是影响肝细胞癌复发转移危险的唯一可控制的因素就是乙肝病毒的复制。对乙肝感染后肝细胞癌术后开展抗病毒治疗，可以大大提高病人的生存率，这个效果是非常明确的。

队列研究的重要意义怎么强调都不过分，但是目前开展的临床队列研究还存在很多问题。第一个问题，就是医院对病人的选择，也就是专门找早期癌症进行外科治疗，导致选择性偏倚，结果一定不具有代表性。此外标志物缺乏特异性也是一个问题，更主要的是很多队列研究缺乏第三方评估。以营利为目的的医疗机构不愿意设置功能齐备的随访科，设置随访科会增加医院成本。以营利为目的的医疗行为，一定存在过度诊断，进而导致过度治疗，即使采用队列研究，其评估的疗效也会是"非常好"，这样的结果并不真实，只能起到广告作用。流行病学对癌症研究最重要的贡献，就是建立高效的各种肿瘤筛查体系和规范，更重要的是建立随访队列，评估疗效，而且这种评估需要第三方（或者利益不相关第三方）来独立评估。对高危的人群进行行为干预、药物干预和外科治疗，在长期随访中，对干预效果进行客观评价，为恶性肿瘤的预防和治疗指明方向。队列研究的另一个重要功能是制定和评价临床指南，指导和规范临床医生的诊治行为。中国的临床指南很多是在欧美医学发达国家制定的临床指南基础上，加了"中国"两个字而已，很少针对中国病人的实际情况进行再评估和创新。经过调查，我们认为来自欧美国家的临床指南最开始也是一些资深专家讨论决定的，根本没有来自精确设计的队列研究的客观证据支撑。我经常强调一个问题，整合一定要强调临床医学和预防医学大规模地深度结合，这样才能够真正解决恶性肿瘤预防和治疗面临的问题。医疗行为的出发点是提升大众的生存质量，延长有效生命，用大预防的观念管理健康。这里所指的预防包括一级预防，病因预防；二级预防，早发现、早诊断、早治疗；三级治疗，对预后进行干预。为此，我们需要系统研究，目前开展的有技术的整合、组学的整合、人群预防和临床治疗的整合，以建立切实可用的大数据，形成用于癌症预防、预测和疗效评估的生物标志物，更主要的是，要针对癌症的发生发展形成特异性干预方案，这样的方案是有证据支撑的，比较可靠。

医疗的本质不是为了营利，而是为了延长病人的有效生命，避免非自然死亡。预防医学是发现疾病的危险因素，针对病因进行干预，以预防疾病的发生并降低死亡率的学科。临床医学是针对病变部位进行治疗，帮助病人从疾病状态中康复。千万不要认为临床医生治好了疾病，所以医生是主角，病人该服从你，恰恰相反，医生的职责是帮助病人康复，在某些情况下病人是可以自愈的，如果病人没有能力自愈，医生的治疗是不会有很好效果的，医生要对自己的职业有准确的定位。

美国科学家在英国医学杂志上刊登了一篇文章,根据研究,他们认为美国人群的第一死亡原因是癌症,第二位是心脏病,第三位是医疗差错。这个医疗差错是由过度诊断导致的过度治疗,癌症死亡的原因有三类,第一类是治疗,第二类是自身心理因素,第三类是癌症的进程。因此,医疗对癌症防治的贡献被过度夸大了。中国科学家应该清醒地认识到,我们目前对癌症所知甚少,需要持之以恒地探索中国人主要的癌症死亡原因。

从整合医学角度看
神经内分泌肿瘤的诊治

◎陈 洁

神经内分泌肿瘤可能对非本专业的医生来说有些陌生，苹果公司的乔布斯就是神经内分泌肿瘤最著名的病人，他患的是胰腺神经内分泌肿瘤，因为乔布斯，公众开始关注这个肿瘤。

实际上，从1973年到2012年，神经内分泌肿瘤的发病率一直在上升，所以将来在临床上碰到这个肿瘤的概率会越来越大。神经内分泌肿瘤起源于我们全身各处的神经内分泌细胞，是一大类非常复杂的肿瘤，具有很大的异质性。神经内分泌细胞遍布全身各处，所以神经内分泌肿瘤既可以起源于内分泌腺，也可以起源于腺外的黏膜上皮散布的神经内分泌细胞。根据有没有激素分泌，将神经内分泌肿瘤分为功能性和非功能性，有部分肿瘤与遗传有关，还有非常复杂的分类分期系统。所以，这样一种异常复杂的肿瘤，在我们的诊疗过程中如何精准整合各个学科的资源就显得非常重要。

从临床症状来诊断神经内分泌肿瘤是非常困难的，因为全身的内分泌细胞很多，分泌几十种不同的激素，还有一大部分是没有激素分泌功能的肿瘤。神经内分泌肿瘤还有一套非常复杂的生物标记物系统，它包括了肿瘤分泌的各种激素和它的通用标记物，还有一些用于神经内分泌肿瘤诊断的不是非常特异的标记物。所以它的标记物系统也比我们常见的肿瘤要复杂。神经内分泌肿瘤体积可以非常小，却能分泌大量激素。在临床上，所有的影像学检查都被用来检查该肿瘤，但最重要的是核素的功能影像检查。功能影像学可能是神经内分泌肿瘤检查最活跃的领域，常规核素显像反映肿瘤代谢的 FDG－PET－CT 是一项必做的检查。第二位就是^{68}Ga 同位素标记的生长抑素 PET－CT 扫描，是我们检测肿瘤生长抑素受体表达状况的影像检查。这两种 PET－CT 扫描是神经内分泌肿瘤非常特异性的功能影像学检查。有一例直肠神经内分泌肿瘤病人，肿瘤直径不到 2cm，ki67 指数很低，病理分级为 G1 级。在常规的 FDG – PET – CT 扫描上，整个肿瘤显示出一种低代谢状态，肝脏、骨上可以看到一些模糊的病灶，但不是非常清楚。但是如果我们使用 ^{68}Ga 同位素标记的生长抑素，再来做这个 PET – CT 扫描，大家就可以看到盆腔骨、肝、肺上的小肿瘤已经全部转移了，从这个例子中可以看到功能影像学在神经内分泌肿瘤检查中的重要价值。

神经内分泌肿瘤首先需要非常精准的病理学诊断，目前我们使用的 WHO 2010 标准是根据肿瘤的分化程度、核分裂象及增殖指数分为分化好的 I 级和 II 级肿瘤，以及分化差的 III 级肿瘤。但是 III 级中有一类分化好的，我国的病理学家称它为高增殖活性瘤，它的增殖指数达到了 III 级的标准，但是形态分化学良好。这一类肿瘤是神经内分泌肿瘤中非常特殊的一个类型；还有一种特殊类型是腺癌和神经内分泌肿瘤的混合体。其次，对于胃的神经内分泌肿瘤，除了病理分级，还需要考虑是否有血清胃泌素的升高，有一个非常复杂的分型系统，我们还要根据它的分型进行相应的诊治。在最新的第 8 版 AJCC 分期中有关于胃肠胰神经内分泌肿瘤的分期，它对不同部位的 T 分期、N 分期、M 分期和综合分期都有界定。所以，神经内分泌肿瘤虽然是一个小肿瘤，但是却非常复杂。

神经内分泌肿瘤需要哪些治疗手段？手术，包括内镜下的手术，放射介入治疗，还有非常重要的核医学治疗。PRRT 放射性同位素治疗就是一种重要的核医学治疗手段，类似于甲状腺肿瘤的 ^{131}I 同位素治疗。还涉及很多药物，因此这是非常强调多学科综合治疗的一类肿瘤。我们再看一下内科治疗：根据控制激素相关症状和控制肿瘤生长的不同目的，需要用到多种药物，包括生长抑素类似物、靶向药物、细胞毒化疗药物，还有特殊的激素阻断剂，非常复杂。核素治疗是把同位素标记到生长抑素上，因为神经内分泌肿瘤 80% 表面表达生长抑素受体，这样同位素就被肿瘤细胞内吞，释放同位素短射线，对肿瘤进行杀灭。刚才我给大家介绍了一下神经内分泌肿瘤的几个基本概念，它的分级、分期、分型，以及几大类治疗方式。欧洲神经内分泌学会对于神经内分泌肿瘤治疗有一个药物选择推荐表，根据肿瘤的功能状态、病理分级、原发部位、是否表达生长抑素受体，甚至要对肿瘤的负荷、生长速度进行相应评估后才能选择治疗药物。所以这里强调的就是精准的药物选择。这是神经内分泌肿瘤比较简化的治疗流程，有这么多的治疗手段，在什么时候该用哪一类药物，一线失败以后怎么用二线，怎么用三线，也有一个相应的治疗流程推荐，这个治疗流程目前在神经内分泌肿瘤领域应用比较广泛，但它还是强调根据病人的具体情况进行个体化的药物选择和治疗。神经内分泌肿瘤因为很多时候会出现肝脏的转移，所以光是针对分化好的神经内分泌肿瘤肝转移这部分，也有很多治疗手段，包括手术，所有的介入治疗技术，甚至终极的肝移植都可以用于神经内分泌肿瘤肝转移的治疗。众所周知，乔布斯是做过肝移植的。他的治疗也几乎用尽了这个肿瘤目前所有的治疗手段。

在这样一个复杂的肿瘤中，临床上我们是怎样对它进行精准治疗的？有一位20岁的女性病人，2016年5月开始出现上腹部包块，2016年9月她去了上海东方肝胆病医院就诊。该院的陆教授说，这是他从医以来见过的最大的肝脏占位性病变，整个肝脏几乎都被这个肿块占据了。他们在9月26日给这位病人做了一个复杂的肝癌切除术。切除术后，病理检查提示病变组织为肝母细胞瘤。陆教授等觉得可疑，于是10月9日将这个标本送到复旦大学附属肿瘤医院的病理科会诊，最后考虑病变为神经内分泌肿瘤，这是一个高增殖活性的肿瘤，就是前面讲的神经内分泌肿瘤中增殖指数达到了3级，但是肿瘤分化程度比较好的这类。该病人的肿瘤表达两种神经内分泌肿瘤的标记物，增殖指数在25%，而该指数超过20%为3级。这位病人又到我院进行了再次病理会诊，确认了是高增殖活性神经内分泌肿瘤后，我们还对这个肿瘤做了生长抑素受体检测，它不表达生长抑素受体，而80%的神经内分泌肿瘤是表达生长抑素受体的。它的VEGFR2受体表达呈阳性，MGMT是一种DNA修复酶，它在肿瘤细胞内散在表达，是病理诊断中非常重要的标记物，涉及后面病人的药物治疗选择问题。

该病人在肿瘤切除后5个多月，再次复查时发现，肿瘤出现了一个肝内的复发转移灶，同时在肝外也有一个复发转移灶，病人由东方肝胆病院转诊到我院再次治疗。我们在磁共振检查中同样发现一个肝内的多发转移病灶，同时肝外有一个胰头外上方的肿块。这里就牵涉很重要的影像学的精准诊断，一个神经内分泌肿瘤通常情况下需要参考几个指标。第一个是CT或者MRI，对肿瘤进行定位，看它的血供；还有一个是核素检查，看肿瘤的代谢，看肿瘤生长抑素受体的表达。该病人的磁共振可以看到一个比较强化的富血供的肿瘤影像。从常规的FDG-PET-CT扫描可以看到病人的肝内转移病灶代谢不是非常高；肝内的转移病灶常规PET-CT双扫描的生长抑素受体与免疫组化结果一致，肿瘤不表达生长抑素受体，但是胰头外上方的肝外结节与肝内病灶相比，前者的代谢活跃程度要高很多，同样也不表达生长抑素受体。这反映了神经内分泌肿瘤的高度异质性，肝外病灶与肝内病灶都不表达生长抑素受体，但是很明显肝外的复发转移肿瘤代谢超过肝内。在不同部位的肿瘤，甚至在一个肿瘤的内部不同区域，增殖指数可以不同，生物学行为也可以不同。这种肿瘤是实体肿瘤中非常复杂的一类，但是通过适当的功能影像学手段，基本上可以把肿瘤的代谢、血供、生长抑素受体表达做一个像地图定位一样的精准定位检查。

根据这个肿瘤的肝外肿瘤高代谢情况，我们制定方案时主要考虑针对代谢最高的部分进行治疗方案的选择。所以在第一阶段我们给这位病人选择了希罗达＋替莫唑胺化疗，这是我们经常用于高增殖活性瘤的一种化疗方案。这种化疗方案一般用于高增殖活性肿瘤，而且生长抑素受体表达阴性。我们给这位病人用了3个疗程的希罗达＋替莫唑胺化疗，化疗以后出现了非常戏剧性的结果，治疗后复查发现，肝外的高代谢的病灶经过了3个疗程的化疗后，肿瘤几乎消失了；但是肝内代谢不高的肿瘤对化疗不敏感，不但没缩小还长大了，这再次体现了肿瘤的异质性，它对治疗的反应不同。肝内肿瘤虽然长大了，但可以看到它的血供非常丰富，我们通过增强 CT 检查可以看到像这种小白灯笼样转移的病灶。这个时候内科治疗把化疗改为抗血管生成的靶向药物舒尼替尼，同时因为这个肿瘤肝内的血供非常丰富，可以对病人进行肝动脉栓塞术（TAE），这种肿瘤对血流阻断非常敏感。我们用了超选 TAE，可以超选到肿瘤最细的供血动脉的分支进行栓塞，这个也是TAE 非常重大的进步。这些肿瘤经过 TAE 治疗后坏死成一个个小洞，我院的 TAE可以做到这样一个精准的程度，再配合全身药物治疗。该病人的肿瘤经过一个阶段治疗以后，标记物从来时的六十多降到了三十多，效果非常好。

我用这样一个看似简单，但其实并不简单的病例给大家讲神经内分泌肿瘤，我们根据对它精准的病理诊断，精准的影像诊断，最终选择精准的治疗方案。先用化疗把最活跃的病灶消灭在肝外，然后通过靶向抗血管生成药物治疗和 TAE，把肝内的病灶控制住，最后用一种抗血管生成的靶向药物进行维持治疗。

最后总结一下，神经内分泌肿瘤的诊治要强调精准与整合，第一就是病理诊断要非常精准。第二，影像评估，血流的评估、代谢的评估、受体表达的评估要非常精准。一定要在这些评估的基础上精准选择药物。神经内分泌肿瘤肝转移的介入治疗强调超选血管，使用固定栓塞剂，不用液体栓塞，也不打化疗药。最后，这个肿瘤非常强调多学科团队整合。我们医院的神经内分泌肿瘤的 MDT 团队是2011 年建立的，是一个非常强大的团队。

乳腺癌诊治中的整合医学思维

◎陈策实

很多人都知道，乳腺癌是女性中发病率最高的恶性肿瘤。目前乳腺癌的治疗有很多方法，包括手术、放疗、化疗、内分泌治疗和靶向治疗等。未发生转移的乳腺癌，现在 5 年、10 年生存率可达到 90% 以上；一旦发生转移，治愈率就下降到 30% 左右。临床上乳腺癌的诊断和治疗面临很多挑战，包括三阴乳腺癌、复发、转移、耐药等。

在所有实体瘤中，乳腺癌很早就进行了精准的分子分型和靶向治疗。2000 年，根据乳腺癌的基因表达谱不同，将其分为 4 种不同的亚型，即 *ER*、*PR*、*HER*2 及 Ki–67。60% ~70% 的乳腺癌为 *ER* 阳性乳腺癌，适合进行内分泌治疗；*HER*2 阳性乳腺癌占 15% ~20%，针对这类乳腺癌的分子靶点，已经有很好的靶向药物；还有一类三阴乳腺癌，现在最新的分型标准将它分为更多亚型进行针对性治疗。

ER、*PR* 阳性的乳腺癌主要的危险因素为雌激素异常，女性为什么更容易得乳腺癌？因为女性的雌激素水平比男性高。很多风险因素，如月经初潮时间早，绝经晚，补充雌激素等容易导致乳腺癌。有很多药物可用于治疗乳腺癌，包括价格低廉的内分泌治疗药物他莫昔芬，对于已绝经妇女用芳香化酶抑制剂可以在局部阻断雌激素合成。绝经后的妇女卵巢已经失去功能，但是在肿瘤的局部微环境中可以重新合成雌激素。

最近研发的细胞周期抑制性药物 CDK4/6 抑制剂为 *ER* 阳性的乳腺癌治疗提供了新选择。癌细胞的特征是无限增殖性，所以细胞周期抑制对乳腺癌有很好的抑制作用。在最近 3 年中，有 3 种 CDK4/6 抑制剂被批准用于治疗 *ER* 阳性乳腺癌。并且，据 2017 年发表的一篇文章报道，CDK4/6 抑制剂不仅可以抑制细胞周期，还具有免疫调节作用，可以提高抗原提呈作用，抑制调节性 T 细胞。

*HER*2 阳性的乳腺癌主要是因为 *HER*2 基因扩增，导致其过度表达，促使细胞

不依赖生长因子进行增殖。罗氏公司在 1998 年推出了第一个真正的针对实体瘤的靶向药物，赫赛汀，2011 年该药销售额已经达到 54 亿美元。后来罗氏公司又开发了第二代帕妥珠单抗，2013 年 FDA 又批准了他们的第三种药物，用曲妥珠单抗偶联一个毒性很强的化学药物制成的生物导弹——T‐DM1。除了抗体药物，现在还有小部分药物可以同时抑制 *EGFR*、*HER*2，如拉帕替尼，用于治疗 *HER*2 阳性乳腺癌效果较好，其原理为抑制酪氨酸激酶活性。虽然已经有很多药物可用于乳腺癌的治疗，但现在临床上乳腺癌还是面临很多挑战，最大的挑战就是内分泌治疗产生的耐药性，尤其是三阴乳腺癌。三阴乳腺癌以前没有明确的靶点，所以没有很好的靶向药物，但这些年有了很多进展。

2011 年的一篇文章就把三阴乳腺癌进行了更详细地分子分型，认为这一类乳腺癌应分为 6 种不同的亚型进行治疗。2015 年有人建议分为 4 种不同的亚型，即 LAR 型、MFS 型、BLIS 型、BLIA 型，BLIS 型又分为免疫活化和免疫抑制型。我国复旦大学邵志敏团队在 2016 年发的文章中也建议将三阴乳腺癌分为 4 种不同的亚型：免疫调节型、雄激素受体型、间质型和基底型。从这几个分类可以看到，三阴乳腺癌已经不再是一种单纯的疾病，它有很高的异质性。现在至少要分成 4 种不同的亚型治疗，有趣的是，雄激素受体型三阴乳腺癌可以用治疗前列腺癌的药物进行治疗。三阴乳腺癌的治疗靶点主要是从受体到下游的信号通路活化，包括 RTK、AKT、mTOR 以及雄激素受体等。

最近最热门的一个获批药物是 PARP1 抑制剂，PARP1 是一种参与 DNA 单链修复的酶。我们知道 *BRCA1/2* 是家族性乳腺癌中非常有名的基因，其参与 DNA 双链修复。携带有 *BRCA* 突变的病人对 PARP1 抑制剂非常敏感。PARP1 抑制剂在 III 期临床试验中已经取得了较好的结果，它可以明显延长无进展生存期。这个药物 2018 年 1 月被 FDA 批准用于治疗 *BRCA* 突变型乳腺癌，同时批准了 *BRCA* 基因的遗传检测方法。除了 PARP1 抑制剂，现在比较热门的一些药物通过 PI3K/AKT/mTOR 信号通路发挥作用，在 10% 以上的三阴乳腺癌中存在该通路的活化。针对该通路，也有一些药物已经投入临床使用，如新一代的 PI3K 抑制剂、AKT 抑制剂、mTOR 抑制剂，很多药物正在进行临床试验，有的甚至已经进入 III 期临床试验。

另外一个热门的研究方向是肿瘤的免疫治疗。自从 2013 年被评为十大科学突破之首以来，免疫治疗已经成为癌症病人的新希望，针对 PD‐1 和 PD‐L1 靶点，现在国外已经上市了 5 种抗体药物，目前年销售额已经超过 100 亿美元。目前国内也有 20 多种抗体药物已经在申报临床试验，有 57 项临床试验正在进行。针对三阴乳腺癌的免疫治疗，PD‐1 和 PD‐L1 抗体药物的 II 期和 III 期临床试验都正在进行。从目前的疗效来看，免疫治疗对乳腺癌的疗效并不是太好。这些药物还有一些针对肿瘤血管发生的，如贝伐单抗。其他的三阴乳腺癌的靶点，包括 Notch 信号通路，在肿瘤干细胞中很重要，JAK1/2 信号通路也是促进肿瘤干细胞增殖的一个重要通路。还有一种很重要的药物是雄激素受体抑制剂，如恩杂鲁胺早就被用来治疗前列腺癌。Ⅱ期临床试验表明恩杂鲁胺对于雄激素受体阳性的三阴乳腺癌的疗效较好，值得进一步推向Ⅲ期临床试验。

总结一下，三阴乳腺癌的个体化治疗，如果是雄激素受体阳性，建议用雄激素受体拮抗剂、PI3KCA抑制剂或CDK4/6抑制剂，这些都可以抑制细胞周期。间质型乳腺癌现在认为可以用EGFR抑制剂，50%的BL-1三阴乳腺癌对标准化疗是敏感的。还有一小部分型别的乳腺癌现在没有靶向药物。

最近比较热门的是表观遗传药物，BRD4参与超级增强子活动，可以控制很多癌基因表达。BRD4的抑制剂JQ-1可以抑制Myc表达，很多制药公司都在开发BRD4的抑制剂。我对泛素化比较感兴趣，泛素化是造成蛋白酶体降解的一个通路，蛋白酶体的抑制剂很早就被用来治疗多发性骨髓瘤和淋巴瘤。特别值得一提的是PROTAC技术，它的原理是合成一种分子，一头可以结合ER（例如用雌激素可以结合ER），另外一头可以结合VHL，这样PROTAC分子就可以通过合成的分子把ER蛋白降解掉。很多靶蛋白，只要有一个小分子与它结合，ER蛋白就可以被降解掉。这种技术引起了药物研发者浓厚的兴趣，已成为该领域的一个新热点。未来乳腺癌的精准分子分型以及更多的靶向药物是我们基础研究与转化医学研究的新方向。

在三阴乳腺癌中有一个高表达的转录因子——KLF5，它可以直接结合DNA，受到很多癌蛋白信号通路的调控。它的高表达和不良预后有关，降低其表达可以强有力地抑制肿瘤，可以抑制肿瘤干细胞，所以这可能是一个潜在的治疗靶点。在动物模型中，我们敲除了KIF5后，肿瘤也会受到抑制，说明它是一个有效靶点，之后我们对它的分子机制进行了很多研究。在药物方面，研究发现姜黄素可以抑制KLF5，从而抑制膀胱癌。美国的Vicent Yang课题组通过超高通量的扫描，找到一些抑制KLF5表达的小分子抑制剂，可以抑制结肠癌。我们发现一种老药——米非司酮可以抑制KLF5，从而抑制乳腺癌。另外，我们还发现二甲双胍可以通过抑制KLF5来抑制三阴乳腺癌的干细胞生长。

从网络药理学看整合药学

◎李　梢

　　中医是宏观的，讲究将病人看成一个整体，但微观上不明确；西医则相反，局部越来越清楚，但是系统性和整体性还在探索中。因此，长期以来，中、西医是有隔阂的。中医可以说是以"人的整体"为靶标，但中医药一直缺少符合它整体特色的研究方法，如何揭示中医药的整体机制是一个很大的难题。

　　《自然》2007 年有篇报道曾提到，传统中医和西方科学有着几乎不可调和的差异。另一方面，现在单基因、单靶标、单药物的研究模式取得了很大的进展，但是在治疗复杂疾病上也面临着很大问题，有专家在《细胞》上撰文也提到，目前的研究思路很难真正最大化利用已有的大数据。科技格局发生了前所未有的变化，大数据、多组学、精准医学、人工智能等成为时代的主题，对中西医的影响也越来越大，但问题是否就解决了呢？没有这么简单。这里有一个更本质的问题，正如《科学》成立 125 年对未来科学提出的人类 125 个未知的问题，其中一个大问题就是，数据积累得越来越多，从海量的生物数据中，生命的图景怎么能够显示出来？实际上，归根结底就是对于复杂体系，包括生物系统、复杂疾病、中医药，我们对数据的解析能力是远远滞后于数据的产出速度的。可以说现在的情况是，"精准医学不够智能，智能医学又不够精准"。那么解析复杂系统的核心是什么呢？我认为算法很重要。大家知道阿尔法狗，人工智能战胜了世界冠军。阿尔法狗是用人类下围棋的知识训练出来的，2017 年 10 月，又出了阿尔法元，没有用人类的任何知识，而是按照规则和算法训练出来的，它以 100∶0 完胜阿尔法狗。所以算法是非常强大的，而个人的经验，由于样本和空间大小的限制，往往只是局部最优。

　　谷歌把围棋做成了阿尔法狗，以复杂、整体为特色的中医药和人工智能怎么结合起来，这是个值得探索的问题。我是学中医的，但中医的研究很难，缺少方法，直接搬用西医的方法又不合适，所以我对于怎么研究中医充满了困惑。我的父亲和我的博士生导师王永炎院士都鼓励我要寻找符合中医药整体特色的研究方法。1999 年，我在读博士期间提出了一个假说，猜测中医药不是与单个基因有关，而是与基因、基因产物等生物分子之间相互作用的网络有关。为了验证这个假说，博士毕业后我去了清华大学自动化系的生物信息学博士后流动站，跟随李衍达院士从事生物信息学与中医药现代化方向的工作。当时我在清华大学自动化系的专业就是模式识别与人工智能，那是 2001 年。由于学科跨度大，我在研究中经历了很多波折。通过多年的努力，终于从生物分子网络的角度建立了新的方法，率先积累了中医药研究方面的案例。值得一提的是，我们在寒热证、寒热方生物分子网络等方面的研究成果，发表时间要早于在国际上提出"网络药理学"一词的时间，随后网络药理学在国际上被认为是"下一代药物研究模式"。2017 年年底，《新格兰医学杂志》发表了一篇文章，提出利用"网络医学"重拾整体，这篇论文中也提到，从 18 世纪一直到 20 世纪后期，西方医学都处于还原论的漫长时代。现在到了后基因组时代，如何返归整体观成为一个难题。其中一个重点方向就是多层网络、网络医学。所以，我们从中医药的角度寻找新方法，和国际前沿的研究是不谋而合、殊途同归的。由于中医药具有整体诊疗的丰富实践经验，利用新方法发掘出中医药的科学内涵，这方面很有可能成为我们领先于国际的一个重要方向。

下面简单讲一下我们是怎么做的。首先是提出一个新概念——"网络靶标"。"网络靶标"的特点是既有整体，又有局部，既包含生物分子，又包含分子之间的整体关系，还包括不同层次生物分子、表型、药物之间的关系，这就是"网络"。我们提出的"网络靶标"指的就是利用生物分子相互作用的网络来理解复杂的疾病、中医的"证"，然后以病证生物分子网络为靶标来理解药物的作用。这里的"网络"，一方面是指生物系统构建的基础，包括要素和关系。另外一个方面指的是定性、定量分析复杂生物系统的关键技术。"网络靶标"的一个示范应用是肿瘤的防治，如胃癌，其发病率很高，有报道说世界胃癌病人有一半发生在中国，胃癌发生的一个重要原因是胃炎的恶性转化。在中医来看，中医强调"治未病"，西医里的胃炎、胃癌，中医可分为多个不同的证，典型的如寒证、热证。这里的病、证的生物学机制是什么？如何系统地干预？这是我们希望回答的问题。

为了更好地应用，我们围绕"网络靶标"建立了一些自主核心技术。首先，理解"表型－分子－药物"之间的关系，可以说是中医、西医共同的一个根本目标。我们借鉴中医"取象比类"的整体观思想，建立了从整体上预测致病基因（表型相关生物分子）、药物靶标的计算方法。以致病基因预测的 CIPHER 算法为例，这个方法的原理不是一对一的研究，而是基于一种整体上的假设，认为所有的人类表型与全基因组的基因之间应该存在着一个内部的编码规律，例如模块性规律，我们对这种规律进行数学建模，由此实现了致病基因、药物靶标的全基因组预测。这个算法，简单来说就相当于你想知道全世界任意两个人之间的关系，可以通过分析这两个人各自的朋友中有多少是真正的朋友，来预测这两个人之间的关系。我们的算法在预测疾病的致病基因、药物靶标上都达到了当时国际最高的准确率。同时，利用这个相似性、模块性原理，我们还首次实现了中医表型相关基因和中药成分相关靶标的全基因组"从头"预测，也就是说，可以充分利用已经积累的大量西医、西药数据，用于中医、中药生物学基础的预测。除了算法，我们针对胃炎、胃癌，还建立了胃炎胃癌中西医生物信息智能采集系统和一体化大数据平台。目前中医、西医、多组学等信息往往是分离的，我们这个平台的特点是一体化、中西医信息智能采集、自主检测。

通过将计算和临床验证这两个方面紧密结合，我们对于胃炎寒热证生物学基础取得了一些有意义的发现。结合临床样本检测，我们发现寒热证生物分子网络在同一浅表性胃炎或萎缩性胃炎阶段，都能够区分出两种不同的亚型，具有不同的基因表达谱模式，而且网络的关键节点能够作为这两种亚型潜在的标志物。同时，我们还对病人的舌苔微生物做了宏基因组测序，发现寒证和热证的菌也有所不同。最近，我们进一步研究还发现了与代谢－免疫失衡有关的胃炎向胃癌转化的高风险亚型，它与中医证候有关，又具有分子特征。这些在国际上都是第一次开展，研究结果表明传承千年的中医寒、热诊疗概念有着一定的生物学基础，且能区分现代疾病的不同亚型，有利于促进胃炎等疾病的个体化、系统性诊疗。

临床上炎症向癌症的转化要持续很多年，分子层次也涉及很多分子的变化，怎么跟踪和预警是个很大的问题。从分子－细胞－系统多个层次，我们还建立了胃炎到胃癌等消化系统炎癌转化的多尺度计算模型。在这项研究中，我们把 TCGA 中有关胃、肠、肝肿瘤的多种组学数据，以及自己测得的组学数据全都整合起来，提炼出了一些关键的共性生物过程，其中也包括代谢和免疫。进而，对这些生物过程如何在细胞层次上促使正常细胞发生癌变及系统地演化给出一个多尺度的计算模型。这个炎癌转化的多尺度模型，按一个肠细胞周期 18 小时，计算机集群分析 2 天可以模拟发病 30 年，而且发病率的结果与临床基本一致。我们还能从理论上给出肿瘤发生过程中内部发生的生物变化过程，动态演化的途径，代谢－免疫平衡在其中起到的两面性作用，以及如何综合对癌变风险进行评估和预警。我们的最终目的，是要做成胃癌等重大疾病的中西医智慧防控系统，让它能够对高发区人群进行监测和预警。

再简单介绍一下如何从中医药角度干预和调节分子网络。我们知道，中医药有丰富的临床经验，但是如何精准用药？什么是药效物质？经验不同，处方不同，如何实现处方的最优化？这些问题现在还缺乏有效的解决办法。我们希望基于"网络靶标"的思路与方法，能够依据靶向病证生物分子网络，实现精准用药，发现最优处方。因此，我们对于网络调节药物研究也建立了一套核心技术。首先是提出一种新的中药作用机制模型，一种不同于现在药物研究中"单靶标－局部对抗"的"网络靶标－系统调节"模型。也就是说，一张中药处方是作为一个整体起作用，每个单成分都能干预多个靶点，多个有效成分组合起来，通过靶点的相互作用及其在时间、空间上的传播，在网络上即能产生"涌现"效应，能针对性地调节治疗病证的生物分子网络，效应打开；如果靶点及其相互作用分散的话，效应就关闭。理想情况是从中药方剂中找到一组成分，药效打开，而毒副作用关闭。依据这个模型，我们在前期的致病基因、药物靶点预测算法基础上，又发展出了协同作用预测、中药配伍规律分析等多种算法，可以在生物分子网络上通过大规模计算，找出哪些活性成分与目标疾病有关，而且可以实现中药所有成分的全局计算，从而快速发现活性成分组合，获得中药的整体作用规律。

利用所建立的模型和方法，我们以炎癌转化和寒热证相关分子网络为靶标，预测显示中药"滋阴"经典名方六味地黄方所含成分的靶标富集在代谢免疫通路，其中有两组化合物可以调节炎癌转化相关的代谢和免疫失衡，具有潜在的抑制转化作用。这也是有一定临床依据的。此外，我们还发现了多种靶向炎癌转化高风险亚型的中药活性成分，以及以代谢－免疫网络为靶标的化疗药增效减毒成分等，目前正在进一步深入研究。我们的方法还能用于临床核心处方的发现和优化。我以我父亲为800多位病人开的治疗风湿性疾病的处方为参数，通过每个中药所含成分的靶标谱预测，我们发现了靶标富集在类风湿关节炎通路和热证分子网络的核心处方"清络饮"。经药理学试验验证，"清络饮"确实具有很好的作用，现在也开发了院内制剂，我们对于这个药方的君臣佐使的网络调节机制也作了分析，还发现了君药成分苦参碱的新作用机制，目前我们在进一步从全局上优化这个处方，也取得了很好的效果。现在很多人认为中药的机制是无法找出的，实际上，只要积极发展新的、符合中医药特色的药物、处方、作用机理等的研究方法，是有可能弄清楚的。我们把前面的关键技术和有关数据信息整合起来，建成了具有自主知识产权的中医药网络药理学关键技术平台，能够实现全规模的病证和全规模的中西药物的并行筛选，有助于快速发现新标志物、新机制、新药物等。这个平台也获得了中国、美国的一系列发明专利。

最后总结一下我们的方法，它具有三个特点。一是系统性，在生物网络上同时开展中西医疾病和药物研究，符合生物系统的本质；二是预测性，通过高精度的预测，实现对疾病系统地观察和调节，有望克服以往高耗费、低效率、难以理解整体的困难，或与以往的方法合用，以更好地理解整体；三是原创性，我们的方法有机结合了中医药整体理论和丰富的实践经验，具有原创性。我们的研究在方法学领域得到了国际同行的高度评价，也得到了很大的关注，美国 NIH/NCI 2017 年年底在 *Journal of the National Cancer Institute* 上发布了一份《肿瘤补充与替代医学研究战略白皮书》，也引证了我们的网络靶标、寒热证生物分子网络、六味地黄网络机制分析等多个研究成果，认为网络药理学等对于揭示复杂机制和设计临床有效方案是"至关重要"的。虽然我们的研究刚刚开始，但前景还是很广阔的，希望不仅中医药能走向世界，中医药的原创科学研究方法也能够走向世界。我相信，在大数据和人工智能时代，医学研究模式需要发生像从人海战到信息战一样的转变，使得复杂疾病和中医药研究能够从分子水平和系统层次不断深入，也使得中西医药有新的交叉融合点和突破口。

用整合医学的思维提高消化系
肿瘤的治疗效果

◎刘宝瑞

消化系肿瘤的治疗方式目前主要有四大类，包括手术、化疗、放疗和免疫治疗，总体来讲，近年来手术治疗方面的进展不大。

一、化学治疗的新策略

以化疗为主的非手术治疗迄今仍是胃癌的主要治疗手段，化疗有效率不超过50%。由于胃癌病人通常营养状态不佳，化疗的副作用显得尤为明显。如何在不增加药物数量和剂量的前提下提高化疗效果，是我们迫切需要达到的目标。

药物是否能够发挥效力，主要由两个因素决定：一是浓度，二是时间。上述参数在临床实践中应充分考虑，让药物在关键部位或区域发挥更大的作用。经过多因素分析，我们发现影响胃癌生存的关键区域是腹部，腹部以外的转移不是预后的独立影响因素。从这个角度看，可以认为胃癌是腹部为主的疾病，在化疗过程中应该兼顾全身，重点加强腹部。

为此我们在治疗上做了如下改进。一方面，通过检测基因的mRNA水平，个体化选择预计有效的化疗药物。经过回顾性和前瞻性临床研究，我们确认了几个基因的表达水平与某些化疗药物有显著的统计学相关性。另一方面是确定给药途径。有一部分病人是腹腔播散高危病人，可以考虑腹腔内给药，我们的做法是腹腔灌洗，在没有腹水的情况下向腹腔注入温盐水，之后将其吸出检测CEAmRNA，阳性者被认为是复发转移及腹腔播散的高危人群。接下来设计治疗模式，对高危病人采用口服＋静脉＋腹腔三途径给药。最初进行单中心临床研究，发现治疗有效率较指南中推荐的标准治疗法明显增高，所以我们接下来组织了一个前瞻性、多中心、随机对照临床研究，并在两个网站注册。结果发现，客观有效率从

35.5%提高到了49.4%。亚组分析发现，只要是有腹部问题的胃癌病人，接受腹腔综合治疗时 CEA mRNA 都是阳性结果。在此基础上，我们又做了基因限定，对于 BRCA1 高的这部分病人，采用含紫杉类药物的化疗方案，生存时间也出现明显差异。紫杉类药物属于医保内用药，改变给药途径后，疗效也不同。我们的相关研究参加了多种学术交流活动。

二、精准放疗的新技术

放射治疗在胃癌治疗领域是有一定争议的，东西方国家手术方式不一样，导致了人们对放疗作为一种常规手段的认知的差异。我们在胃癌的放射治疗领域有两方面的考虑：一是腹部局限性的转移灶；二是后腹膜广泛转移灶，常规化疗治疗无效。对于后腹膜有广泛转移灶的病人，我们采用了一种称为脉冲式低剂量率放疗的新技术，该技术副作用小，照射面广，疗效很好。后腹膜被肿瘤占据的病人常规治疗一般无效，我们经过这种脉冲式低剂量率放疗，治疗后肿瘤明显缩小，病人生活质量提高。对于局限病灶，可以做同步加量适形调强放疗。

三、免疫治疗新探索

针对胃癌 EBV 亚型的免疫治疗，我们进行了新的探索。该型在美国胃癌病人中的比例约为 5%，中国与美国类似。我们发现这一类病人中有 $PD-1$ 表达的占 64%，也就是说该亚型为 $PD-1$ 和 $PD-L1$ 通道较活跃的一个亚型。这促使我们采取一种方法，即在淋巴细胞中敲除 $PD-1$ 基因，提高其对抗肿瘤治疗的反应性。对 EBV 抗原特异性活化的 T 细胞通过 $CRISPR-Cas9$ 技术敲除 $PD-1$ 基因，体外和体内实验均证实敲除 $PD-1$ 基因显著提高了免疫治疗效果，而不良反应很小。目前该方法已经进入了临床试验阶段。

四、整合医学思维的临床实践

肝癌是临床常见疾病，目前除手术和介入治疗外，缺乏更为有效的治疗手段。我们采用了精准放疗和免疫治疗的联合模式对常规治疗失败的肝癌病人进行治疗，取得了很好的效果。放疗采用的是螺旋断层加速器 TomoTherapy 技术，采用稍大分割模式进行。放疗在自身抑制肿瘤的同时还可以使新抗原加速释放。近年来人们对新抗原的认识越来越深入，我们把精准放射治疗和新抗原反应性 T 细胞做了组合治疗，在临床实践中，发现有一些终末期病人经过这样的治疗后，又能够赢得一段生存时间。

胆囊癌无法手术者，虽然指南中有很多推荐方案，其中就包含放疗，但是在临床实践中很少推荐放疗。由于胆囊癌是一个小病种，想设计出一个循证医学证据强度高的临床试验很难。随着理念和技术的进步，我们采用了精准放疗联合免疫治疗模式，发现有很多病人可以从中获益。我们看到晚期不能手术的部分病人采用精准放疗联合免疫治疗后竟然能存活 3 年，甚至个别病人后期手术之后肿瘤消失。

胰腺癌被认为是癌症之王，对于无法手术的病人，指南优先推荐参加临床试验。现在我们采用的就是整合模式。这种模式涵盖了个体化的放疗，有一些辅助性药物，如二甲双胍、骨化三醇胶丸，他们都通过一定的机制增加药物的疗效和癌细胞对药物的反应性。我们对某些病灶进行放疗，整个治疗的主线却是免疫治疗。经过 1 年多的治疗，主观感觉好转和检验指标好转的病人达一半以上。

总而言之，在临床实践中消化道肿瘤到了晚期，指南之外的临床问题很多，促使我们在整合医学思维的引导下不断探索，寻找有效的具体治疗方法和模式，为病人提供更为科学的医疗服务。

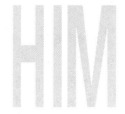

肿瘤转移研究的几个热点

◎钦伦秀

肿瘤一旦发生转移，外科手段无法解决，主要依靠药物系统性治疗。

如果不存在转移的问题，即使是很大的肿瘤，也可以通过外科手段切除，有时脂肪瘤长到 20~30cm，手术切除效果也很好。但有时很小的肿瘤也可能出现转移，肿瘤局部侵犯但没有发生远处转移的治疗最近 10 年取得了明显的进步，但是对肿瘤远处转移的治疗效果并没有明显改善，这需要我们进一步探索和研究。

总结一下过去几年的热点，一是抗血管生成，血管生成是肿瘤进展和转移的重要基础；第二是靶向 CTC（循环肿瘤细胞）和 CSC（肿瘤干细胞），此外还有靶向免疫微环境和靶向代谢。肿瘤靶向治疗到现在已经二十多年了，第一个靶向药是 1997 年上市的。靶向药有两大类，其中一类就是针对血管生成的，这类药物在抗肿瘤治疗中发挥了重要作用，现在发现这一类药物对转移肿瘤也有一定作用。目前批准使用的肝癌靶向药物有两种，一个是 10 年前批准上市的索拉非尼，还有一个是最近刚批准的瑞戈非尼，其作用靶点和索拉非尼相似，但瑞戈非尼在中国还没有完全上市。国内公司也不甘落后，也在开发相关药物，包括恒瑞公司开发的阿帕替尼，现在已被批准用于胃癌及肺癌，现在正在进行肝癌 III 期二线治疗的临床研究，研究对象为索拉非尼治疗失败和耐药的病人，结果发现阿帕替尼可以明显抑制肿瘤的肺转移。但是这一类药的共同缺点是，它不像针对肿瘤细胞本身的药一样有明确的靶标，抗血管生成的这类药没有分子靶标。还有一个问题，这类药由于阻断血管生成，抑制肿瘤生长的过程中会诱导一系列微环境变化，缺氧、细胞生长因子变化等，可能会促使肿瘤转移。

解决这些问题的途径就是联合用药，现在很多其他的实体肿瘤都在尝试不同的靶向联合，但是对肝癌来说很难做到，因为肝癌的治疗药物很少，另一方面，肝癌病人 90% 以上患有其他肝病，对两种靶向药物很难耐受。现在我们在探索联合使用靶向药物与免疫制剂，包括干扰素、阿司匹林、巨噬细胞抑制剂等。我们联合应用阿司匹林和索拉非尼治疗肝癌时，发现联合用药可以增加索拉非尼的治疗效果，并且明显抑制了其促进肿瘤转移的副作用。目前我们正在做临床试验，希望也能产生这样的结果。最近的一篇文章认为索拉非尼可促进转移和耐药，它们的一个共同机制是激活了 MET 通路。大家都知道 MET 的配体是肝细胞生长因子（HGF），但是它还有一个名字叫扩散因子，可以促进肿瘤转移。MET 通路在肿瘤转移中发挥着很重要的作用，我们也发现该通路在促进索拉非尼耐药方面发挥很重要的作用。我们在这个基础上设计了一个小分子化合物，同时阻断了两条通路，发现可以明显提高药物的抗肿瘤作用，最重要的是它有抑制肺转移的作用。

第二个方面就是靶向 CTC。我们在临床工作中发现很多的所谓根治性肿瘤，切除术后做了 6 次、8 次甚至 12 次化疗，病人依然出现了肺转移和肝转移，因为其循环系统中已经存在肿瘤细胞（即 CTC），我们目前的药物无法将它消灭。其实与原发瘤细胞比较，CTC 已经在遗传表现力和细胞表现力方面发生了很多变化，使其更易生存和繁衍，针对原发瘤的药物对它是无效的。根据 CTC 开发新药是我们研究的一个新方向。肿瘤进化在转移中发挥非常重要的作用，我们现在开发新的药物，特别是抗转移药物，不仅仅是针对原发瘤，更要针对转移的肿瘤细胞，2014 年《科学》发表的一篇针对 CTC 特有信号通路改变的文章，研究者设计的小分子药物可明显提升抗转移能力。大家都知道干细胞在肿瘤治疗中起到了很关键的作用，现在干细胞药物都在临床试验阶段，希望其能对转移发挥更大的作用。

第三个方面是靶向免疫微环境。免疫在肿瘤转移中具有重要作用，免疫方面有很多措施，包括目前最好的治疗性疫苗，不过目前进展较小，还有针对失衡的免疫微环境、靶向巨噬细胞等。CART 疗法现在被批准用于血液系统肿瘤的治疗，但对实体瘤治疗的研究目前不多。我们医院消化科的刘杰教授最近在用 CART 治疗中末期胃癌时收到了很好的效果，我们现在在合作，希望能在肝癌方面进行一些探索。这里不得不提的是 PD－1 和 PD－L1，去年是 PD－1 和 PD－L1 年，PD－1 和 PD－L1 也被批准用于肝癌治疗了，2017 年 4 月开始临床研究，9 月 22 日被 FDA 批准作为二线用药。但是我个人认为对 PD－1 和 PD－L1 要谨慎乐观，因为肝脏功能非常复杂，是我们身体中功能最复杂的器官。另一方面，肝脏其实也是免疫系统，具有很多免疫功能。这么复杂的器官做移植后，自身比较容易耐受移植物，因此机体不需要用很大剂量的免疫抑制剂。还有慢性肝病，肝细胞癌是在慢性肝病基础上发展起来的，慢性肝病其实就是免疫耐受状态。大家都知道刚得肝炎的时候，会出现一个急性爆发期、甚至是肝功能衰竭，这相当于日本侵略者进中国时发生淞沪会战，我们举全国之力去抗击日本侵略者。但是后来我们没能将病毒完全消灭掉，就进入慢性迁延期，即免疫耐受状态。而且，肿瘤本身也是一种免疫耐受的调节因素，这样三种状态交织下靠单一一种药物彻底解决是很困难的，所以要谨慎乐观。

另外，有文献报道在实际应用中出现过一些全身非特异性免疫相关的并发症，以及进入疾病超级进展状态的，我们自己也见过这样的病人，PD－1抗体治疗后发展为疾病超级进展状态。基于什么原因、哪些病人会出现、如何预防和预测，这都是目前需要关注的问题。我们最近发现微环境失衡可以促进肝癌转移，其中一个罪魁祸首就是CSF1。后来我们把它去掉，发现它可以调控机体的外部环境，提高PD－1抗体的疗效，可以提高抗转移的效果。

最后就是靶向代谢，代谢也非常热门，糖代谢、脂代谢、蛋白质代谢、氨基酸代谢，最近几年的文章也很多。但是针对靶向代谢和肝胆消化系统相关的药物也不多，目前有一个明星药物是二甲双胍，二甲双胍目前还没有用于抗肿瘤转移，相信它会在抗肿瘤转移方面发挥重要作用。去年有一个新动向，就是靶向代谢和靶向免疫的联合应用，将来在抗转移方面可能会起到非常重要的作用。

总结一下，系统性抗转移分子靶向治疗和免疫靶向治疗都会起到非常重要的作用。对于分子靶向治疗我们需要寻找特异性的标志物，帮助我们筛选人群，监控它可能出现的耐药性和疗效，及时做出干预和调整，以及关注对肿瘤生物学本身特异性的影响。免疫靶向方面，我们同样需要筛选人群，特别要关注超级进展和全身免疫耐受激活所带来的副作用。

免疫检查点的诊治挑战

◎徐瑞华

我将从以下两个方面来阐述：一个是免疫检查点抑制剂的现状，第二个是诊断和挑战。

从免疫检查点抑制剂开始应用于临床到现在，陈列平教授的团队做出了巨大贡献，使肿瘤治疗进入了一个新的历史时期。从肿瘤细胞释放抗原，肿瘤与肿瘤微环境、血管、淋巴管的密切关系，CARs 再到杀灭肿瘤，PD－1 和 PD－L1 药物的研发，形成了一个环路，我重点讨论 PD－1 和 PD－L1。已经在全球上市的 PD－1 抗体有 BMS 公司和 MSD 公司的 PD－1，BMS 公司把所有其他项目的临床研究都放弃了，专注于纳武单抗，占领了高地；还有一个是帕博利珠单抗，是 MSD 公司的，在大量的临床试验数据支持下，帕博利珠单抗已经上市。另外几个免疫检查点抑制剂也在奋起直追。2017 年我们看到免疫治疗遍地开花，针对各个部位的肿瘤，在 Clinical Trial 网站登记的免疫治疗相关的临床试验已接近 2500 个。从 KEYNOTE 系列研究的 Keytruda 研究中，我们看到免疫治疗明显改善了肺癌病人的生存。另外，FDA 批准将 PD－1 抗体用于 MSI－H/dMMR 亚型的实体肿瘤，疗效明显。中国也有很多免疫制剂正在临床研究阶段，涉及恒瑞、君实、信达、百济神州等公司。

JS001 是我国第一个获得临床试验批件的 PD－1 抗体。该药物Ⅰa 期爬坡研究是在我中心开展的，我是主要研究者，研究结果显示该药有很好的有效性和安全性。Ⅰa 期爬坡研究期共 20 多位病人，观察到 3 位病人有效，安全性和有效性与其他进口药物非常接近。JS001 比欧洲、美国晚了 4 年左右，新药上市申请获国家食品药品监督管理总局药品审评中心正式受理。我们早期做临床研究时遇到过这样两位病人：一位反复治疗失败的头颈部肿瘤肺转移病人和一例食管癌病人，病人已经无法再做任何治疗，使用 JS001 后肿瘤明显缩小，从这两个病例中可以看到我国自主研发新药的实力。

　　免疫治疗也面临着一些挑战。总体来讲免疫检查点抑制剂的单药有效率都在 10%～20%，极个别的会高一些，其他的都很低，原因在哪里？PD-L1 的检测面临很多问题，生物学本身的问题、生物检测技术问题、组织来源问题等。不同的临床研究，不同公司检测 PD-L1 的方法是不一样的，用的平台、抗体也不一样，更重要的是判断标准也不同，这样给临床操作带来很大的困难。FDA 批准的 PD-L1 表达有不同的检测方法。我们自己也做过一些探索，我们团队做的 PD-L1 在胃癌中的阳性表达率约为 50%，我们在开展 JS001 临床试验筛选 PD-L1 阳性的病人时，发现阳性病人不到 20%，比报告的率低。因为用的试剂和平台不同，造成了这样的差异。因此规范 PD-L1 的检测非常关键。

　　我现在在设计临床研究时，考虑的因素主要有 PD-L1 的表达，dMMR/MSI-H、TMB（肿瘤突变负荷）、*POLE* 突变，EBV 感染，HLA-1 多样性，肠道菌群等。我们已经验证，PD-L1 阳性率高的病人总体上有效性更高，但并不是说 PD-L1 低的就无效。所以 PD-L1 的表达如何定义，我们要兼顾更大的群体还是要保证这个研究达到最高收益？我们都在考量。举个例子，胃癌病人用纳武单抗加伊匹单抗联合治疗时，PD-L1 阳性的病人有效率明显高。不同的研究用的 PD-L1 阳性界值不同，如 Keynote-024 研究中界值定的是 50%，对比 Keytruda 单药和标准化疗，虽然这个研究的样本量较小，结果显示 PD-L1 阳性病人使用 Keytruda 的生存率优于单纯化疗。因此 PD-1 抗体已经成为 PD-L1 阳性率大于 50% 的肺癌病人的标准一线治疗药物。但是在另外一项 Checkmate-026 的研究中，阳性界值是 5%，一线治疗非小细胞肺癌相比标准化疗未能延长无进展生存期，研究失败。因为这一研究，BMS 公司的股票跌了不少。PD-L1 的局限性确实让我们面临很多挑战，包括肿瘤微环境、抗体问题、判读标准问题，PD-L1 是动态变化的，例如病人第一次取了一份标本做活检，肿瘤治疗过程中可能 PD-L1 的表达已经变了，但我们没有办法取肿瘤组织做活检，实际上原来测得的 PD-L1 水平不代表现在的表达水平。

　　MSI-H（肿瘤微卫星高度不稳定性）很重要，是 FDA 首次批准不以肿瘤部位为参考，仅依靠生物标志物作为药物的适应证。举个例子，MSI-H-CRC 和 MSS（微卫星稳定）-CRC，同样采用 PD-1 抗体药物治疗，MSI-H 的 CRC（结直肠癌）病人有效率接近 60%，MSS-CRC 病人的有效率为 0，差异很大。基于这几个小型研究，PD-1 抗体药获得美国 FDA 的加速批准用于 MSI-H 阳性的实体瘤治疗。dMMR/MSI-H 的检测一般问题不大，但是也需要规范。

　　TMB 也很热，TMB 和肿瘤的有效性关系非常密切，MSI-H 的病人的 TMB 很高，治疗的有效率也很高。到现在为止还没有把 TMB 作为一个常规检测指标，但是其常被作为伴随的探索性研究指标，包括我们自己做的几项研究也都是将 TMB 作为伴随的探索性研究指标。检测的局限性、平台、界值问题在临床中都需要解决。*POLE* 突变也是一个重要的突变，它和免疫治疗也有密切关系。最近我们对一大批基因组数据进行了分析，发现 *POLE* 确实与免疫治疗的疗效有关。EB 病毒也是一个潜在的疗效预测指标，EB 病毒感染与肿瘤之间也有一定关系，EB 病毒相关胃癌是胃癌的一个亚型。最近有一篇文章报道，MSS 且 TMB 低型胃癌病人使用 PD－L1 抗体治疗后取得了疗效，其中 HLA－1 表型和疗效之间有密切关系。

另外一个是肠道菌群，肠道菌群与免疫治疗的疗效关系非常密切。我们已知肠道菌群与黑色素瘤密切相关，我认为其与消化道肿瘤的关系更为密切，临床上发现口服抗生素的病人用 PD－1 抗体治疗的效果不好。我们中山大学肿瘤防治中心和百济神州联手，准备在我国、日本、韩国、美国及欧洲等多个国家和地区进行 PD－L1 表达状态的分层分析，预计在全球共纳入 600 例病人，该研究比全球的研究大概晚了 1 年，希望我们能高效利用丰富的资源，后来居上，率先报道免疫治疗在胃癌一线治疗中的成果。我们将通过对比免疫治疗＋化疗与单纯化疗、现行标准治疗，得出疗效最优的治疗方法。如何挑选有效的病人是个难题，筛选出来的有效人群目前还很小，以上因素的临床意义都有待于通过临床前瞻性研究进行验证。

如何提高疗效？免疫检查点抑制剂对"热肿瘤"效果很好，而对"冷肿瘤"则基本无效。冷肿瘤怎么办，怎么把它变为热肿瘤？联合治疗可能是把冷肿瘤变成热肿瘤的有效方法，我们已经开始了 CTLA－4 联合治疗，BRAF 抑制剂和 MEK 抑制剂研究，准备启动血管生成抑制剂和化疗、靶向药物联合治疗研究。I 期临床研究中先进行 MEK 单剂量爬坡，后面进行联合治疗剂量爬坡，这一步我们已经快完成了。我们主要研究消化道肿瘤，在肠癌方面恒瑞马上将启动一线标准全球多中心研究，在贝伐珠单抗＋标准化疗的基础上再加用 PD－L1 抗体，观察能否进一步提高疗效。在由我做主要研究者的上海君实的 JS001 项目中，我们设计了 8 个队列，现在已经纳入了几百例病人，大部分肿瘤病人经 JS001 治疗有效，一些治疗了很久的胃癌、食管癌病人，不良反应发生率也很低。所以提高疗效需要药物配伍，联合治疗，并由前瞻性研究检验。

疗效评价体系的问题。我们原来以影像学作为疗效评价的标准，但存在免疫治疗假性进展问题，有时按照传统 RECIST 标准看肿瘤体积增大，但后面很多病人又显示出了效果，所以应该建立新的疗效评价标准。免疫检查点抑制剂的不良反应可以累及任何器官及系统，需要临床医生积累丰富的经验以预防和处理这些问题。

挑战和应对策略这个题目很大，我站在一个临床医生的角度设计临床试验时，PDL－1、疗效指标、免疫联合治疗、相关的评价等都是挑战。最重要的是，希望是通过这些临床试验，达到我们的研究目的，延长病人的生存时间。

肥胖与肝癌

◎于　君

　　大家都知道，饮食条件越好，体脂率越高的人群脂肪肝的发生率越高。脂肪肝发展到后期会引起炎症纤维化甚至肝癌，但其机制尚不清楚。乙肝病毒感染一直是引发中国人患肝癌最重要的因素之一，不过随着乙肝疫苗的广泛应用，乙肝相关性肝癌在未来 10 年、20 年可能持平或有下降趋势，而由脂肪肝引起的肝病及肝癌将会逐步增多。

　　由脂肪肝引起的肝病或肝癌，其致病是一个多阶段过程。第一阶段为脂肪变性，第二个阶段为非酒精性脂肪性肝炎（NASH），第三个阶段为纤维化，进一步进展就转变为肝癌。据中国香港的流行病学调查结果，非酒精性脂肪性肝病的患病率约为 30%。病理切片显示，非酒精性脂肪肝病人中有近 30% 伴有肝纤维化，良性脂肪堆积病人中有 23% 的人在 3 年内会出现炎症或纤维化。良性的肝脏脂肪堆积是可逆的，经过减肥、锻炼、饮食控制，脂肪堆积可以消失，不会进一步发展；一旦出现炎症，则病变可进一步进展。

　　我们从 2003 年开始，对脂肪肝进行了 15 年的相关研究。首先从脂肪肝如何变成炎症的研究开始，我们发现了一系列重要的促进 NASH 的促炎因子，阻断这些促炎因子可以有效逆转或预防 NASH 的形成。既然这种炎症因子在促进脂肪变性发展为 NASH 的过程中起着重要作用。内在的脂肪堆积可以引起肝细胞的氧化应激及后续的促炎或促癌因子激活。肝外脂肪组织也可释放一些促炎因子，这是来自肝外的打击，与肝内炎症因子一起，有可能促进肝癌的形成。

　　有几个问题需要思考。第一，肥胖与非酒精性脂肪性肝病相关肝细胞肝癌（NAFLD – HCC）有没有关系？第二，如果有关系，分子机制是什么？第三，我们知道脂肪堆积不外乎是甘油三酯和胆固醇，甘油三酯促进氧化应激的机制已经非常明确，但是胆固醇这方面的作用尚不清楚，胆固醇是否参与了 NAFLD – HCC？

第四，胆固醇的促进酶或分解酶对胆固醇的作用是什么。另外，能不能找到潜在的治疗靶点？

为了回答第一个问题，肥胖对 NAFLD – HCC 有没有贡献，我们建立了两个动物模型进行研究，一个是转基因 db/db 肥胖小鼠模型，另一个是饮食模型。db/db 肥胖小鼠给予诱癌剂 DEN 后，可以看到肥胖鼠肝癌发生率、肿瘤数量及癌组织大小都显著高于对照鼠，这个结果说明肥胖的确可以促进肝癌形成。饮食模型中，给小鼠饲以高脂饮食，结果证实高脂饮食诱发的肥胖鼠肝癌发生率显著升高。第二个问题，它的机制是什么呢？为什么肥胖小鼠的肝癌发生率比正常小鼠要高？根据二代测序技术我们做了突变实验，结果显示，患肝癌的肥胖小鼠与正常小鼠相比，突变数量无显著差异，但是肥胖小鼠可以激活 8 个信号通路，明显多于正常小鼠（2 个信号通路）。另外在肥胖小鼠体内有一个 CEL 重复突变，而在正常小鼠则没有。CEL 是一个胆固醇酯分解酶，可以分解胆固醇酯，抑制胆固醇的堆积，也可以促进胆固醇在肠道的吸收。CEL 的突变与糖尿病有关，我们探讨机制时发现，克隆 CEL 的两个突变位点，CEL 突变后细胞内胆固醇酯增加，可以促进后续的氧化应激，然后激活促炎或促癌通路。胆固醇到底具有什么功能？为进一步回答胆固醇在脂肪肝相关肝癌形成中的作用，我们给小鼠饲以不同饮食，分别是对照饮食、高脂高糖饮食、高脂高胆固醇饮食，结果只有高脂高胆固醇饮食组小鼠出现脂肪肝相关肝癌。

我们进行了进一步的分子机制探讨，经过基因组测序，我们看到高胆固醇饮食小鼠的突变基因非常多，高脂高胆固醇饮食与单纯高脂饮食相比，激活了一系列的分子信号通路，其中最重要的两个通路分别是钙通路和胰岛素通路。我们把小鼠身上找到的基因与人类的基因做了对比，可以看到在胆固醇引起的肝癌小鼠模型中，40% ~ 80% 突变率比较高的基因突变在人类肝癌中也可以看到。

总结这一部分结果，胆固醇的确是促进肥胖小鼠形成肝癌的重要因素，其发病机制与胰岛素通路及钙通路密切相关，很多突变基因在人类 NAFLD – HCC 中也得到了证实。关于第三个问题，上文提到 CEL 是胆固醇酯分解酶，那有没有一些酶是促进胆固醇合成的？既然胆固醇有这么重要的作用，我们想找到促进胆固醇合成的基因，看看它有没有可能成为治疗靶点。基于这个概念，我们对 17 对 NAFLD – HCC 肿瘤和癌旁组织进行了分析，发现 SQLE 是代谢通路中一个重要的基因，在 17 对 NAFLD – HCC 中有 16 个都存在 SQLE 高表达。SQLE 在肝癌方面的功能和机制尚不清楚，文献报道 SQLE 的高表达可以促进细胞内胆固醇的合成。为了回答 SQLE 是否与胆固醇的合成有关，胆固醇合成增加是否与肝内脂肪堆积及肝癌相关，所以我们建立了 SQLE 的转基因小鼠实验。结果显示，SQLE 过表达的转基因小鼠形成肝癌的数量比无 SQLE 表达的小鼠高 4 倍，而且其机制与促进细胞增殖和抑制细胞凋亡有关。

通过对我们实验室自己培养的两个 NAFLD – HCC 细胞株的研究发现，SQLE 促发肝癌的机制与进一步激活 *AKT/mTOR* 通路有关，*NAFLD* – HCC 细胞中 *PTEN* 表达较正常肝细胞低，那 *PTEN* 沉默的原因是什么呢？我们又进一步挖掘，发现 *PTEN* 沉默与甲基化有关，*DNMT* 是促进甲基化的基因，直接受 *SQLE* 的调控，*SQLE* 可以引起甲基化转移酶 DNMT3A 升高。这就可以解释 *SQLE* 怎么样引起 *PTEN* 的沉默，*PTEN* 进一步引起了 ROS 氧化应激，引发后续的分子通路激活。HCC 的人群如果 *SQLE* 高表达的话，则通常预后很差。

最后一个问题是，*SQLE* 有没有可能作为一个治疗靶点，我们知道做基础研究主要是考虑到临床的应用价值和应用的意义。后续我们找到了 *SQLE* 的抑制剂，它也是一个抗真菌的药物。我们用这种药物在不同的小鼠模型中都证实它可以显著地抑制 NAFLD – HCC。我们对转基因的小鼠也用了这种药处理，3 个小鼠模型都一致地证明 *SQLE* 抑制能抑制 *SQLE* tg 小鼠的 NAFLD – HCC，所以说它是潜在的治疗药物。*SQLE* 可以促进胆固醇合成酶升高，引起细胞 ROS 升高，然后促进 DNMT3A 的活力，还有 *PTEN* 的沉默，引起了 AKT/mTOR 通路的激活。另一方面，它促进细胞内胆固醇的合成和胆固醇酯的合成，然后促进 NAFLD – HCC 的病变过程。阻断 *SQLE* 可以阻断 NAFLD – HCC 的形成。

总的来讲，肥胖小鼠与普通的不肥胖的小鼠比较，肥胖是一个重要的促进 NAFLD – HCC 的因素。我们发现它的重要分子机制中，CEL 是胆固醇酯的分解酶，CEL 的突变和低表达可以促进它的形成。*SQLE* 是胆固醇酯的促进酶，它的升高可以促进 NAFLD – HCC 的形成。抑制 *SQLE* 可以有效预防或者逆转已经形成的 NAFLD – HCC。

核医学分子影像及其临床应用

◎王　凡

我们现在都在讲肿瘤的精准诊治，谈到精准诊治，首先提到的是基因组测序、大数据，但它只能提示有得肿瘤的潜在风险，或提示可能得了肿瘤。但是肿瘤在哪里，是否发生了转移和复发，一定要通过影像学手段去找，也就是说眼见为实，所以分子影像在肿瘤的精准诊治中发挥着不可替代的作用。在各种分子影像模态中，核医学分子影像最先应用于临床。提起核医学分子影像，临床医生首先想到的是[18]FDG/PET，它解决了许多临床问题，为医学的发展做出了巨大贡献。但是[18]FDG/PET也有它的局限性。无论是在中国还是在全世界，SPECT 的应用远多于PET。在近二三十年，SPECT 技术一直没有得到充分的发展，特别是在肿瘤的诊断方面，一个非常重要的原因就是缺少一个类似[18]FDG 的有效显像剂。因此我们考虑是否可以研制出这样一种显像剂，以推动 SPECT 设备的发展，从而带动医学影像学的发展。从我国目前的核医学诊断统计数据可以看到，PET 显像 87% 都用于肿瘤的显像，6% 用于肿瘤的筛查；SPECT 则有 54% 用于骨显像，因为很多癌症发展到晚期时会发生骨转移，SPECT 还可用于心肌显像和甲状腺显像。SPECT 几乎无法显示肿瘤影像，如何将 SPECT 的技术也能用于肿瘤显像？而且 SPECT 的检测很便宜，如果实现了，可以让更多的中国老百姓受益。

美国 60 年来心血管疾病的死亡率降低了 70%，肿瘤的死亡率每年降低 1%。核医学显像技术在肿瘤和心血管疾病中发挥了不可替代的作用。目前，美国有 1.5万台 SPECT，2000 台 PET，我国去年年底的统计数据显示，我们现在只有 700 多台 SPECT，不到 250 台 PET。为了提高基层医疗水平，核医学分会提出了一个发展计划叫"一县一科"、"一县一机"，也就是一个县级医院有一个核医学科，有一台SPECT。在未来 5～10 年中，希望中国能有 3000 台 SPECT，500 台 PET。要想把SPECT 推到基层，没有一个很好的药物，特别是用于肿瘤早期诊断的药物来配合，这样的计划很难实现。[18]FDG 之所以得到广泛的应用，最主要的原因就是它的广谱性，因为它是反映葡萄糖代谢的显像剂，可以用于很多肿瘤的显像。我们选择了整合素 $\alpha v \beta 3$ 作为靶标，它在很多肿瘤细胞表面高表达，特别在肿瘤新生血管的内皮细胞中是高表达的，因此是一个广谱靶点。我们针对这个靶点构建了多肽探针[99m]Tc－3PRGD2，它可以特异性地识别整合素 $\alpha v \beta 3$。

我们在完成了大量的临床前研究后开始了临床研究。有一位肺癌病人，[18]FDG/PET 显像中肿瘤摄取不明显，显像的是典型的炎性淋巴结，[18]FDG/PET 在肿瘤和炎症的鉴别方面还有一定的局限性。同一个病人用我们的特异性显像剂[99m]Tc－3PRGD2 则可以看到只有肿瘤显像，炎症不显像，显示出特异性显像剂的优势。有一位内分泌肿瘤的病人，临床表现为糖代谢缓慢，所以[18]FDG/PET 显像肿瘤摄取不明显，而改用特异性显像剂[99m]Tc－3PRGD2 后肿瘤摄取非常明显，医生就可以确定肿瘤的存在。

2012 年，由协和医院牵头，与国内 9 家单位共同完成了一项 I 期多中心临床试验，目的是验证[99m]Tc－3PRGD2 用于肿瘤显像诊断的安全性和有效性。这项研究的结果发表在美国的《核医学杂志》，很快国际分子影像网站在头版以 "SPECT 显像剂在肺恶性肿瘤的诊断中显现出曙光" 为标题对我们的工作进行了报道，因为太久没有一个用于肿瘤 SPECT 显像的药物应用于临床了。随后，奥地利一位非常著名的核医学专家在总结 25 年欧洲核医学亮点工作时也对我们的工作进行了评价，他认为临床上比较[99m]Tc－3PRGD2 受体显像与[18]FDG/PET 显像是最大的前瞻性研究，而且发现这种新的显像剂与[18]FDG 一样有效。随后我们又把[99m]Tc－3PRGD2/SPECT 与[18]FDG/PET 在肺部病灶的诊断方面进行了对比研究。我们可以看到，在肺部病灶的诊断方面，两种显像方法的差异无统计学意义，也就是说通过[18]FDG/PET 能够发现的肿瘤都可以通过[99m]Tc－3PRGD2/SPECT 发现。但是在淋巴结转移的判断方面，特别是特异度方面，[18]FDG/PET 为 75%，[99m]Tc－3PRGD2/SPECT 则接近 95%，而淋巴结转移的判断，无论对放疗、化疗还是手术方案的制定都非常重要。从这一点来看，特异性显像剂有它的优势。在肿瘤的整体诊断上，与[18]FDG/PET 相比，[99m]Tc－3PRGD2/SPECT 还是稍逊于前者，我认为应该是 SPECT 设备本身的分辨率和灵敏度不够，所以我们需要想办法改进。[18]FDG/PET 是临床肿瘤治疗疗效监测方面公认的方法，对此，我们也进行了对比研究。在治疗前、1 个化疗周期和 3 个化疗周期后我们分别进行了[18]FDG/PET 显像和[99m]Tc－3PRGD2/SPECT 显像。尽管[18]FDG/PET 能更加迅速和深入地反映肿瘤糖代谢的变化，但是我们认为这个时候肿瘤细胞很可能处于由于化疗引起的一种休克状态，降低了葡萄糖的摄取，而不是肿瘤细胞真正凋亡和死亡。通过[99m]Tc－3PRGD2/SPECT 显像可以看到，肿瘤的体积在逐渐缩小，而且对探针的摄取也在逐渐降低。我们认为特异性显像剂[99m]Tc－3PRGD2 能够更加客观地评价治疗的疗效。

[99m]Tc－3PRGD2 的诞生，一方面解决了通过 SPECT 进行全身肿瘤检测的技术

瓶颈，是对学科的贡献，也可以说是中国核医学对世界核医学的贡献。另一方面，SPECT 检测很便宜，PET 显像做一次需要上万元，SPECT 需要 1000 多元，病人更能承受。同时，我们也在想，一个新药的诞生如何带动这个领域设备的进一步发展，同时通过仪器设备的发展，再带动药物的发展。

我们知道，显像方法以 PET 的灵敏度最好，但分辨率以 SPECT 最佳。从物理推理来看，SPECT 的空间分辨率是无极限的，而 PET 的空间分辨率是有物理极限的。由于 ^{18}FDG/PET 在临床上发挥了非常大的作用，所以 PET 设备本身也在一代代地更新和发展。从 PET 到 PET/CT 是一次变革性的进步，之后又出现了 PET/MRI，都在进一步提升它的性能。

几年前，美国一位教授提出全身 PET/CT 的概念，并且得到了美国 NIH 1550 万美金的项目资助。他们委托上海联影公司完成该设备的制造。前不久，联影公司在新闻发布会上展示了全身 PET/CT，它最大的特点是将现有的 PET 灵敏度提高了 40 倍，但没有改变分辨率，分辨率仍是 3～5mm。SPECT 发展慢于 PET，目前由于它主要用于骨扫描、心肌显像和甲状腺显像，没有用于肿瘤的检测，其发展还是局限的。要用于肿瘤的精准诊断，还需要提高 SPECT 设备的灵敏度和分辨率。我们现在做全身 SPECT/CT，从双探头变成全环之后，灵敏度可以提高一个量级，最关键的是分辨率可以达到 2mm 以下，优于 PET，这样就可以进行真正的肿瘤早诊，包括精准诊断。另外，PET 药物的制备需要用到加速器，很麻烦。与 PET 药物相比，SPECT 药物是即时标记，就和青霉素的药瓶一样简单，所以更容易推广和普及。

药物的落地带动了设备的发展，设备的发展又会带动一批 SPECT 药物的发展。我们最近构建了一个针对整合素另外一个家族成员的探针，它可以同时识别两个靶点。最近我们对一位胰腺癌病人进行了核医学显像，证实这个探针可以对肿瘤进行显像诊断。另外，HER2 是乳腺癌的标志物，曲妥珠单抗是美国 FDA 批准的第一个靶向 HER2 的人源化单克隆抗体药物，但是它治疗周期很长，费用很贵，最关键的是，不是每一位接受治疗的病人都能收到很好的效果。我们是否可以制备一个放射性分子探针，通过核医学显像筛选病人接受这样的治疗，并在治疗后的最短时间内，通过显像反映 HER2 的变化，评价治疗效果。如果我们制备的探针与曲妥珠单抗结合于 HER2 的相同位点，针对 HER2 的治疗会阻断探针与 HER2 的结合。因此我们就要制备另一个探针，它也结合 HER2，但与曲妥珠单抗结合于 HER2 的位点不同，这样就可以通过核医学影像的方法筛选病人，接受曲妥珠单抗的治疗，并在治疗后的最短时间内通过影像手段反映 HER2 的表达，进行疗效评价。从我们构建的探针的动物实验结果中可以看到，曲妥珠单抗的治疗并不影响肿瘤对显像探针的摄取。我们进行的治疗试验显示，在治疗后第 4 天肿瘤对探针的摄取就出现显著变化，而肿瘤体积要在治疗后 11 天才有显著变化，也就是通过分子影像的方法能够更早地评价治疗效果。

从另一张刚刚完成的临床影像中，我们可以看到，HER2 阴性的病人对探针的摄取率非常低，HER2 阳性病人的显像效果则非常好。[18]FDG/PET 对照影像中，阴性病人对探针的摄取很好，阳性病人摄取探针反而并不明显，[18]FDG/PET 不能区分肿瘤是否为 HER2 阳性。我们进一步研究发现，尽管都是 HER2 阳性病人，肿瘤对探针的摄取率也不一样，这是否能够直接预测曲妥珠单抗的疗效以及病人的预后，需要我们在临床实践中去验证。

核医学有三个要素，设备、药物和医生，缺一不可。如果我们有了药物和设备，那么影响核医学推广的最后一个因素就是医生。我国的核医学医生是非常缺乏的，所以 AI 辅助读片，特别是定量诊断的软件就显得特别重要。我们现在提到核医学分子影像首先想到[18]FDG/PET，[18]FDG 是美国发明的，PET 也是美国发明的，由于他们的技术领先，已经形成了核医学的格局，并主宰了 20 年。我们是否能够通过中国自主研制的药物和中国自主研制的全环 SPECT/CT 来改变这种格局，使核医学分子影像发挥更大的作用？《"健康中国 2030"规划纲要》提到，癌症早诊率要达到 60%，癌症 5 年生存率要提高 15%，最关键的是要提高基层的医疗水平，才能完成这样的目标。SPECT 显像技术便宜又实用，我们期望它在这样一个奋斗目标中发挥不可替代的作用。

整合重症医学

磁外科技术的原理及应用

◎吕　毅

我讲一下磁外科和重症医学。现在还没有磁外科这个名字，我们最先提出这个名称。

先看一个病例。一名 29 岁的解放军战士，2016 年岁末在昆明的一次军事演习中摔伤了，肝破裂、肠管破坏，情况很不好。在当地用纱布填塞处理后，转到华西医院，进行了碎裂肝组织清除，留置腹腔引流管，术后发生高位小肠瘘。然后又转到南京军区总医院治疗肠瘘，肠瘘治好后又发生了胆瘘，用植皮法把皮植在肠管表面。创面愈合后，病人吃饭时能看到食物在肠管里蠕动的节奏。以这位病人的腹腔情况，再开刀做手术基本不可能。

301 医院的卢世春教授知道我们在研究磁外科技术，之前用磁压榨法做过离断胆管的重建。2018 年春节前后，我带领团队和麻醉师到 301 医院给这位病人会诊，在胆管上下两端放上磁片。过 2 周左右磁相互吸引，胆管打通，就是把原来的远端胆管和肝裂胆管不通的地方用磁法相互吸引，打出一个通道。然后用支架管支撑，把外引流管夹闭，胆汁就直接排到消化道中了。因为通道是在瘢痕上打通的，不是黏膜对黏膜的修复，所以这根支架管还要保留一段时间。尽管如此，用非手术的方法把重症病人救过来也是很不错的结果。

我国划分学科体系是在 2011 年 3 月，国务院有一个学位授予和人才培养的学科目录，共列了 13 大类，其中一个是医学。医学又分为很多分支，如临床医学，临床医学下有外科学、内科学，外科学下有显微外科学，外科学下面最后一个分支叫外科其他学科，其他学科就是为增加像磁外科、激光外科等类别而设的。

再回顾一下显微外科，现在临床上见不到哪个医院专设显微外科的科室，但在 20 世纪六七十年代显微外科非常热，因为中国的断肢再植在世界上做得最好，十个手指断了能一根一根接起来。中国做整形外科手术时用到的皮瓣，比较早地用上了显微外科技术。但现在不可能在医院独立设置一个显微外科，那显微外科去哪了？它渗透到各个学科中了。神经外科用显微镜做手术，颅脊外科、耳鼻喉科、眼科也用；器官移植中的儿童肝移植、小血管重建等，也在用显微外科技术。显微外科技术在早期培养起来，最后又分散到各学科去了。

没有 20 世纪 60 年代大量显微技术的积累，现代外科学的发展到不了目前的水平。如何看待磁外科技术？磁学和各个学科都有交叉和整合，尤其是电磁效应，对整个人类社会和文明的进步推动非常大。磁与生命科学的整合，已产生了巨大作用，如大家常说的磁共振成像，中医里也有磁疗等技术。在医学领域，成像是一个划时代的技术，对促进人类健康起到了很大作用。磁是力学，磁力学用到外科，有哪些用途？

磁的物理作用，同性相斥，异性相吸，相吸过程中，二者不接触，中间隔着一个物体也相互吸引。用这个原理把磁用到临床上，就会发挥意想不到的奇妙作用。除了力和吸引作用，还可起到压迫作用，可用作导航、铆定、悬浮，这些都可在医学上发挥作用。

我们提出了磁外科技术，磁材料是一个很重要的研究内容，哪些磁性材料可以进入人体？在人体会发挥哪些作用？磁材料用到人体，有很多学科可以参与，很多学科的医生领会到磁的精妙后，也把磁用到自己学科的技术创新上。当然磁也是国家的战略物资，在国际市场上中国的磁占有率达到 70%。磁在生物和医学领域用得很少，但在航空航天，在其他领域用得比较多。

我们团队 2012 年开始进行磁研究，之前做过十几年的基础研究和动物实验，2011 年正式把磁用到人体治疗疾病。第一次应用是对我院一位病人用磁压榨法疏通胆管狭窄，病人的胆管狭窄不通，我们将磁片分别放置于狭窄段胆道的近、远两侧，把狭窄的瘢痕用磁力法连起来，再用一根管子把胆管打通。

之后，我们又把磁吻合技术用到移植十二指肠切除后胆肠吻合和胰肠吻合。经典的胆肠吻合术需要一针一线地缝胆管，医生先把线挂上，最后统一打结，打完结后再封前壁，如果不把线挂上，把肠管向上拖时堵在肝门，手术操作难度就非常大。做胰肠吻合也是这样缝，难度很大。

胰头十二指肠切除后，需要胆肠吻合、胰肠吻合，前者分别在胆管和肠管里放一块磁体，后者分别在胰管和肠管里放一块磁。用磁法有一个特点，就是在空腔脏器的腔道中没有针眼，没有胰液渗漏到组织间隙。我们做了 60 例胆肠吻合，八九例胰肠吻合，每年需要做磁外科治疗的病例很多，但仍在临床摸索过程中，一旦出现问题，我们会马上调整，调整磁体的形状，从力学上加工处理，尽力消除并发症。

如果是高位胆管癌，癌肿侵及肝门部，切掉肿瘤后，肝门会处在一个狭窄的空间。如果要把2条胆管分别和肠管做吻合，如果用磁法，两块磁体不光纵向可以吸引，横向也可以吸引。横向吸引比较麻烦，我们想到了解决办法——用磁屏蔽技术，就是纵向吸，横向不吸，才能做这个手术。经过很多研究后推到临床，现在可以做2条胆管、3条胆管吻合，效果都不错。

我们还把磁体和人工血管耦合起来，有一位病人做的是离体肝肿瘤切除。他的肝脏长了一个肿瘤，侵及第二和第三肝门，如果原位切除肿瘤，循环阻断时间过长，病人耐受不了，我们就把肝脏从病人体内取出做肿瘤切除，切除后再把肝脏做自体移植。在这个过程中有两个办法可用。一个办法是静脉转流，把病人下半身和内脏的血液，以及门静脉的血液转流到心脏去。另一种方法是用血管架桥技术，从肝外下腔静脉到肝内下腔静脉，从门静脉到腔静脉，做人字形架桥，将其连通。我们用了带磁头的人工血管，磁头和病人一侧的血管一吸很快就能完成。如果要把人工血管缝上去，大概需要25分钟。但用带磁头的血管3分钟就能实现转流。就避免了病人长时间下半身和门静脉血流阻断。

我们研制开发了适于不同部位各种磁性的吻合器械，比如用两根手指拿的两个磁块是专门设计用于假性胰腺囊肿到胃后壁的吻合。我院前段时间收了一位胰腺外伤的病人，病人的胰液渗入腹腔，手术进入时发现已形成了假型胰腺囊肿。病人肚子非常胀，属于特别严重的病例。我们直接给病人进行了腹壁穿刺，把胰液引流到体外。这个通道建立后，等重症期过了，通过引流管在胰腺拟吻合处放了一块磁体，与胰外的另外一半磁体吸在一起，通过腹腔引流管放到胃后壁，让病人吞服一块大的磁体，吞下去的大磁体与胃后壁的两个磁体就吸引到一起。因为胃腔中的这个磁稍大一些，所以胃后壁上的磁铁不会掉到腹腔，而是在胃内大磁块的吸引下压穿后排到胃腔，然后大磁体就通过消化道排出了。我们设计这个手术，就像发射卫星到太空对接一样，用3D技术打印一个胶囊状的盒子，一半放磁，一半放冰，冰的体积大于磁，等于用冰把磁块包裹起来。胶囊往下吞时，走到食道，冰快速溶解，溶解后胶囊中的磁就和胃后壁磁化，就像航天发射成功了一样。

临床上有各种肠肠吻合的器械，直线切割闭合器、管状吻合器，但没有胆肠吻合的器械。我们现在做成了磁压榨胆肠吻合磁环，还做了吻合器械，用这些吻合器械完成了胆肠吻合。我们用磁铆定原理做成一种手术器械，带有磁性牵引头，可以把胆囊夹起来，放在腹腔，把一个释放器通过腹腔镜放进去，然后在腹壁上用一块大磁隔着腹壁吸，可以避免开孔造成的损伤。

国际上有一项研究发展得非常好，研究者用钛合金包裹磁串珠，然后把磁串珠束缚在贲门部治疗反流性食管炎。临床上已做过300多例病人，观察超过10年，效果不错。2013年在《新英格兰医学杂志》上发表了其用磁串珠治疗反流性食管炎的结果。

　　食道狭窄也可在近端和远端各放一块磁体，我们 4 年前做过食管狭窄的磁压榨重建修复，最近还连续做了开胸手术下磁法食管重建吻合。国外有一名患儿患有漏斗胸，医生在其胸骨后放了一块磁铁，另一块磁铁悬浮在胸壁外，用悬浮法把陷下去的胸骨慢慢提起来。这是美国加州大学洛杉矶分校一位教授做的，他很有名，曾在 20 世纪 80 年代在孕妇子宫内给胎儿做肾积水手术。

　　国外同行有用磁来治疗睡眠呼吸暂停综合征的，做法是把磁镶到舌骨上，在病人颈部再放一块磁，就把舌根提起来了，这样就能避免出现睡眠呼吸暂停。我国还有人用磁悬浮技术做人工心脏，阜外医院使用苏州一家公司生产的超小型全磁悬浮人工心脏，临床上已治疗了 3 例危重病人，并获得成功。磁的应用非常多，除前文所述外，还有胶囊内镜的磁导航，或穿刺活检时的磁导航等。

　　磁技术在重症医学中会有什么用处？我们收治过一例病人，她做胰十二指肠切除术后，胆汁流经的肠段扭转出现坏死，坏死后发生肠瘘，出现胆管末端丢失。病人因为死产患胰腺炎，非常痛苦。我们用磁压榨法直接把胆管和胃前壁打通做了重建，获得了成功。

　　我们利用磁法进行肝脏移植，现在只做了 2 例，还存在一些技术问题，也为了规避不安全事件，目前我们还在寻求技术突破，期望可以将完全的肝脏植入，将 1 小时或 40 分钟的肝脏缝合植入时间缩短到 3~5 分钟。这样就从上游把肝移植术后的问题减轻了，病人的临床过渡会更平稳，没有长时间循环阻断。

　　同时，我们也在赶做军民融合项目，例如增强创伤救治系统。我们在担架上做了一条磁带子，压到病人腹部。因为两边是磁，磁带子很快就和担架两侧的金属杠吸到一起，这样就避免了用绷带或腹带缠绕病人，避免了抬的过程中引起的二次损伤。给腹腔加压有什么用？如果病人创伤严重，有内脏出血危险，增加腹压会减慢病人的出血速度，就是内脏向腹腔出血的速度，可以避免因转运过程长而失血过多。

　　磁技术在手术室也有相关应用。比如通过压迫内脏血管，阻断血流来进行腹腔出血的救治或肿瘤的切除。我们在病人的背部放一块大磁铁，这个磁的吸力很大，吸力可以把腹主动脉压扁，阻断血流。阻断血流后对腹腔内出血的救治，或对腹腔肿瘤切除都有作用。

　　总之，磁力吻合重建的发展非常迅速，我们在特殊移植时，要求血管吻合要非常快，这项技术在这种情况下再合适不过了。磁外科值得提高到我国的发展战略层面，中国的外科医生有能力把磁外科推向世界一流。

重症医学大数据在临床实践中的应用及挑战

◎吴健锋

大数据与重症医学密切相关，重症医学的特点就是数据量非常大，而且完全符合四维特征。

第一，存储量非常大，增量也非常大。在 ICU，可以推测一下每天产生的数据，病人做一个薄层 CT，大概 1000 层左右，一个病人光做一张 CT，1 天做 CT 的存储量大概为 2G。还有大量的图像，如超声动态影像，以及越来越多的影像和动态数据，使数据量更大。很多数据不是特别完整，还有的数据经常有冗余，比如 24 小时心电监护，只需要出现的几秒钟的心率失常，另外 24 小时的信息都不需要。第二是多态性很强，媒介有纸质的、数字的、图像的。第三是快速化。这里的快速化和大数据提倡的快速化还有一点区别，大数据的快速化需要达到什么？就是快速反应，不是因为数据搜集滞后，而是搜集之后，可能要过 1 个星期、1 个月才去分析这些数据，甚至过几年、十几年才看到它的价值。商业中的大数据不一样，每天每小时都在改变，如果分析滞后商机就错失了。反过来说明，重症医学数据的快速处理和分析，是我们未来发展的方向。目前还做不了，它需要投入大量人力，还要有工具、方法去做分析。第四是价值密度低。现在产生的很多数据真正对病人有效的实际非常少。这就是大数据最大的四个特点。大数据和重症医学的特点，本身很契合，因为重症医学本身就具备大数据这四个特点。

国外这方面做得非常早，包括美国 MIMIC 数据库。国内也在试着做这方面研究，但还存在如下不足。第一，数据经常滞后。第二，很多数据缺乏。我们想找的东西找不到，只能根据现有材料"做菜"。

中国现在对信息化很重视，实际上从我国 2014 年的数据来看，投入量已经非常大，超过 200 亿元。包括我科在内，我院每年在信息化上的投入也非常大，我们有一套专门的重症信息系统。重症监护系统本是医疗卫生系统信息投入的一个重点，需要一个专门的系统来对数据进行存储和分析，以重症为首有单独的 SIS 系统。

大数据在临床中的应用非常多，包括修订指南、临床研究等。特别是修订指南，大数据在其中发挥了重要作用。还有医疗政策的修订，这不是靠一两所医院，也不是靠一个市或一个省的力量就能完成的，而要靠全国或者一个更大范围的数据。比如怎样做出临床决策？脓毒症有那么多治疗方式，到底哪一个或哪几个发挥作用？目前还有争议，这需要去分析。还有一个是现在特别受关注的质控问题。

2017 年，我们发表了一篇文章，刚好与美国 10 年研究的结果相似，我们调查的是 2006—2015 年 10 年间我国 ICU 的资源分配。通过数据对比分析，可以比较中美之间 ICU 的发展状况。另一方面，可以看到我省重症医学发展的状况，以及卫生决策部门应给予什么帮助。这对某个医院或某个科，意义可能不是特别大，但放到全省或全国，则意义非常大，它能提示我们今后发展的大方向，具体应该做什么。美国在 10 年的医院发展中，床位数在减少。2010 年比 2000 年总体床位数减少了 2%，但 ICU 的床位增加了 18%，就是在全国总体床位减少情况下，ICU 的床位在增加。这反映了什么问题？可能是病人病情越来越重了，年龄越来越大了，也可能是 ICU 床位更赚钱，但数据挖掘得出的结论可能完全不一样。为什么？美国 ICU 的病人使用呼吸机的比例非常低，仅 40%，而我国现在调查的比例为 80%~90%，说明我们的 ICU 使用率更高。但数据背后的问题，需要更多地去分析。

中国 ICU 增加非常快，在 10 年中 ICU 床位数增加将近 2 倍，但再仔细分析，ICU 床位的增加是基于什么原因？所有医院床位的增加是这 10 年中我国在医疗事业整体投入增加的情况下出现的，并不是 ICU 现在的床位增加快，但是，如果放到大环境中来看，ICU 床位只是中国整个医疗事业快速发展的一个缩影，并没脱离我们整个医疗发展的趋势。不同于美国，美国是在整体床位数下降的情况下 ICU 床位还增加 18%，我们要看到两者间的差距产生的背景和原因。我们最主要的发展是在 2005 年之后，到 2010 年也就是五六年时间。因为那时我们学科刚好建立，2008 年有了新的学科号，国家卫计委专门指出二级以上的医院要设立 ICU，在这个前提下，ICU 发展非常迅速，5 年数量增加了 1 倍。

但是，到了 2011—2015 年这 5 年间，ICU 增长速度在迅速放缓，医院的整体床位数却还在快速增长。说明在近 5 年 ICU 发展并没像大家说得这么快，只有通过分析这样大的数据，才能得到真实结果。ICU 的床位占比很大，在美国占 16%，100 张床中有 16 张是 ICU 床位，这符合他们的诊疗程序，但也不排除存在过度医疗问题。在中国，ICU 床位现在在医院的床位占比仅为 1.76%，这个比例非常低。当然各个地方发展不一样，但总体不会超出这个值很多。这说明中国从目前来看，ICU 床位完全不够用。我们的住院率经常高达 80%~90%，ICU 的床位使用率应该达到 70% 才有质量保证和人力保证。还有我国每 10 万人口的床位比，无论是 ICU 的床位还是医院的总体床位，我们都只有美国的 1/10，说明我们的医疗资源确实非常缺乏。

广东虽然经济发展不错，但不同区域情况不同。在 2005 年，珠三角地区的床位数就是非珠三角地区床位数的 5 倍左右，有少数贫困县还没有 ICU。医疗部门和决策部门需要去思考，增加非珠三角地区，或经济稍落后地区的卫生资源。2011—2015 年后，这种差距变得越来越小，从 2011 年的 3 倍降到 2015 年的 2 倍。

省政府改变了财政拨款，帮助还没有 ICU 的贫困县建立了 ICU，每张床位投资 200 万，一共投资了 2 亿。这也是在数据分析基础上做的决策，数据分析对卫生部门决策有帮助。此外，从数据分析可以看到，ICU 的培训不够，即使在广东省，真正做完 ICU 培训或相关培训的人大概只有 20%。这是有原因的，为了保证质量，每年重症医学 5C 培训的名额是有限制的。

ICU 的医生增长速度非常快，所以培训相对跟不上，所以我们省当时向美国 SCCM 提出在 5C 基础上，再聘请他们的人员作教官，使用他们的教材，同时培训我们的讲者，后者只进行新人培训。这样，就能培训更多的 ICU 医生。

关于质控问题，上个月我们和卫健委医管处重症质控调研小组去了陕西省，发现陕西省的同道们，以对病人负责的态度，对重症医学发展负责的态度，质控指标完全靠手工录入，将一个个病人的资料，将质控数据一条条记录下来。这会耗费大量人力，当时我就和陕西的王主任一起算过，如果把数据全部记录，这些数据还不算很大，只有 15 条数据，大概需要一个医生用一天专门来做。我们的 ICU 医生一共才十几个，大概需要 1/10 的人力专门去做质控。我很惊讶，他们的人工录入，已经不亚于当时电子信息化录入的效率了，至少质量不差，而且反馈更快。但如果采用这样的方法来搜集重症医学的数据，可能是不现实的，因为现在重症医学的数据非常庞大，需要有高效率的工具。

我们与华居公司合作建立了一个脓毒症单病种质控和监测的信息系统。这个信息系统需要医院支持，因为要把所有数据都纳入。大家知道，过去医院的信息是碎片化的，同时存在多个系统，相互隔离，比如影像是一个系统，病历又是另一个系统。现在医院虽把这些系统整合起来了，但重症的信息系统和护理系统不在医院的信息系统里，所以需要医院领导把所有信息向各个系统开放。

我们首先选择脓毒症建立了一种模型，重症的很多质控都以脓毒症为指标，都以脓毒症的治疗作质控。因为脓毒症有明确的数据，有及时性、规范性、结果性指标。我们可以把这些指标全部分割，每个指标再细分，这种办法具有及时性，包括 3 小时是否有血脂酸测定，1 小时是否有抗菌药物干预，如果靠人工登记，工作量非常大。最简单的，如重症评分就有很大的工作量，如果再登记用药时间，再从头看医嘱，花费的时间可想而知。

我们用这个信息化系统做评估，除了质量的评估，首先是建立这个模型的评估。这个模型包含了及时性指标、规范性指标，包括用抗菌药之前是否培养，PCT 的定期监测；还有结果性指标，包括有没有新发感染。做完模型评估后，开始采集数据。ICU 的数据采集不单是结构化的，现在还有很多是表单式的，是记录病程时书写的文字，这需要信息系统的开放，需要抓取关键词，包括有没有出现 DVT（深静脉血栓形成），是否有脓毒症等。

经常是 ICU 下了脓毒症的诊断，但出科后到最后出院时的诊断单上已经没有脓毒症的记录了。这时需要到病历中去抓取，这都需要信息系统的开放。数据采集后，就会自动上传，分析出的结果会反馈给医生，医生再根据目前发现的情况改进质量，或改变医疗方式。我们可能把脓毒症不断细分，最后形成很多个模块，但最终改变病人预后的也许只是其中一个，如只需要抗菌药物及时处理的数据，但这也需要通过数据分析。一所医院 1 年收治的脓毒症病人平均 300 例，这个数据量远远不够，我们希望能达到 10 000 ~ 50 000 例，这样才能更好地分析结果。所以我们现在正在与其他医院沟通，希望能够共享数据，但这相当于把医院所有的数据全部开放，这需要院长的支持，需要很大的勇气。通过这种信息系统，可以得出什么呢？我们会划分 25 个点，25 个点又分成 3 个区域，3 个区域中可以看到可疑率，就是有没有执行，如果判定为可疑，就认为可能没有执行。经常出现的一种情况是，有很多诊断在最后病历首页中没有体现，这需要到病历中去提取，这时就是可疑，在这个过程中可以看到可疑率是如何变化的。科室间的分析，例如我们的 ICU 有 7 个科，7 个科之间的感染、各自脓毒症的质量控制如何，需要单独进行分析。

原来管理中没有办法解决的问题，可以通过这个系统得到一定程度的解决。每一份病例的质量可能参差不齐，有时很难处理，因为我们只考虑大的方面，比如达标率是多少等。现在我们可以了解每一个病例的具体情况，可疑点大概有几个，但需要工作人员去确定和改进。可以把每一位临床医生发现的问题，可疑问题都列出来。可在对应的一段时间，比如某个月、某个星期，甚至某天进行分析。理论上讲，我们的数据有一个很重要的特点就是速度，不仅搜集数据的速度快，而且处理数据也快，这个工作信息系统可以帮我们做，每天都可以做质控分析。

这个系统还可对不同的诊疗问题进行分析，就是告诉你到底哪个环节出现了问题。是检验出了问题，还是药物治疗出了问题。分析的结果可以帮助我们做好临床决策，包括速度评分。例如，心外科应该在入 ICU 24 小时内对最差值做 APS 评分，但病人在 24 小时内并没有做 APS 评分，在 48 小时后仍没有评估，为什么？心外科医生认为 APS 评分在心外科意义不大，他们有更好的评分方法，但实际上全球都采用 APS 评分。对于这种情况该怎么处理？很简单，就是在电子病例中直接插入 APS 值，必须评估完这份病历才算完成。现在也有自动提取 APS 评分的软件，我们可以直接从中提取数据，这样不会增加额外的工作量。如果少数指标没有达标，可能是因为节假日病人的流动性较大，过 24 小时就出院或出 ICU 了，这种情况下也没有 APS 评分。还有 1 小时内使用抗菌药物的问题，根据全国质控调查，这项指标在全国都完成得很好，全国的平均率有 60% ~ 70%，但我觉得这个数字不可靠。因为这个率高并不代表一所医院质控做得好，我们自己的 ICU 在 1 小时内使用抗菌药物的比例大于 20%，这不代表我们不关注这个问题，事实上是分析不完整造成的。

还有医院的政策问题，现在医院不允许把药物留在科室，开完医嘱要录医嘱，录完还要审核，审完发送到药剂科，然后药剂科才发药，这个过程用时远远超过 1 小时。现在我们有药物传输系统，可以使时间大大缩短。但即使这样，3 小时达标率也只有 50% 左右。我们与质控科沟通过，我还向医院提交了申请报告，希望能把一些广谱的常用抗菌药物备几支放在科里，方便病人在极危重状态下可以早期使用。

当然这可能不单纯是软件的效果，但从上线管理前后的效果比较，也可以看出它对改善病人预后是有帮助的，包括住院时长。

临床工作者是运动员，质控者是裁判员，质控做得好不好不应由运动员自己评判，而应该由裁判员这个独立的第三方来判断。最初提出重症质控时本想建立全国统一的系统，这个想法是好的，想通过一个信息系统把所有重症信息全部汇集到国家卫生健康委员会。只需要一台专门的电脑，稍微操作几下所有的数据就能分析出来，但最后没法实现。不仅在全国难以实现，现在在一所医院都很难实现。因为光一所医院的信息系统就有很多端口，因为我国的信息化发展一开始底子没打好，没有从基础上做全盘考量，觉得 SIS 系统重要就加一个模块，觉得护理系统也很重要再加一个模块，软件由不同公司研发，格式不同，系统无法兼容。我们建立信息系统时花费了一两年去解决兼容性问题，这靠学科或靠医院是很难解决的。

现在做信息系统的人很多，建议卫健委能够制定一个标准，规定各家医院的基本信息系统要兼容，允许有特色，但所有出口要能兼容，否则数据不可能统一，全国重症信息连成一个系统不可能实现。

医疗的数据太庞大，现在 SIS 系统最担心周末出现崩溃，因为数据存储量太大了，一个病人需要几个 T，这样的数据存储量无论对科室还是对医院都是很大的挑战，需要全国布局，国家要做一个大的云存储库，把所有数据都能存进去。这一挑战与经济投入有关，也与决策有关。

重症病人的有些数据采集不准确，很多信息靠病人自述，最简单的病史都不准确。前几天我院收治了一位病人，心脏肥大，心房也扩大。家属说病人之前没有任何心脏疾病，病人自己不能说话，所以我们自己查看了病历，实际上病人之前已有检查结果，有冠心病病史。所以，病史采集是否准确对数据分析会产生完全不同的影响。如果没有这条病史记录，我可能会把他的心肌改变归因于脓毒症。如果用错误的信息做分析，得出的结果可能是完全错误的。

安全问题是现在信息系统，特别是 SIS 系统开发不很顺利的原因。我每天都有这样的担忧，当把所有的信息系统完全对一家软件开发公司开放时，公司能完全掌握医院的信息，医院一年有几万病人的信息，数据的安全隐患非常大。我们都知道 facebook，看上去似乎只采集了几万人的数据，但由此可以扩展到 5000 万人的数据，甚至可能会影响总统选举。

对数据的安全性，应该从国家层面考虑。不谋全局者，不足谋一域，不谋万事者，不足谋一事。

从整合医学角度看重症医学大数据整合研究

◎章仲恒

作为临床医生，各种各样的大数据非常多，我们可用大数据来做切身相关的研究。临床医生在做临床决策时，关注什么？循证医学有一个金字塔，划分了多个证据等级，RCT 作为高证据等级的研究类型，永远处于塔尖。很多有影响的系统评价，都是基于 RCT 做的，近些年，临床医生做诊疗也都是依据 RCT 的。

但是 RCT 也存在很多问题，比如 RCT 一般会有非常严格的纳入和排除标准，特别是排除标准很多，比如年纪大的老年人，合并症很多的病人，或脏器功能不全的病人都会被排除在研究之外。还受到伦理学的限制，比如想研究住院病人心脏骤停做 RCT 显然不合适。特别是对复杂交互作用的研究，RCT 显得无能为力。比如现在人口老龄化严重，一位病人可能同时使用多种药物，这些药物不同的组合会产生很多交互作用，最终的治疗效果无法用 RCT 解释。另外，RCT 关注的是平均效果，而不是个体化效果，这是最大的缺陷。国际上发表过一篇文章，是研究脓毒症的，初始约有 6000 例病人符合脓毒症的标准，但经过多条排除标准后，最后只剩下约 2400 例符合条件，近 60% 的病人被排除掉。也就是说我们平时诊疗的病人有 60% 未被纳入 RCT。

我做过一个观察，结果发现 RCT 得出的研究结果与临床真实结果存在很大差距，特别是在重症医学领域，差距更为突出。比如一个干预手段，RCT 表明效果比较好，其实用到临床病人中，疗效会打折扣，因为 RCT 中的病人都是被挑选出来的。正因为 RCT 有这么多缺陷，所以有人对循证医学的金字塔作了修改。最近有学者提出，真实情况应该是波浪形，也就是基于大样本的或真实临床的数据，它所提供的证据等级有时会超过 RCT 研究。这就引出一个临床决策与证据之间的矛盾，比如在心内科领域，我们知道心内科是非常注重循证医学的一个学科。即使这样，他们也只有 10% 的临床决策来自高级别的证据，也就是说临床医生做出的决策，十有八九是根据自己的经验做出的，我在重症医学中也发现，这个比例不到 10%，这就引出来一个大数据的真实性问题。

我们讲大数据一般都指医院系统中的电子病历数据，慢性病报销卡或常见病报销卡都只是表面数据，这种数据的密集程度与电子病历没法比。所以有人就会用电子病历做成一个模式，比如病人就诊时刷医保卡，医院的系统里就会产生许多信息，包括药物、医嘱、实验室检查、各种影像学检查及病程等信息。这些信息随着时间的积累，还会不断增多，病人出院后就会在医院系统里，在电子病历上留下大量数据。这些数据可用来分析，用来做统计学研究。

临床医生看了大量的病人，每天产生大量的数据都放在了信息系统和硬盘里。我们虽然拥有这么多的大数据，但很少把医院的大数据挖掘做深入分析，关注电子病历大数据的很大一部分是生物信息方面的人员。

重症医学电子病历在国外也有一些很成熟的经验，就是把医院的信息和 ICU 的信息整合起来做成一个数据库，平时信息都存储在不同的系统里，研究时这么多系统非常不方便。于是，由麻省理工学院提供技术支持，把病人的信息整合起来并录入到数据库中，整合后的数据库放到网上，供大家下载使用，成了重症医学电子病历的标杆。在获取 MIMIC 之前，一般需要做一套美国 NIH 出的试题，完成考试后会分配一个编号，拿着编号再到哈佛大学去申请使用这个数据库，可以获得整个数据库。这个数据库包含了 50 000 多位 ICU 住院病人的信息，跨时十多年。根据这些信息，可以用数据对平时临床中上经常遇到的问题进行研究。

例如，重症病房经常会签一个 DNR（不复苏）文件，也就是放弃抢救的知情同意书。签了 DNR 对病人的结果或对医生的观念会产生怎样的影响，我们可以对此进行研究。又如，重症医学中重症病人非常突出的问题是血糖很难控制，因为病人处于一个高应激状态，我们可以拟合一个数学模型来预测和调整胰岛素以控制血糖。再如降温，脓毒症什么时候该降温，什么时候不该降温，可以通过大数据进行判断。总的来说，大数据提供的信息就是平时临床每天都会遇到的问题，这些问题可以通过对大数据的分析来解决。

我写过一个教程，其中有如何获取 mimic‐2，mimic‐2 需要一定的技术手段，这个教程可以方便临床医生快速获取数据库。除了医院的电子病历大数据外，互联网上还有非常多的数据库。美国同样有 NIH（美国国立卫生研究院）的数据支持，里面存储的信息主要是一些 RCT 的原始数据，如一篇发表于《新英格兰医学杂志》的持续 5~6 年的关于血压控制的研究，里面有大量数据，当然一篇文章肯定无法把数据全部利用并发表出来。我们可以下载原始数据，做二次分析，或做同类研究，也可以对病人进行平行分析。

还有一些数据库，如 dryad 数据库。现在越来越多的杂志要求数据公开，还有一些杂志要求数据共享，他们推荐的数据库就是 dryad。这个数据库目前已有好几万的数据集，全都是原始研究数据。比如我们要看肺癌团队协作的文章，点击链接，进到 dryad 数据库，可以看到右下角有一个 EXCEL 格式的文档，点击文档就可以下载，不需要任何考试，也不需要任何论证。EXCEL 表中每一行代表一个病人，包含了该病人的所有数据，可以用做二次分析。

我们在平常临床诊疗工作中经常会碰到一些问题，当提出一个新的临床问题后，我们会发现查指南或循证医学数据库，都没有很好的支持，这时怎么办？我们碰到过一个案例，我院呼吸治疗室与 ICU 是独立的，呼吸机全部由呼吸治疗室管理，平时临床诊疗工作中需要考虑的问题是，怎样准备呼吸机既能满足使用又不会造成浪费。因为我们知道，呼吸机消毒后有一个有效期限，过期了要重新消毒。所以如何准备呼吸机是个问题。传统的方法是查文献，查到美国某家医院是怎样准备的，我们就怎样准备；或者科室制定一个规范，按照投票或大家的意见制定规范，一般是根据经验。还有一种方式就是利用本单位的医疗大数据来做决定，什么情况下需要准备多少台呼吸机。我们构建了一个急危重症科研大数据平台。这个平台由科主任领导，他会给每位医生发一个工号，用工号登录后，可以进入这个平台。这个平台包含了所有在急诊或 ICU 就诊过的病人的信息，到目前为止一共收录了 82 万病人的资料。据此可以开展很多研究，比如制定一些纳入排除标准建立自己的研究队列，这样临床医生可以完全自己操作，可视化界面非常好。接下来，确定使用呼吸机的病人数，此时需要考虑数据的来源，我们查文献发现，空气质量可能会影响一个急诊室用呼吸机病人的来源。数据来源就是大数据电子病历的平台，包括诊断、基本信息及进入 ICU 的时间，从这里截取信息比较简单。我们还需要一个外部数据，比如国家气象网站公布的气象数据，包括 $PM_{2.5}$、PM_{10}、气温和二氧化硫等，这些数据都可以免费下载。有了这两部分数据后，就可以进行建模，利用一定的模型来解决呼吸治疗科的难题。

我建立了一个分布滞后非线性模型，可以用图来理解。横坐标展示杭州 11 个监测点的平均 $PM_{2.5}$ 浓度，纵坐标展示暴露 $PM_{2.5}$ 后的时间，因为是滞后模型，允许一个滞后效应存在。可以发现，当 $PM_{2.5}$ 达到 250 时，3~4 天后急诊室会迎来一拨因为呼吸衰竭需要用呼吸机的病人，形成一个高峰。平时我们只准备 3 台呼吸机，一旦 $PM_{2.5}$ 爆表，过 3~4 天就需要准备 5 台。

当然并不是一定要按这个做，但这给了我们一些启示。在大数据分析过程中，经常需要建立一些模型，如分数多项式模型，应用非常广泛，介绍分数多项式模型最经典的教科书已经再版好几次了。平时碰到的很多检验指标，与预后和疗效间的关系是非线性的，并不是该指标越高越好，或越低越好，而是存在一定的非线性关系。例如，5 年来我们大概有好几万条血气分析数据，全部用来与死亡率做相关性分析。可以看到，当低氧血症时，组织会缺血缺氧，病死率会相对高；当呼吸机调得不恰当时，氧浓度高了，组织氧中毒，病死率同样会偏高。

上面血气分析例子中的数据毫无线性，用传统的广义线性抛物线模型无法拟合，需要分数多项式模型才能比较好地拟合。这种模型还有一个特点就是可以充分利用大数据的现象，可以从大数据揭示的现象发掘出基础分子机制的解释。我最近看到一篇文章，作者团队首先做了全国数据的挖掘，他把丹麦 13 年全国 30 万肿瘤病人的数据全部用来做分析。结果发现，有些病人持续使用戒酒药双硫仑，他们的肿瘤风险非常低，病死率也明显降低，这些现象通过临床医生的经验是发现不了的，但通过大数据挖掘，能够非常容易地发现。研究者进一步研究发现，双硫仑相关的这条通路是癌症发生和预后中非常重要的一个机制。

当一位病人来到门诊时，首先要进行分类，例如他是炎症、肿瘤还是感染。临床上不断问诊，不断体检，就是一个增加维度的过程。当我们把应该做的体检和问诊都做完后可能有上百个维度，产生上百条数据，这么多数据能帮助我们非常精确地定位一位病人到底属于什么类型的疾病。个体化治疗在重症领域经常被人提及，因为重症医学领域很多都是综合征，不是单一一种病，不像肿瘤有特征性的病理表现，能够精确诊断。如 ARDS 综合征，就特别需要个体化治疗。个体化治疗用机器学习的语言，就可以表述为决策树，它能给我们提供一个个体化治疗的算法。在决策树的样板上，上面是一个树的主根，病人的异质性是非常大的，有很多变量，如年龄、性别或合并症，决策树会帮你不断地分亚组，最后发现某种干预措施。

比如用液体治疗 ARDS 病人，有些可能需要限制液体量，有些则需要足量液体治疗。分成亚治疗组后不同质的个体的治疗效果差异就变明显了，有的亚组液体给得多了反而有害，但有些组效果却很好。ARDS 是最易分析的一个疾病。我们利用所有的 ARDS 病人的数据做一个浅类别分析，浅类别分析属于人工智能范畴，但它是非监督学习，会把 ARDS 病人根据测定的变量分成很多亚组，各亚组有不同特征，这些特征对液体治疗的反应是不一样的。比如亚组 1，液体量增加时对改善生存率有好处；但亚组 2 和亚组 3 增加液体量时，病死率是增加的。这样就能帮助我们进行个体化治疗。

我们有了非常好的电子病历数据库，医生也经常提出非常好的临床问题，但相互间的沟通需要语言，R 语言是目前用于数据处理非常好的一门语言。美国计算机协会做了一个市场份额调查，发现 R 语言在各领域中的市场占有份额最大。在其他学科，大数据发展非常前沿的学科，用 R 语言分析数据也被广泛认可。

RCT 虽然存在一些问题，但其作为循证医学的基石地位不会动摇，RCT 仍然是目前最重要的一种研究类型。但在强大的循证证据下，RCT 也有不足之处，例如在重症医学的很多情况下，RCT 可能无能为力，这时 BCT（大数据临床研究）得出的临床真实结论可能助其一臂之力。大数据时代有非常多的数据来源，除电子病历，还有网上的各种数据，我们还可将许多免费数据，如天气数据、APP 应用上的数据整合起来做相关分析。医生是临床大数据研究的主体，只有临床医生才知道病人最需要什么，或某个疾病诊疗过程中最棘手的是什么。大数据分析在传统的统计学框架下也可以使用，但现在越来越多的大数据分析需要建立新的计算分析模型，每天都有各种先进的模型推出，我们需要不断学习这些先进的模型，并将其进行有机整合，从而用到临床数据的处理中，为提高临床医疗水平助力，这也是整合医学的根本目的。

大数据时代的临床研究与实践

◎吕　军

现在是大数据时代，相对地，我们暂且称过去为小数据时代。进入这个时代是因为现代软硬件技术的快速发展。第一台计算机的硬盘有多大？我当时接触的第一台计算机，叫昆腾火球二代，硬盘容量是 4.3G，不是内存。现在用的电脑硬盘很多是 1T、2T，还有 4T，这还只是硬盘的提升，现在的网速也比过去有很大提升。当年的网速很慢，我记得 1996 年我们医学部有一个地方可以发电子邮件，一封邮件得发一上午；后来上网用的是调制解调器，网速是 56K，现在已是那时的几千倍。所以说我们进入了大数据时代。下面谈一谈我对大数据时代临床研究的一些体会。

首先讨论一个问题，医学研究的实质是什么？包括基础研究和临床研究的实质是什么？比如要解释光是怎么来的，有一种解释是上帝说要有光，于是便有了光，这是宗教。要解释光是怎么来的，得提到光的波粒二象性，这涉及很多公式，其中白色光最复杂，包含 7 种颜色。科研的实质是用数据说话，数据是米，方法学是锅，我们要吃的是熟饭。

我们申请基础研究的经费，大到国家级的几千万，小到省级的几万，这么多的经费，主要用做什么用途了？我们买实验鼠、买细胞、养细胞、辛苦地做电泳试验，最后得到的是什么？都是数据。所以，不论基础研究还是临床研究，殊途同归，都是用数据说明问题。

大数据时代临床研究的过程就像用谷子做一顿香喷喷的饭。大家可能奇怪，为什么用谷子做饭，不用米做呢？因为我把谷子当成大数据，真正的大数据是没法直接用的，就像谷子没法直接吃一样，谷子必须经过打谷和脱粒才能吃，大数据也是。想做饭首先要有胃口，胃口相当于临床问题，先要提出问题才能去研究。问题究竟怎么提？不少人说自己在临床干了很多年，提出了不少问题。

其实这只是通过简单的临床经验提出的问题，与最后研究能用的问题可能还有一定差距。要提出非常科学便于研究的问题，还要经过一定的加工。怎么加工？其实有很好的方法，细读与这个领域相关的高质量论文即可，发到顶级期刊上的论文，问题肯定提得非常好。多读论文，就能想出比较好的问题。但这个读论文也是有技巧的，我读了快 20 年的论文，最近两年才发现一点窍门，差不多才算会读论文了。

读一篇论文需要快速获取它的精髓。论文通常分四大部分，引言主要交代问题是怎么提出来的，怎么定位到一个点；方法会阐述数据是怎么来的，缺失数据是怎么补的，数据是怎么统计的等；后面是结果和讨论两部分，精髓就在这两部分，是对文章亮点的总结。

快速获取文章精髓后，一般前几天记得很清楚。但是临床工作很忙，尤其是重症科，过 3 个月之后还记得多少？实际上这些内容需要我们过 3 年仍然记得。根据记忆曲线，3 个月没有再看的话，基本就遗忘得差不多了，现在用 5 分钟再看一遍，只能把摘要看完，细节记不起来。

后来我们引入一种软件，叫思维导图，看过一篇文章之后，隔 3 个月，甚至隔 3 年、10 年，只需要 5 分钟，就能回忆起来这篇文章。我读论文时读一篇做一个思维导图，开会时我带着电脑，需要讲哪篇，我用 20 秒复习一下对应的思维导图，那篇文章就像刚读过一样，我能详细讲出这篇文章的内容。这个思维导图软件能帮助人快速记忆文章，并能永久保存在我们的记忆库里。想做某方面研究时，只需要打开这个库，研究的设计思路就会自动浮现。

现在我们有了"胃口"，有了临床问题，接下来就是研究设计。有了胃口还要有食谱，食材怎么选，怎么烹调，就相当于临床研究设计。临床研究设计大家过去在课堂上都学过，有 RCT、队列研究、病例对照研究、横断面研究等，虽然现在分得更细了，不过万变不离其宗。以前办培训班讲临床研究设计，概论讲 1 小时，RCT 2 小时，队列 2 小时，病例对照 2 小时，横断面 2 小时，加起来 9 小时了。但问题是，连着听 9 小时效率并不高。对于研究设计，一般讲完概论再讲到细节时，不熟悉的人对细节忘得很快。

后来发现先讲一二十分钟，大概了解概论后可以先着手去做。在做的过程中遇到细节问题再来学习，会记得非常深刻。做的时候可以查书，可以问其他人，把细节弄清楚再往下做。研究设计我们就讲最常用的几种，每种花很短的时间讲，如讲横断面、讲病例对照，讲队列，每个讲 20 ~ 30 分钟，基本掌握了就开始工作。临床研究有那么多种类型，不可能面面俱到，一般掌握一种，再学其他的就快得多了，此所谓触类旁通。

下面看"食材"，做饭要食材（米），这个米得是精米，精米的优点是拿来就能做饭，可能都不用淘洗，直接加水就可以了。但它同时有缺点，如果家里以米为主食，一袋 5kg 的米吃不了几天就吃完了。精米就是数据，暂且称它为小数据。

做基础研究一般得到的都是小数据，举一个可能不太恰当的例子，就算一个非常大型的基础研究，比如 1000 只老鼠，测三五十个指标，得到一张 1000 行三五十列的一个数据表，这已是相当大型的基础研究了。得到的数据，优点是直接可以用SPSS、R 语言做统计分析；缺点也很明显，发文章的数量是有限的，最多能发 1 ~ 10 篇。

米是从稻子来的，譬如我家屋后有千顷稻田。但稻子的缺点是不能直接吃，还要经过脱粒。优点是数量很大，千顷稻田相当于大数据，量非常大，虽然不能直接用，但它取之不尽、用之不竭。例如西安交大一附院有 50 多个临床科室，每个临床科室有几十种疾病，每种疾病又分很多亚型，并且还能往下分。1 年积累的数据就是大数据。

上面这些要素 3 ~ 4 种一组合就能写一篇文章，这还是在本领域内，如果跨领域，如研究糖尿病病人发生心衰，不仅可以跨科室，还能跨专业，根据排列组合原理，把三四个要素组合一下，能产生的文章数就是无穷大。我院就有出国研修的老师，出去 1 年发了 11 篇 SCI 文章，因为国外的数据很多，质量也好。

但是大数据必须经过处理才能变成能用的小数据，这个过程要经过学习。我们有了"胃口"、有了"食谱"、有了"大米"，就可以做"饭"了。做饭的过程我们叫方法学处理，当然前面讲的设计也属于方法学处理，数据处理主要用统计方法。现在发现传统的统计方法有很多弊端，有些问题解决不了，所以我们引入了机器学习、数据挖掘，这部分包括统计学处理和数据挖掘处理。经过处理和分析，我们就可以把饭做出来了。米可以制作出各种美食，包括米饭、年糕、粽子、汤圆、锅巴，对应于不同临床研究的设计类型。

过去数据不多，用一般方法处理就行了，大数据时代有一个新特点，是过去的非大数据时代所不具备的。例如，指定了一个量化指标，有大量别人无法使用的大数据，最后要求你用它写出一篇论文。如果你只会把大数据变成能用的数据，这还不够，里面还牵涉很多问题，关键在于找方法，找到新方法，才能出结果。所以我们建立了一套新方法。只要经过正规医学培训的医者，学习这个方法应该不会很难。我们用四五天时间培训，然后再用数据练手，练习半年。

临床研究讲究的是大道至简，通常比基础研究要简单。当年我做基础研究，把老鼠分成 8 组，阴性对照、阳性对照，高、中、低剂量等，后来看到临床研究，包括顶级的临床研究组数都非常少，就两组。再看队列研究，就更简单了，不用随机分组，而是按是否暴露入组时就自然分为两组。队列研究的特点是由因及果，如拟研究吸烟与肺癌的关系，我们分两组，一组是吸烟的人，一组是不吸烟的人，研究的终点事件定为肺癌的发病率和结局，这是最简单的队列研究。病例对照研究刚好相反，是由果及因，还是刚才那个例子，将受试者分为患肺癌者与无肺癌者，倒推，看肺癌与吸烟量的关系，这是最简单的模式。横断面研究就更简单了，研究对象是某个人群，如西安市全市人口，随机样本可以是来科室做检查的所有病人，如做动态血压检测的所有病人，诊断后按照有无冠心病分为两组，然后研究冠心病的危险因素。

统计学难学，学医的人一般数学较弱，而数学是统计学的基础。实际上统计学在应用层面不是高不可攀的，统计方法分几个层次，初级是描述性分析，例如描述一组数据中男性与女性的比例各是多少。中级叫差异性分析，通过检验方法得出两组或多组间有无差异的结论，如治疗组和对照组的发病率是否一致等。再高级的关系性分析，需要建立模型，我们最常用的两种回归模型是线性回归、logistic回归，能得出某指标与疾病间的关系。例如，想预测重症病人的死亡结局，需要先收集病人的结局指标，为死亡赋值为1，为存活赋值为0。一共搜集1000例，其他指标包括性别、年龄、种族等。然后用logistic回归建模型，数据运算可以用SPSS、SAS软件，用这些数据建的模型就可以预测一位重症病人的死亡率，还能得出哪几个指标与死亡相关，正相关还是负相关。这个模型可以指导临床工作。

这些内容是传统的统计方法，下面讲一下机器学习。其实机器学习数据挖掘是对传统统计方法的拔高，机器学习就是用更高级的统计方法，因为传统的统计方法不足以处理现代的海量大数据，机器学习便应运而生了。传统统计学是基于模型的，机器学习是基于数据的。基于模型的方法有缺陷，可能会出现这样一组数据，放到任何模型中都不合适。后来出现了机器学习，是根据数据开发方法，所以现有数据都能处理。举个例子，做过回归分析的人都知道，对于纳入的变量，一开始先要做单因素分析，然后用有意义的变量再做多因素分析。为什么这么做？因为有一个规则，纳入的变量数是有限的，样本数必须是变量数的15~20倍。但是临床上经常会出现这种情况：收了200例病人，有100个指标，最近还有更极端的案例，研究样本只有80多例，基因指标却有4000多个。过去的统计学方法只能一次处理四五个指标，处理不了上面的情况，因此要引入机器学习。

机器学习与数据挖掘这两个概念大家经常听，两者比较接近。机器学习根据有无因变量可分为有监督学习和无监督学习，有因变量者是有监督学习。传统统计学中，如果因变量是连续变量，可以做回归分析；如果因变量是分类变量，可以做logistic回归。机器学习则不必考虑数据类型。常见的有监督机器学习方法有决策树、随机森林、SVM支持向量机、人工神经网络等，无监督学习主要有主成分分析和聚类分析。比如我有一万多个指标，看着无处下手，抓不住主线，用机器学习方法我们也许能从中抓住5个主成分或发现5个聚类，非常一目了然。总结一下，数据挖掘就做两件事——回归和分类，回归是为了预测事件，分类为了解释事件发生的原因。

回归怎么是为了预测呢？上文的例子中做回归模型可以预测病人的死亡概率，这是分类变量，还可以做连续变量，如可以预测孩子18岁的身高。我们可以建模，找10 000名儿童，正常青少年18岁的身高数据是有的，把孩子的性别、其父母亲身高、母亲生他时的年龄等与身高有关的因素都输进去，建立一个模型。有了这个模型，一名儿童出生后，我们就可以预测这名儿童 18 岁时能长多高。

怎么理解分类是为了解释？10 000 名病人，经过聚类分析分成了 5 类，总结出他们的特点，这类易出血，那类易发烧。再有病人来就能解释这个人为什么容易发烧，那个人为什么容易出血。我们有一个数据挖掘的简版，也有复杂版，复杂版可以分几个层次，比如比较简单的层次，处理横断面数据，横断面数据是一个指标只观测一次，数据是最简单的，最容易处理的，我的团队在这方面有一些心得。纵向数据就复杂一些，是对一个对象观察若干次，而且时间间隔不等，时间间隔相等叫时间序列数据，纵向数据比横断面数据复杂很多，我们团队还没有深入进去，这是未来的研究目标。再深一步是多元数据，无间断学习，这是另一种方法，也比较复杂，这个方面我们还没涉及，是未来 1 年的工作计划。

有一个问题，数据挖掘比统计更难学，那我们是不是就要放弃数据挖掘了？可以换个角度想，如果只想用常用的数据挖掘方法去分析临床数据，这非常简单。其实横断面数据的有监督学习是有共性的，用 R 语言通式，就有一个 R 命名的名称，例如做支持向量机就有一个支持向量机的命名，做随机森林就有随机森林的命名。数据集的名称可以随便起，不同命名有不同参数，具体问题具体对待，这就是横断面数据有监督学习的大通式。这个通式对初学者很有用，初学者先不要深究原理，先把通式学会。

传统数据是可耗竭的，为什么？因为小，小便容易耗竭。大数据有极大的量，一般情况下取之不尽用之不竭。大小数据之间主要看量够不够大，但大小数据之间又没有严格界限，没有说大于多少就是大数据。我们怎么理解大数据？一个数据你使尽浑身解数都处理不了，你就可以把他当作大数据。举个例子，我最近在收集美国 1973 年以来的肿瘤病人数据，光 2014 年的基础数据库就有 8G 多，是EXCEL 格式，有 138 列（138 个指标），900 多万行。我的学生当时在处理这个数据库，但他的硬盘只有 4G，后来到我办公室一个 32G 的工作站处理。但又碰到了新问题，最新版的 EXCEL 处理数据的上限是 500 多万行，而这个表有 900 多万行，所以还是处理不了。分两步也不行，文件被设置过，无法拆分。最后我们是用 R语言处理的。这个数据对学生来说就是大数据。

大家可能会问我是不是学计算机的，其实我是学医的，本科学习临床医学，硕博士学习药理。交代出身是想告诉大家，即使不是计算机专业的也可以把统计学学好。我们学到会用 R 语言就够了，不需要钻那么深，做这些都是为了指导临床，专业的事交给专业的人干，遇到困难找专家。总之，大数据时代为整合医学时代的到来提供了绝好的契机，整合医学离不开大数据，当然大数据不做整合医学意义也不大，二者相辅相成，相得益彰。